기능향상을 위한 스트레칭

Stretching for Functional Flexibility

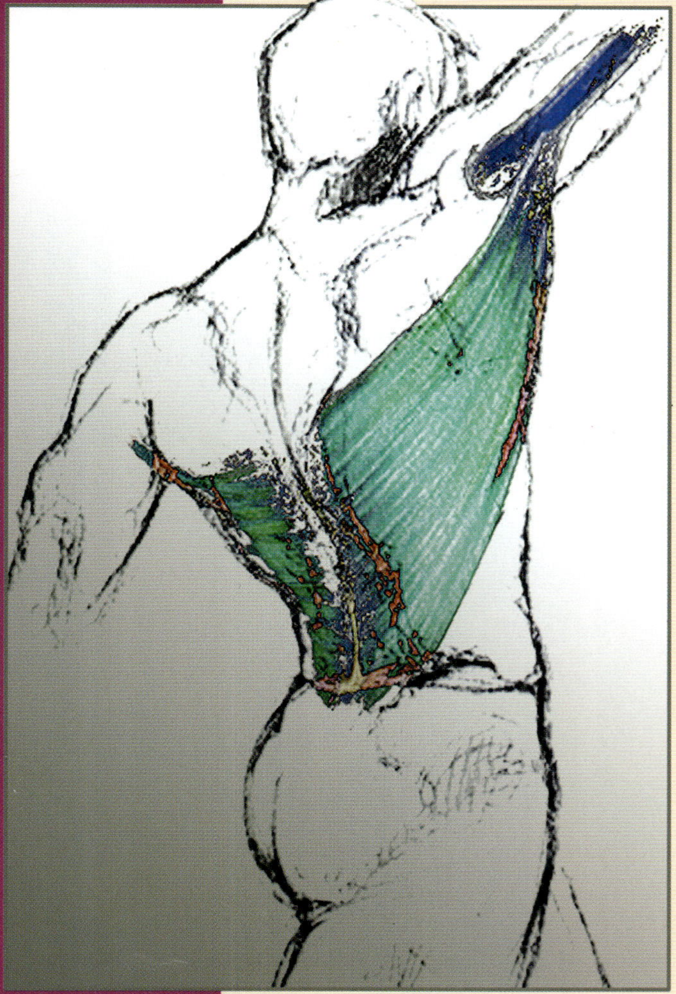

Phil Armiger, MPT
Licensed Physical Therapist
G2 Sports Therapy
Seattle, Washington

Michael A. Martyn
Illustrator and Fitness Professional
Martyn Illustration
Renton, Washington

Wolters Kluwer Health | Lippincott Williams & Wilkins

영 문 출 판 사

■ **옮긴이** (가나다 순)

김근조 김천대학교 물리치료학과 교수
김미영 용인대학교 물리치료학과 외래교수
김범수 성신여자대학교 레져스포츠학과 교수
김효철 원광디지털대학교 한방미용예술학과 교수
성기석 경희대학교 대체요법과정 주임교수
이한준 울산대학교 체육학부 교수
장혁기 서울여자대학교 자연과학대학 체육학과 교수
정덕조 서원대학교 사범대학 체육교육과 교수
정연옥 동원대학 휘트니스 건강관리과 교수
정형국 안산대학교 물리치료과 교수
채윤원 광주보건대학 물리치료과 교수
채정병 마산대학 물리치료과 교수
최재청 대전보건대학 물리치료과 교수
황 룡 동남보건대학 물리치료과 교수

Stretching for Functional Flexibility
Phil Armiger, MPT ; Illustrated by Michael A. Martyn

면책사항 :

정보의 정확성을 확인하고, 일반적으로 수용되는 직무를 기술하는 관리가 취해져 왔다. 그러나 저자, 편집자와 출판사는 생략에 대한 실수와 이 책의 정보 응용에 대한 결과에 책임을 지지 않는다. 그리고 출판 내용물의 현재성, 완전성 혹은 정확성을 설명하거나 의미하는 보증서도 제공하지 않는다. 특정 상황에서 이런 정보의 응용은 전문가의 책무이고, 설명되고 권장되는 임상 치료는 절대적인 권장사항이 아니라 보편적인 권장사항이다.

저자, 편집자 및 출판사는 이 책에서 설명된 약물의 선택과 용량이 시판 당시의 적정 권장량과 직무에 일치하도록 모든 노력을 기울여 왔다. 그러나 연구들이 계속되고, 정부 조항과 약물치료와 약물반응에 대한 정보가 수정될 수 있기 때문에, 독자들은 각 약물의 적응증과 용량, 그리고 경고와 주의사항에 대한 약제사용설명서를 확인해야 한다. 특히 이것은 권장 약물이 새로운 약물이거나 잘 사용되지 않는 약물일 때 중요하다.

이 책에서 제시된 몇몇 약물과 의료장비들은 제한된 시설에서 제한적 사용을 할 수 있도록 FDA 허가를 받았다. 건강관리제공자들은 그들의 임상 직무에서 사용되는 약물이나 장비의 FDA 상태를 확인할 책무를 가지고 있다.

기능향상을 위한 스트레칭

2011년 12월 23일 초판인쇄
2011년 12월 30일 초판발행

지은이 : Phil Armiger, Michael A. Martyn
옮긴이 : 정 형 국 외
발행인 : 박 병 조
발행처 : 도서출판 영문출판사
등 록 : 1987년 12월 21일 제2-419호
주 소 : 서울시 강남구 삼성동 69-1
전 화 : (02) 514-5590, 776-5590
팩 스 : (02) 756-8943
E-mail : yeongmunsa@empal.com
정 가 : 22,000원
ISBN 978-89-7224-272-7

※ 파본은 교환해 드립니다.

기능향상을 위한 스트레칭

Stretching for Functional Flexibility

나의 어머니! Carole Armiger에게 그 분은 우리들이 원하는 것을 모두 주셨고, 또 우리들을 위해 자신의 모든 것을 희생하셨다. 어머니는 하늘 나라에서 이 책을 읽고 계실 것이다. 나는 "추운 곳으로 나가기 전에 코트를 입어야 한다"는 어머니의 말씀을 항상 기억할 것이다.

– Phil Armiger

나의 가장 친한 친구인 Tim Burris에게! 그는 전화를 통해 "아직 끝내지 못했어"라고 항상 따뜻하게 말해 주었던 친구이다. 내가 Timmy에게 항상 해 주고 싶었던 말은 "그래 Timmy! 드디어 내가 끝냈어"이었다.

– Mike Martyn

서문

이 책 *"기능향상을 위한 스트레칭"*은 안전하고 효율적인 스트레칭 적용을 위한 참고 가이드북으로서, 가동범위와 움직임의 잠재성을 향상시키기 위해 고안되었다. 그리고 임상 전문가와 최종 사용자 모두에게 유익하도록 구성되어 있다. 이 책이 최근 연구와 저자와 동료 물리치료사의 풍부한 임상적 경험을 바탕으로 이루어졌기 때문에, 근골격계의 건강과 수행을 다루는 물리치료사, 작업치료사, 마사지치료사, 운동트레이너, 피트니스 전문가, 코치, 스포츠 정형외과의사 및 카이로프랙터 등에게 매우 유익한 참고서가 될 것이다.

*"기능향상을 위한 스트레칭"*은 스트레칭에 대한 일관적이고, 연구중심적이고, 임상 중심적인 정보에 대한 필요성 때문에 만들어졌다. 스트레칭을 정확하게, 쉽게, 그리고 과학적으로 수행할 수 있도록 다양한 이론과 프로토콜들을 도입했다. 이 책은 사용자 혹은 일반인들에게 명확하고, 사용하기 쉬운 정보를 주어, 그들이 가동범위를 향상하고 움직임을 향상하는데 도움을 줄 것이다.

이런 목표를 마음속에 품은 채, 모든 스트레칭의 방향을 두 번째 사람 즉, 유연성의 향상을 원하는 일반 사람에게 맞춘다. 그러나 위에서 언급했듯이, 또한 이 책은 스트레칭 운동을 클라이언트에게 추천하거나, 클라이언트를 교육시키는 보건전문가의 요구도 만족시킨다. 이런 경우의 스트레칭 방향은 보건전문가가 그들의 클라이언트에게 넘겨줄 수 있는 형식에 맞추어져 있다. 그리고 보건전문가가 클라이언트에게 스트레칭을 가르치기 전에, 그 스트레칭을 스스로 연습해 볼 것을 권장한다.

이 책은 유연성과 가동범위의 향상 뿐만 아니라, 인간의 자세와 생체역학의 큰 틀에서 근육과 관절을 독자들이 이해할 수 있도록 설계되어 있다. 이 점에서 대해서는, 가동범위의 향상이 효율적 운동 프로그램에 어떻게 적합한지를 독자들이 알 수 있도록 정보를 제공한다. 본 책은 스트레칭이 필요할 근육과 그렇지 않는 근육을 결정하는데 도울 수 있는 간단한 검사를 제공하고 있다. 또한 이 책은 근육의 작용과, 기시점, 착지점 등을 포함한 근육에 대한 모든 정보를 제공해 준다. 치료사는 특정 근육과 그들의 기능을 다시 숙지해야 하고, 또 개별 운동처방에 대해 더 나은 결정을 해야 한다.

치료사를 위해 (For the Clinician)

이 책은 근육군과 개별 근육에 대한 훌륭한 참고문헌으로써, 깨끗한 그림과 그에 대한 설명을 제공하고 있고, 스트레칭을 자세하게 설명해 준다. 그리고 이 책은 각 근육들의 기시점과 착지점, 신경지배, 작용 등을 제시하고 있다.

교육자를 위해 (For the Educator)

이 책은 스트레칭을 다루는 많은 프로그램을 위해 필수 교재나 참고교재로써도 이용될 수 있다. 위에 언급된 설명 이외에, 스트레칭 프로토콜과 그들에 대한 연구들을 포함하고 있다.

그리고 본 책은 손상 예방과 재활에 대한 단락과, 스트레칭해야 할 근육에 대한 단락, 그리고 추천자료에 대한 단락인 부록 등을 포함시키고 있다.

클라이언트를 위해 (For the Individual)

이 책은 일반 사람들이 안전하고 효율적인 스트레칭 프로그램을 설계하고 수행할 수 있도록 필요한 모든 정보를 제공하고 있다. 자세와 작업과 관련된 관심사와 중재를 그들의 각 장에서 다루고 있다. 6장은 10분용, 20분용, 30분용의 기본적인 스트레칭 프로그램을 개괄적으로 설명하고 있다.

이 책의 특징 (Unique Features)

아래에 이 책의 몇가지 특징을 나열하고자 한다 :

1. 과학 : 본 책의 정보는 특정 주제들에 대한 가장 최근의 연구를 바탕으로 한 것이다. 오래된 연구들도 포함시켰는데, 그 연구들이 특정 주제에 대한 가장 최근의 연구이었다.
2. 검증된 기법과 원리 : 기법과 원리는 외래 정형물리치료 클리닉에서 매일 검증되고 있다. 정보와 프로토콜은 관련 의학문헌에 기반을 두고 있고, 참고문헌들을 수록했다. 이들 연습은 스트레칭/유연성에 대한 다른 작업들에 있어서는 일반적이지 않거나 존재하지 않는 것들이다.
3. 삽화 : 깨끗하고 정확한 드로잉은 관련 해부학 뿐만 아니라, 클라이언트가 스트레칭을 수행하는데 필요한 자세들을 명확하게 표현하고 있다. 4장에서는, 개별 근육들을 스트레칭 자세를 통해 표현하고 있다.
4. 쉽게 이용할 수 있다 : 본 책의 구성은 스트레칭을 이해하는데 필요한 기본 사항에서 시작해 기본 스트레칭은 물론, 특별한 적용으로 진행된다. "사용자를 위한 가이드"를 제공하고 있다.
5. 올바른 근육을 스트레칭한다 : 3장은 여러분이 스트레칭해야 할 근육과, 스트레칭하지 않아야 할 근육들을 선택하는데 도움을 주는 가이드를 제공한다. 그리고 3장에는 신체 주요 관절의 유연성을 결정하는데 필요한 빠르고 쉬운 검사 목록이 제공된다.
6. 일반적인 스트레칭에서부터 특별한 스트레칭까지 : 5장은 주요 근육군에 대한 일반적인 스트레칭을 설명하고 있고, 4장은 개별 근육에 대한 스트레칭을 설명하고 있다. 그리고 일반적인 스트레칭과 특별한 스트레칭에 대한 정보를 알아보기 위해 교차대조를 제공한다.

7. 근육의 기능 : 위에서 언급했듯이, 4장은 근육 기능에 대한 훌륭한 참고문헌들을 제공하고 있다. 여기에는 근육의 기시점, 착지점, 신경지배 및 작용이 포함되고 있고, 근육의 스트레칭에 대한 그림과 설명이 제공된다. 위에 목록된 정보들 이외에, 스트레칭될 표적 근육의 그림도 제공한다.
8. 스트레칭의 기술적인 면 : 유연성에 대한 많은 과학적 지식을 원하는 사람들을 위해, 1장과 2장은 스트레칭의 역학 뿐만 아니라, 그것을 지지하는 과학적 연구도 다룬다.
9. 작업장의 스트레칭 : 8장은 장시간의 자세, 스트레스, 그리고 일반적인 인간공학으로 인해 작업장에서 일어날 수 있는 통증을 극복할 수 있는 유연성 운동을 다루고 있다.
10. 손상의 예방과 재활 : 10장은 손상의 예방과 재활에 대한 기본적인 사항에 대해 설명하고 있다. 그리고 주어진 상황에 가장 알맞은 스트레칭의 이용에 대한 정보를 제공한다.
11. 주의! : 손상을 피하는데 요구되는 특정한 고려사항에 있을 때, "주의!" 상자를 제공한다. 이런 치료사의 시각은 스트레칭 교재에서 특히 독특한 일이다.

부가적인 자료들 (Additional Materials)

*"기능향상을 위한 스트레칭"*은 웹사이트(http:thePoint.lww.com/Armiger)를 통해 학생을 위한 자료와 지도자를 위한 자료를 제공하고 있다.

지도자를 위한 자료 (Instructors)

접속 승인을 받은 지도자들은 책의 모든 그림이 포함된 전자 이미지뱅크에 접속할 수 있다.

학생을 위한 자료 (Students)

책을 구입한 사람들은 이 책의 웹사이트(http:thePoint.lww.com/Armiger)를 통해 원문 서비스를 받을 수 있다. 그리고 책 앞표지의 속지를 보면, 웹사이트에 접속할 수 있는 비밀번호를 알 수 있다.

사용자를 위한 가이드

본 "사용자를 위한 가이드" 단락은 여러분이 이 책을 효율적으로 사용할 수 있도록 돕는다. 즉, 책장을 넘기고 복잡한 인덱스를 찾는데 걸리는 시간적 소비를 가급적 줄여주고 있다. 본 가이드는 여러분의 필요에 따라 효율적인 사용방법을 선택하도록 돕는다.

어떤 독자들은 스트레칭의 참고문헌이나 기본 근육 운동학의 참고문헌으로써, *"기능향상을 위한 스트레칭"*을 사용할 것이고, 다른 독자들은 유연성 수행에 대한 과학적 지식을 얻기 위해 이 책을 사용할 것이다. 그리고 또 다른 사람들은 그들의 스트레칭 프로그램을 시작하기 위해 이 책을 사용할 것이다.

"사용자를 위한 가이드"는 여러분이 이 책으로부터 가장 쉽게 정보를 얻을 수 있도록 도와주는 로드맵이다.

효율적인 사용을 위해 몇 가지 가이드라인을 제공한다 :

1. 먼저, 전체 목록을 읽는다.
2. 먼저 안정성을 고려한다. 만약 여러분이 의문이나 염려가 있다면, 프로그램을 시작하기 전에, 의사나 다른 보건전문가에게 조언을 구한다.
3. *"기능향상을 위한 스트레칭"*은 여러분께 유연성에 대한 과학적 지식과 적절한 운동 수행에 필요한 모든 정보를 제공할 수 있도록 설계되었다. 그러므로, 여러분이 프로그램을 잘 이해하기 위해서는, 모든 장들을 꼭 읽어볼 것을 권장한다. 여러분이 스트레칭 기법에 대한 장들을 넘어가길 원한다면, 적어도 2장(안전하고 효율적인 스트레칭의 일반적인 원칙)과 3장(유연성 평가하기)을 꼭 읽어보도록 한다. 2장과 3장은 설명과 운동 용어를 통해 여러분께 기본적인 운동 프로토콜을 제공할 것이다. 그리고 이들은 스트레칭이 필요한 근육과 그렇지 않는 근육에 대한 가이드라인을 제공해 줄 것이다.
4. 먼저 목표를 설정한다. 특정한 움직임 패턴을 향상시키기 위해 신체의 어떤 부분을 스트레칭하고 싶은가? 혹은 전신 스트레칭 프로그램을 원하는가? 여러분의 스트레칭 프로그램이 손상의 재활이나 특정 스포츠에 도움을 줄 수 있는가? 아래의 일반적인 범주를 참고한다 :
   a. 6장은 일반적으로 많이 이용되는 10분용, 20분용, 30분용 스트레칭 프로그램에 대해 개괄적으로 설명하고 있다.
   b. 어깨관절의 벌림근군이나 올림근군 등과 같은, 주요 근육군에 대한 스트레칭이 5장에서 다루어지고 있다. 5장은 4장과 파트너를 이루고 있다. 다음 페이지의 그림 P.1를 참고하기 바란다.
   c. 개별 근육에 대한 특별한 스트레칭이 4장에서 다루어지고, 또 각 근육의 기시점과 착지점, 신경지배 및 작용 등도 다루어진다. 참고 : 4장은 5장과 파트너를 이루고 있다. 다음 페이지의 그림 P.1를 참고하기 바란다.

d. 손상과, 그에 대한 예방과 재활은 10장에서 다루어진다.
e. 자세와 유연성은 7장에서 다루어진다.
f. 유연성 수행에 대한 과학은 1장과 2장에서 다루어진다.
g. 스트레칭에 대한 숙련자를 위해 심화 스트레칭기법을 11장에서 거론한다.

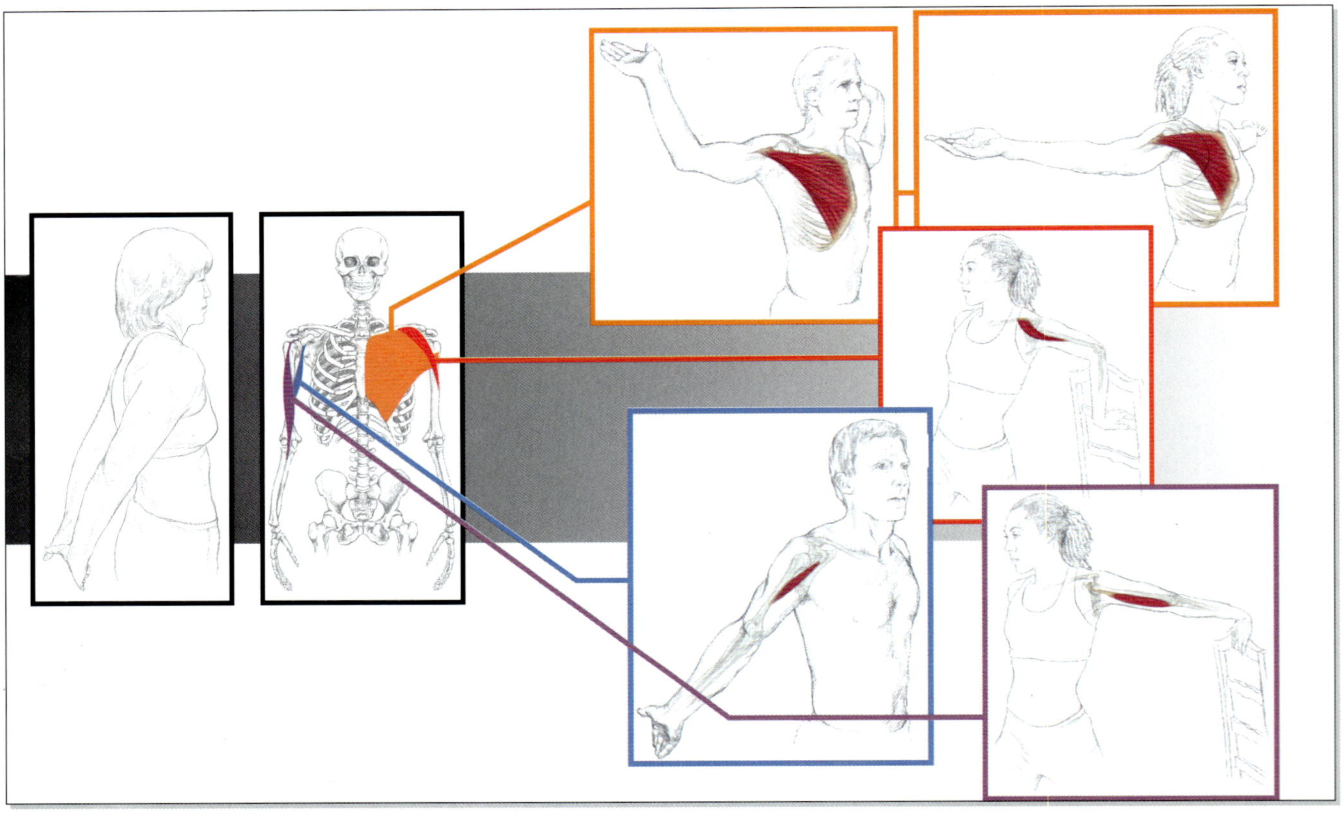

그림 P.1 그림은 독자들이 연결과 중요성을 보다 쉽게 이해할 수 있도록 하기 위해, 5장에 수록된 하나의 특정 근육군과 4장에 수록된 특별한 스트레칭 사이의 관계를 보여주고 있다.

요약 (Summary)

이 책은 인간의 움직임과 수행을 향상시키기 위해, 적절한 유연성 수준을 얻는데 도움을 줄 수 있도록 안전하고 효율적으로 적용할 수 있는 스트레칭 운동에 대한 최근 정보들을 제공하고 있다. 보건전문가/피트니스전문가, 혹은 일반 사용자들은 본 책의 삽화와 구성을 통해, 이 책을 쉽게 사용할 수 있을 것이다.

Phil Armiger, MPT
Licensed physical therapist
specializing in biomechanics
and orthopedic physical therapy

G2 Sports Therapy(www.G2sports.net)
Seattle, Washington

Michael A. Martyn
Illustrator and Fitness Professional
Martyn Illustration
Renton, Washington

감사의 글

다른 사람의 도움이 없었더라면, 이 책을 완성할 수 없었을 것이다. 이와 같이, 이 책의 출간은 재능과 경험이 많은 사람들의 노력으로 이루어졌다. 비록 내가 불가피하게 어떤 사람의 이름을 거명하면서 그들에게 감사드리고 있지만, 나는 이 책이 출간될 수 있도록 도움을 주신 모든 사람들에게 감사드린다.

바쁜 중에서도 본 프로젝트를 리뷰하고 프로젝트의 여러 단계에서 귀중한 피드백을 제공해 신 많은 전문가들에게 감사드린다. 나의 원고 초안을 읽고 훌륭한 영어가 될 수 있도록 도와주신 Washington 대학교의 영어과 교수인, Jim Strutzman에게 감사드린다. 나의 원문 제안서를 리뷰하고 훌륭하게 피드백해 주신, Dan Swinscoe, MPT; Gil Schoos, MA, PT, OCS; Ali Schoos, PT, OCS; Gary Gussel, PT, ATC; Chris Cinninghan 등에게 감사드린다.

리뷰는 물론 항상 나를 지지해 주신 Lipponcott Williams & Wilkins의 Robyn Stuhr, MA에게 특별히 감사드리고 싶다. 나에게 영감을 불러 넣어 주시고, 웃음거리가 되지 않도록 도와주신 Neil Pratt, PhD, PT에게 감사드린다. 또한 나는 Washington 대학교 물리치료 프로그램의 Mark Guthrie의 친절과 관대함에 감사드린다. 그 분은 UW의 물리치료학과 학생은 물론, 유능한 물리치료사를 나에게 소개시켜 주셨고, 또 자신의 시간과 장소를 나를 위해 아낌없이 제공해 주셨다. 그리고 요가 단락에서 자신의 전문성과 숭고한 노력을 보여주신 Tamara Hlava에게 감사드린다.

본 책의 모델인 Talina Marshall, LMT와 Annette Dong에게 감사드린다. 그리고 사진촬영과 모델 역할을 해 주신, Candace Ito, MPT와 Julie A. Vanne, DPT에게 감사드린다. 그리고 끝없는 과정 동안 묵묵히 모델과 사진촬영을 도와주신 Martina Jambrichova에게 특별히 감사드린다. 그리고 수년 동안 진행되어온 이번 프로젝트에 대해 항상 "어떻게 진행되고 있는지"를 물어보고, 또 나를 지지해 준 친구들의 놀라운 우정에 감사드린다.

나의 프로포잘과 리뷰과정 동안 귀중한 시간을 내어주시고, 또 이 책을 만드는 동안 나에게 영감을 불러 넣어 주시고 또 내가 Hahnemann 대학교에서 물리치료를 강의할 때 많은 도움을 주신 G. Kelley Fitzgerald, PhD, PT에게 감사드린다. Kelley Fitzgerald의 도움이 없었다면, 나는 물리치료사가 될 수 없을 것이다.

만약 일러스트레이터이자 Martyn Illustration을 운영하는 Martyn의 재능과 노력이 없었더라면, 본 프로젝트는 불가능했을 것이다. 그는 본 책의 전반에 걸쳐 많은 아이디어를 제공해 주었고, 또 훌륭한 그림을 그려 주었다.

물론, Lippincott Williams & Wilkins의 노력이 없었다면, 이 책이 출간될 수 없었을 것이다. 나의 아이디어가 실현될 수 있도록 도와주신 LWW의 초고편집자인 Pete Darcy에게 감사드린다. 나의 초고를 리뷰할 때 전문적 식견을 유지할 수 있도록 도와주신 Robyn Alvarez에게 감사드린다.

이 책이 완성되기 까지 끊임없이 도와준 Andrea Klingler에게 감사드린다. Emily Lupash, Beth Martz, 그리고 LWW에서 만남을 갖지 못했지만, 이 책의 완성에 많은 도움을 주신 다른 분께도 감사드린다.

이 책의 질을 향상시키기 위해 많은 노력을 해 주신 모든 전문 편집자에게 감사드린다. 12명의 다른 전문 편집자로부터 피드백을 통합하는데 도움을 주신 Laura Bonazzole에게 감사드린다. 나는 이번 과제를 위해 노력을 해 왔다고 자부한다. 그리고 객관적이고 유용한 피드백이 없다고 나에게 지적해 주신 분께도 감사드린다.

끝으로, 기념비적인 최종 산물이 될 수 있도록 도와주신 David Payne과 Kristen Spina에게 무한한 감사를 드린다.

Phil Armiger, MPT

이번 프로젝트에 시간과 에너지를 쏟아 부은 모델들에게 감사드린다. 여러분의 놀라운 다양성이 이번 프로젝트를 만들었고, 또 나에게는 즐거움을 주었고, 독자들에게는 신뢰감을 주었다.

나는 내가 없을 때 나를 이해해 주고 인내해 준 나의 반쪽인 Jodie와 가족에게 감사드린다. 내 그림을 처음 보신 나의 어머니, 해부학 번역을 도와준 나의 형 Kent, 사랑과 지지를 보여준 여동생 Laura과 형 Glen에게 감사드린다.

나를 가르쳐 주신 선생님이신, Mr. Iverson, Mr. John Montelongo, 그리고 Mr. William Cumming에게 감사드리고 싶다. 이 분들의 지도와 가르침, 지혜는 너무나 소중한 것이었다.

그들의 전문성과 이 책의 출간을 지지해 주신 LWW의 스태프에게도 나는 감사드린다.

Michael A. Martyn

도와주신 분들

CARRIE ABRAHAM, PT, MPH, OCS
Clinical Assistant Professor
Wheeling Jesuit University
Wheeling, WV

LAURA ALLEN, NCTMB
Owner
THERA-SSAGE
Rutherfordton, NC

JONATHAN H. ANNING, PhD
Assistant Professor
Slippery Rock University
Slippery Rock, PA

NINA BEAMAN, MS, RNC-AWHC, CMA (AAMA)
Director of Nursing and Allied Health
Bryant & Stratton College
Richmond, VA

LORI DEWALD, EdD, ATC, CHES
Athletic Training Program Director
University of Minnesota Duluth
Duluth, MN

G. KELLEY FITZGERALD, PT, PhD, OCS
Associate Professor, Department of Physical Therapy, School of Health and Rehabilitation Sciences
University of Pittsburgh
Pittsburgh, PA

MICHAEL KRACKOW, PhD, ATC, PTA, CSCS
Associate Professor, Director, ATEP
College of Health Sciences
Roanoke, VA

STEPHEN M. PERLE, DC, MS
Professor of Clinical Sciences
Adjunct Professor of Mechanical Engineering
University of Bridgeport
Bridgeport, CT

MATT RADELET, MS, ATC, CSCS
Associate Athletic Trainer
University of Arizona
Tucson, AZ

ROBERT RUHLING, PhD
Professor
George Mason University
Manassas, VA

DEREK SURANIE, MEd, ATC
Assistant Professor
ATEP Director
North Georgia College & State University
Dahlonega, GA

GORDON WILCOX, MSc, CSEP, CEP
Professor
Algonquin College
Ottawa, Ontario
Canada

역자 서문

*"기능향상을 위한 스트레칭"*이라는 본 책의 제목에서 알 수 있듯이, 단순한 유연성을 강조하는 것이 아니라, 기능적인 면을 강조하고 있다. 저자는 많은 연구 자료를 바탕으로, 그리고 자신의 임상적 경험을 바탕으로, 유연성과 기능을 접목시키고 있기 때문에, 물리치료사를 포함한, 근골격계를 다루는 많은 분야의 전문가들에게 큰 도움을 줄 것으로 생각된다. 이 책은 매우 쉽게 구성되어 있어, 학생들이나 전문가들이 쉽게 책의 내용을 이해하고 적용할 수 있을 것이다. 그리고 이 책은 스트레칭에 대한 실기적인 면 뿐만 아니라, 스트레칭시 주의해야 할 이론적인 면을 심도깊게 다루고 있어, 전문가들에게 많은 도움을 줄 것으로 생각된다. 이 책의 특징 중의 하나는 근육군에 대한 스트레칭과 개별 근육에 대한 스트레칭을 나누어 스트레칭 프로그램을 제시하고 있다. 특히 6장에서는 전신을 위한 스트레칭 프로그램을 제시하고, 8장에서는 작업장에서 유용하게 적용할 수 있는 스트레칭 프로그램을, 그리고 9장을 통해 각종 스포츠 활동에 관련된 스트레칭 프로그램을 제시하고 있다. 10장에서는 손상 재활을 위한 프로그램의 중요성을 강조하고 있다. 11장은 일반적인 스트레칭이 아닌, 심화 스트레칭 기법으로서 PNF 기법과 요가 운동을 설명하고 있다.

이 책의 내용 중에서 "주의!" 상자를 통해 손상을 피하는데 필요한 특별한 고려사항들을 알려주고 있다. 그리고 관련 웹사이트를 통해 책의 최신 버전은 물론, 지도자를 위한 이미지 뱅크도 제공한다.

끝으로, 본 책이 번역되어 출간되도록 많은 도움을 주신 영문사 박병조 사장님과 직원분들께도 감사를 드린다.

역자일동

차 례

단원 Ⅱ.

기본적인 스트레칭 기법과 스트레칭 프로그램

단원 I

스트레칭의 기본 지식
(Stretching Fundamentals)

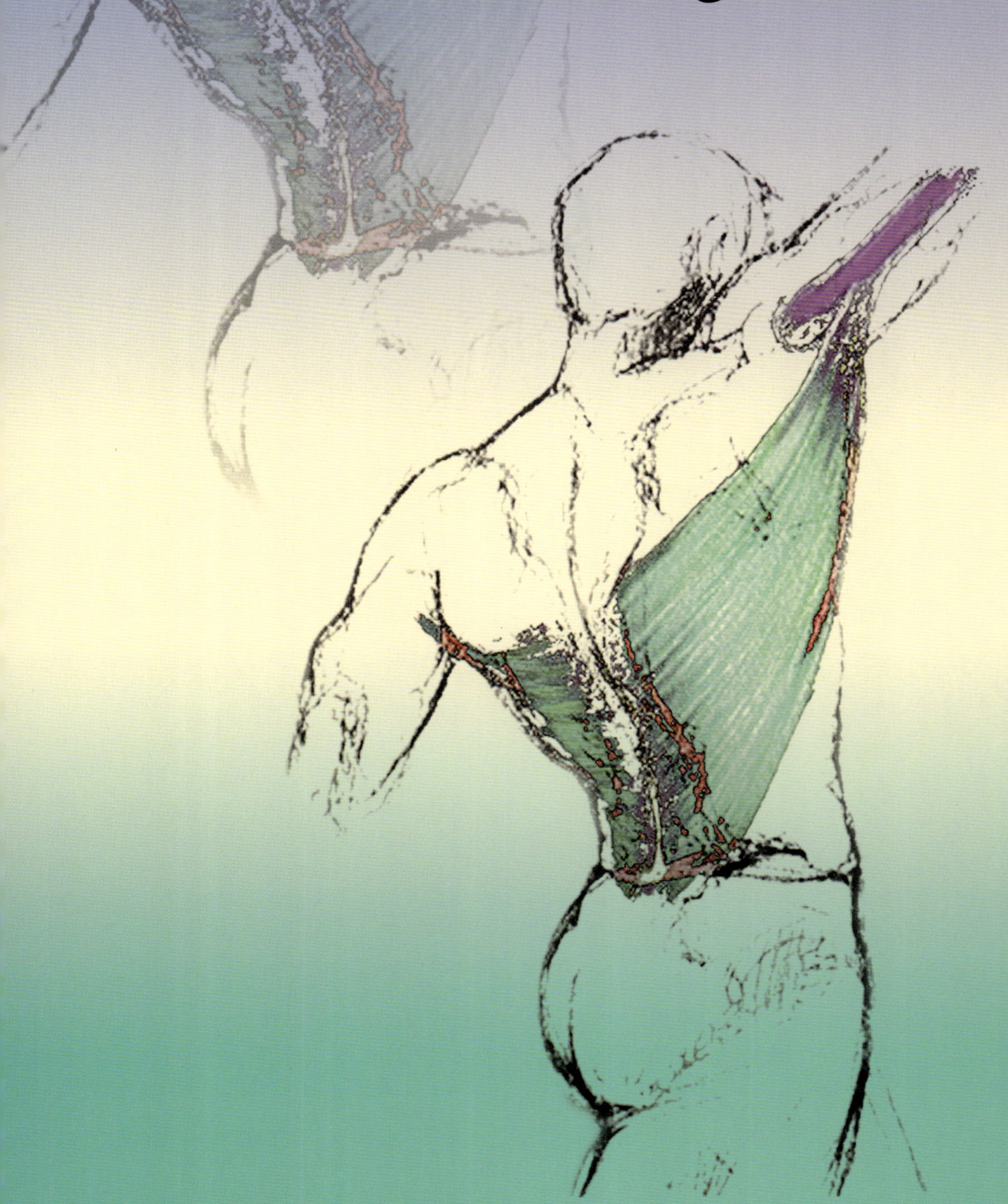

제 1 장

스트레칭에 대한 소개
Introduction Stretching

스트레칭은 근육힘줄의 구조물에 힘을 적용하여 그들의 길이 변화를 일으키는 것으로써, 그 목적은 가동범위의 증가, 뻣뻣함/근육통의 감소, 혹은 활동준비이다. 일반적으로 스트레칭은 주어진 시간 동안에 근육을 늘어난 위치로 유지하는 운동방법에 의해 이루어진다. 여러 가지 방법들이 근육을 늘이는 목적으로 이용되고 있지만, 문헌을 통해 입증된 스트레칭 방법은 몇 가지 뿐이다. 이 책은 가장 안전하고 *효율적인 스트레칭* 방법을 소개시키기 위해 과학적 문헌과 입증된 임상적 기법을 동원하고 있다.

본장의 첫 단락은 근거가 확실한 연구에 의해 지지를 받아왔던 스트레칭의 장점 뿐만 아니라, 스트레칭을 하지 않아야 할 상황에 대해 설명을 하고 있다. 그 다음으로, 인기가 좋은 스트레칭 종류에 대해 설명을 하고 있고, 연이어 스트레칭되는 조직들과 그들의 기전들이 포함된, 스트레칭의 기전에 대해 설명을 하고 있다. 끝으로 완벽한 피트니스 프로그램 내에서의 스트레칭 역할에 대해 탐구하고 있다.

왜 스트레칭을 해야 하는가 : 스트레칭의 장점 (Why Stretch : The Benefits of Stretching)

우리 사회는 점점 앉아서 활동하는 좌식 생활양식으로 바뀌어가고 있다. 우리를 움직이게 만들었던, 그리고 가동범위(ROM) 유지에 많은 도움을 주었던 우리들의 많은 업무들이 자동화되고 있다. 치료사들은 다음과 같은 여러 가지 이유로 스트레칭 프로그램을 처방한다 : 수행 향상, 손상 위험 감소, 손상 이후의 재활, 좋은 자세, 통증 감소, 그리고 이완 촉진. 사회가 위와 같이 점점 좌식 생활양식으로 바뀌어 감에 따라, 유연성의 유지나 향상에 대한 요구가 점점 더 커진다. 본 장은 알려진 스트레칭의 장점을 점검하고, 또한 몇몇 호응이 좋은 주장들에 대해 이의를 제기한다. 전부는 아니겠지만, 위에 작성된 대부분 적용의 일차 목표는 가동범위를 향상시키거나, 최소한 가동범위를 유지하는 것이다.

가동범위의 유지와 향상 (Maintains and Improves Range of Motion)

가동범위의 유지 또는 향상은 적절한 유연성 프로그램의 기본적인 이점이다. 무릎 굽힘의 제한을 가진 사람이 계단을 오르내릴 때 어려움을 갖는 것 처럼, 가동범위의 제한은 일상생활동작을 방해할 수 있다. 가동범위의 제한은 간접적인 효과나 이차적인 효과를 가질 수도 있다. 예를 들어, 종아리근육이 단축되어 발등굽힘이 일어나지 않는 사람은 보행의 유각기 동안 발가락이 지면에 닿지 않도록 하기 위해 엉덩관절의 굽힘(무릎을 높이 들어올림)을 증가시키는 보상동작을 할 것이다(그림 1.1). 이런 만성적이고 과도한 엉덩관절 굽힘의 부작용은 엉덩관절 통증을 유발시킬 것이다. 제한된 조직을 늘이는 스트레칭은 기능적인 측면에서 볼 때, 클라이언트의 가동범위를 향상시킴으로써 이들 문제점을 해결할 수 있다.

스트레칭은 개인의 직업이나 스포츠 활동에 요구되는 특정한 움직임들이나 움직임 패턴들의 수행도 향상시킬 수 있다. 어떤 사람이 통합적인 유연성 프로그램을 수행하지 않고, 큰 가동범위를 요구하는 스포츠나 예술 활동을 수행한다는 것은 상상하기 어렵다. 야구, 농구, 배구, 육상(트랙경기), 테니스, 축구 및 그 밖에 많은 스포츠들은 특정한 유연성 패턴을 필요로 하며, 또 대부분의 관절에서 적절한 가동범위를 요구한다. 위의 스포츠 보다 유연성이 더 필요한 스포츠나 활동들로는 발레, 무술 또는 체조 등이 있으며, 이들 운동선수들은 정상 수준보다 훨씬 높은 유연성 수준을 얻기 위해 노력하고 있다.

특정 유연성의 수준이 많은 스포츠나 활동을 성공적으로 수행하는데 중요한 역할을 하기

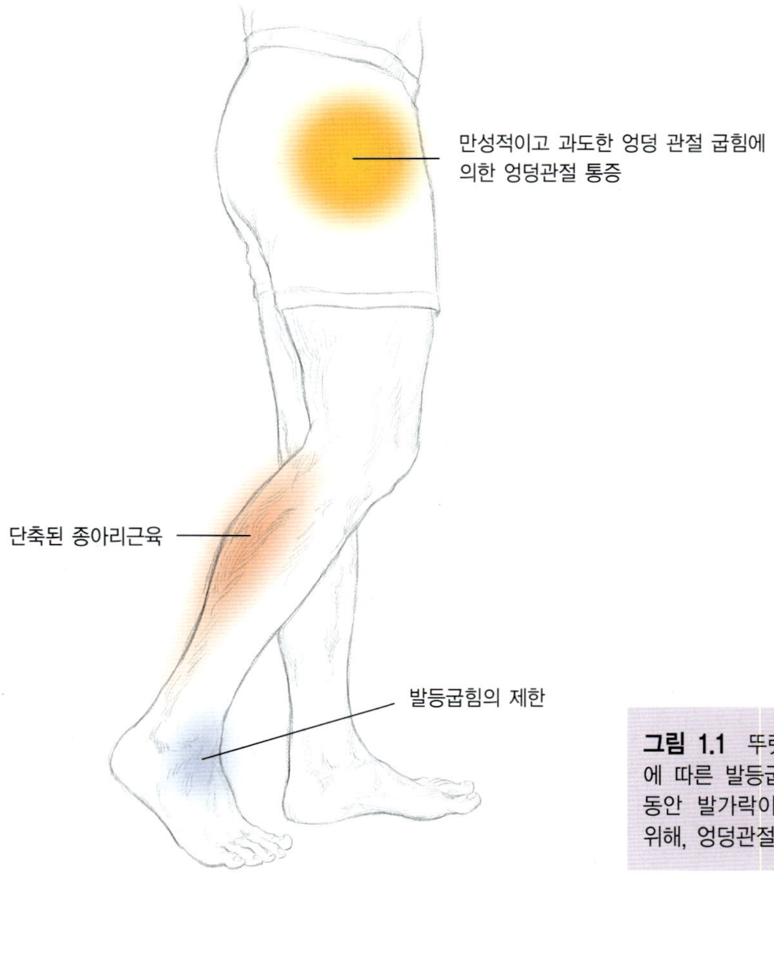

그림 1.1 뚜렷한 종아리근육의 단축과 그에 따른 발등굽힘의 제한은 보행의 유각기 동안 발가락이 지면에 닿지 않도록 하기 위해, 엉덩관절의 굽힘을 증가시킨다.

때문에, 효율적인 훈련 프로그램이라면 적절한 근력강화훈련, 컨디셔닝 훈련, 기능 훈련 그리고 유연성 훈련을 포함해야 한다.

연구는 스트레칭과 ROM 향상 사이의 연결을 지지해 준다. De Weijer 등에 따르면, 30초간 이루어진 뒤넙다리근(슬괵근)의 정적 스트레칭 이후에, 가동범위가 8° 향상되었고, 이런 효과가 24시간 지속되었다고 한다. Winter 등은 능동 스트레칭과 수동적 스트레칭 모두에서 엉덩관절 굽힘근의 긴장(tightness)이 감소하는 효과를 보았다. Nelson과 Bandy에 따르면, 6주간의 스트레칭 프로그램 이후에, 가동범위가 12° 증가되는 뒤넙다리근의 유연성 향상을 보였다.

스트레칭이 가동범위를 향상시킨다는 증거들이 많지만, 가동범위의 향상이 얼마만큼 일어나는지, 그리고 가장 효율적인 스트레칭 방법이 무엇인지에 대한 논란은 여전히 남아 있다.

손상예방 (Prevention of Injuries)

스트레칭 프로그램의 수행만으로 손상 비율을 감소시킨다는 증거는 거의 없지만, 대다수의 의학전문가와 훈련전문가들은 유연성 프로그램이 전체 프로그램에 꼭 필요하고 가치있는 프로그램임을 인정할 것이다. 전부는 아니겠지만, 대부분의 운동 프로그램 혹은 건강과 피트니스 프로그램에는 스트레칭 부분이 포함된다. 유연성 프로그램이 전체 훈련 프로그램에 어떻게 조화롭게 구성될 것인지, 그리고 유연성 프로그램을 포함한 전체 훈련 프로그램이 손상 위험에 어떤 효과를 갖는지에 대한 연구들이 더 많이 필요하다. Moore에 따르면, 직장에서 이루어진 스트레칭 프로그램의 수행이 노동자들의 유연성 향상에 도움을 주었고, 또 손상 위험을 감소시켰다고 했다.

가동범위의 제한을 가진 운동선수들은 그렇지 않는 운동선수들 보다 더 많이 손상된다는 증거들이 있다. Witvrouw 등에 따르면, 넙다리네갈래근과 뒤넙다리근의 유연성이 좋지 못한 축구선수들이 축구시즌 동안 더 많은 손상을 당한다고 했다. Dadebo 등은 프로 축구선수의 경우 스트레칭 프로그램의 이용과 뒤넙다리근 손상의 발생 빈도 감소 사이에 유의한 상관관계가 있음을 보여 주었다. 스트레칭은 가동범위 제한을 가진 사람에게 유연성을 향상시킬 수 있다.

최근 연구에 따르면, 경기하기 *전에* 이루어지는 스트레칭은 손상 위험을 줄이지 못하고, 오히려 경기활동의 수행능력을 감소시킬 수 있다고 한다. 이런 논점에 대해서는 나중에 다시 거론할 것이다.

손상 재활 (Injury Rehabilitation)

손상은 일반적으로 크게 "급성 손상"과 "만성 손상"으로 나누어진다. 급성 손상은 상대적으로 최근에 일어났던 손상이고, 반대로 만성 손상은 예상된 치유 단계를 초과해서 그 증상이 남아있는 것이다. 급성 손상은 외상이나 반복 자극으로 인해 발생될 수 있다. 급성 손상이든 만성 손상이든, 모든 손상은 뼈, 근육, 인대, 힘줄, 신경, 혈관, 임파, 혹은 결합조직 등이 손상을 입게 된다. 대부분의 손상은 위의 조직들이 복합적으로 손상된다. 어떤 경우는, 통증, 염증, 반흔조직 형성 등으로 인해 움직임, 근력 및 기능 등의 저하가 어느 정도 일어날 것이다. 스트레칭은 재활의 필수적이고 기본적인 부분으로써 관절의 정상 기능을 회복시킬 수 있다. 주의깊게 통제된 스트레칭은 과도하거나 부적절한 반흔조직의 형성을 제한해 줌으로써 가동범위를 향상시킬 것이다. Malliaropoulos 등은 스트레칭 그룹과 대조그룹을 비교한 결과, 스트레칭 그룹이 정상 가동범위를 회복하는데 짧은 시간이 요구되고 또 재활에 요구되는 시간도 짧아짐을 알았다. 가동범위의 소실 정도를 결정하고, 그에 맞는 프로그램을 설계하는 것이 성공적인 재활을 이루는데 중요한 요소이다. 스트레칭 운동의 적용(빈도, 강도, 기간)은 손상된 조직의 요구에 알맞게 주의깊게 수정되어야 한다. 여기에 대해서는 10장에서 자세히 설명하겠다.

스트레칭이 손상이후의 재활을 촉진한다고 많은 연구들이 지적하고 있는데, 그 이유는 스트레칭이 세포수준의 효과를 가지고 있기 때문이다. 스트레칭 동안 적용된 역학적 신장과 증가된 장력은 세포 증식, 분화 및 기질 형성 등의 대사과정을 증가시킬 수 있다는 연구들과 힘줄과 인대의 치유에 유익하다는 연구들이 많다. Bosch 등은 반복적인 스트레칭의 반응으로써 콜라겐 Ⅰ형과 Ⅱ형, 그리고 피브로보넥틴(fibronectin)이 증가됨을 알아냈다. Squier의 연구에 따르면, 역학적인 장력 적용이 근섬유아세포(myofibroblasts)의 형성과 근세포의 전구물질을 증가시켰지만, 이런 효과에 대한 연구가 더 많이 필요할 것이라고 했다. Skutek 등에 따르면, 역학적인 스트레칭이 세포간신호통로(intracellur signaling pathway)를 활성화시키고, 세포자살(아포토시스, apoptosis)을 유도하고, 또 힘줄의 리모델링에 영향을 준다는 것이다. 그러나 스트레칭이 조직치유와 함께 세포 수준의 변화를 촉진하는 것처럼 보이지만, 과도한 염증 반응과 반흔조직의 형성을 유도하는 것을 피할 수 있고, 또한 길이-장력의 관계를 감소시킬 수 있는 과도한 조직 스트레칭을 피할 수 있는 스트레칭의 용량과 적용에 대한 관리가 필요하다고 많은 연구들이 지적하고 있다.

앞에서 언급되었던 것처럼, 스트레칭은 재활 프로그램의 중요한 요소이다. 그러나 스트레칭은 적절한 치유과정의 단계에서 적용되어야 한다. 외상성 관절 손상의 경우는 관절가동술의 적용이 이루어질 수 있는데, 이때 압력은 적절한 관절 구조물에만 적용되어야 하고, 다른 구조물은 조심스럽게 보호되어야 한다. 가끔 관절가동술을 성공적으로 마친 이후에, 근육힘줄 단위를 늘여주고 관절가동범위를 더욱 증가시켜 주는 스트레칭 운동이 안전하게 적용될 수 있다. 만성적인 과사용의 경우에는, 클라이언트의 운동이나 다른 활동 패턴이 제일 먼저 수정되어야 하고, 필요하다면 운동 기전을 교정해 주어야 한다.

어떤 경우에는 특정 관절에서 가동범위의 감소가 일어날 수 있는데, 이런 제한들은 조심스런 스트레칭 프로그램에 의해 효율적으로 치료될 수 있다. 스트레칭은 정상 가동범위를 회복하는데 있어 매우 중요하지만, 스트레칭의 적용 변수들을 조심스럽게 통제해야 한다. 그리고 타이밍도 매우 중요하다. *통증이 있는 조직에는 절대로 과격한 스트레칭을 적용해서는 안 된다.* 대부분의 경우에서 통증이 없는 범위 안에서 이루어지는 조심스런 움직임이 매우 유익하다. 최근에 손상된 조직을 과격하게 스트레칭하면, 치유가 잘 이루어지지 않게 되고, 또 실제로 손상이 더욱 심해질 것이다. 이것은 왜 많은 사람들이 스트레칭을 중단한 이후에 잠깐 동안만 손상이 치유된다는 사실을 발견하는 이유이다. 회복기간 동안에 이루어지는 스트레칭과 그들의 사용방법에 대한 자세한 내용은 10장에서 설명하겠다.

자세 (Posture)

생체역학적인 관점에서 볼 때, 비정상적으로 단축되거나 수축된 근육들은 관절의 안정자세(resting position)에 나쁜 영향을 주어, 결과적으로 나쁜 자세정렬을 초래하게 된다. 예를 들어, 긴장된 가슴근은 어깨가 전방으로 쏠리는 자세를 촉진하고, 뒤넙다리근의 긴장은 허리뼈 압굽힘증(허리뼈 만곡 감소)을 감소시킬 것이다. 대부분의 치료사들은 위와 같은 현상을 이해하고 있으며, 이를 통해 단축된 근육을 스트레칭하고, 또 비정상적으로 약하거나 늘어난 근육들을 근력강화시킴으로서 자세정렬을 향상시킨다. 그러나 자세에 대한 스트레칭의 실제 효과를 확실하게 보여준 연구는 아직 없다. Wang은 6주간의 스트레칭과 근력강화 프로그램의 효과를 연구한 결과, 몸통 앞쪽 경사의 감소를 발견했지만, 어깨뼈의 안정자세에서는 뚜렷한 변화를 발견하지 못했다.

확실한 증거가 부족하다고 해서 나쁜 자세를 가진 사람에게 스트레칭을 권장하지 않아야 하는가? 확실히 그렇지는 않다. 자세는 근육의 길이, 근육톤, 근력, 그리고 각성상태(awareness)와 동기화(motivation) 등과 같은 많은 요소들의 결과이다. 충분한 근력, 각성, 그리고 동기화가 있다고 하더라도, 적절한 근육 길이가 없을 때는 이상적인 자세를 얻을 수 없을 것이다. 자세에 대해서는 11장에서 자세히 다룰 것이다.

좌식 생활양식의 감소 (Counteracts Sedentary Lifestyle)

적절한 유연성을 달성하고 유지하는 것은 특히, 장시간 동안 고정된 자세로 일하는 사람, 서서 일하거나 컴퓨터 앞에 앉아서 일하는 사람에게 있어 매우 중요하다. 그런 작업은 유연성과 관절가동범위를 유지하는데 도움을 줄 수 있는 걷기, 뻗기, 굽히기와 같은 정상적인 일상생활동작의 크기와 빈도를 감소시킨다. 원인을 알 수 없는 만성적인 목 통증, 어깨 통증, 그리고 허리 통증 등은 정상적인 움직임이 일어나지 않아서 올 수 있고, 적어도 이것이 원인의 일부일 수 있다. Sjolie는 요통과 과도한 텔레비전과 컴퓨터 사용 사이의 관계를 증명했다. 이들 사람에게는, 스트레칭이 건강한 생활을 영유하는데 꼭 필요한 일부분이다.

이완 (Relaxation)

스트레칭을 적용하는 초기 동안에는 불편함이 있지만, 이 시기가 지나면, 편안해지고 근육이 이완되는 느낌이 일어난다. 이런 기전은 아직 명확하게 밝혀지지 않았지만, 근육, 힘줄, 인대조직에 있는 신장수용기의 자극이 일부분 작용하는 것 같다. Wiemann과 Hahn은 15분간의 뒤넙다리근 스트레칭 이후에 EMG가 감소되는 것을 발견했다. 스트레칭에 대한 논문에서, Shrier 등은 스트레칭이 어느 정도 마취효과를 유도할 수 있다고 제시했다. 스트레칭할 때, 이런 마취효과가 우리로 하여금 좋은 느낌을 갖게 만들 수 있다. 요가나 비슷한 운동 전문가들은 이완을 촉진하는 스트레스의 장점을 입증할 수 있다.

요통의 치료와 예방 (Treatment and Prevention of Lower Back Pain)

미국인의 약 80%는 일상생활에서 요통을 경험할 것이다. 요통은 노동자의 여가생활 파괴는 말할 것도 없이, 작업시간 감소와 생산성 감소의 주된 원인이고, 보상 문제를 야기시킨다. 유연성 부족이 종종 만성 요통의 원인이 된다. 비정상적으로 단축된 근육은 척추의 안정자세와 기능적 자세에 나쁜 영향을 준다. Sjolie는 요통과 평균이하의 엉덩관절 굽힘과 평균이하의 뒤넙다리근 길이 사이에서 유의성 있는 관계를 증명했다.

만성적으로 단축된 근육은 앞뒤 근육의 불균형과 좌우 근육의 불균형을 초래할 수 있다.

예를 들어, 단축된 오른쪽 허리근이나 엉덩관절 굽힘근은 허리뼈의 오른쪽 굽힘을 약간 초래할 수 있다. 이것은 오른쪽 후관절의 보상을 증가시키고, 혹은 왼쪽 척주주위근의 신장이나 긴장을 증가시킬 수 있다. 이것은 오른쪽 엉덩뼈의 앞쪽돌림을 증가시켜, 오른쪽 발의 입각기 말기에 나쁜 영향을 줄 수도 있다(그림 1.2). 이들 기전이 초기에는 아무런 영향을 주지 않는 것처럼 보이지만, 연부조직과 관절에 가해지는 스트레스는 미세손상을 일으킬 수 있고, 또 많은 반복과 장시간의 적용으로 인해 손상이 초래될 수도 있다.

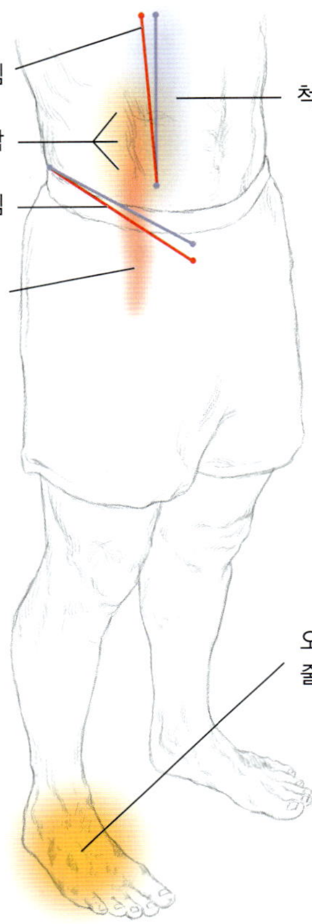

그림 1.2 엉덩관절 굽힘근이 단축되면, 입각기 말기에서 오른쪽 엉덩뼈의 앞쪽돌림이 증가될 수 있다.

노화에 따른 건강과 피트니스의 감소 (Reduces Age-related Declines in Health and Fitness)

노화에 따른 건강과 피트니스의 감소는 당연한 것이다. 심혈관 피트니스, 균형, 근력, 유연성, 전반적인 기능 등의 문제가 반드시 노인들에게 나타난다. 중년층 이상의 사람들은 연골, 인대, 힘줄과 같은 결합조직의 뻣뻣함으로 인해 유연성의 감소를 경험하게 된다. 근위축은 노화와 관련된 중요한 문제이고, 근세포의 크기와 숫자가 줄어든다. 80세 쯤 에는 출생 때에 비해 근섬유의 숫자가 40%로 줄어든다.

이들 변화는 상대적으로 작은 편이지만, 종종 비활동(inactivity)에 의해 악화된다. 그러나 이들 변화의 비율과 크기는 적절한 운동으로 쉽게 변할 수 있다. 그러므로 나이가 점점 많아짐에 따라 근력, 유연성, 균형, 협응, 심혈관 피트니스를 촉진하는 운동 프로그램이 중요하다. 많은 노인들은 관절염과 같은 오래된 손상이나 질병 등으로 인해 통증과 가동범위를 감소시키는 뻣뻣함으로 고통을 받고 있다. 다행스럽게도, 좌식 생활을 하는 노인들이 체계적인 운동 프로그램에 참여하면, 근력, 유연성 및 심혈관 피트니스의 향상을 쉽게 얻을 수 있다. 노화의 진행에 따라 근력, 유연성 및 심혈관 피트니스들이 감소하기 때문에, 나이가 점점 많아짐에 따라 적절한 유연성과 컨디셔닝 프로그램은 매우 중요하다.

스트레칭을 해서는 안 되는 상황 (Situations in Which Stretching is Not Advised)

적절하고 신뢰성 있는 연구에 의해 스트레칭의 많은 장점들이 지지를 받고 있지만, 이의를 제기하는 많은 적용방법들도 있다. 운동이나 경기 전의 스트레칭이 손상의 위험을 감소시키고 수행 능력을 향상시키고, 지연성 근육통을 완화하는데 도움을 준다는 것으로 인정받고 있었지만, 최근의 연구에 따르면, 훌륭한 치료사, 코치, 혹은 훈련트레이너들이라면, 스트레칭을 적용하고자 할 때 최소한 다시 한 번 더 생각해 봐야 한다.

손상 예방을 위한 사전의 활동 (Pre-activity to Prevent Injury)

지난 수십 년 동안, 의사, 코치, 운동트레이너 및 피트니스 전문가들은 손상 예방과 유연성 향상을 위해 사전 활동으로써 다양한 스트레칭 프로그램을 처방하고 감독해 왔다. 그러나 오늘날에는, 손상 위험을 줄이는 목적으로 사용되는 스트레칭 프로그램의 효율성에 대해서는 많은 논란이 있다. Amako 등은 1996년에서 1998년 동안 901명의 군입대 지원병을 대상으로 연구한 결과, 사전의 이벤트 스트레칭군과 대조군 사이의 전반적인 손상 비율에서 뚜렷한 유의성을 발견하지 못했다. Pope 등도 12주간 1500명의 남성 군인을 대상으로 연구한 결과, 사전 운동의 스트레칭군과 대조군 사이의 손상 비율에서 뚜렷한 유의성을 발견하지 못했다. 문헌적 고찰을 통해, Shrier와 Hahn은 운동 전에 행해진 스트레칭으로는 손상의 위험을 감소시키지 못한다는 것을 확신했다. MacAuley 등은 손상 예방을 위한 스트레칭 효과에 대한 논문 293편을 연구했고, 그 중 4편만이 긍정적인 결과를 보였다고 했다. 그리고 4편의 논문 중 3편은 스트레칭과 워밍업이 함께 이루어진 중재였다. 비교적 최근에 이루어진 문헌고찰적 연구는 스트레칭과 스포츠 손상 위험에 대한 361편을 연구했고, 그 결과로 스트레칭과 전체 손상의 감소와는 뚜렷한 연관성이 없다고 결론을 내렸다.

Witvrouw 등은 선수들이 참여하는 활동의 종류를 고려함으로써 이런 논의에서 약간 벗어날 수 있다고 믿는다. 축구와 풋볼과 같이 빠르고, 보다 탄도적인 움직임을 필요로 하는 활동에 참여하는 운동선수들(조깅, 수영, 사이클과 같은 비교적 덜 탄도적인 움직임을 요구하는 활동에 비해)은 사전의 스트레칭으로 손상 위험의 감소를 경험하는데, 그 이유는 이들 스포츠를 수행하는데 요구되는 근육힘줄단위의 순응이 증가하기 때문이다. 이것은 재미있는 이론이지만, 더 많은 연구가 필요하다. 그러나 가장 효과적인 스트레칭 프로그램의 적용을 결정하고자 할 때, 활동의 종류를 포함한 많은 변인들을 고려해 볼 필요가 있다.

위의 토의들을 근거로 볼 때, 손상 예방의 목적을 위해 사전 운동 스트레칭을 단독으로 이용하는 것은 근거가 없는 편이다.

수행 향상을 위한 사전의 이벤트 (Pre-event to Improve Performance)

운동수행능력의 향상을 위한 사전 이벤트 스트레칭 프로그램의 권장에 대한 논란은 상당히 많다. 운동경기와 달리기를 위해 준비활동으로 수년 동안 사용된 수행 이전의 스트레칭은 몇 가지 논란에 부딪혀 왔다. 최근의 많은 연구들은 활동 직전에 수행되는 스트레칭 프로그램의 유용성에 대한 의구심을 지적해 왔다. 문헌적 고찰로써, Schrier는 급성 스트레칭(운동 직전에 사용되는 스트레칭)에 대한 23편의 논문을 조사했고, 대부분의 논문이 수행의 감소를 보였다는 결론을 내렸다. Fowles는 정적 스트레칭 이후 약 1시간 동안 근활성이 느려진다는 것을 알아냈다. Evetovich 등은 젊은 성인을 대상으로 위팔두갈래근을 측정한 결과, 최대 토크발생이 감소되었음을 알아냈다. Fletcher 등은 정적 스트레칭 그룹에서 20m 달리기의 수행능력이 감소되었음을 밝혔다.

이들 소견은 스포츠 특히, 근육의 빠른 활성을 주로 필요로 하는 스포츠에 있어 중요한 의미를 갖는다.

지연성 근육통을 감소시키는 목적으로 (To Reduce Delayed-onset Muscle Soreness)

스트레칭은 지연성 근육통(DOMS)을 감소시킬 목적으로 수십 년간 처방되었고, 또 이용되었다. 그럼에도 불구하고, 스트레칭의 결과로서 DOMS의 감소를 명확하게 보여주는 적절한 연구를 찾기가 쉽지 않다.

DOMS는 신체가 강한 운동에 익숙해지지 않았다는 반응으로써 일어난다. 지연성 근육통은 대략 운동 후 24시간 이후에 일어나서 2주까지 지속하며, 근육통 이외에 근력 감소가 일반적으로 일어난다. 이런 현상은 손상된 근조직과 그에 따른 염증 반응의 결과로 간주된다.

Herbert와 Gabriel은 운동 전 · 후의 스트레칭은 지연성 근육통을 뚜렷하게 제한하지도 않고 손상의 위험을 감소하지 않는다는 결론을 내렸다. 비록 스트레칭이 수년 동안 DOMS를 완화하기 위해 처방되어 왔지만, 이에 대한 정당성의 부족은 중요한 화제도 아니다. 몇몇의 오래된 연구들도 DOMS에 대한 스트레칭의 비효율성을 지적했다. 예를 들어, 운동 전의 스트레칭과 워밍업에 대한 연구는 물론, 운동 전과 운동 이후의 스트레칭에 대한 연구들이 뚜렷한 효과가 없음을 밝혀냈다. Rodenburg 등은 워밍업과 운동 전의 스트레칭의 효과와, 원심성 수축 직후에 적용된 마사지의 효과를 연구한 결과, 실험군에서 어떠한 이점도 나타나지 않았다고 했다.

흥미롭게도, Smith 등은 DOMS에 대한 정적 스트레칭과 탄도적 스트레칭의 효과를 비교한 결과, 양쪽 스트레칭 방법이 이런 운동에 익숙하지 않은 대상자에게 DOMS를 유발시켰다고 했다. 그들 연구에 따르면, 정적 스트레칭이 탄도적 스트레칭에 비해 더 큰 증상을 일으켰고, 또 크레아틴 키나제(creatine kinase)의 수준을 증가시켰다는 것이다. 크레아틴 키나제의 수준은 DOMS를 측정하는 표시 방법이다.

위의 연구 관점에서 볼 때, 근육통을 감소시킬 목적으로 스트레칭을 적용해서는 안 된다는 것이다. 앞에서 언급했듯이, 손상된 조직이나 통증이 있는 조직에는 스트레칭을 적용해서는 안 된다. 그러나 적용 가능한 가동범위로 조심스럽게 움직여 주는 방법은 더 좋은 치료 결과를 가질 수 있고, 또 새로운 가동범위로 움직이기 보다는 증상을 감소시키고 더 많은 가동범위로 점차 진행하는 것이 더 좋은 치료 결과를 가질 수 있다. 주로 길항근을 강조하는 능동운동은 손상된 주동근의 부드러운 수동운동을 허용할 것이고, 이것은 혈액의 흐름을 촉진시켜 치유과정을 향상시킬 수 있다.

스트레칭의 종류 (Types of Stretching)

정적 스트레칭, 능동 스트레칭, 수동 스트레칭, 고유수용성 신경근촉진법(PNF), 그리고 탄도적 스트레칭을 포함한 많은 스트레칭 기법들이 존재한다. 본 단락은 기본적인 스트레칭의 종류를 확인하고, 각 기법에 관련된 장점과 제한점 혹은 위험 요소를 설명할 것이다. 결론부터 말하자면, 여러 연구를 이용해도 가장 효과적인 방법을 확인하는데 실패했다. Davis 등은 정적 스트레칭이 PNF보다 더 효율적이라고 했고, 반면 Sady 등과 Etnyre 등은 PNF 스트레칭이 정적 스트레칭 보다 더 효율적이라고 했다. Webright 등은 능동 스트레칭과 정적 스트레칭의 효율성이 동일하다고 했다.

일반적으로 "스트레칭"은 힘으로 어떤 물질을 늘이는 것이고, 본 단락에서의 스트레칭이란, 특정 관절의 ROM을 유지하거나 향상시키기 위해 충분한 힘을 적용하여 근육힘줄의 구조물을 늘이는 것이다. ROM에 대해서는 설명할 필요없이 누구나 잘 알고 있지만, 여기에서는 2 범주로 나눈다. 특정 관절에서는 능동가동범위(AROM)와 수동가동범위(PROM)가 아주 다를 수 있고, 이런 차이점을 이해하는 것은 치료사에게 있어 매우 중요하다. AROM은 근육의 작용만으로 움직일 수 있는 특정 관절의 가동범위이다. AROM은 외적 힘에 의해 이루어지는 PROM 보다 범위가 항상 작거나 동일하다. 예를 들어, 엎드려 누운 운동선수는 무릎을 능동적으로 약 125-130° 정도 굽힐 수 있다. 그러나 궁둥이쪽으로 운동선수의 발꿈치를 밀어주는 치료사나 트레이너의 손과 같은 외적 힘이 적용되면, 무릎이 140-150° 까지 굽혀질 수 있다. 이런 차이점을 이해하는 것은 특정 상황에서 신장력을 어떻게 적용할 것인지 혹은 어떤 신장력을 적용할 것인지를 결정하는데 중요한 역할을 한다. 예를 들어, 통증 때문에 PROM 운동(정적 스트레칭과 같은)을 할 수 없을 때는 통증이 없는 범위에서 이루어지는 능동운동을 이용할 수 있을 것이다. 여기에 대해서는 10장(손상 재활을 위한 스트레칭)에서 다루어질 것이다.

정적 스트레칭 (Static)

정적 스트레칭은 가장 폭넓게 수용되는 스트레칭 기법으로써, 가장 안전하고 수행하기 쉬운 기법이며 효율성도 매우 좋다. 정적 스트레칭은 근육의 길이를 최대로 늘인 후, 조심스럽게 종축의 힘을 적용하는 방법이다.

스트레칭을 수행하는 사람은 특정 스트레칭 자세를 취하고, 자기 스스로 신장력을 적용한다. 전형적인 뒤넙다리근 스트레칭이 모범적인 예인데, 이 방법은 다리를 쭉 뻗은 채로, 발꿈치를 약간 높은 물체 위에 올려놓는다. 그런 다음, 뒤넙다리근이 신장될 때 까지 허리를 앞쪽으로 숙인다(이 책에서 우리가 이것을 교정하겠지만). 이런 방법을 시도할 때, 스트레칭을 수행하는 사람은 스트레칭의 강도를 완벽하게 조절할 수 있어야 하고, 또 스트레칭 감각에 따라 즉각적으로 자세나 긴장을 조절할 수 있어야 한다. 정적 스트레칭의 수행에 대해서는 3장에서 자세히 다룰 것이다.

능동 스트레칭 (Active)

일반적으로 능동 스트레칭은 신장되는 근육의 길항근을 능동적으로 수축하여, 그 수축력에 의해 일어나는 스트레칭이다. 능동 스트레칭은 스트레칭의 힘을 잘 통제할 수 있고, 손상의 가능성을 줄일 수 있는 좋은 방법이다. 연구들에 따르면, 능동 스트레칭이 정적 스트레칭에서 일어난 가동범위의 향상과 거의 동일한 향상을 보였다고 한다. 능동 스트레칭의 한 예는 자신의 팔과 손을 앞으로 쭉 뻗은 후, 손목과 손을 아랫방향으로 가능한 많이 굽히는 방법이다. 이때 여러분은 아래팔의 윗부분이 스트레칭되는 감각을 느낄 것이다. 이런 경우, 여러분은 손목과 손가락의 폄근이 스트레칭 되도록 손목과 손가락의 굽힘근(길항근)을 이용한다.

능동 스트레칭의 단점은 많은 상황에서 일어날 수 있는 신장력의 부족이다. 종아리 부위, 특히 장딴지근의 스트레칭을 예로 들어보자. 이 기법을 이용하기 위해서는, 장딴지근을 효율적으로 스트레칭할 수 있을 만큼 충분한 발등굽힘근의 힘을 이용해야 할 것이다. 이것의 빠른 시도가 보여질 때는, 불충분한 발등굽힘근의 힘이 발생할 것이다. 위에서 언급된 예에서도, 능동 스트레칭은 AROM을 유지하거나 향상시키는 방법으로서 훌륭하고, 많은 손상 혹은 재활 시나리오에서 우선적으로 사용될 것이다. 10장에서 이런 시나리오를 다룰 것이다.

고유수용성 신경근촉진법(PNF) (Proprioceptive Neuromuscular Facilitation)

PNF는 그 자체로 과학이며, 그것에 대한 기본적인 토의는 11장(스트레칭의 심화기법)에서 다룰 것이다. 일반적으로, PNF 스트레칭은 스트레칭의 결과를 좋게 하기 위해 신경근반사를 이용한다. PNF의 한 예는 표적 근육(주동근)을 스트레칭하기 위해, 길항근을 수축하여 근육의 반사적 이완을 일으킨다. 뒤넙다리근 스트레칭이 좋은 예이다. 치료사는 먼저 클라이언트의 엉덩관절을 펴게 한 후, 저항이 느껴질 때 까지 무릎관절을 가동범위의 끝까지 굽힌다. 그 다음, 치료사는 클라이언트에게 자신의 저항에 대항해 뒤넙다리근을 최대한 수축하도록 주문을 한다. 이때 클라이언트의 움직임이 일어나서는 안 된다. 수축 시간은 6초간 이루어지고, 수축 후 즉시 근육을 이완하도록 지시한다. 그런 다음, 치료사는 엉덩관절이 더 굽혀지도록 신장력 적용을 적용한다. 이론적으로, 최대 수축 이후에 발생하는 근육의 반사 이완은 엉덩관절의 굽힘을 더 많이 허용하여, 뒤넙다리근을 더 많이 늘일 수 있다.

탄도적 스트레칭 (Ballistic)

탄도적 스트레칭은 근육의 길이를 최대로 늘인 후, 되튐(bouncing)하거나 반복적인 방법을 통해 신장력을 적용하는 방법이다. 대다수의 건강과 피트니스 전문가들은 탄도적 스트레칭이 정적 스트레칭 보다 위험성이 크다는 것에 동의를 한다. 되튐 기법은 과도한 장력을 근육힘줄 단위에 간헐적으로 적용하는 방법으로써 조직의 미세손상을 일으킨다. 빠른 장력의 적용에 대한 근육힘줄 단위의 자연적인 반응이 근육의 반사적 수축이기 때문에, 반복적인 스트레칭은 그 근육의 반복적인 수축을 일으킬 수 있다. 이런 반사적 수축은 종종 근신장반사(myotactic reflex)로 불리고, 여기에 대해서는 나중에 다룰 것이다. 이런 반사적 수축과 과도한 장력 발생을 토대로 볼 때, 탄도적 스트레칭은 가장 생산성이 좋은 방법도, 그리고 가장 안전한 방법도 아닐 것이다. 대부분의 전문가들은 스트레칭을 효율적으로 적용하기 전에, 근육의 이완이 꼭 필요하다는 것에 동의할 것이다.

자가-스트레칭과 파트너/치료사에 의한 스트레칭 (Self-stretchng Versus partner or Clinician Stretching)

정적 스트레칭, PNF, 탄도적 스트레칭 등은 자기 자신이나 다른 사람에 의해 수행될 수 있다. 타인에 의한 스트레칭이 프로 운동선수들의 세계에서 인기가 있다하더라도, 그 방법은 자가 스트레칭을 할 때 나타나지 않던 위험 요소가 나타날 수 있다. 손상을 일으키지 않는 가장 효율적인 안전장치는 바로 느낌이다. 미세한 스트레칭의 감각은 효율적이고 안전한 스트레칭을 적용하는데 있어 매우 중요하다. 대부분의 숙련된 치료사들도 클라이언트들이 어떤 스트레칭 감각을 갖는지를 알 수 없기 때문에, 그 치료사들은 클라이언트의 감각과 동일한 수준의 감각으로 스트레칭을 적용할 수 없을 것이다.

파트너/치료사의 스트레칭이 적절하지 못하다는 의미는 아니며 많은 경우, 특히 손상 재활을 할 때 최상의 스트레칭 기법을 선택해야 한다. 반흔과 가동범위 제한을 경험한 사람이나 무릎관절의 완전 대치술을 받은 사람들은 숙련된 치료사가 조심스럽게 적용하는 스트레칭의 가치를 인증할 수 있을 것이다. 그러나 손상을 입지 않는 엘리트 운동선수에게 적용해주는 코치나 트레이너의 스트레칭에 대한 가치는 아직 논란의 대상이다.

스트레칭의 역학 (Mechanics of Stretching)

스트레칭 프로그램의 적용을 보다 잘 이해하고, 그것에 대한 결정을 잘 할 수 있으려면, 실제로 스트레칭되는 조직과 조직 늘임에 영향을 줄 수 있는 기전들을 이해하는 것이 중요하다. 다음 단락은 기본적인 사항들을 다룰 것이다.

스트레칭되는 조직들 (Tissues Involved in Stretching)

인체 움직임은 여러 조직들간의 협응된 상호작용 때문에 일어날 수 있다. 특정 관절에서 한 방향으로 움직임을 일으키는 이들 조직들도 반대방향의 움직임에 저항을 한다. 이들 조직에 포함되는 것으로는 뼈, 근육, 인대, 피부, 근막, 지방, 혈관, 임파, 및 신경조직 등이 있다.

스트레칭이 연부조직을 늘인다는 것은 분명하지만, 신경근 레벨에서 길이 변화가 일어난다는 것에 대해서는 아직 논란이 있다. 관련된 조직 종류에 대한 몇몇 토의를 차례대로 진행하고, 그런 다음 우리는 조직 늘임에 영향을 주는 생리적 특성을 연구할 수 있다.

John과 Wright의 전통적인 연구에서 관절 뻣뻣함에 영향을 주는 여러 조직들의 기여 정도를 보면, 관절주머니가 47%이고, 근막이 42%, 힘줄 10%, 그리고 피부가 2%이라고 했다. 그러므로 스트레칭을 통한 유연성 향상을 위해, 우리는 주로 관절주머니, 인대성 구조물, 근육힘줄 단위, 그리고 근막에 의한 저항에 관심을 갖고 있다. 관절주머니의 스트레칭은 일반적으로 관절에 적용되는 특정한 힘을 필요로 하고, 이런 힘은 관절면에 나란하게 적용되는 활주 기법이다. 이들 기법들은 대개 관절가동술이나 도수교정을 공부한 물리치료사, 정골의사, 카이로프랙터에 의해 수행된다. 우리의 목적이 스트레칭으로 유연성을 증가시키는 것이기 때문에, 우리는 근육힘줄 단위의 근막 성분을 주로 다루고 있다. 근막을 잘 이해하면, 근육의 전반적인 구조물을 공부하는데 도움이 된다. 본 책은 근육 구조물과 기능에 대한 상세한 내용을 다루지 않고, 스트레칭 이론을 이해하는데 필요한 기본적인 내용만을 다룬다.

근막은 인체 전반을 덮고 있는 섬유성 혹은 시트와 같은 결합조직으로서, 피부, 뼈, 근육 및 기관 등을 지지하고 있다. 그림 1.3은 다리에 있는 근막의 예를 보여주고 있다. 근막은 크게 2가지 범주로 나누어진다 : 얕은 층 근막과 깊은 층 근막. 얕은 층 근막은 피부 바로 아래에 위치하고, 신체 전반을 덮고 있다. 깊은 층 근막은 각 근육과 힘줄을 덮고 있고, 근조직의 주요 성분으로 작용한다. 종종 근막에 의해 ROM 제한이 일어나기도 한다. 그림 1.3을 보면, 개별 근육은 근내막이라고 불리는 근막에 의해 덮여 있고, 수축 성분인 액틴 필라멘트와 마이오신 필라멘트로 구성된다. 그것들을 공급하는 많은 근육세포와 신경세포는 다발을 형성하기 위해 함께 묶이게 된다. 근다발은 근주막이라고 불리는 근막에 의해 덮여 있다. 다시 몇 개의 근다발은 근외막에 의해 함께 묶여지고, 여기에는 신경, 혈관, 근방추 등이 함께 한다. 근외막은 근육 전체를 덮는 근막으로써 힘줄과 혼합된다. 근외막은 근육이 뼈에 잘 붙도록 도와준다.

근육의 근막 성분을 스트레칭하는 것은 정적 스트레칭의 일차 목표이고, 다른 조직과 근막의 차이점은 스트레칭의 안전한 적용에 있어 중요한 사항이다.

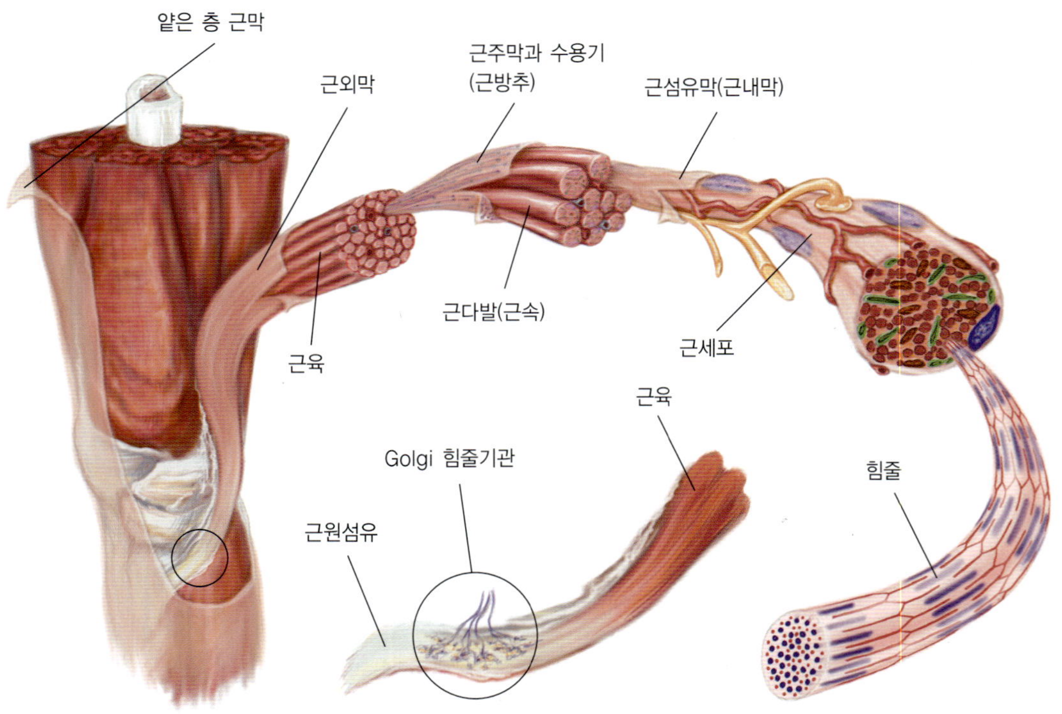

그림 1.3 근육

사실, 제한된 움직임을 보이고, 이들 제한이 근육 내에서 시작하지 않았을 때는(즉, 움직임의 뚜렷한 제한이 있고, 근육힘줄 단위가 장력을 가지고 있지 않는 것 처럼 보일 때), 의학적 진단을 위해 의사에게 의뢰해야 한다. 이런 의사에게의 의뢰는 특히 통증(관절 통증)에 의해 움직임이 제한되는 경우이다.

관절에 적용하는 신장력은 근육에 적용하는 신장력과 많이 다르다. 관절에 적용된 힘은 관절면에 수직으로 적용되어야 하고, 관절의 특정 부위와 스트레칭의 종류에 따라 다르겠지만, 대개는 견인력, 압박력, 전단력 등이 있다. 이것에 관심이 있는 독자들은 관절 역학에 대한 내용인 부록 A를 참고하기 바란다.

어느 특정한 환경에서는, 사실 신경이나 다른 조직이 스트레칭되고 있는데도, 사람들은 근육이 스트레칭된다고 믿게 될 것이다. 예를 들어, 뒤넙다리근 스트레칭을 할 때 사람들은 발목의 발등굽힘을 함께 수행하는데, 그 이유는 허벅지 뒤쪽과 무릎 뒤쪽이 더욱 스트레칭되는 느낌을 가지기 때문이다. 해부학을 간단히 복습해 봐도, 발의 발등굽힘이 뒤넙다리근의 길이 변화를 일으키지 못한다는 것을 알 수 있다. 그러므로, 나타난 감각은 다른 조직에서 발생된 장력으로부터 발생한 것이 틀림없다. 위의 예에서 이런 장력은 궁둥신경/정강신경, 혹은 근막에 가해진 부가적인 장력이다. 만약 클라이언트가 요통이나 뒤넙다리근의 긴장이나 통증을 가지고 있다면, 신경조직의 스트레칭으로 인해 통증이 악화되고, 손상이 초래될 수 있다. 발등굽힘의 첨가로 인한 스트레칭 감각의 증가도 뒤넙다리에 적용된 스트레칭의 양을 감소시킬 것이고, 이로 인해 표적 조직에 대한 스트레칭의 전반적인 효율성이 감소될 것이다. 표적 조직을 늘이고 ROM을 증가시키기 위해서는 본 책이 제공하는 정보를 이용하여 처방된 스트레칭을 적절하게 수행해야 한다.

조직 늘임에 영향을 줄 수 있는 기전들 (Possible Mechanisms Contributing to Tissue Lengthening)

근육 스트레칭에 대한 상상은 쉬운 일이지만, 스트레칭으로 인해 근육 내에서 일어나는 사건들을 이해하는 것은 쉬운 일이 아니다. 실제로 그 조직이 늘어나는가? 혹은 더 많은 조직이 관여되는가? 유연성의 증가는 단지 스트레칭에 대한 내성의 증가인가? 실제 해답은 위에서 언급한 것들의 결합인가?

증식 (Hyperplasia)

증식(hyerplasia)은 근조직의 성장으로써 세포의 수가 증가되기도 하고, 개별 세포의 크기가 증가되기도 한다. 특정 스트레칭이 실제로 근섬유의 근절 숫자를 증가시킨다는 증거들이 있다. Tabary 등은 고양이 가자미근을 늘어난 자세로 고정한 결과, 근절 숫자가 뚜렷하게 증가되었음을 밝혀냈다. Coutinho 등은 쥐의 가자미근을 단축시킨 자세로 고정하고, 3일에 한 번 스트레칭을 한 결과, 대조군에 비해 위축의 감소와 근절 숫자의 감소를 보였다. 보다 특별한 연구의 수행이 필요하겠지만, 스트레칭이나 혹은 단축에 대한 반응으로써 근절의 더하기와 빼기는 조직 길이의 변화에 뚜렷한 영향을 줄 수 있다.

가소성 변형 (Plastic Deformation)

조직 길이에 실제적인 변화를 줄 수 있는 유연성의 증가를 이해하려면, 먼저 근육의 탄성, 점탄성 혹은 가소성에 대해 공부하는 것이 유익하다.

탄성 물질은 외적 힘이 적용되었을 때 길이 변화가 일어나는 물질이고, 만약 외적 힘이 제거되면 이런 탄성 물질은 원래 길이로 되돌아간다. 반대로, 가소성 물질은 외적 힘이 적용되었을 때 변형이 일어나고, 외적 힘이 제거되어서도 원래의 길이로 되돌아가지 못한다. 점성은 흐름에 저항하는 액체의 특성으로 설명될 수 있다. 예를 들어, 꿀은 물 보다 더 큰 점성을 가지고 있는데, 이런 특성은 각 물질을 쏟아 부었을 때 쉽게 확인할 수 있다. 대부분의 생체 조직은 점성과 탄성을 모두 가지고 있는데, 우리는 이것을 점탄성이라 부른다. Magnusson은 90초 동안의 정적 스트레칭을 받은 근육에서 30%의 점탄성 스트레스 이완(기본적으로, 근육의 일정 길이를 유지하는데 요구되는 힘의 양이 감소되는 것)이 일어났음을 밝혔다. 이런 현상은 단일 스트레칭을 했을 때 길이 변화가 뚜렷하게 발생한다는 것을 의미한다. 근육이 점탄성 물질이기 때문에, 빠르게 장력 부하를 적용하면, 초기에는 더 큰 저항을 만나게 되어, 탄성 변화가 제한될 것이고, 반대로 장시간 동안 점진적인 장력 부하를 적용하면, 탄성 변화가 크게 일어날 것이다. 근육을 스트레칭할 때 우리는 부하 적용의 속도를 중요하게 생각할 수 있다. Taylor 등은 근육의 점탄성을 연구한 결과, 손상 위험은 적용되는 스트레칭 기법 보다는 스트레칭의 적용 속도에 더 관련된다는 결론을 내렸다. 위의 토의를 토대로 할 때, 신장력을 조심스럽게 적용해야 하고, 또 장력을 점진적으로 적용해야 한다는 것을 알 수 있다.

길이의 가소성 변화는 충분한 시간 동안 적용된 충분한 장력 부하에 대한 반응으로써 일어나는 변화이다. 여기에서 "충분"이란 의미는 특정 조직에 가해지는 상대적이고 의존적인 부하의 양을 의미한다. 근육힘줄 조직에서, 부하는 먼저 근육의 탄성 한계를 소진할 만큼 충분해야 한다. 이들 부하의 실제 적용은 2장에서 다룰 것이다.

다른 기전들 (Other Possible Mechanisms)

스트레칭에 대한 내성의 증가, 근육의 뻣뻣함 감소, 그리고 신경근의 톤 감소 등은 ROM 향상을 위해 부가적으로 제안된 기전이다. 스트레칭에 대한 내성의 증가는 조직 길이를 실제로 변화시키지 못하고, 오히려 더 큰 가동범위로 움직임을 허용할 수 있는 인지된 스트레칭 감각의 양을 감소시킨다. 근육의 뻣뻣함 감소는 힘을 적게 적용해도 특정한 조직의 길이로 늘일 수 있다는 의미이다. Laroche 등은 정적 스트레칭과 탄도적 스트레칭 모두에서 일어난 ROM의 증가는 근육의 탄성 때문에 일어나는 것이 아니라, 스트레스 내성의 증가 때문에 일어나는 것 같다고 결론을 내렸다. Halbertsma 등은 ROM의 향상이 근육의 뻣뻣함 감소나 탄성의 변화 보다는 오히려 스트레칭 내성의 증가 때문에 일어난다는 결론을 내렸다. Shrier 등의 문헌적 연구도 스트레스 내성의 증가가 뻣뻣함의 감소 보다 중요하다는 결론을 내렸다.

끝으로, 신경근의 긴장(tone) 감소도 근육힘줄 단위의 길이 변화에 어떤 역할을 할 것이다. 모든 골격근이 어느 정도 활성(심지어, 휴식 상태에서도)을 유지하기 때문에, 이런 긴장(톤)의 증가가 움직임을 제한할 것이다. 긴장을 증가시키는 원인으로는, 두려움, 통증,

그리고 뇌성마비, 뇌졸중, 머리 손상과 같은 신경질환 혹은 신경근 질환 등이 있다.

우리가 알다시피, 조직 늘임과 ROM 향상에 영향을 주는 특성은 아직 완전히 밝혀지지 않았다. 조직의 특성과 변화 기전을 더 알고 싶으면, 부록 A를 참고하기 바란다.

정적 스트레칭 동안 무슨 일이 일어나는가? (What Happens During a Static Stretch?)

그림 1.4A는 휴식 상태의 근육힘줄 단위를 보여 주고 있다. 이런 관점에서 볼 때, 근육 외부에서 생성된 힘에 의해 관절이 제일 먼저 자신의 ROM 내에서 움직인다. 움직임을 일으킬 수 있는 힘은 클라이언트 자신에 의해 생성될 수도 있고, 파트너나 치료사에 의해 생성될 수도 있다. 이런 기간 동안에는 액틴과 마이오신 필라멘트가 활주할 때 일어나는 수동적인 근육 길이보다 더 큰 길이의 변화는 일어나지 않는다. 조직이 안정길이(resting length)에 도달하면, 근육힘줄 단위가 당기게 된다. 힘줄이나 다른 결합조직에 있는 물결 모양의 콜라겐 섬유들이 당겨지기 시작하고(그림 1.4B), 모든 조직이 팽팽해지면, 근육과 힘줄을 덮고 있는 근막층의 결합조직들이 탄성 한계에 도달한다(그림 1.4C). 몇몇 연구들은 조직 신장의 대부분이 힘줄의 길이 변화 때문이라고 했다. 이 지점 이후까지 계속 장력을 적용하면, 결합조직의 가소성 변화가 일어난다.

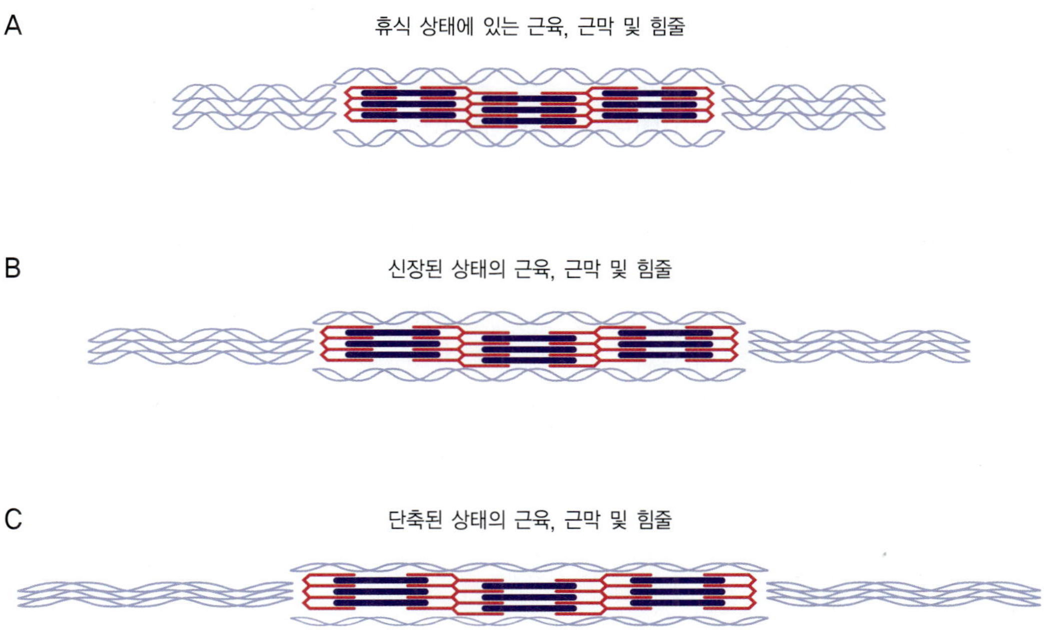

그림 1.4 스트레칭 동안 근육의 연속적인 단계들. 액틴과 마이오신이 수동적으로 활주되고, 물결 모양의 콜라겐이 일자로 되고, 결합조직이 탄성 한계에 도달한다.

조직의 스트레칭은 선천적인 인체 생리인 신경근 조절 기전과 독립되어 일어날 수는 없다. 2가지 반사가 유연성의 수행에 중요한 역할을 한다. 근신장반사 혹은 신장반사는 근육의 길이를 변화시키는 장력이 적용될 때마다 발생된다. 근방추로 알려진 수용기는 근주막 내에 위치한다(그림 1.3). 근방추는 정보를 척수로 보낸다. 만약 근육이 신장되면 근방추가 수축을 하고, 장력이 제거되면 근방추가 이완한다. 근신장반사의 예로는 무릎반사검사(knee-jerk reflex test)이다(그림 1.3 참고). 과도하거나 빠른 스트레칭의 적용은 근육을 늘이기보다는 오히려 단축시킨다는 것을 쉽게 알 수 있다. 이런 기전은 탄도적 스트레칭을 수행할 때도 일어난다.

스트레칭이 어떻게 일어날 수 있는가? 충분한 힘으로 스트레칭을 유지하면, 역신장반사(inverse stretch reflex)로 불리는 또다른 반사가 일어날 수 있다. 이 반사는 골지힘줄기관(GTO)에서 일어난다. GTO는 근육이 아니라 힘줄 안에 위치하며, 힘줄다발과 직렬로 배열되어 있다(그림 1.3 참고). GTO는 강하고 지속적인 스트레칭에 반응하여, 근방추의 입력을 무효화시키고, 그 근육의 반사적 이완을 일으킨다. 특정 스트레칭을 수행하는 사람은 근육이 분리되어 더 큰 범위를 달성하게 되는 순간을 경험할 수 있을 것이다. 실제 가소성 변형은 이 시점 이후의 어느 시점에서 일어나기 시작하는 것 같다.

적용의 빈도, 강도 및 기간과 함께, 적용된 장력의 양에 대해서는 2장에서 설명할 것이다.

다행스럽게도, 임상적 관점과 연습적 관점에서 볼 때, 조직의 특성을 자세하게 알 필요는 없고, 치료 결과만 잘 이해하면 된다. 치료사는 건강, 피트니스, 수행, 일반적인 웰빙을 향상시키기 위해 유연성 향상에 필요한 모달리티 만큼 스트레칭의 효율성에 관심이 많다. 그리고 치료사는 운동 프로그램의 전체 기간에 걸쳐 클라이언트의 반응에 주의깊게 집중함으로써 의미있는 결과를 얻을 수 있다.

완벽한 피트니스 (Complete Fitness)

잘 설계된 근력강화 프로그램과 심혈관 컨디셔닝 프로그램을 가지지 않았을 때는 완벽한 피트니스 프로그램이 될 수 없기 때문에, 건강과 피트니스를 유지하는 수단이 유연성 뿐이라면, 그 운동 프로그램은 제대로 설계된 것이 아닐 수 있다. 그리고 대부분의 건강관리전문가나 피트니스 전문가들은 영양, 일반적인 건강상태, 정신 건강 등 모두가 포괄적인 건강과 피트니스 프로그램의 중요한 구성 요소라는 것에 동의할 것이다.

다음 단락은 근력강화훈련과 심혈관 피트니스 훈련의 기본적인 지식을 설명할 것이다. 우리는 여러분이 이들 프로그램을 설계할 때 전문가의 도움을 구하도록 권장한다. 더 많은 내용은 부록 A에 수록되어 있다.

근력강화훈련 (Strength Training)

일반적으로 근력강화훈련은 근력과 지구력을 향상시키기 위해 저항에 대항하여 이루어지는 운동이라고 한다. 근력강화훈련은 대개 무게(weight)를 사용하지만, 사람의 체중이나 수압식 혹은 유압식 장비가 제공하는 다른 형태의 저항도 사용할 수 있다. 창조적인 치료사와 트레이너는 클라이언트(환자)의 체중을 저항으로 이용한다.

근력강화훈련 프로그램은 균형을 잘 이루어야 하고, 대다수의 큰 근육군을 대상으로 하고 있지만, 손을 이용한 스포츠나 활동과 같이 특별한 목적에 알맞도록 설계될 수도 있다. 근력강화훈련은 개별의 근력과 약증도 고려해야 한다. 적절한 근력훈련은 운동선수의 수행능력을 향상시켜 주지만, 손상된 조직과 관절의 재활에도 중요한 역할을 한다. 향상된 근력은 운동수행과 일상생활동작 둘다에 있어 손상의 위험을 감소시켜야 한다. 그리고 근력강화훈련은 연령과 관련된 손상, 근력과 피트니스의 감소, 기능의 소실 등을 완화시키는데도 매우 중요한 역할을 한다. 앞에서 언급되었듯이, 80세 쯤에는 40%의 근섬유가 감소할 수 있는데, 이것은 클라이언트의 현재 훈련상태에 따라 좌우되고, 근질량의 감소가 뚜렷하게 나타난다. 그리고 근질량이 감소되는 것 이외에, 노화됨에 따라 근육내 지방의 양도 증가된다. 다행스럽게도 연구들에 따르면, 적절한 근력훈련이 노인의 근질량 회복에 도움을 줄 수 있다는 것이다.

근력강화훈련 프로그램의 적절한 적용은 모든 연령대에서 꼭 필요하고, 성공 뿐만 아니라, 훈련 프로그램으로 인한 손상의 방지에도 필수적이다. 본 책은 상세한 근력강화훈련의 내용을 다루지 않고, 일반적인 가이드라인만 아래 단락에서 다룰 것이다.

초심자를 위한 근력강화 프로그램은 낮은 부하를 사용하고 올바른 운동 패턴을 강조한다. 특별하고 심화된 운동 프로그램인 높은 부하와 적은 반복횟수로 운동하는 것보다 상대적으로 낮은 부하와 많은 반복횟수로 운동을 시작하는 것이 초심자에게 있어 더 유익하다. 초심자는 올바른 운동패턴에 초점을 맞추어야 하고, 그의 힘줄과 관절이 새로운 부하에 잘 적용하도록 주의해야 한다. 규정된 ROM의 전 범위에 걸쳐 약 20회 반복을 하더라도, 편안하게 움직일 수 있는 무게의 선택은 초심자가 좌상의 위험 없이 그리고 무게가 너무 무겁지 않아 애쓰지 않고 운동을 할 수 있게 만든다. 초심자는 첫 한 달 동안에는 한 번의 운동세트에 20-30회 반복하고, 그런 다음에는 운동의 진행 정도와 클라이언트의 훈련 요구에 따라 높은 부하와 낮은 반복횟수로 여러 세트의 운동을 한다. 한 번의 운동세트만 수행하는 것은 매우 다양한 운동을 허용할 수 있고, 균형이 잘 잡히고 흥미있는 훈련을 제공할 수 있다. 적당한 수행을 행하는 사람들은 그들의 프로그램을 고수하는 경향이 있다는 것을 경험을 통해 알 수 있다. 그리고 다음 훈련 회기로 되돌아가기 어려울 만큼 처음부터 힘들게 수행하는 사람에게는 이런 현상이 일어나지 않다.

심혈관 피트니스 훈련 (Training for Cardiovascular Fitness)

일반적으로 심혈관 피트니스는 혈관계를 통해 산소를 작용 근육에 공급하는 심장과 폐의 능력을 의미한다. 심혈관 피트니스의 이점은 잘 알려져 있고, 거의 대부분 수용된다. 심혈관 피트니스가 적절한 수준을 유지하면 다음과 같은 수많은 이점을 제공해 준다 : 심혈관질환, 고혈압, 당뇨병 및 뇌졸중 등의 위험을 감소시킨다. 적절한 훈련 프로토콜은 성공적인 결과를 이끌어내는데, 심지어 노인에게 있어서도 그러하다. Ades 등은 3개월간의 훈련 직후, 최대 유산소 능력이 향상되었음을 보였다.

다른 운동 프로그램과 마찬가지로, 심혈관 훈련프로그램도 신중하게 시작되고 점차적으로 진행되어야 한다. 대부분의 사람들은 운동 프로그램을 시작하기 전에, 전반적인 의학검사를 받는 것이 좋다. 특히 건강 상태에 문제가 의심되는 사람의 경우는 반드시 의학적 검사를 받아야 한다.

의학적 검사를 마치고 나면, 환자는 운동을 시작할 수 있고, 미국스포츠의학대학(ACSM)이 권장하는 가이드라인을 숙지해야 한다. ACSM은 주당 3-5회 실시하고, 한번 실시할 때

20-60분의 유산소운동을 권장한다. 건강한 사람들도 최대심박동률의 50-85%(일반적으로 220-나이)까지 심박동률을 상승시키는 낮은 강도의 운동을 해야 한다. 이것은 운동을 하는 동안 대화를 허용하는 정도의 강도이다. ACSM도 운동을 시작하기 전에 5-10분의 워밍업을 권장하고, 또 운동 후에 5-10분간의 마무리 운동을 권장한다.

요 약 (Summary)

잘 설계된 유연성 프로그램은 많은 장점을 가진다. 스트레칭 운동은 ROM를 유지하거나 향상하는데 도움을 주고, 이를 장시간 수행하면 수행능력을 향상시키고, 좋은 자세를 만들고, 손상을 회복시키고, 또 전반적인 건강을 향상시킬 수 있다. 그러나 운동 직전에 이용되는 스트레칭이 손상을 예방하지도 못할 뿐만 아니라, 특정 활동의 수행을 방해하기 때문에, 최근의 연구들은 활동 직전에 이루어지는 강력한 스트레칭 프로그램에 대해 이의를 제기하고 있다. 그리고 스트레칭이 지연성 근육통을 감소시킬 목적으로 이용되는 것도 문헌적인 지지를 받지 못한다.

적절한 유연성 프로그램은 근력강화훈련 프로그램과 심혈관 피트니스 프로그램과 함께 건강과 피트니스 프로그램의 일부분이어야 한다. 모든 피트니스 프로그램의 주의깊은 처방과 모니터링은 계속적이고, 안전한 수행에 중요한 역할을 한다.

다음 장인 2장은 스트레칭 프로그램의 안전하고 효율적인 적용에 대한 일반적인 가이드라인을 설명할 것이다.

참고문헌 (References)

1. De Weijer VC, Gorniak GC, Shamus E. The effect of static stretch and warmup exercise on hamstring length over the course of 24 hours. J Orthop Sports Phys Ther December 2003;33(12):727-733.
2. Winters MV, Blake CG, Trost JS, et al. Passive versus active stretching of hip flexor muscles in subjects with limited hip extension: a randomized clinical trial. Phys Ther September 2004;84(9):800-807.
3. Nelson RT, Bandy WD. Eccentric training and static stretching improve hamstring flexibility of high school males. J Athl Train September 2004;39(3):254-258.
4. Moore TM. A workplace stretching program. Physiologic and perception measurements before and after participation. AAOHN J December 1998;46(12):563-568.
5. Witvrouw E, Danneels L, Asselman P, et al. Muscle flexibility as a risk factor for developing muscle injuries in male professional soccer players. A prospective study. Am J Sports Med January-February 2003;31(1):41-6.
6. Dadebo B, White J, George KP. A survey of flexibility training protocols and hamstring strains in professional football clubs in England. Br J Sports Med August 2004;38(6):793.
7. Malliaropoulos N, Papalexandris S, Papalada A, et al. The role of stretching in rehabilitation of hamstring injuries: 80 athletes follow up. Med Sci Sports Exerc May 2004;36(5):756-759.
8. Skutek M, van Griensven M, Zeichen J, et al. Cyclic mechanical stretching enhances secretion of Interleukin 6 in human tendon fibroblasts. Knee Surg Sports Traumatol Arthrosc September 2001;9(5):322-326.
9. Bosch U, Zeichen J, Skutek M, et al. Effect of cyclical stretch on matrix synthesis of human patellar tendon cells. Unfallchirurg May 2002;105(5):437-442.
10. Squier CA. The effect of stretching on formation of myofibroblasts in mouse skin. Cell Tissue Res 1981;220(2):325-335.
11. Skutek M, van Griensven M, Zeichen J, et al. Cyclic mechanical stretching of human patellar tendon fibroblasts: activation of JNK and modulation apoptosis. Knee Surg Sports Traumatol Arthrosc March 2003;11(2):122-129.
12. Flowers KR, McClure PW, McFadden C. Management of a patient with lacerations of the tendons

of the extensor digitorum and extensor indicis muscles to the index finger. Phys Ther January 1996; 76(1):61–66.
13. Wang CH, McClure P, Pratt NE, et al. Stretching and strengthening exercises: their effect on three dimensional scapular kinematics. Arch Phys Med Rehabil August 1999;80(8):923–929.
14. Sjole AN. Low-back pain in adolescents is associated with poor hip mobility and high body mass index. Scand J Med Sci Sports June 2004;14(3):168–175.
15. Wiemann K, Hahn K. Influences of stretching and circulatory exercises on flexibility parameters of human hamstrings. Int J Sports Med July 1997;18(5):340–346.
16. Shrier I. Stretching before exercise: an evidence based approach. Br J Sports Med 2000:34:324–325.
17. Jones GT, Macfarlane GJ. Epidemiology of low back pain in children and adolescents. Arch Dis Child March 2005;90(3):312–316.
18. McArdle WD, Katch FI, Katch VL. Essentials of Exercise Physiology. 2nd Ed. Baltimore: Lippincott Williams and Wilkins, 2000.
19. Delecluse C, Colman V, Roelants M, et al. Exercise programs for older men: mode and intensity to induce the highest possible health-related benefits. Prev Med October 2004;39(4):823–833.
20. Woods RH, Reyes R, Welsch MA, et al. Concurrent cardiovascular and resistance training in healthy older adults. Med Sci Sports Exerc October 2001;33(10):1751–1758.
21. Ades PA, Waldmann ML, Meyer WL, et al. Skeletal muscle and cardiovascular adaptations to exercise conditioning in older coronary patients. Circulation August 1, 1996;94(3):323–30.
22. Amako M, Oda T, Masuoka K, et al. Effect of static stretching on prevention of injuries for military recruits. Mil Med June 2003;168(6):442–446.
23. Pope RP, Herbert RD, Kirwan JD, et al. A randomized trial of pre-exercise stretching for prevention of lower-limb injury. Med Sci Sports Exerc 2000;32(2):271–277.
24. Shrier I. Stretching before exercise does not reduce the risk of local muscle injury: a critical review of the clinical and basic science literature. Clin J Sport Med 1999;9(4):221–227.
25. Hart. Effect of stretching on sport injury risk: a review. Med Sci Sports Exerc March 2004;36(3): 371–378.
26. MacAuley D, Best TM. Reducing the risk of injury due to exercise. Br Med J August 2002;325:451–452.
27. Thacker SB, Gilchrist J, Stroup F, Kimsey CD Jr. The impact of stretching on sports injury risk: a systematic review of the literature. Med Sci Sport Exerc 2004;36(3):371–378.
28. Shrier I. Does stretching improve performance? A systematic and critical review of the literature. Clin J Sport Med September 2004;14(5):267–273.
29. Fowles JRF, Sale DG, MacDougall JD. Reduced strength after passive stretch of the human plantar flexors. J Appl Physiol September 2000;89(3):1179–1188.
30. Evetovich TK, Nauman NJ, Conley DS, et al. Effect of static stretching of the biceps brachii on torque, electromyography, and mechanomyography during concentric isokinetic muscle actions. J Strength Cond Res August 2003;17(3):484–488.
31. Fletcher IM, Jones B. The effect of different warm-up stretch protocols on 20 meter sprint performance in trained rugby union players. J Strength Cond Res November 2004;18(4):885–888.
32. Lund H, Vestergaard-Poulsen P, Kanstrup IL, et al. The effect of passive stretching on delayed onset muscle soreness, and other detrimental effects following eccentric exercise. Scand J Med Sci Sports August 1998;8(4):216–221.
33. Johansson PH, Lindstrom L, Sundelin G, et al. The effects of preexercise stretching on muscular soreness, tenderness and force loss following heavy eccentric exercise. Scand J Med Sci Sports August 1999;9(4):219–225.
34. Smith LL, Bond JA, Holbert D, et al. Differential white cell count after two bouts of downhill running. Int J Sports Med August 1998;19(6):432–437.
35. Herbert RD, Gabriel M. Effects of stretching before and after exercising on muscle soreness and risk of injury: systematic review. BMJ August 31, 2002;325(7362):468.
36. High DM, Howley ET, Franks BD. The effects of static stretching and warm-up on prevention of delayed-onset muscle soreness. Res Q Exerc Sport December 1989;60(4):357–361.
37. Rodenburg JB, Steenbeek D, Schiereck P, et al. Warm-up, stretching and massage diminish harmful effects of eccentric exercise. Int J Sports Med October 1994;15(7):414–419.
38. Smith LL, Brunetz MH, Chenier TC, et al. The effects of static and ballistic stretching on delayed onset muscle soreness and creatine kinase. Res Q Exerc Sport March 1993;64(1):103–107.
39. Davis DS, Ashby PE, McCale KL, et al. The effectiveness of 3 stretching techniques on hamstring flexibility using consistent stretching parameters. J Strength Cond Res February 2005;19(1):27–32.
40. Sady SP, Wortman M, Blanke D. Flexibility training: ballistic, static or proprioceptive neuromuscular facilitation? Arch Phys Med Rehabil June 1982;63(6):261–263.
41. Etnyre BR, Abraham LD. Gains in range of ankle dorsiflexion using three popular stretching tech-

niques. Am J Phys Med August 1986;65(4):189–196.
42. Webright WG, Randolf BJ, Perrin DH. Comparison of nonballistic active knee extension in neural slump position and static stretch techniques on hamstring flexibility. J Orthop Sports Phys Ther July 1997;26(1):7–13.
43. Johns RJ, Wright V. Relative Importance of various tissues in joint stiffness. J Appl Physiol 1962; 17(5):824–828.
44. Tabary JC, Tabary C, Tardieu C, et al. Physiological and structural changes in the cat's soleus muscle due to immobilization at different lengths by plaster casts. J Physiol July 1972;224(1):223–244.
45. Coutinho IL, Gomes AR, Franca CN, et al. Effect of passive stretching on the immobilized soleus muscle fiber morphology. Braz J Med Biol Res December 2004;37(12):1853–1861.
46. Magnusson SP. Passive properties of human skeletal muscle during stretch maneuvers. A review. Scand J Med Sci Sports April 1998;8(2):65–77.
47. Taylor DC, Dalton JD Jr, Seaber AV, et al. Viscoelastic properties of muscle tendon units: the biomechanical effects of stretching. Am J Sports Med 1990;18(3):300–309.
48. Laroche DP, Connolly DA. Effects of stretching on passive muscle tension and response to eccentric exercise. Am J Sports Med June 2006;34(6):1000–1007.
49. Halbertsma JP, van Bolhuis AI, Goeken LN. Sport stretching: effect on passive muscle stiffness of short hamstrings. Arch Phys Med Rehabil July 1996;77(7):688–692.
50. Halbertsma JP, Goeken LN. Stretching exercises: effect on passive extensibility and stiffness in short hamstrings of healthy subjects. Arch Phys Med Rehabil September 1994;75(9):976–981.
51. Hunt A. Musculoskeletal fitness: the keystone in overall well-being and injury prevention. [Review]. Clin Orthop Relat Res April 2003;(409):96–105.
52. Pahor M, Kritchevsky S. Research hypotheses on muscle wasting, aging, loss of function and disability. J Nutr Health Aging 1998;2(2):97–100.
53. Frontera WR, Meredith CN, O'Reilly KP, et al. Strength conditioning in older men: skeletal muscle hypertrophy and improved function. J Appl Physiol March 1998;64(3):1038–1044.
54. American College of Sports Medicine 2005. Available at http://www.acsm.org. Accessed October 2005.

제2장

안전하고 효율적인 스트레칭의 일반적인 원칙
General Principles for Safe and Effective Stretching

본 장은 스트레칭 프로그램을 안전하고 효율적으로 수행하는데 필요한 정보들을 제공하고 있다. 우리는 자세, 위치 및 움직임에 대한 용어들부터 먼저 공부하고, 그 다음, 목표 설정, 안전하고 효율적으로 적용할 수 있는 스트레칭의 요소들, 그리고 진전을 어떻게 평가할 것인지에 대해 다룰 것이다. 여러분이 본 장의 원칙들을 이해하게 되면, 본 책의 단원Ⅱ와 Ⅲ에서 설명되는 스트레칭에서 적절한 프로그램을 선택하고 수행하는데 도움을 받을 수 있다.

움직임에 대한 용어 : 복습 (Terminology of Movement: A Brief review)

*해부학적 자세*는 건강관리전문가, 피트니스 전문가, 생활과학자들에 의해 사용되는 인체의 기준 자세로서, 사람은 똑바로 선 자세에서 두 팔을 몸통 옆에 자연스럽게 붙이고, 손바닥을 앞쪽으로 향하게 한다(그림 2.1). 이때 다리의 경우는 무릎과 발이 앞쪽을 향하고 있어야 한다. 정확하고 지속적인 의사소통을 확보하기 위해, 우리는 기준점으로써 해부학적 자세를 사용할 것이다. 즉, 근부착점의 위치, 관절 위치, 다른 해부학적 측면을 설명할 때도 그리고 움직임을 정의할 때도 해부학적 자세를 사용할 것이다.

기준 방향 (Reference Directions)

해부학적 자세를 기준으로 하여, 우리는 구조물의 위치를 파악하고 움직임을 정의하는 다음과 같은 용어들을 사용할 것이다. 이들 용어들은 스트레칭 운동을 정확하게 설명하는데 도움을 줄 것이다(그림 2.2).

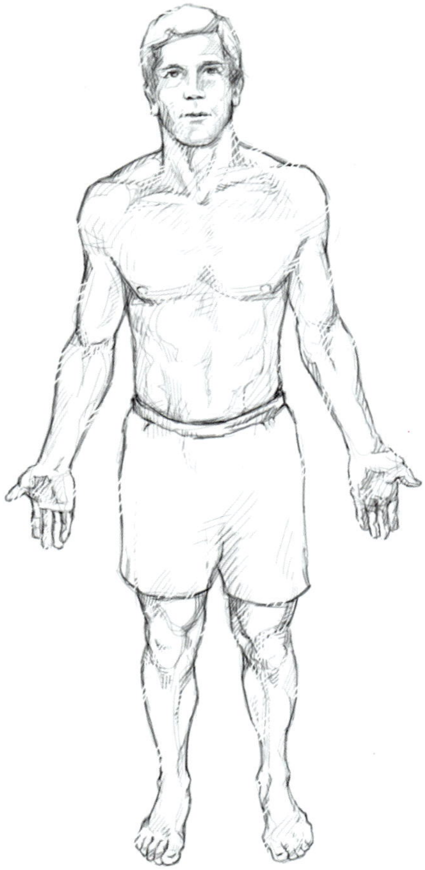

그림 2.1 해부학적 자세

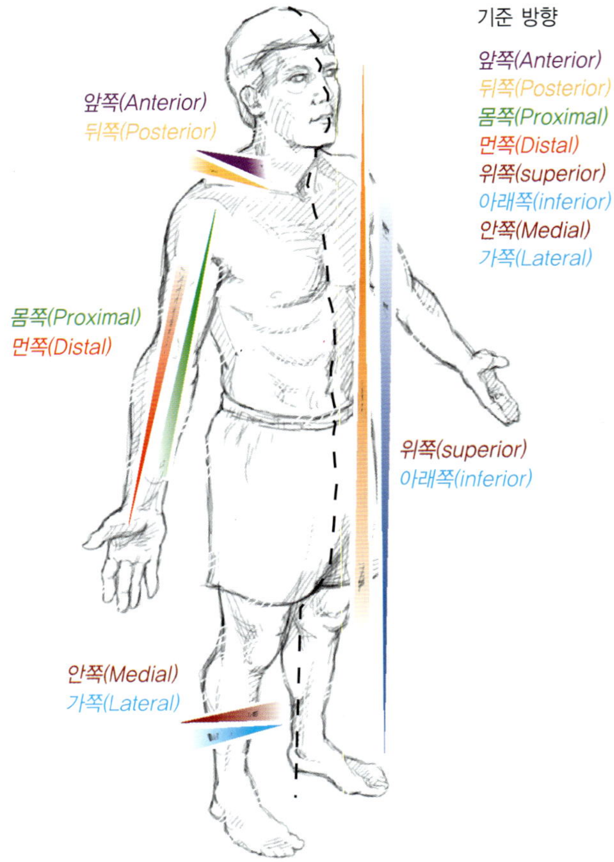

그림 2.2 기준 방향

안쪽/가쪽 (Medial/Lateral)

*안쪽(medial)*은 다른 것 보다 몸의 정중선 쪽에 더 가까운 위치를 의미한다. 예를 들어, 어깨뼈는 위팔뼈 보다 안쪽에 있고, 정강뼈는 종아리뼈보다 더 안쪽에 있다. 반대로, *가쪽(lateral)*은 기준점 보다 몸의 중심으로부터 더 멀리 떨어져 있는 위치를 의미하며, 예를 들어, 어깨뼈는 등뼈 보다 더 가쪽에 있다.

몸쪽/먼쪽 (Proximal/Distal)

*몸쪽(proximal)*은 다른 것 보다 몸의 중심에 더 가까운 위치이다. 예를 들어, 엉덩관절은 무릎관절 보다 더 몸쪽에 있고, 무릎관절은 발목관절 보다 더 몸쪽에 있다. *먼쪽(distal)*은 다른 기준점 보다 몸의 중심에서 더 멀리 떨어진 것을 의미하고, 예를 들어, 우리는 무릎이 엉덩관절보다 더 먼쪽에 있고, 발목이 무릎보다 더 먼쪽에 있다고 말한다.

앞쪽/뒤쪽 (Anterior/Posterior)

*앞쪽(anterior)*은 몸의 앞을 의미하고, *뒤쪽(posterior)*은 몸의 뒤를 의미한다. 이들 용어도 기준 방향이며, 예를 들어, 위가 척추보다 앞쪽에 위치하고, 발꿈치뼈가 발허리뼈보다 뒤쪽에 위치한다. 여러분이 앞쪽에서 몸을 바라보는 방향을 앞-뒤(A-P) 방향이라 하고, 뒤쪽에서 앞쪽을 바라보는 방향을 뒤-앞(P-A) 방향이라 한다.

위쪽/아래쪽 (superior/inferior)

위쪽(superior)은 다른 것 보다 위쪽에 있는 것을 의미한다. 예를 들어, 목뼈는 등뼈 보다 위쪽에 있다. 아래쪽(inferior)은 아래를 의미한다. 해부학적 자세에서, 정강뼈는 넙다리뼈의 아래쪽에 위치한다.

많은 경우에, 한 방향 보다 더 많은 방향으로 신체 부위를 묘사할 수 있다. 예를 들어, 해부학적 자세에서 노뼈는 자뼈에 보다 가쪽에 있고, 위팔뼈 보다 아래쪽에 있다. 위팔뼈머리는 어깨뼈 보다 가쪽에 위치하고, 또 위팔뼈 몸통 보다 위쪽에 위치한다.

움직임의 기준면 (Reference Planes for Description of Movement)

기본적인 신체의 면들의 용어를 아는 것도 또한 신체 위치와 움직임에 대한 내용을 의사소통할 때 도움을 줄 수 있다(그림 2.3). *전두면(관상면)*은 신체를 앞과 뒤로 나누는 수직면이고, *시상면(정중면)*은 신체를 좌 · 우로 나누는 수직면으로서, 전두면과 90°를 이룬다. *횡단면(가로면)*은 신체를 위와 아래로 나누는 가로면으로서, 전두면과 시상면 둘다와 90°를 이룬다.

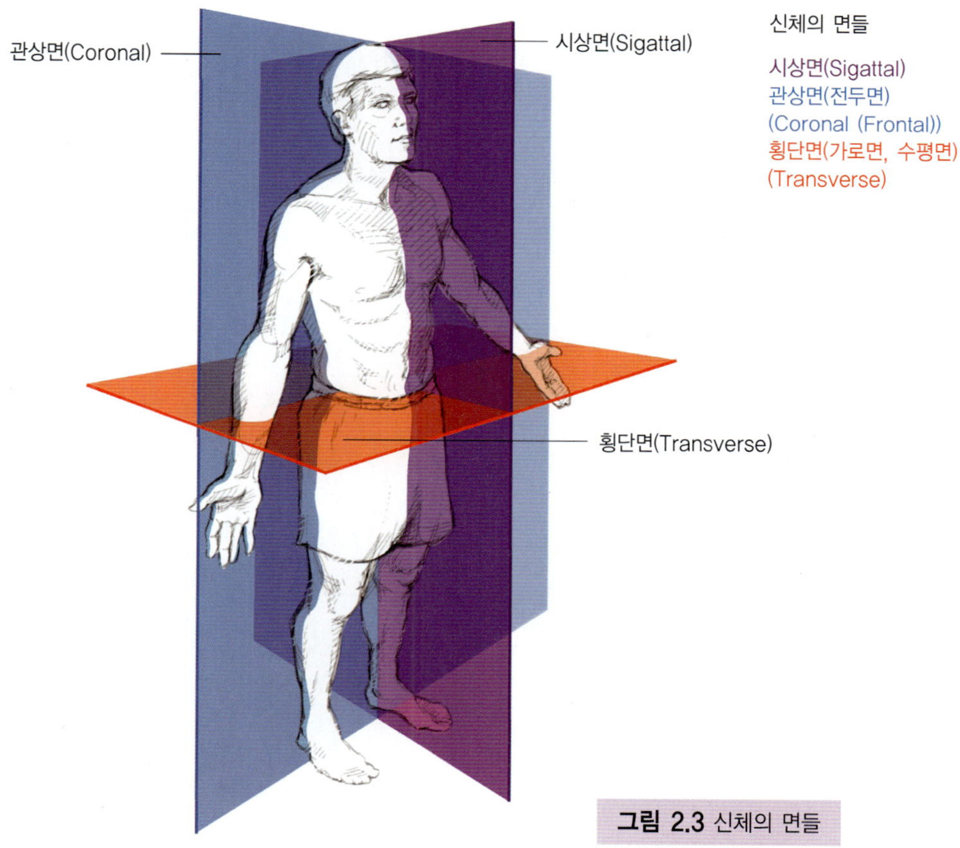

그림 2.3 신체의 면들

기능적 상관성을 설명하는 용어들 (Terms Describng functional Relationships)

근육은 뼈를 잡아당겨 관절의 작용을 일으킨다. 수축하여 뼈를 움직이는 근육을 *주동근(agonist)*이라 하고, 그와 반대작용을 하는 근육을 *길항근(antagonist)*이라 한다. 여러분은 주동근이 붙어 있는 관절의 측면을 체크하고, 또 근수축이 어떻게 움직이는지를 상상해 봄으로써 그 근육의 작용을 쉽게 알 수 있다. 관절의 반대쪽에 있는 길항근은 주동근의 작용과 반대되는 작용을 할 것이다. 예를 들어, 위팔두갈래근은 주동근으로써 팔꿉관절을 굽히고, 위팔세갈래근은 길항근으로써 팔꿉관절의 폄을 일으킨다.

일반적으로, 우리는 고정된 뼈의 근육힘줄 부착지점을 *기시점(origin)*이라 하고, 움직이는 뼈의 근육힘줄부착점을 *착지점(insertion)*이라 한다. 같은 뼈라도 움직일 때도 있고, 또 고정될 때도 있기 때문에, 경우에 따라 이들 용어들이 애매할 수 있다. 예를 들어, 앉은 자세에서 다리를 쭉 뻗는 동작은 넙다리네갈래근의 수축으로 인해 정강뼈를 앞쪽으로 움직여 무릎을 펴는 것이다. 이런 경우에는 정강뼈가 움직이는 뼈이기 때문에, 정강뼈결절이 넙다리네갈래근의 착지점이 된다. 이와 반대되는 경우의 예로는, 동일한 사람이 의자에서 일어서는 동작이다. 즉, 넙다리네갈래근이 넙다리뼈를 펼 때, 정강뼈가 상대적으로 고정된다. 이런 경우는, 정강뼈결절이 기시점이 되고, 넙다리뼈가 착지점이 된다. 이런 혼돈을 피하기 위해, 대부분의 임상 교재들은 몸쪽 부착점을 기시점, 먼쪽 부착점을 착지점이라 한다. 4장은 본 책이 설명하는 모든 근육들의 기시점, 착지점, 작용, 그리고 스트레칭을 설명하고 있다.

관절의 움직임 (Movements Allowed by Joints)

관절에서 일어나는 움직임은 대개 다음과 같은 용어들로 묘사된다 : 굽힘, 폄, 벌림, 모음, 안쪽돌림, 가쪽돌림 등. 그러나 어떤 관절은 다른 용어들이 사용되기도 한다. 예를 들어, 발목

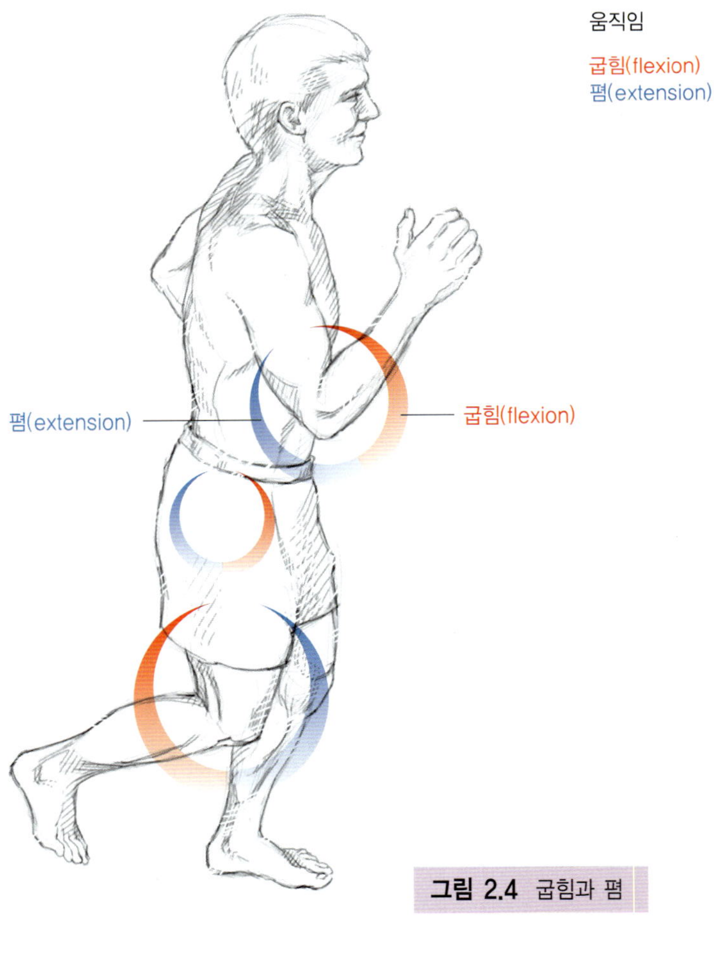

그림 2.4 굽힘과 폄

의 "발등굽힘/발바닥굽힘"과 아래팔의 엎침/뒤침과 같은 용어들이다. 아래의 움직임들을 묘사할 때, 우리는 그 움직임이 어떤 신체의 면에서 일어나는지를 확인해야 한다. 실제로, 움직임의 제한은 하나의 신체의 면에서는 거의 일어나지 않고, 3개의 신체 면이 복합되는 곳에서 움직임의 제한이 일어난다.

*굽힘(flexion)*은 두 뼈 사이의 각도가 감소하는 움직임이고, 팔꿉관절의 굽힘이 그 예이다. 팔꿉관절의 굽힘은 손을 어깨 쪽으로 가져가는 동작으로써, 자뼈와 위팔뼈 사이의 각도가 감소한다. 척추의 굽힘은 머리와 몸통을 앞으로 굽히는 동작이다. 일반적으로 굽힘은 시상면 상에서 일어난다(그림 2.4).

*폄(extension)*은 두 뼈 사이의 각도가 증가하는 움직임이고, 굽힘과 반대되는 동작이다. 예를 들어, 팔꿉관절은 위팔과 아래팔 사이에서 180° 까지 폄을 허용한다.

*벌림(abduction)*은 신체의 정중선으로부터 뼈가 멀어지는 움직임이다. 벌림은 일반적으로 전두면 상에서 일어난다. 예를 들어, 엉덩관절의 벌림은 다리를 가쪽으로 움직인다(그림 2.5 참고).

*모음(adduction)*은 정중선 쪽으로 움직이는 동작이며, 벌림의 방향과 반대되는 방향으로 일어난다. 이 움직임도 전두면 상에서 일어난다. 엉덩관절의 모음은 다리를 안쪽으로 움직인다(그림 2.5 참고).

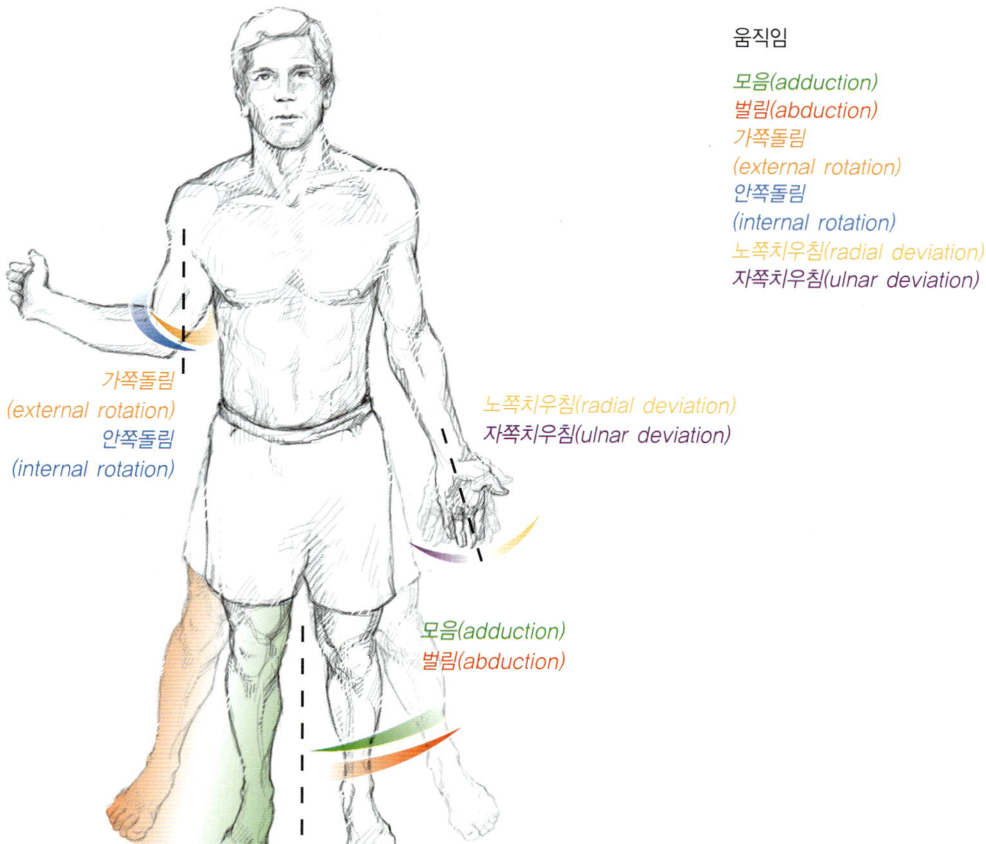

그림 2.5 벌림/모음, 안쪽돌림/가쪽돌림, 자쪽치우침/노쪽치우침

*안쪽돌림(internal [medial] rotation)*은 일반적으로 움직이는 뼈의 장축을 중심으로 회전하는 움직임이며, 횡단면 상에서 일어난다. 돌림의 방향은 안쪽 방향이고, 정중선 쪽으로 움직인다. 좋은 예는 위팔뼈의 안쪽돌림으로써, 그림 2.5에서 볼 수 있듯이, 손이 몸 안쪽으로 돌아간다.

*가쪽돌림(external [lateral] rotation)*도 안쪽돌림과 마찬가지로, 움직이는 뼈의 장축을 중심으로 회전하는 움직임이며, 횡단면 상에서 일어난다. 돌림의 방향은 가쪽 방향이고, 정중선으로부터 멀어진다. 좋은 예는 위팔뼈의 가쪽돌림으로써, 그림 2.5에서 볼 수 있듯이, 손이 바깥쪽으로 돌아간다.

*엎침(pronation)*과 *뒤침(supination)*은 아래팔과 발에서만 일어난다. 팔꿉관절을 90°로 굽힌 자세에서 수행되는 아래팔의 뒤침은 손바닥이 하늘을 향한다. 아래팔의 엎침은 중립위나 뒤침자세로부터 손바닥을 아랫방향으로 향하게 하는 동작이다. 팔꿉관절을 90°로 굽히고 손을 신체 앞쪽에 위치시켰을 때 이런 움직임들은 시상면 상에서 주로 일어난다(그림 2.6).

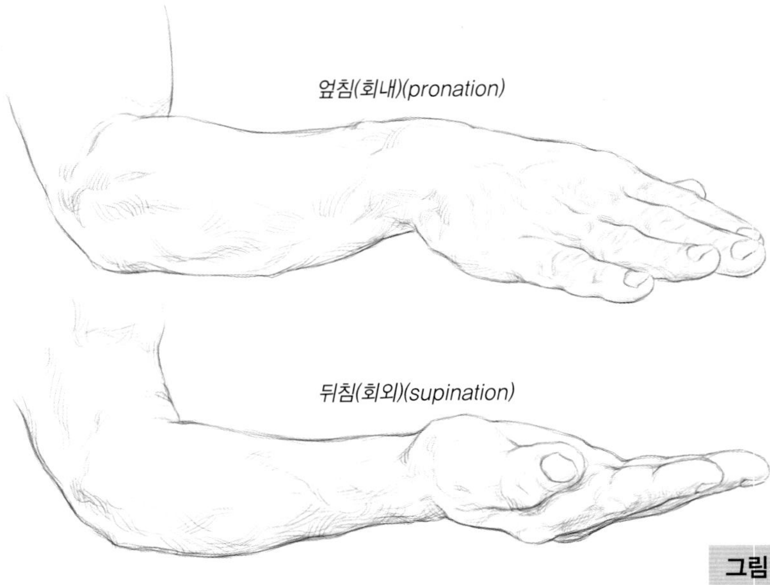

그림 2.6 아래팔의 엎침과 뒤침

발에서의 엎침은 발고리(족궁)가 내려가는 것을 의미한다. 엎침은 일반적으로 발꿈치뼈의 가쪽번짐(외반, eversion)과 관련이 있고, 발의 뒤침은 발꿈치뼈의 안쪽번짐(내번, inversion)과 관련이 있고 발고리의 높이가 높아진다. 가쪽번짐과 안쪽번짐은 매우 복잡하고 여러 관절이 관여하기 때문에, 이들 움직임을 한 면에서 일어나는 움직임으로 묘사하기 어렵다. 그러나 엎침과 뒤침은 전두면과 횡단면에서 일어나는 것으로 묘사될 수 있다(그림 2.7).

*발등굽힘(dorsiflexion)*은 일반적으로 발목의 움직임이다. 이것은 시상면에서 주로 일어나고, 발과 종아리 사이의 각도를 감소시킨다(그림 2.8). *발바닥굽힘(plantarflecion)*도 발목관절의 움직임이고 시상면에서 일어나지만, 그 움직임은 발바닥 쪽으로 일어난다. 이 움직임은 발과 종아리 사이의 각도를 증가시킨다.

*자쪽치우침(ulnar deviation)*은 손목/손이 전두면 상에서 자뼈 쪽으로 움직이거나, 해부학적 자세에서는 몸통 쪽으로 움직이는 것이다(그림 2.5). *노쪽치우침(radial deviation)*은

손목/손이 전두면 상에서 노뼈 쪽으로 움직이거나 해부학적 자세에서는 몸통으로부터 멀어지는 움직임이다(그림 2.5).

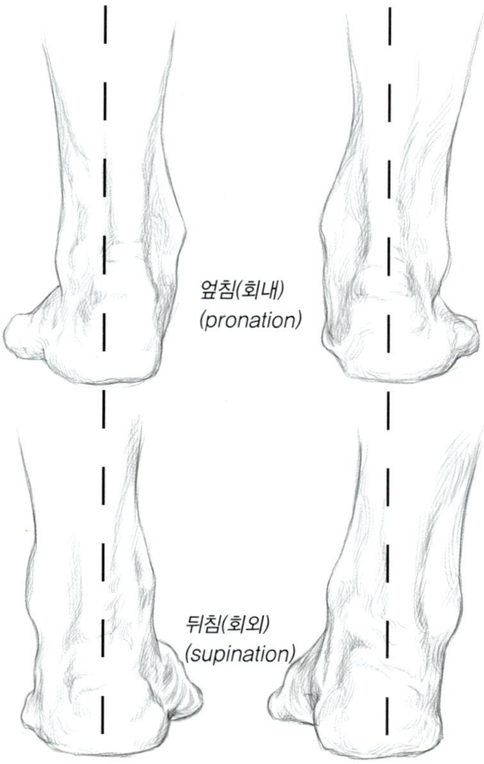

그림 2.7 발의 엎침과 뒤침

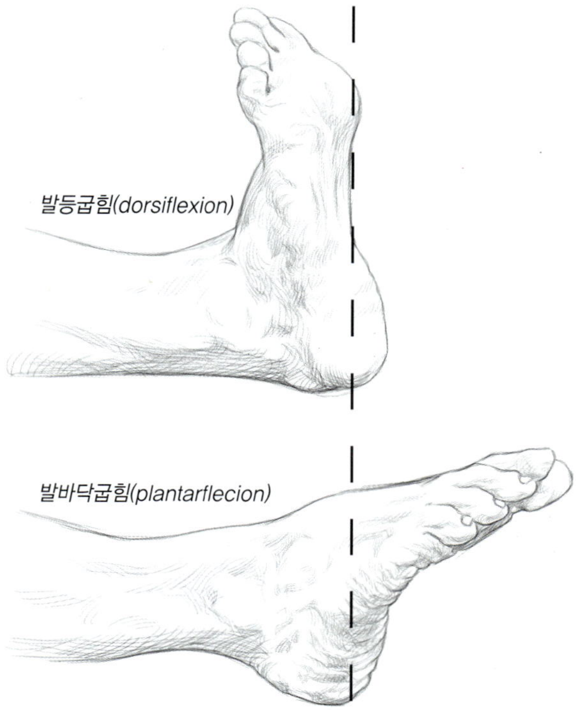

그림 2.8 발목관절의 발등굽힘과 발바닥굽힘

목표를 설정하기 (Setting Goals)

스트레칭 프로그램을 수행하기 전에, 우리가 달성하고자 하는 것의 명확한 비전을 먼저 확인해야 한다. 이치에 맞고 적당한 유연성의 목표를 설정하는 것은 스트레칭 진전을 모니터하는데 도움을 줄 뿐만 아니라, 그 진전이 흡족하지 못할 때는 프로그램을 수정할 수 있는 피드백을 제공할 것이다. 프로그램의 목표가 관절의 ROM을 향상하는 것인가? 손상이나 무사용으로 제한을 일으켰던 관절의 경우도 프로그램의 목표가 ROM을 향상하는 것인가? 학생 운동선수들은 가을 스포츠시즌이 시작하기 전에, 전반적인 컨디셔닝의 향상을 원한다. 우리는 달성하기 원하는 목표를 먼저 결정해야 하고, 그 다음, 실제로 행해질 ROM 측정과 같은, 특정 목표를 확인하는 노력을 해야 한다.

생활양식이나 활동을 토대로 한 요구와 관심을 고려한 후, 우리는 전반적인 건강상태, 손상 병력, 직업, 시간 제약 등과 같은, 유력한 다른 정보를 목표 설정 과정 안에 반영해야 한다.

우리는 일반적인 목표와 특별한 목표를 모두 설정해야 하고, 또 진전이 제대로 일어날 수 있도록 그 목표들을 기록해야 한다. 예를 들어, 허들경기 선수는 자신의 경기 수행 능력의 향상을 위해 전반적인 유연성 향상을 원할 수도 있고, 특별히 뒤넙다리근과 모음근의 유연성 향상을 원할 수도 있다. 이런 클라이언트를 위한 목표 설정의 일부분으로써, 치료사는 기준 데이터를 설정하기 위해 완전한 ROM 평가를 수행할 것이다(관절 ROM 평가는 3장의 주제이다). 예를 들어, 치료사는 클라이언트의 발목 ROM이 15° 라는 결정하고, 또 클라이언트의 목표가 20° 라는 것에 동의할 것이다. 특정 스포츠나 활동에 지식이 많은 전문가와의 상담도 많은 경우에 있어, 적절한 유연성 목표를 설정하는데 도움을 줄 수 있다. 한 사람의 전문가로부터 얻어진 통찰력이 적절하고 현실적인 목표를 설정하는데 매우 중요하기 때문에, 이런 상담은 특정 질환이나 손상으로 인한 제한을 다룰 때 많은 도움을 줄 수 있다. 적당한 목표와 기준 데이터가 있다면, 여러분은 진전을 모니터하고, 조기에 프로그램을 수정하여, 나쁜 결과를 피할 수 있을 것이다.

많은 경우에 있어, 특정한 운동 수행이나 직업에 대한 요구는 매우 주목할 만한 표적조직과 관련 근육들을 결정한다. 예를 들어, 달리기를 할 때 일어나는 뒤넙다리근에 가해지는 전단현상에서 볼 때, 그 근육의 길이를 유지하는 것은 달리기선수에게 있어 매우 중요할 것이다. 이런 경우에는, 주의깊은 분석에 의해 근육의 길이가 증가되어야만 한다는 목표가 설정되지 않는 한, 근육의 길이 유지가 목표일 것이다. 근육 길이의 유지는 허들을 효율적으로 넘을 수 있도록 모음근의 유연성 향상을 요구하는 허들선수의 목표와는 완전히 다른 것이다.

목표를 설정할 때, 근육-힘줄 단위를 제외하고도, 여러 이유 때문에 관절의 ROM 제한이 일어날 수 있음을 명심해야 한다. 1장에서 언급했듯이, 정상인의 건강한 관절에서 일어나는 움직임에 대한 저항은 관절주머니에서 47%, 근육에서 41%, 힘줄에서 10%, 그리고 피부에서 2%가 발생한다. 장력이 근육힘줄 복합체에 가해지기 전에, 손상된 관절이 저항을 일으킬 수 있다. 관절에서 일어나는 통증, 압박, 저항, 그리고 근육이나 힘줄의 통증, 둔감, 작열통, 혹은 저림 등과 같은, 이상한 느낌과 스트레칭의 친숙한 느낌을 구분하는 것이 중요하다. 위와 같은 이상 증상이 있으면, 유연성 프로그램을 설계하기 전에, 의사에게 클라이언트를 의뢰해야 한다.

끝으로, 목표를 설정할 때, 이 책의 서문을 참고하기 바란다. 서문은 단원 Ⅱ와 Ⅲ에 기술된 스트레칭 프로그램들을 알려주고 있다. 예를 들어, 7장은 자세를 좋게 하는 스트레칭에 대해 설명하고 있다. 만약 클라이언트가 특별한 스포츠나 활동을 준비하기 위해 스트레칭을 하고자 한다면, 9장이 스포츠의 종류를 기술하고 있기 때문에 9장을 제일 먼저 참고해야 한다. 그렇지 않다면, 활동에 가장 중요한 근육이나 신체 부위를 결정해야 하고, 그 다음 주요 근육군에 대한 스트레칭인 5장을 참고해야 한다.

안전하고 효율적인 스트레칭의 요소들 (Factors to Consider for Safe and Effective Strecthing)

일단 여러분이 일반적인 목표와 특별한 목표를 설정했다면, 안전하고 효율적인 운동 수행을 위해 본 장의 나머지 부분들이 제공해 주는 정보들을 이용할 수 있다.

주의사항과 금기사항 (Cautions and Contraindications)

본 책에서 묘사되고 그림으로 그려진 스트레칭들은 일반적으로 안전한 스트레칭이고, 이것을 정확하게 수행한다면 손상의 위험이 없을 것이다. 그럼에도 불구하고, 다른 운동 프로그램과 마찬가지로, 통증, 신체 장애, 질병 등을 가진 클라이언트가 있다면, 프로그램을 실시하기 전에 의사나 물리치료사에게 의뢰해야 한다. 의학검사를 필요로 하는 질병들로는, 급성 손상, 만성 손상, 류마티스관절염, 골관절염, 혹은 근섬유통(fibromyalgia)과 같은, 뚜렷한 근골격계질환과 다발성 경화증, 파킨스질환 등과 같은 신경근질환 등이다. 그리고 고혈압, 심장쇼크의 경험, 혹은 뇌졸중 등을 포함하는 심혈관질환과, 암과 같은 다른 허약성 질환이 있을 때도 의사에게 의뢰를 해야 한다.

1장에서 언급했듯이, 관절의 ROM 제한은 근육힘줄 단위의 길이 제한 또는 관절 자체의 제한에 의해 주로 일어난다. 주된 제한의 원인이 관절이라면, 스트레칭을 안전하게 수행해도 큰 도움을 주지 못할 것이다. 정상 관절 ROM이 달성되기 전에 통증이나 움직임에 대한 저항이 있다면, 반드시 의사에게 의뢰해야 한다. 관절 제한은 손상이나 불규칙한 관절면, 단축된 인대나 관절주머니, 과도한 염증, 관절 내의 유리체 등에 의해 일어날 수 있다. 이들 상태는 외상, 반복적인 스트레스, 관절염과 같은 염증성 질환, 혹은 악성종양과 같은 다른 질환 등에 의해 발생할 수 있다.

사려깊게 스트레칭을 적용하거나 본 책의 가이드라인을 잘 따른다면, 건강한 모든 사람에게 즉, 체구가 크거나 작거나, 젊은 사람이나 노인, 활동적인 사람이거나 비활동적인 사람 등 모두에게 스트레칭이 안전하게 이용될 수 있다. 스트레칭 운동에 대한 전반적인 반응은 매우 다양하고, 스트레칭하는 도중이나 이후에 경험된 감각에 집중해야 거의 모든 사람에게 안전하고 성공적인 스트레칭 적용을 할 수 있다. 다른 운동 프로그램과 마찬가지로, 원인을 알지 못하거나 너무 심한 통증이 있으면 나쁜 신호를 의미하기 때문에, 의사에게 의뢰해야 한다. 1장에서 언급되었듯이, 통증이 발생하는 조직에게는 절대로 과도한 스트레칭을 해서는 안 된다.

스트레칭하는 시기는? (When to Stretch)

스트레칭하기 가장 좋은 시간이 어느 때인지에 대한 의견은 학자들 마다 분분하고, 또 시간적 제한이 있으면 운동 프로그램을 제대로 유지할 수 없기 때문에, 개인의 스케줄, 습관, 생활양식 등에 맞춰 클라이언트에게 맞는 가장 좋은 스트레칭 시간을 결정해야 한다. 스트레칭 프로그램을 실제로 수행하는 기회는 많을수록 좋고, 그 시간대가 오전이든, 오후이든, 저녁 무렵이든 아무런 관계가 없다.

준비운동 (Warming Up)

의사, 물리치료사, 운동트레이너 등을 포함한 대부분의 건강과 피트니스 전문가들은 신체활동의 첫 단계(스트레칭이 포함된)로서 준비운동이 꼭 필요하다는 것에 동의를 한다.

비록 폭넓게 받아들여지고 적용되고 있지만, 스트레칭 직전에 준비운동을 하는 것은 문헌적으로 지지를 받지 못하고 있고, 스트레칭하기 전에 준비운동을 해야 한다는 것에 대해 많은 논란이 있다. Wenos 등이 대조군에 비해 엉덩관절 ROM의 뚜렷한 향상을 보여주었지만,

관련된 대다수의 연구들은 스트레칭 직전에 이루어지는 준비운동의 뚜렷한 이점을 보여주지 못했다. MacAuley 등은 스트레칭과 손상 예방에 대한 논문 293편을 연구한 결과, 긍정적인 효과를 나타낸 논문들은 제외 없이 동일 처지로서 준비운동을 포함시켰다. Safran 등은 능동적인 준비운동과 스트레칭을 복합시킨 후, 조직 온도의 상승과 결합조직의 탄성을 통해 근육의 길이가 일시적으로 증가되었음을 보여 주었다. 이 연구가 준비운동으로 인해 조직의 유연성이 단기간 증가된다는 일반 상식을 지지하지만, 대다수의 연구들은 그 효과가 일시적이고, 유연성의 관점에서 전반적인 향상의 결과를 얻지 못했음을 밝혀냈다.

활동 직전의 준비운동은 특정 활동의 수행능력이 준비운동 이후에 향상되었음을 밝혀냈던 많은 학자들에 의해 지지를 받고 있다.

많은 연구들이 스트레칭 이전에 수행되는 준비운동의 효율성에 대한 결론을 여전히 내리지 못하기 때문에, 이런 준비운동이 유해한 것이라고 볼 수 없다. 그리고 우리가 준비운동의 필요성을 굳건하게 주장할 수 없으나, 여전히 준비운동의 이용을 권장할 수 있다. 비록 차가운 조건에 대해 주의깊은 연구들이 이루어지지 않았지만, 이들 조건들이 유익할 수도 있다. 이들의 이용이 혈류 증가와 활동을 위한 준비로써 이점이 있는 것처럼 보이기 때문에, 아래에 그들의 이용을 언급할 것이다. 우리가 스트레칭 이전의 준비운동에 대해 계속 수행할 것을 제안을 하는 반면, 적절한 준비운동을 하고 스트레칭을 수행해야 한다는 것에 대해 더 이상 제안하지 않을 것이다.

*준비운동*은 약간의 땀발생을 일으키는 핵심체온을 상승시킬 만큼 충분히 강한 운동으로 정의될 수 있다. 걷기, 조깅, 혹은 가벼운 유연성 체조 등이 준비운동으로서 자격이 있고, 또 가벼운 유산소운동, 자전거 타기, 계단 오르내리기 등도 준비운동이 될 수 있다. 준비운동의 강도도 준비운동의 적용에서 볼 때 중요한 요소이다. Stewart 등은 약 60–70% $VO2_{max}$되는 15분간의 준비운동이 유산소 운동 수행을 향상시키는데 유익하다고 했다($VO2_{max}$는 작용근육으로 산소를 보내는 최대 능력값이다; 종종 이 수치는 피트니스의 수치로 사용된다). 그러나 인체를 따뜻하게 만들고 스트레칭되는 조직을 준비하기 위해, 우리는 약간의 땀 발생이 일어날 정도의 강도인 3–5분간의 준비운동을 고려하고 있다.

강도 (intensity)

강도(intensity)는 주관적인 경험이기 때문에, 정확하게 측정하기 어려운 변수이다. 변화를 일으키기 위해서는 적절한 부하가 근육힘줄 단위에 가해져야 한다. 그러나 현자에서 이런 부하를 결정하는 것은 매우 어려운 일이다. 이것 때문에, 스트레칭에 대한 감각 능력의 발달이 중요해진다.

관절, 근육, 힘줄, 인대 등에 있는 여러 감각수용기들 때문에 스트레칭의 감각을 느낄 수 있다. 이들 수용기는 가벼운 촉각에서부터 통증에 이르기까지 모든 정보를 수집한다. 고유수용기는 관절에 대한 정보를 수집하는 특화된 수용기로서, 관절위치, 운동방향, 속도, 근육긴장, 통증 등의 정보를 수집하여 척수와 뇌로 보낸다. 이들 수용기에 대한 자세한 설명을 이 책에서 다루지 않지만, 여기에서는 두 가지 수용기에 대해서만 언급하겠다(1장에서 두 가지를 설명했다). 근방추는 근힘살 부위에 위치하고, 근육 길이의 빠른 변화에 반응하여 그 정보를 척수로 보내고, 근육의 반사적 수축을 일으킨다. 반대로, 골지힘줄기관(GTO)은 힘줄 내에 위치하고, 뚜렷한 힘의 적용에 반응하여 근육의 반사적 *이완*을 일으키는데, 이런 작용이 조직의 열상을 방지하는 것 같다.

이런 수용기의 피드백이 우리로 하여금 스트레칭의 감각을 잘 알게 만든다. 이런 피드백에 대한 집중은 클라이언트들로 하여금 장력의 양을 잘 알게 만들어, 안전하고 효율적인 스트레칭을 보장해 준다.

얼마나 강한 힘을 적용해야 하는가? 사용된 힘을 정량화하기 어렵기 때문에, 최상의 결과는 장력을 조심스럽게 적용하고, 그 때 느껴지는 감각에 집중할 때 일어난다. 그리고 적용 강도가 통증을 일으켜서는 안된다. 스트레칭 프로그램이 불충분할 때는, 새로운 스트레칭 프로그램을 시작해 본다. 클라이언트는 적절한 스트레칭 감각을 향상시키고 또 설정된 목표에 맞게 그들의 진전을 주의깊게 모니터함으로써, 부하를 증가시킬 수 있다. 점진적인 접근법은 스트레칭 프로그램 초기의 유해한 장력 수준에 맞추기 보다는 오히려 새로운 부하량에 몇 주 혹은 몇 달에 걸쳐 적응할 수 있는 시간을 허용하고 있다. 적절한 장력의 양을 사용하는데 도움을 줄 수 있는 가이드라인을 아래쪽에 요약하였다:

1. 스트레칭은 근힘살(근복) 부위에서 "강하게 신장되는 느낌"을 이끌어내야 한다. 통증이 일어날 지점 까지 스트레칭을 해서는 안 된다. 스트레칭은 근육이나 관절 부위에 통증을 일으켜서는 안 된다.
2. 여러분은 스트레칭 프로그램의 전반에 걸쳐, "여러분이 무엇을 하고 있는지"와 "스트레칭의 느낌"에 집중해야 한다. 만약 여러분이 이런 자각을 유지하고 있다면, 적절한 장력이 어떤 것인지를 알게 될 것이다.
3. 스트레칭의 진전을 모니터링 해야 한다. 여러분의 진전이 만족스럽지못하면 여러분은 적용하는 장력을 점진적으로 그리고 조심스럽게 증가해야 한다.
4. 스트레칭을 쉽게 시작한다. 스트레칭 프로그램의 초기에는 가벼운 스트레칭을 적용하는 것이 더 낫고, 몇 주가 지난 이후에는 점차 장력을 증가시킨다.

장력의 속도와 적용 (Rate and Application of Tension)

중요한 것은 적용되는 장력의 양과 적용 방법을 아는 것이다. 느리고 통제된 스트레칭은 빠르게 적용되는 스트레칭 보다 낮은 손상 위험을 가진다. Paylor 등은 2개의 최대장력이 발생한다는 것을 밝혔고, 흡수된 에너지가 장력의 적용 속도에 좌우된다는 것을 알아냈다.

적용되는 장력의 속도가 빠르면 빠를수록, 근육힘줄 단위에 가해지는 최대장력이 커지고, 흡수되는 전체 장력의 힘도 커진다. 그러므로 느리게 적용하는 방법 보다 빠르게 적용하는 장력에서 손상의 위험이 커진다. 위의 학자들이 그들의 결론에서 제시했듯이, 스트레칭 프로그램으로 인한 손상의 많은 부분은 스트레칭의 기법 보다는 적용되는 장력의 속도에 때문에 발생한다는 것이다. 효율적인 스트레칭의 달성 가능성도 느리게 적용되는 속도에서 증가되는데, 그 이유는 통제된 적용이 반사적 수축을 일으킬 수 있는 신장반사의 발생을 억제하기 때문이다. 신장반사는 1장에서 설명되었다.

장력을 느리게 적용하는 것이 중요하지만, 1장에서 언급했듯이, 근육힘줄 단위는 점성과 탄성의 속성을 모두 가진 점탄성으로 작용한다.

*스트레스 이완(stress relaxation)*은 점탄성 조직의 역학적 속성이다. 스트레스 이완이란

조직의 길이를 일정하게 유지하는데 필요한 힘이 감소된다는 의미이다. 뒤넙다리근 스트레칭을 예로 들어 볼 때, 스트레칭을 유지하는 초기의 힘은 40 파운드가 필요하지만, 20초가 지난 이후에는 35 파운드가 필요할 수 있다는 것이다. Hewson 등에 따르면, 스트레칭할 때 일어나는 스트레스 이완은 일정한 각도를 유지했고, 또 스트레스 이완의 대부분이 첫 15-20초 동안에 일어났다는 것이다. 우리가 약 15-20초 동안 스트레칭한 이후에 근육을 더 쉽게 느끼게 되는 이유는 스트레스 이완 때문일 것이다. 이 시점부터, 스트레칭을 유지하는데 요구되는 적용의 양은 감소한다. 우리는 근육힘줄 단위가 탄성 한계에 도달할 때까지 그것들의 길이를 더 길게 만들기 위해서는, 원래 스트레칭의 장력을 유지해야 한다. 이 시점까지 스트레칭을 지속적으로 유지하면, 크립(creep) 때문에 길이 변화가 더 많이 일어난다. 크립(creep)은 근육힘줄 단위의 길이 변화로써, 일정한 장력의 힘을 적용하고 시간의 경과에 따라 나타나는 반응이다.

장력을 느리고 조심스럽게 적용해야 하고, 근육의 초기 이완단계를 지나서는 장력을 유지해야 한다. 이런 유지시간은 아래 단락에서 자세히 설명하겠다.

스트레칭 기간 (Duration of Stretch)

몇몇 연구들은 몇 초에서부터 몇 시간에 이르는 다양한 스트레칭의 효율적인 유지시간(hold time)에 대해 연구했다. 우리는 건강한 사람을 대상으로 하는 스트레칭만의 유지시간으로 한정하여 토의할 것이다. 20초 이상 스트레칭을 유지하면, 스트레스 이완으로 인한 조직의 신장을 얻을 수 있을 것이다. 실제적인 측면에서 볼 때, 아래의 토의는 유지시간과 스트레칭 결과를 연구했던 우수한 문헌들을 고려한 것이다.

몇몇 연구자들은 사람을 대상으로 여러 가지 유지시간의 효과를 비교했다. Zito 등은 발등굽힘의 제한을 가진 건강한 19명을 대상으로 15초간 2번 반복된 스트레칭의 지속효과를 알아보았지만, 뚜렷한 지속 효과를 얻지 못했다. Bandy와 Irion은 57명의 남녀를 무작위로 4 그룹으로 나눈 후, 통제군에는 스트레칭을 적용하지 않았고, 나머지 3 그룹에는 1주일에 5일 동안 각각 15초, 30초, 60초의 유지시간을 적용했다. 자료 분석에 따르면, 통제군과 15초 그룹 보다는 30초 그룹과 60초 그룹에서 뚜렷한 ROM의 향상이 나타났다. 그리고 30초 그룹과 60초 그룹 사이에서는 유의한 차이점이 나타나지 않았다. 오래된 한 연구는 15초간 이루어진 스트레칭의 유지시간도 효과적일 수 있다고 했다. Madding 등은 15초, 45초, 120초의 정적 유지를 적용해 본 결과, 엉덩관절 벌림의 ROM에서 뚜렷한 차이를 발견하지 못했다. Madding 등의 연구가 엉덩관절의 벌림을 대상으로 했고, Bandy와 Irion의 연구가 뒤넙다리근을 대상으로 했기 때문에, 우리는 서로 다른 근육군이 다른 유지시간을 요구한다는 가능성을 고려해야만 한다. 그리고 우리는 연령, 손상, 질환-스트레칭 등과 같은, 다른 요소들도 고려해야 한다. 예를 들어, 노인을 대상으로 한, Feland 등의 연구는 30초와 15초 동안 이루어진 스트레칭 그룹 보다, 60초 동안 이루어진 스트레칭 그룹에서 뒤넙다리근의 유연성이 뚜렷하게 향상되었음을 발견했다. 이 연구는 60초 그룹과 30초 그룹에서 뚜렷한 효과의 차이를 얻어내지 못한 Bandy의 연구와는 정반대의 결과였다.

다수의 연구들이 30초의 유지시간을 지지하고 있다는 것을 고려해 볼 때, 그 시간이 합당한 시작점일 것 같다. 질환자나 노인과 같은, 대상자의 그룹 사이 뿐만 아니라, 근육군들의 사이에서도 다양성이 있기 때문에, 만약 결과가 나쁘다면 유지시간을 조절해야 한다. 유지시간을 30초 이상 적용하면, 근육힘줄 단위의 장기적인 길이 효과를 얻을 수 있을 것이다. 유연성 프로그램을 효율적으로 만드는 원칙 중 하나가 목표설정과 진전의 모니터이기 때문에, 특정 요구사항이나 특정한 조건에 맞게 유지시간을 수정할 수 있다.

빈도 (Frequency)

위의 토의에 따르면, 적어도 30초 이상의 유지시간이 효과적이라는 것을 알려주고 있다. 진전을 수행하기 위해, 우리는 이제 운동세트의 횟수와 스트레칭의 빈도를 고려해야 한다.

운동세트와 반복 횟수 (Sets and Repetitions)

Bandy 등은 다른 연구를 통해, 1회 반복과 3회 반복을 수행한 후 30초 그룹과 60초 그룹의 스트레칭 효과를 비교했다. 그들은 30초 유지시간이 뒤넙다리근의 유연성 증가에 효과적이었다고 결론을 내렸고, 또 유지시간을 30초 보다 더 늘이는 것과 각 회기 당 스트레칭을 3회 반복하는 것도 뚜렷한 효과를 얻지 못하는 것으로 결론을 내렸다. 그러므로 건강한 사람을 대상으로 스트레칭을 할 때는 하루에 1번만 스트레칭하더라도 충분한 효과를 얻을 수 있다는 것이다. 이런 권장사항을 지지하기 위해서는 더 많은 연구가 필요할 것이고, 또 질병이나 손상을 가진 환자에게 적용되는 스트레칭의 방법에 대한 연구가 더 필요할 것이다. 대부분의 건강관리전문가들은 제한을 가진 환자에게 하루에 한번만 수행하는 조심스런 스트레칭 방법이 좋다는 것에 동의를 하고 있다.

빈도 : 하루 혹은 1주일 (Frequency : Per Day and Week)

Godges 등은 엉덩관절의 ROM에 대한 연구로서 수동 엉덩관절 폄 운동의 효과를 연구한 결과, 1주일에 6분간의 스트레칭을 2번 반복만 해도 뚜렷한 향상이 일어났음을 밝혔다. 위에 언급된 Bandy 등의 연구에서는 스트레칭 프로그램을 1주일에 5일간 반복했다. 클라이언트가 1주일에 적어도 2번 정도 스트레칭 프로그램을 수행해도, 스트레칭의 효과를 어느 정도 얻을 수 있을 것이다. 특히 이들 클라이언트가 스트레칭 프로그램에 익숙하지 않을 때 더욱 그러하다. 그러나 이용할 수 있는 대다수의 연구들이 1주일에 3–5회 정도 수행되었기 때문에, 이런 가이드라인을 시작점으로 이용하는 것이 합당할 것 같다. 일주일 마다, 혹은 한 달 마다 했을 때 바람직한 진전이 일어나지 않으면, 주당 반복횟수, 혹은 하루의 운동횟수를 증가시킬 목적으로 운동의 빈도를 수정할 수 있다.

특정 인구집단에 대한 연구들이 부족하기 때문에, 그들에게 맞는 운동 빈도를 설정하기 어렵다. 손상의 결과로 반흔 형성과 조직 유착이 일어나면, 스트레칭 기법을 보다 자주 해야 할 것이다. 이들의 결정을 도울 수 있는 연구들이 나타날 때까지는, 신중한 클라이언트들이라면 보존적인 방법으로써 하루 한번씩, 1주일에 4–5회하는 스트레칭을 원할 것이다. 그리고 그들은 자신의 진전을 밀접하게 모니터할 것이고, 필요할 때는 빈도횟수를 증가시킬 것이다. 대다수의 피트니스와 건강 전문가들은 매일 하루에 2–3번씩 스트레칭하도록 그들의 클라이언트에게 조언해 주고 있지만, 우리는 이런 방법의 부정적인 효과에 대해 제대로 알지 못한다.

마무리 운동 (Cooling Down)

마무리 운동은 항상성의 회복을 돕고, 심박동률과 혈압을 낮추고, 작용 근육으로 혈류를 재분배시키기 때문에, 고강도 운동 이후에 주로 이루어진다. 마무리 운동은 단지 운동을 중단하는 것보다 더 큰 효율성을 보였다. Takahashi 등은 능동 마무리 운동그룹과 대조군을 비교한 결과, 6분간의 마무리 운동 이후에 안정시 평균 심박동률의 값이 뚜렷하게 내려갔다고 했다. 이것의 의미는 능동적인 마무리 운동 이후에 항상성이 빠르게 회복된다는 것이다.

대개 마무리 운동은 낮은 강도의 운동으로 구성되고, 가벼운 조깅, 걷기, 자전거 타기 등이 여기에 포함된다. 많은 경우에 있어, 스트레칭이 마무리 운동에 포함된다. 비록 변화가 크겠지만, 마무리 운동은 대개 5–10분간 이루어진다.

스트레칭에 대한 이점과 손해를 보여 주는 연구가 거의 없다. 스트레칭 이후에, 심박동률의 상승, 혈압의 상승, 그리고 커다란 혈류 재분배가 일어나지 않기 때문에, 스트레칭 이후에 마무리 운동을 해도, 마무리 운동의 큰 효과를 얻기 어렵다. 그럼에도 불구하고, 힘든 운동이나 활동 이후에 그리고 스트레칭 프로그램을 하기 직전에 마무리 운동을 수행하는 것이 바람직하다. 이런 관점에서 볼 때, 마무리 운동은 스트레칭 프로그램의 과도기적인 운동이다.

진전을 평가하기 (Evaluating Progress)

본 장의 앞부분에서, 우리는 적당한 목표의 설정과 기준선 데이터의 설정을 권장했다. 시간의 경과에 따른 성공적인 진전을 달성하기 위해서는 다음과 같은 필수적인 단계들이 있다. 만약 진전이 만족스럽지 못하다면, 먼저 주당 이루어지는 반복횟수를 증가시키고, 그 다음 하루에 이루어지는 스트레칭을 횟수를 증가시켜야 한다. 그러나 여전히 진전이 만족스럽지 못하다면, 적용하는 장력의 크기를 증가시켜야 한다.

진전에 대한 주의깊은 모니터링은 손상의 위험을 최소화시키고, 진전의 성공을 최대화시킬 것이다. 날짜, 자세한 프로토콜, 그리고 진전의 목표 등이 작성된 스트레칭 다이어리는 스트레칭 프로그램의 성공이나 실패에 대한 훌륭한 피드백이 된다. 스트레칭 다이어리는 빈도와 강도의 적절한 변화에 대한 최상의 결정을 할 수 있도록 자세한 내용을 제공한다. 스트레칭 다이어리의 견본이 표 2.1에 수록되어 있다.

표 2.1 스트레칭 다이어리의 견본

관절/움직임 /프로토콜	프로토콜 (×/일/×/주)	초기	목표/주	주					
				1	2	3	4	5	6
팔꿉관절/굽힘*	1×/3×	45	80/4주	55	55	57	62		
발목관절/발등굽힘**	1×/5×	4	20/6주	10	14	14	18	22	22**

우리는 위의 견본 다이어리로부터, 클라이언트가 자신의 두 관절(팔꿉관절의 굽힘과 발목관절의 발등굽힘)의 ROM 진전과정을 모니터링을 하고 있음을 볼 수 있다.

*첫 번째의 예에서 보면, 팔꿉관절의 굽힘 스트레칭은 하루에 한번씩 주당 3회로 4주 동안 이루어졌다. 우리는 어느 정도 ROM이 향상되었음을 알 수 있지만, 80°의 굽힘을 달성하기에는 4주가 너무 짧다는 것을 느낄 수 있다. 이런 경우는, 주당 반복횟수를 5 내지 6회로 증가시키기 위해 진전을 수정해야 하고, 다음 4주 때 그 결과를 다시 한번 체크해야 한다.

**두 번째의 예에서 보면, 하루에 한번씩 주당 5회로 반복했던 발등굽힘의 스트레칭은 6주 동안 20° 정도 발등굽힘을 향상시켰다. 긍정적인 결과를 안전하게 달성하기 위해, 우리는 현실성 있고 적당한 목표를 설정하는데 필요한 시간을 갖도록 권장한다.

스트레칭 프로그램의 기간 (Duration of Stretching Program)

얼마 동안이나 스트레칭 프로그램을 지속해야 하는가? 이런 질문에 답하기 위해, 먼저 우리는 스트레칭의 단기 효과와 장기 효과를 생각해야 한다. 그리고 중요한 것은 스트레칭 직후의 효과와, 몇 주, 몇 달 혹은 그 이상 지속되는 장기 효과를 이해하는 것이다. 그런 다음 우리는 스트레칭 프로그램의 궁극적인 기간에 대해 토의할 수 있다.

단기 효과 (Short-Term Gains)

한번의 스트레칭 운동으로 얻어진 단기간의 ROM 향상은 24시간 이상 지속되는 것으로 알려져 왔다. 불행하게도, 다른 연구자들은 다른 결론을 내렸다. Speronga 등은 한번의 PNF 기법으로 얻어진 ROM 향상의 지속시간이 8분 미만이었다고 했다. Depino 등은 단지 3분 동안만 효과가 지속되었다고 했다. 분명한 것은 우리가 스트레칭의 단기 효과에 대한 결론을 내리기 전에, 이것에 대한 더 많은 연구가 필요할 것이다. 우리가 활동을 하기 *전에* 스트레칭 프로그램의 사용을 권장하지 않기 때문에(1장 참고), 우리는 가동범위에 대한 단기 효과에 관심이 덜 가고, 몇 주간의 스트레칭 이후에 달성되고 유지되는 장기 효과에 더 많은 관심을 갖는다.

장기 효과 (Long-Term Gains)

일반적으로 적절한 스트레칭 기법을 사용하면 뚜렷한 ROM 향상을 얻을 수 있는 것으로 알려져 있지만, 이런 효과가 프로그램이 끝난 후 얼마나 지속되는 가에 대해서는 토의하지 않았다. 우리가 이런 상황을 알면, 스트레칭 프로그램의 궁극적인 기간을 잘 설정할 수 있다. Brucker 등은 18일간의 스트레칭 프로그램에서 얻어낸 발등굽힘의 효과가 프로그램 중단 후, 3주 동안 유지되었다고 했고, Willy 등은 6주간의 스트레칭 프로그램에서 얻어진 효과가 4주 이상 유지되지 않았다고 했다. 이런 정보들을 토대로 볼 때, 힘들게 얻어낸 유연성 효과도 약 2–3주 동안 스트레칭을 하지 않으면 그 효과가 사라진다는 것이다.

ROM 향상에 긍정적인 성과를 나타낸 연구들은 4–6주에 걸쳐 이루어진 연구들이었다. 우리는 일반적인 경험과 전문적인 경험을 통해 그리고 위의 근거를 토대로 하여, ROM에서 뚜렷한 장기간의 변화가 일어난다는 것을 알 수 있고, 또 이렇게 되기 위해서는 몇 주 동안의 규칙적인 스트레칭이 이루어져야 한다는 것을 제안한다. ROM 향상의 유지가 ROM 향상의 달성 보다 쉬운 일이지만, 힘들어 얻은 ROM의 향상도 규칙적인 연습을 하지 않으면 사라지기 때문에, 규칙적인 스트레칭 운동이 생활화되어야 한다.

요 약 (Summary)

해부학과 움직임에 대한 용어는 건강관리전문가와 클라이언트 사이에 효율적인 의사소통이 이루어지데 도움을 줄 것이다. 스트레칭 프로토콜을 주의깊게 적용하면, 클라이언트의 ROM을 안전하게 향상시킬 수 있다. 진전의 모니터는 프로토콜을 재정비할 수 있어 지속적인 성공에 도움을 줄 수 있다

아래의 사항은 스트레칭을 안전하고 효율적으로 수행할 수 있는 원칙들이다 :

1. 프로그램의 균형이 좋도록, 그리고 ROM 향상을 잘 할 수 있도록, 유연성 프로그램을 주의깊게 생각하고 설계해 본다.
2. 활동 이후에 스트레칭 프로그램을 수행할 수 없다면, 근육 온도와 핵심온도를 증가시키기 위해 유연성 체조, 걷기, 혹은 다른 형태의 유산소 운동을 준비운동으로 고려해 본다. 약간의 땀 발생은 준비운동이 적절했다는 것을 의미한다.
3. 적절한 스트레칭 자세를 취한 후, 조심스럽게 표적 조직에 장력을 적용한다. 표적 조직에서 강한 스트레칭의 느낌이 일어나는지를 알아야 한다. 스트레칭 기간 동안 이런 자각을 계속 유지해야 하고, 또 통증이나 관절 제한과 같은 느낌을 깨달아야 한다. 이를 통해 여러분은 스트레칭의 강도를 줄일 것인지, 스트레칭을 계속할 것인지 아니면, 중단할 것인지를 결정한다.
4. 30초 동안 장력을 균등하게 유지한다(이것은 근육이 이완될 때까지, 계속 스트레칭할 필요가 있다는 것을 의미이다). 유지시간이 길면 길수록 좋지만, 노인이나 손상환자의 경우를 제외하고는 어떤 부가적인 이점도 제공하지 않는 것 같다. 유지시간을 길게 하는 것과 짧게 하는 것 중에서 어느 경우가 장기적인 ROM 향상에 더 가치가 있는지에 대한 의문이 있다.
5. 적어도 1주일에 3회 프로그램을 반복해 보고, 결과가 만족스럽지 못하면, 반복횟수를 더 증가시켜 본다. 주당 3회의 반복이 흡족한 결과를 나타내지 못하면, 주당 3회 혹은 4회의 반복이 더 좋은 결과를 만들 수 있다. 이런 방법은 회복중인 사람, 비정상적인 근육톤을 가진 사람, 혹은 노인 등과 같은 특정한 사람을 다룰 때, 더 효과적일 수 있다.
6. 여러분의 목표에 맞게 진전을 수행해 본다. 이런 방법을 통해, 여러분은 프로그램에 적응할 수 있을 것이다. 그리고 일반적인 적응에는 장력의 증가와 주당 운동 회기의 증가가 포함된다.
7. 일관성이 가장 좋은 결과를 제공하기 때문에, 유연성 프로그램이 정규적으로 포함되도록 여러분의 연습 프로그램을 설계해 본다.

참고문헌 (References)

1. Johns RJ, Wright V. Relative importance of various tissues in joint stiffness. J Appl Physiol 1962;17(5):824-828.
2. Zakas A, Grammatikopoulou MG, Zakas N, et al. The effect of active warm-up and stretching on the flexibility of adolescent soccer players. J Sports Med Phys Fitness March 2006;46(1):57-61.
3. de Weijer VC, Gorniak GC, Shamus E. The effect of static stretch and warm-up exercise on hamstring length over the course of 24 hours. J Orthop Sports Phys Ther December 2003;33(12):727-733.
4. Knight CA, Rutledge CR, Cox ME, et al. Effect of superficial heat, deep heat, and active exercise warm-up on the extensibility of the plantar flexors. Phys Ther June 2001;81(6):1206-1214.
5. van Mechelen W, Hiobil H, Kemper HC, et al. Prevention of running injuries by warm-up, cool-down, and stretching exercises. Am J Sports Med September-October 1993;21(5):711-719.
6. Williford HN, East JB, Smith FH, et al. Evaluation of warm-up for improvement in flexibility. Am J Sports Med 1986;14(4):316-319.
7. Wiktorsson-Moller M, Oberg BL, Ekstreand J, et al. Effects of warming up, massage, and stretching on range of motion and muscle strength in the lower extremity. Am J Sports Med July-August 1983;11(4):249-252.

8. Wenos DL, Konin JG. Controlled warm-up intensity enhances hip range of motion. J Strength Cond Res August 2004;18(3):529–533.
9. MacAuley D, Best TM. Reducing the risk of injury due to exercise. Br Med J 325:451–452.
10. Safran MR, Seaber AV, Garrett WE Jr. Warm-up and muscular injury prevention: An update. Sports Med 1989;8(4):239–249.
11. Bishop D. Warm-Up II: Performance changes following active warm-up and how to structure the warm-up. Sports Med 2003;33(7):483–498.
12. Stewart IB, Sleivert GG. The effect of warm up intensity on range of motion and anaerobic performance. J Orthop Sports Phys Ther February 1998;27(2):154–161.
13. Rosenbaum D, Hennig EM. The influence of stretching and warm-up exercises on Achilles tendon reflex activity. J Sports Sci December 1995;13(6):481–490.
14. Fradkin AJ, Gabbe BJ, Cameron PA. J Sci Med Sport June 2006;9(3):214–220.
15. Taylor DC, Dalton JD Jr, Seaber AV, et al. Viscoelastic properties of muscle tendon units: The biomechanical effects of stretching. Am J Sports Med 1990;18(3):300–309.
16. Hewson D, Dombroski E, McNair PJ, et al. Stretching at the ankle joint: Viscoelastic responses for different hold times. 5th IOC World Congress on Sport Sciences. 1999 November.
17. Zito M, Driver D, Parker C, et al. Lasting effects of one bout of two 15-second stretches on ankle dorsiflexion range of motion. J Orthop Sports Phys Ther 1997;26(4):214–221.
18. Bandy WD, Irion JM. The effect of time on static stretch on the flexibility of the hamstring muscles. Phys Ther 1994;74(9):845–852.
19. Madding SW, Wong JG, Hallum A, et al. Effect of duration of passive stretch on hip abduction range of motion. J Orthop Sports Phys Ther 1987;8:409–416.
20. Feland JB, Myrer JW, Schulthies SS, et al. The effect of duration of stretching of the hamstring muscle group for increasing range of motion in people aged 65 years or older. Phys Ther May 2001;81(5): 1110–1117.
21. Bandy WD, Irion JM, Briggler M. The effect of time and frequency of static stretching on the flexibility of the hamstring muscles. Phys Ther 1997;77(10):1090–1096.
22. Godges JJ, MacRae PG, Engelke KA. Effects of exercise on hip range of motion, trunk muscle performance, and gait economy. Phys Ther July 1993;73(7):468–477.
23. Takahashi T, Okada A, Hayano J, et al. Influence of cool-down exercise on autonomic control of heart rate during recovery from dynamic exercise. Front Med Biol Eng 2002;11(4):249–259.
24. Spernoga SG, Uhl TL, Arnold BL, et al. Duration of maintained hamstring flexibility after a one-time hold-relax protocol. J Athl Train March 2001;36(1):44–48.
25. Depino GM, Webright WG, Arnold BL. Duration of maintained hamstring flexibility after cessation of an acute static stretching protocol. J Athl Train January 2000;35(1):56–59.
26. Brucker JB, Knight KL, Rubley MD, et al. An 18-day stretching regimen, with or without pulsed, shortwave diathermy, and ankle dorsiflexion after 3 weeks. J Athl Train October–December 2005;40(4): 276–280.
27. Willy RW, Kyle BA, Moore SA, et al. Effect of cessation and resumption of static hamstring muscle stretching on joint range of motion. J Orthop Sports Phys Ther March 2001;31(3):138–144.

제3장

유연성 평가하기
Assessing flexibility

모든 사람은 동일한 유연성의 요구와 유연성의 잠재능력을 가지지 않는다. 우리의 유연성 잠재능력은 유전자, 성별, 연령, 생활양식, 의학적 병력, 직업 등은 물론, 신체 활동의 종류와 수준에 영향을 받는다. 그러므로 모든 스트레칭 기법이 사람에게 유익하고 안전한 것이라고는 단정 짓을 수 없다.

예를 들어, 어떤 사람들은 특별한 주의가 요망되는 뒤넙다리근의 긴장이나 가슴근의 긴장을 가지고 있을 수 있다. 또한 이들 클라이언트들은 스트레칭 되어서는 안 되는 허리뼈의 저가동성을 가질 수 있다. 본 장은 여러분이 클라이언트의 요구에 맞는 효율적인 스트레칭 프로그램을 구축할 수 있도록 설계되어 있다.

각 클라이언트들은 유연성에 대한 독특한 요구를 가지고 있기 때문에, 유연성 프로그램을 설정하는 첫 단계는 자세와 ROM을 평가하는 것이다. 그런 다음, 우리는 그 가동범위와 가장 적절한 유연성 프로그램을 개발하는데 필요한 결정적인 조건를 비교할 수 있다. 본 장은 여러분이 이런 평가를 수행할 수 있도록 개발되었다. ROM이 적절한지, 제한되어 있는지, 혹은 과도한 지를 결정하기 위해, 본 장은 머리에서부터 시작해 발가락 까지 이르는 검사들을 제공하고 있다. 여러분이 명심해야 할 것은 본 장의 검사들은 단지 가이드로서만 작용하고, 또 ROM의 기준 데이터는 건강한 대학생을 대상으로 구한 평균값이다. 특정 운동수행에 유용한 특정 관절의 ROM을 결정하려면, 독자들은 특정 스포츠나 활동에 해당되는 자료를 찾아야 할 것이다. 그리고 부가적인 자료들은 본 장의 끝 부분에 수록되어 있다.

본 장은 자세 평가에 대해 간단히 언급한 다음(자세에 대한 전반적인 토의는 7장에 수록되어 있다), 모든 큰 관절의 움직임을 평가하는 기법들을 설명하고 있다. 그리고 정상 움직임을 설명하고, 그 다음에, 예상되는 움직임의 양을 확인하는 정보를 설명한다. 이런 정보는 ROM의 변화가 필요한지 그리고 어느 정도인지를 결정하는데 도움을 주는 가이드로서 제공된다. 그것은 요구와 클라이언트의 생리적 성질에 대한 지식과 함께 사용되어져야 한다. 특별한 평가의 기준으로써, 수치 데이터가 사용되어 왔고, 대부분의 경우에서, 이들 수치값이 Norkin와 White의 *"Measurement of Joint Motion"*에서 나왔다. 우리는 Norkin과 White의 자료가 신체 전반의 ROM 수치를 제공했던 유일한 자료이기 때문에, 그들의 자료를 선택했다. 다른 자료들은 선택 관절에서 약간 다른 수치를 나타냈고, 이들 자료를 모두 포함한다는 것은 부담스럽고, 혼란스럽고, 사실 사용해도 이점이 없다. 본 장은 ROM에 대한 일반적인 가이드라인을 제공하고 있고, 또 ROM을 어떻게 평가하는지에 대한 설명을 제공하고 있다.

Norkin과 White가 수많은 기준을 사용했기 때문에, 우리는 다른 수치들과 혼돈을 피하기 위해, 그리고 일관성을 확보하기 위해, 미국정형외과학회(AAOS)에 의해 제공된 그들의 수치를 선택해 왔다. Norkin과 White가 수치값을 제공하지 않았던 경우에는, 우리는 다른 자료를 선택해 왔다. 우리는 다음과 같은 두 가지 기본 형식으로 이들 ROM 수치를 제공하려는 노력을 시도했다 : 첫 번째는 "검사"에서 기술되듯이, 실제로 측정하는 것이고, 두 번째는 보다 형식적인 각도로 표현하는 것이다. 이런 형식은 예상되는 움직임의 빠른 기준으로써 사용되고, 또 자세한 평구도구로써 사용된다. 제한을 일으키는 근육은 "일반적인 스트레칭"과 "특별한 스트레칭"의 제목 아래에 목록되고, "일반적인 스트레칭"은 근육군(5장)에 대한 스트레칭을 설명하는 것이고, "특별한 스트레칭"는 개별 근육(4장)에 대한 스트레칭을 설명하는 것이다. 스트레칭의 수행 기법은 4장과 5장에서 상세히 기술되어 있다.

본 장의 검사법들은 초기 평가에 이용될 수 있고, 또 스트레칭 프로그램의 진전을 평가하는데 이용될 수 있다. 초기 평가에서 얻어진 검사 점수를 기록하고, 그 다음에는 6주 혹은 12주와 같은, 일정한 간격으로 기록한다. 여러분은 이런 방법을 통해 특별한 문제 부위의 진전을 추적할 수 있다.

주의! 본 장의 정보들은 단지 가이드로만 사용된다는 것을 명심해야 한다. 클라이언트들이 통증이나, 제한 혹은 과가동성을 가지고 있다면, 그들의 일차 관리제공자에게 의뢰해야 한다. 관절 움직임에 대한 가능성 있는 모든 제한을 기록할 때, 우리는 자주 접하게 되는 손상에 있어 두 가지 상황들을 표시해야 하는데, 이들 표시는 "주의!"라는 표시로 표기된다.

자세 평가하기 (Assessing Posture)

본 토의의 목적을 위해, 우리는 "자세"를 "신체가 똑바로 유지되는 위치"로 정의할 것이다. 일반적으로 자세는 머리, 척추, 골반, 무릎, 발목 등과 같은, 골격 부위들의 상관관계에 의해 규정된다. 자세는 근력, 유연성, 관절 ROM, 연령, 성별, 유전자 등과 같은 많은 요소들의 상호작용으로 일어난다. 이들 요소들은 활동의 수준, 신체활동의 종류(운동수행, 직업 및 부업을 포함한), 의학적 병력, 그리고 자존심과 같은 사회적 요소들에 의해 사람의 성장과 발달의 전반에 걸쳐 영향을 준다.

"좋은 자세"는 위에서 거론된 모든 요소들의 적절한 기능을 허용하는 골격의 위치를 반영한다. 일반적으로 좋은 자세란 귀, 어깨, 엉덩관절, 무릎관절 등을 지나가는 가상의 수직선이 발목관절의 앞쪽에 떨어지는 위치로 설명된다(그림 3.1). 척추에서의 좋은 자세란, 대개 3개 굽이-오목한 목뼈, 볼록한 등뼈, 오목한 허리뼈-과 같은 의미이다. 이들 굽이는 이들 관절의 움직임을 통제하는 근육의 유연성에 영향을 받는다.

자세는 보기 좋은 조각품이 아니다. 좋은 자세는 모든 인체 관절의 적절한 기능을 허용할 뿐만 아니라, 내부장기의 적절한 기능도 허용한다. 반대로, 나쁜 자세는 척추는 물론, 그들을 지지하는 근육, 힘줄, 인대 및 결합조직 등에 과도하거나 비정상적인 스트레스를 일으킬 수 있다. 흉부 장기에 가해지는 압박이 증가하면, 혈류가 방해되고, 흉부 장기들의 기능을 악화시킬 수도 있다.

흔한 자세 이상으로는, 머리 전방 돌출, 둥근 어깨, 등뼈 굽이의 증가, 허리뼈 굽이의 증가, 무릎의 과도한 폄 등이 있다(그림 3.2). 흔한 나쁜 자세들을 교정하는 유연성 프로그램은 다음과 같다 :

- 머리 전방 돌출: 아래쪽 목뼈의 폄근과 위쪽 등뼈의 폄근들이 과도하게 신장되어 있기 때문에, 아래쪽 목뼈의 굽힘근과 위쪽 목뼈의 폄근들을 스트레칭할 필요가 있다.
- 전방으로 돌출된 둥근 어깨: 척추(등뼈) 폄근, 어깨뼈 모음근, 어깨 가쪽돌림근이 과도하게 신장되어 있기 때문에, 척추 굽힘근, 어깨의 굽힘근, 가로굽힘근, 안쪽돌림근, 그리고 어깨뼈 내밈근(protractor) 등을 스트레칭할 필요가 있다.
- 과도한 허리뼈의 폄: 복부 근육, 허리뼈 관절, 그리고 앞쪽 엉덩관절인대 등이 과도하게 신장되어 있기 때문에, 허리뼈 폄근과 엉덩관절 굽힘근을 스트레칭할 필요가 있다.
- 과도한 무릎관절의 폄 : 무릎관절주머니와 인대가 과도하게 신장되어 있기 때문에, 발목의 발바닥굽힘근들을 스트레칭할 필요가 있다.

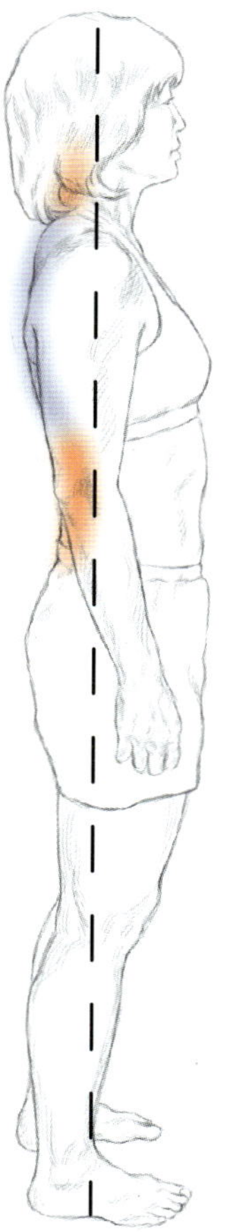

그림 3.1 "좋은 자세." 3개의 척추 굽이를 확인한다 : 오목한 목뼈, 볼록한 등뼈, 오목한 허리뼈. 귀, 어깨, 엉덩관절, 무릎관절을 통과하는 수직선이 발목관절의 앞쪽에 떨어지는지를 확인한다.

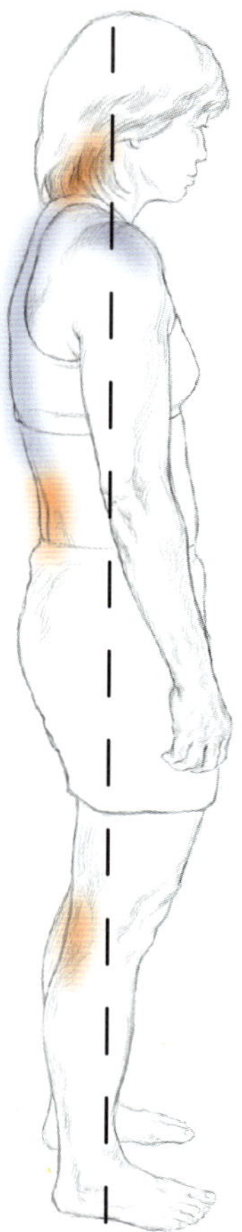

그림 3.2 "나쁜 자세." 머리가 앞으로 돌출되었는지, 어깨가 앞으로 돌출되고 둥글게 되어 있는지, 허리뼈가 과도하게 굽이되어 있는지, 그리고 무릎이 과도하게 펴져 있는지를 확인한다.

가동범위 평가하기 (Assessing Range of Motion)

다음의 가이드는 여러분이 문제 부위를 쉽게 확인할 수 있도록 정렬되어 있다. 맨 처음에는 움직임, 그 다음 순으로 빠른 검사법, 평균 가동범위, 제한을 치료하기 위한 스트레칭 기법들을 차례대로 제시하고 있다(목록된 근육들은 움직임 제한을 하는 근육을 의미한다). 근육군에 대한 스트레칭 기법들은 5장에서 설명되고, 개별 근육들에 대한 스트레칭 기법은 4장에서 설명된다.

여기에 있는 검사가 전부는 아니지만, 대부분의 클라이언트에게 적용한 검사들이다. ROM 검사에 대한 부가적인 정보를 얻고 싶은 사람들은 본 장의 끝부분에 있는 참고문헌과 추천문헌들을 참고하기 바란다.

동일 움직임(그리고 동일한 길항움직임에 제한을 주는)을 수행하는 근육들이 2개 이상일 때는 그 근육들을 구분하기 위해, 세부검사(subtest)를 제공해 준다. 몇몇 세부검사들은 다관절 근육(2개 이상의 관절을 지나가는 근육)에 의한 제한들과 한 관절 근육(한 관절만 지나가는 근육)에 의한 제한들 사이의 차이점을 구분해 주는데, 그 이유는 이들 방법이 중요한 구분법이기 때문이다.

목뼈 (Cervical Spine)

아래의 내용은 목뼈를 위한 유연성 검사이다.

주의! 목뼈의 움직임 제한은 가벼운 어지러움, 현기증, 국소 통증, 연관통증, 저림이나 둔감 등을 일으킬 수 있는데, 만약 이런 증상이 있다면, 위험한 손상이 관절, 신경, 및 혈관 등에서 일어날 수 있다는 것을 명심해야 한다. 이런 경우가 있다면, 검사를 일단 중단하고 철저한 평가를 위해 척추전문가에게 의뢰해야 한다.

위쪽 목뼈의 굽힘 (Cervical Flexion: Upper)

검사자세. 머리, 어깨, 등, 발꿈치 등을 벽에 붙이고, 선 자세를 취한다. 목뼈 굽이를 유지하기 위해 양 손을 깍지 끼고 목뼈 굽이 뒤에 놓는다. 그리고 움직임이 이 레벨 위쪽에서 일어나도록 한다.

검사. 위쪽 척추뼈의 움직임을 독립시키기 위해, 머리를 끄덕인다. 아래 목뼈의 위치를 변화시키지 않은 채, 끄덕이는 각도가 10–20° 되는지를 체크한다(그림 3.3).

평균 가동범위. 15° (고리뒤통수(환추후두)관절의 전체 굽힘/폄)

일반적인 스트레칭. 목뼈 폄근

특별한 스트레칭. 큰/작은 뒤머리곧은근, 위/아래 머리빗근

아래쪽 목뼈의 굽힘 (Cervical Flexion : Lower)

검사자세. 머리와 어깨를 벽에 붙이고 선 자세를 취한다.

검사. 머리를 굽혀 턱을 가슴 쪽으로 당긴다. 복장뼈로부터 1인치 이내 까지 턱을 당겨야 한다(그림 3.4).

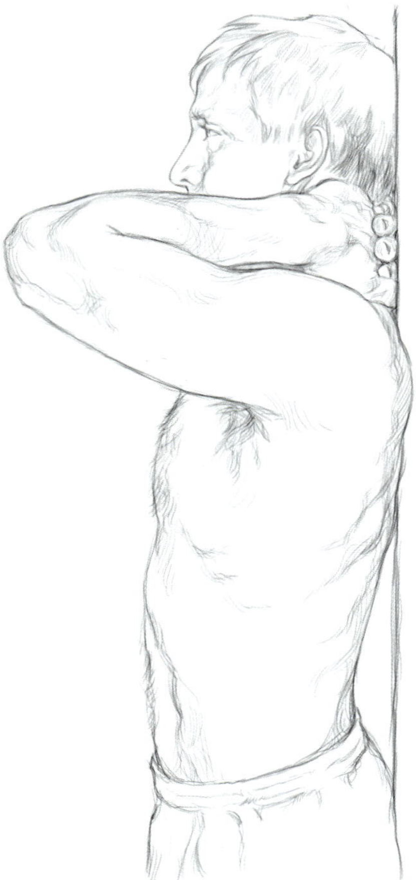

그림 3.3 위쪽 목뼈의 굽힘 검사

평균 가동범위. AAOS 45°

일반적인 스트레칭. 목뼈 폄근

특별한 스트레칭. 머리가장긴근(두최장근), 머리반가시근(두반극근), 머리널판근(두판상근)

목뼈의 폄 (Cervical Extension)

검사자세. 벽을 보고 선 자세를 취한다. 이때 코가 벽에 닿아야 한다.

검사. 뒤통수뼈 밑에 한쪽 손의 손가락을 배치한다. 벽을 따라 턱을 들어올려서, 천장을 보도록 한다. 이때 움직임이 위쪽과 뒤쪽으로 일어나도록 조심스럽게 가이드하면서, 목의 앞부분을 늘어나게 만든다(그림 3.5). 뒤통수뼈와 7번 목뼈(목의 바닥과 위쪽 어깨 사이에서 뒤로 튀어나와 있는 뼈) 사이에 손가락이 1–2정도(1/2–1 인치) 들어가야 한다.

평균 가동범위. AAOS 45°

일반적인 스트레칭. 목뼈 굽힘근

특별한 스트레칭. 긴목근(두장근), 복장목뿔근(흉골설골근), 어깨목뿔근(견갑설골근), 넓은목근(광경근)

목뼈의 돌림 (Cervical Rotation)

검사자세. 머리 뒤쪽과 어깨를 벽에 붙이고, 선 자세를 취한다.

검사. 머리를 벽 쪽으로 돌린다. 이때 목의 옆굽힘이 일어나지 않도록 주의해야 한다(그림

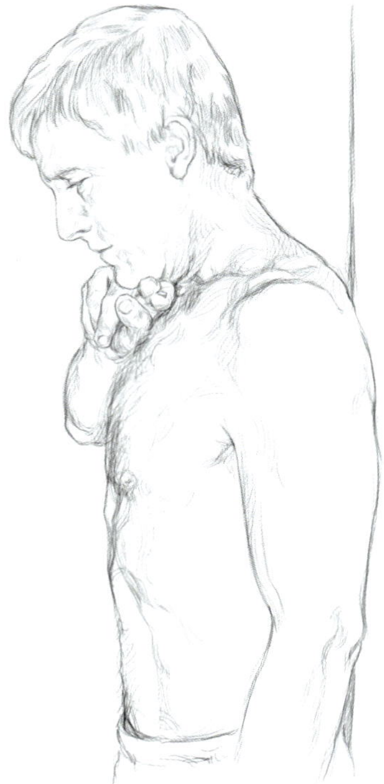

그림 3.4 아래쪽 목뼈의 굽힘 검사

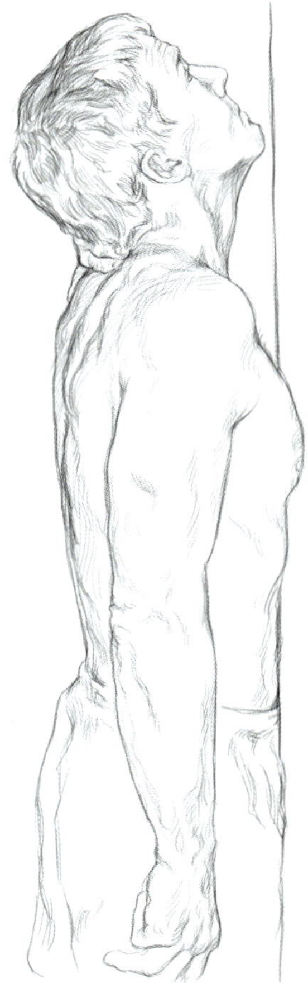

그림 3.5 목뼈의 폄 검사

3.6). 턱뼈와 벽 사이에 손가락이 2-3개 정도(1-2 인치) 들어갈 여유가 있는지를 체크한다.

평균 가동범위. AAOS 60°

일반적인 스트레칭. 목뼈 돌림근

특별한 스트레칭. 목빗근, 위등세모근, 아랫머리빗근, 머리널판근

목뼈의 옆굽힘 (Cervical Side-Bending)

검사자세. 머리의 뒤쪽과 어깨를 벽에 붙이고, 선 자세를 취한다.

검사. 귀가 어깨 쪽으로 향하도록 머리를 왼쪽으로 굽힌다. 이때 머리 돌림이 일어나서는 안 된다(그림 3.7). 오른손의 손가락 개수를 이용해 측정하는데, 그 사이에 들어가는 손가락의 개수가 3-4개(1.5-2 인치)이면 정상이다.

평균 가동범위. AAOS 45°

일반적인 스트레칭. 목뼈 옆굽힘근

특별한 스트레칭. 위등세모근, 머리널판근, 머리가장긴근, 위머리빗근, 아랫머리빗근

어깨 (Shoulder)

아래의 내용은 어깨 부위를 위한 유연성 검사이다.

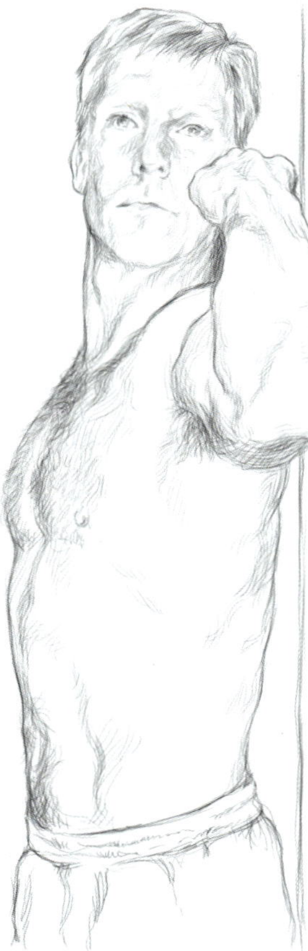

그림 3.6 목뼈의 돌림 검사

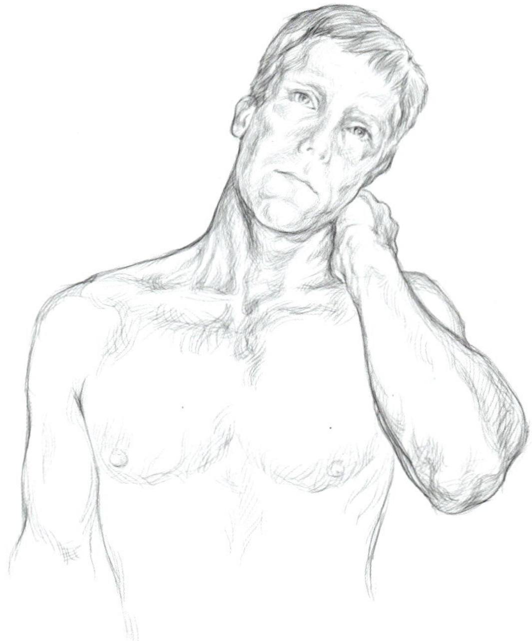

그림 3.7 목뼈의 옆굽힘 검사

어깨의 굽힘 (Shoulder Flexion)

검사자세. 선 자세에서 양 팔을 위로 뻗는다. 이때 손바닥은 앞쪽을 향하게 한다.

검사. 척추를 곧게 펴서, 양 팔을 수직으로 뻗는다(그림 3.8).

평균 가동범위. AAOS 180°

일반적인 스트레칭. 어깨 폄근

특별한 스트레칭. 뒤어깨세모근, 넓은등근(광배근), 작은원근, 큰원근, 위팔세갈래근의 긴갈래

어깨의 폄 (Shoulder Extension)

검사자세. 선 자세에서, 양 손을 등쪽에 놓고 깍지 낀다.

검사. 팔꿈치를 쭉 편 상태로, 양 손을 뒤쪽으로 들어올린다(그림 3.9). 양 팔이 등으로부터 12 인치 정도 떨어진다.

평균 가동범위. AAOS 60°

일반적인 스트레칭. 어깨 굽힘근

특별한 스트레칭. 앞어깨세모근, 큰가슴근의 빗장뼈 부위, 위팔두갈래근의 긴 갈래, 부리위팔근(오훼상완근)

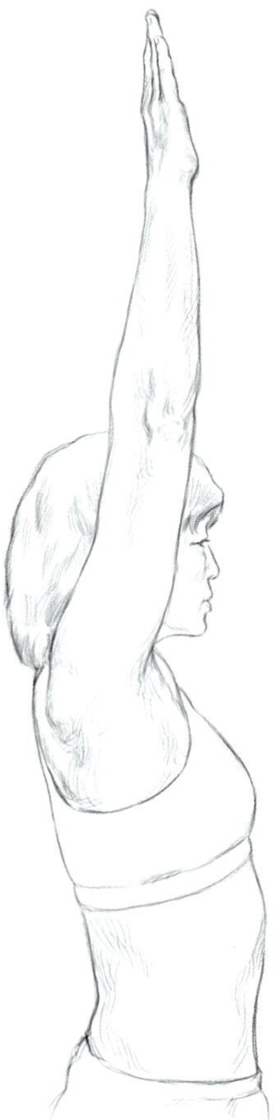

그림 3.8 어깨의 굽힘 검사

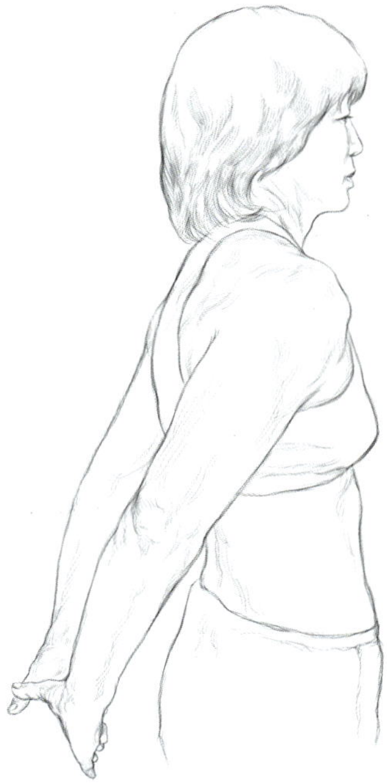

그림 3.9 어깨의 폄 검사

어깨의 벌림 (Shoulder Abduction)

검사자세. 등을 벽에 대고 선 자세를 취한다. 이때 손바닥이 위쪽을 향하도록 하고, 양 팔을 가로로 뻗는다.

검사. 양 팔을 벌림한다. 이때 양 팔이 벽에 붙어 있도록 한다(그림 3.10). 양 손을 머리 위에서 붙이고, 양쪽 위팔이 머리에 닿도록 한다.

평균 가동범위. AAOS 180°

일반적인 스트레칭. 어깨 모음근

특별한 스트레칭. 큰가슴근, 넓은등근, 큰원근, 큰/작은 마름근

어깨의 안쪽돌림 (Shoulder Internal Rotation)

검사자세. 바로 누운 자세에서 왼쪽 어깨를 90°로 벌리고, 왼쪽 팔꿉관절을 90°로 굽히고, 아래팔을 엎침시킨다.

검사. 왼손의 손바닥을 지면바닥 쪽으로 가져가는 동안, 오른손으로 왼쪽 어깨를 눌러 줌으로써 왼쪽 어깨를 고정시킨다(그림 3.11). 왼쪽 손목이 지면바닥으로부터 4–6 인치 높이 이내에 위치해야 한다. 오른쪽 어깨도 왼쪽 어깨처럼 검사해 본다.

평균 가동범위. AAOS 70°

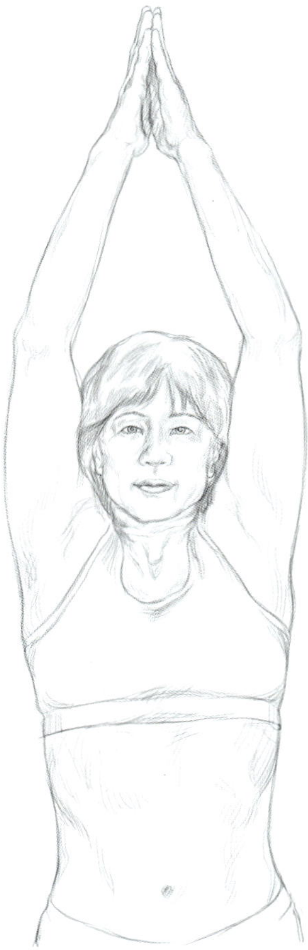

그림 3.10 어깨의 벌림 검사

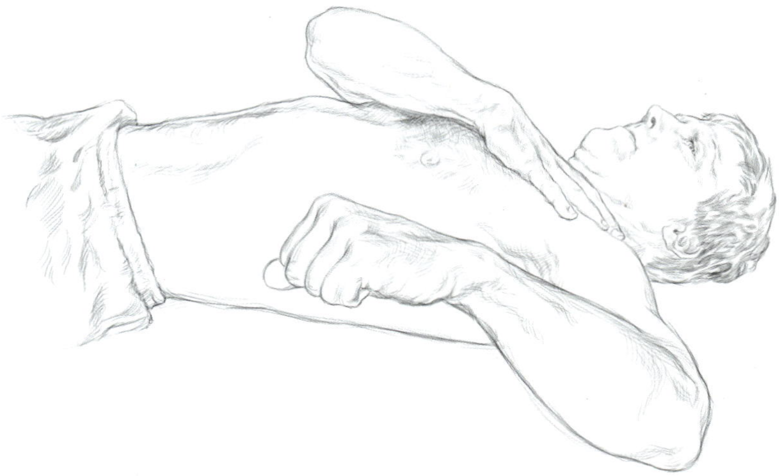

그림 3.11 어깨의 안쪽돌림 검사

일반적인 스트레칭. 어깨 가쪽돌림

특별한 스트레칭. 뒤어깨세모근, 가시아래근(극하근), 작은 원근

어깨의 가쪽돌림 (Shoulder External Rotation)

검사자세. 바로 누운 자세에서 왼쪽 어깨를 90°로 벌리고, 왼쪽 팔꿉관절을 90°로 굽히고, 아래팔을 뒤침시킨다.

검사. 왼손의 손등과 아래팔의 등쪽 부위를 지면바닥 쪽으로 움직이는 동안, 오른손으로 왼쪽 어깨를 눌러 줌으로써 왼쪽 어깨를 고정시킨다(그림 3.12). 왼쪽 손목의 등쪽이 지면바닥으로부터 1–2 인치 높이 이내에 위치해야 한다. 오른쪽 어깨도 왼쪽 어깨처럼 검사해 본다.

평균 가동범위. AAOS 90°

일반적인 스트레칭. 어깨의 안쪽돌림근

특별한 스트레칭. 어깨밑근(견갑하근), 큰가슴근, 앞어깨세모근

팔꿉관절 (Elbow)

아래의 내용은 팔꿈치 부위를 위한 유연성 검사이다.

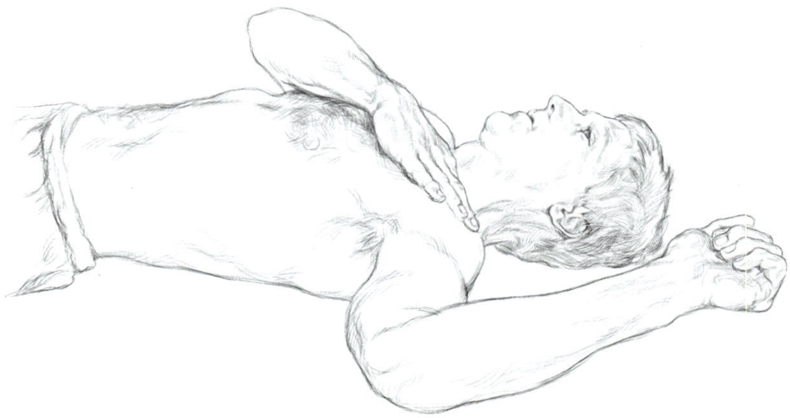

그림 3.12 어깨의 가쪽돌림 검사

팔꿉관절의 폄 (Elbow Extension)

검사자세. 선 자세에서 양쪽 팔을 몸통 옆에 자연스럽게 늘어뜨려 놓는다.

검사. 팔꿈치를 쭉 편다(그림 3.13). 많은 클라이언트 경우, 특히 여성의 경우는 팔꿈치가 2–5° 젖힘(과신전)이 일어나기도 한다. 양쪽 팔꿈치를 모두 평가한다.

평균 가동범위. AAOS 0°

일반적인 스트레칭. 팔꿉관절의 굽힘근

특별한 스트레칭. 위팔두갈래근의 짧은갈래, 위팔근, 위팔노근

세부검사. 위팔두갈래근의 긴갈래를 검사하기 위해서는, 팔꿈치를 편 상태로 어깨를 뒤쪽으로 30° 정도 젖힌다(과신전한다). 만약 이런 동작을 할 때 팔꿈치가 구부러지면, 위팔두갈래근의 긴갈래가 긴장된 것일 수 있다.

팔꿉관절의 굽힘 (Elbow Flexion)

검사자세. 선 자세에서 양쪽 팔을 몸통 옆에 자연스럽게 늘어뜨려 놓는다.

검사. 팔꿈치를 최대로 굽힌다(그림 3.14). 여러분의 집게손가락이 어깨의 위쪽 부분(봉우리돌기)에 닿아야 한다. 양쪽 팔꿈치를 모두 평가한다.

평균 가동범위. AAOS 150°

일반적인 스트레칭. 팔꿉관절의 폄근

특별한 스트레칭. 위팔세갈래근의 안쪽갈래와 중간갈래, 팔꿈치근(주근)

세부검사. 위팔세갈래근의 긴갈래를 검사하기 위해서는, 집게손가락을 봉우리돌기에 닿게 한 자세로부터, 위팔이 수직될 때까지 팔꿈치를 머리 위로 들어올린다. 이런 동작이 어렵다면, 위팔세갈래근의 긴갈래가 긴장된 것일 수 있다.

손목, 손 및 손가락 (Wrist, Hand, and Fingers)

아래의 내용은 손목, 손 및 손가락을 위한 유연성 검사이다.

손목의 폄 (Wrist Extension)

검사자세. 벽을 보고 선 자세에서, 양쪽 어깨를 90°로 굽히고 양 팔을 앞으로 뻗는다. 이때 손목은 중립위를 유지해야 하고, 손바닥은 아랫방향을 향해야 한다.

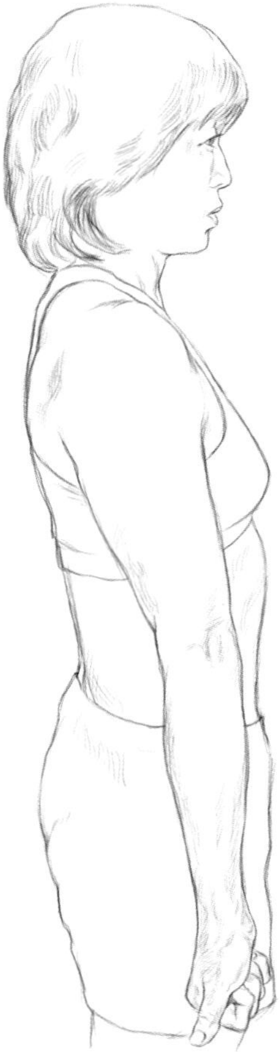

그림 3.13 팔꿉관절의 폄 검사

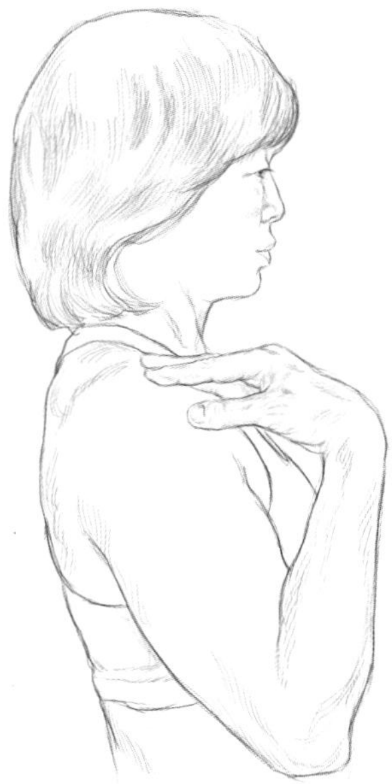

그림 3.14 팔꿉관절의 굽힘 검사

검사. 양 손바닥을 벽에 댄 후, 팔꿈치를 쭉 펴 본다(그림 3.15). 양쪽 손바닥을 벽에 대고 양 팔꿈치를 완전히 뻗을 수 있다면, 정상 ROM이라 할 수 있다.

평균 가동범위. AAOS 80°

일반적인 스트레칭. 손목과 손가락 굽힘근

특별한 스트레칭. 노쪽손목굽힘근, 긴손바닥근(장장근), 깊은/얕은손가락굽힘근, 자쪽손목굽힘근

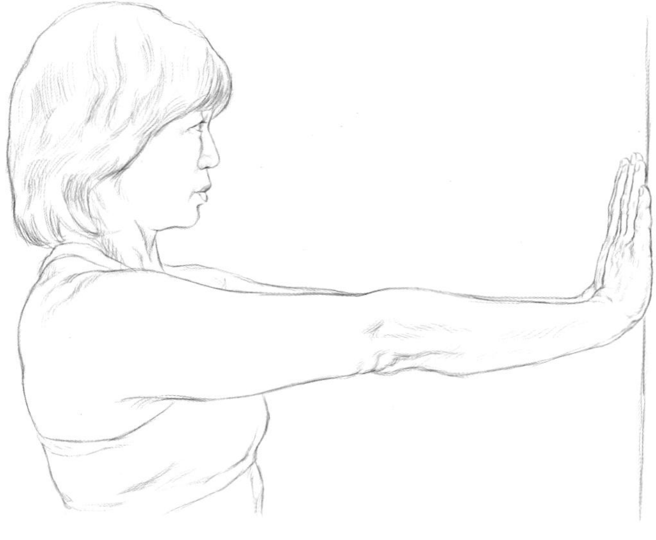

그림 3.15 손목의 폄 검사

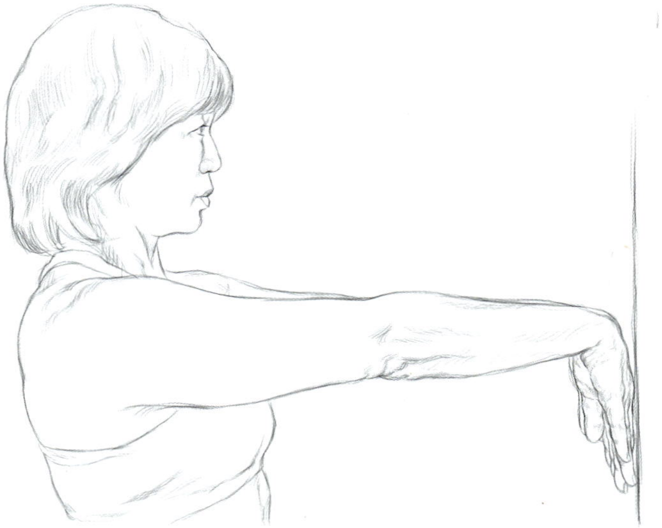

그림 3.16 손목의 굽힘 검사

손목의 굽힘 (Wrist Flexion)

검사자세. 벽을 마주 보고 서서, 양 팔을 앞으로 쭉 뻗는다. 이때 손목은 중립위를 유지해야 하고, 손바닥은 아랫방향을 향한다.

검사. 양쪽 손등을 벽에 댄 후, 팔꿈치를 쭉 편다(그림 3.16). 여러분은 손등의 대부분을 벽에다 붙일 수 있어야 한다. 이때 손등의 일부가 벽에 떨어져 있어도, 그 간격이 1인치 이내이어야 한다.

평균 가동범위. AAOS 70°

일반적인 스트레칭. 손목과 손가락의 폄근

특별한 스트레칭. 노쪽손목폄근, 자쪽손목폄근, 손가락폄근, 새끼손가락폄근, 집게손가락폄근

손가락의 굽힘 (Finger Flexion)

검사자세. 선 자세에서 손바닥을 아랫방향으로 향하게 하고, 어깨를 90°로 굽힌다(양 팔을 앞쪽으로 쭉 뻗는다).

검사. 주먹을 꽉 쥐도록 주문하고, 그 다음 손목을 30–40°로 굽힌다(그림 3.17). 양쪽 손을 모두 검사한다.

평균 가동범위. 기준은 각각의 관절(손허리손가락관절, 손가락사이관절)에 따라 다르며, 이 책의 범위를 벗어난 경우이다(더 많은 정보를 위해 부록 A의 기준을 참고하기 바란다).

일반적인 스트레칭. 손목과 손가락 폄근

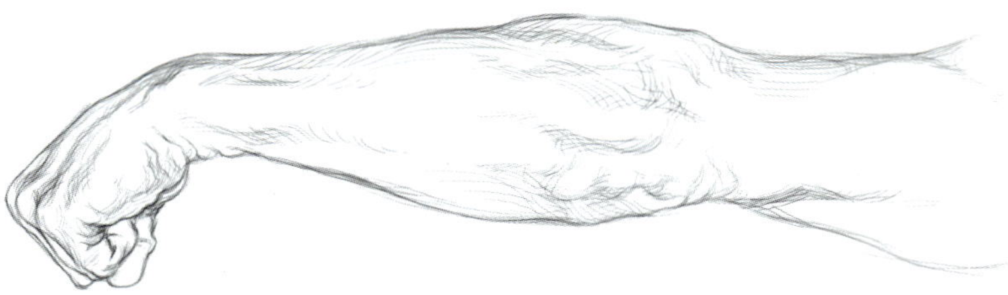

그림 3.17 손가락의 굽힘 검사

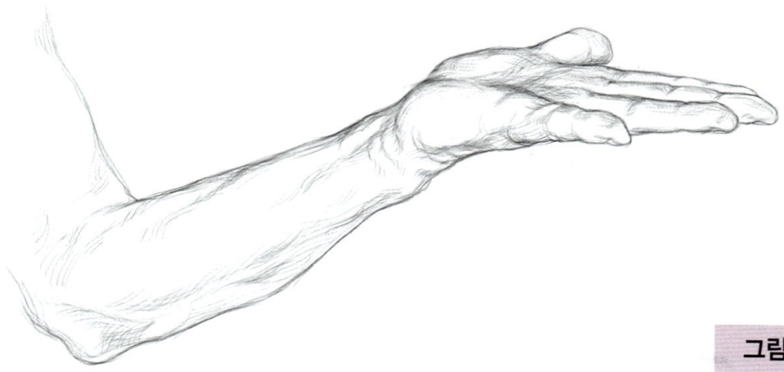

그림 3.18 손가락의 폄 검사

특별한 스트레칭. 손가락폄근, 집게손가락폄근, 새끼손가락폄근

노트. 손목의 중립위에서 주먹을 쥘 수 없다면, 단순한 근육힘줄성 제한이 아니고, 관절성 제한일 수 있다. 제한이 뚜렷하거나 통증이 발생한다면, 유능한 손 전문의에게 의뢰해야 한다.

손가락의 폄 (Finger Extension)

검사자세. 선 자세나 앉은 자세에서, 팔꿈치를 굽히고 아래팔을 뒤침한다 (손바닥이 위쪽을 향하도록).

검사. 손을 가능한 넓게 펼쳐 본다(그림 3.18). 손은 완전히 편평하게 펼쳐지거나, 약간 젖혀질 정도로 펼쳐져야 한다. 양 손을 모두 검사해 본다.

평균 가동범위. 기준은 각각의 관절(손허리손가락관절, 손가락사이관절)에 따라 다르며, 이 책의 범위를 벗어난 경우이다(더 많은 정보를 위해 부록 A의 기준을 참고하기 바란다).

일반적인 스트레칭. 손목/손/손가락의 굽힘근

특별한 스트레칭. 짧은엄지굽힘근, 짧은엄지벌림근, 엄지모음근, 새끼손가락굽힘근, 벌레근

등뼈와 허리뼈 (Thoracic and Lumbar Spine)

아래의 내용은 등뼈와 허리뼈를 위한 유연성 검사이다.

등뼈의 폄 (Thoracic Extension)

검사자세. 선 자세에서 등과 어깨를 벽에 댄다.

검사. 처음에는 골반을 뒤쪽으로 경사지게 하여, 허리뼈를 벽에다 붙인다(그림 3.19). 그 다음, 등뼈를 펴서, 벽에다 붙여 본다. C7–T1의 가시돌기와 벽 사이의 간격은 2–3개 손가락(1–1.5 인치) 이하의 폭이어야 한다.

평균 가동범위. AAOS 25° (등뼈와 허리뼈 사이의 복합 움직임)

일반적인 스트레칭. 허리뼈 굽힘근과 등뼈 굽힘근

특별한 스트레칭. 배곧은근(복직근)과, 머리돌출자세를 취함으로써, 간접적으로 목빗근, 목갈비근(사각근), 넓은목근(광경근).

노트. 휴식자세에서 뚜렷한 등뼈 폄의 부족은 뒤굽음증(후만증)의 특성이고, 골다공증과 관련된 질환에서 나타난다. 등뼈 굽힘근과 복부 굽힘근을 효율적으로 스트레칭하더라도, 심한

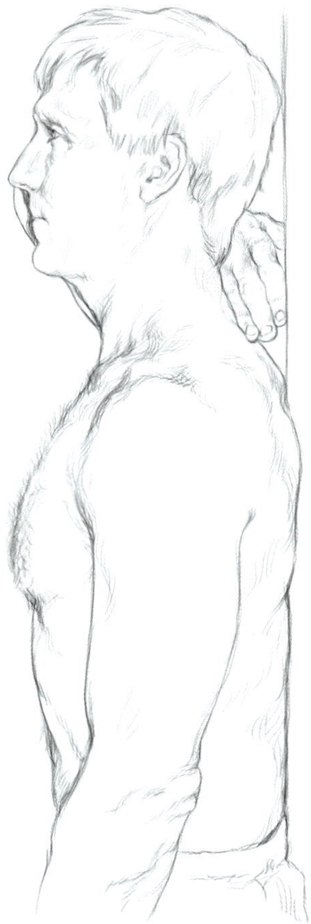

그림 3.19 등뼈의 폄 검사

등뼈 폄의 제한이 여전히 남아 있다면, 정골의사, 카이로프랙터, 혹은 도수교정 물리치료사에 의한 도수교정치료를 받는 것이 더 좋을 수 있다.

등뼈의 굽힘 (Thoracic Flexion)

검사자세. 벽에다 허리뼈를 붙이고 선 자세를 취한다.

검사. 지지를 위해 양 손을 허벅지 앞쪽으로 활주시키는 동안, 처음에는 머리를 느리게 조심스럽게 굽히고, 그 다음 등뼈를 발쪽으로 굽힌다(그림 3.20). 이런 동작이 허리뼈에 도달했을 때 중단한다. 여러분의 양 손은 무릎에 닿을 수 있어야 한다.

평균 가동범위. AAOS 80° (등뼈와 허리뼈 사이의 복합 움직임)

일반적인 스트레칭. 척추폄근

특별한 스트레칭. 등가시근, 등엉덩갈비근, 등가장긴근

허리뼈의 굽힘 (Lumbar Flexion)

검사자세. 누운 자세

검사. 양쪽 무릎을 가슴 쪽으로 당기기 위해, 양 팔과 양 손을 이용한다. 머리, 목, 어깨, 그리고 바닥에 닿아 있는 위쪽 등을 유지한 채, 아래쪽 등이 둥글어질 때까지 양쪽 무릎을 계속 가슴 쪽으로 당긴다(그림 3.21). 꼬리뼈와 바닥 사이에 4–5개의 손가락(3–4 인치)이 들어가야 한다.

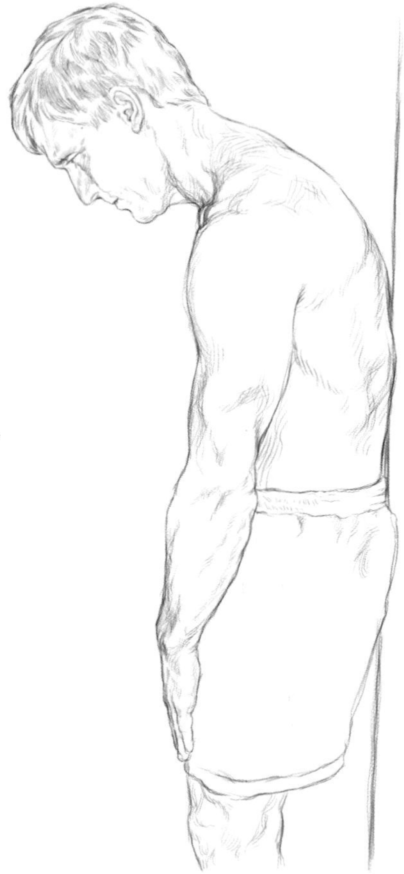

그림 3.20 등뼈의 굽힘 검사

평균 가동범위. AAOS 80°(등뼈와 허리뼈 사이의 복합 움직임)
일반적인 스트레칭. 척추 폄근
특별한 스트레칭. 척추세움근, 뭇갈래근(다열근), 허리네모근(요방형근)

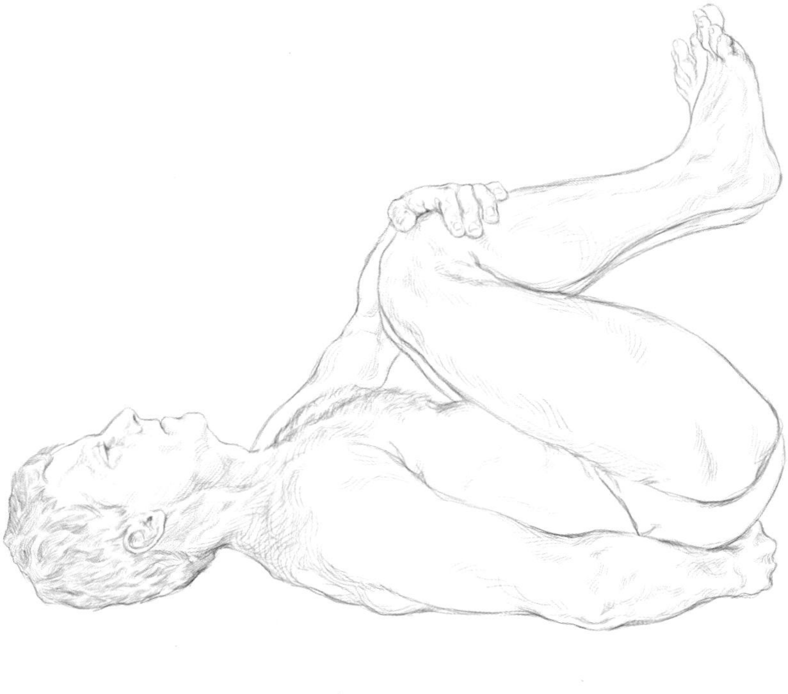

그림 3.21 허리뼈의 굽힘 검사

주의! 이런 동작을 할 때, 다리나 발 부위에 심한 통증이나 둔감, 그리고 저림현상이 있다면, 요추병리가 있음을 의미한다. 이들 증상을 제거하거나 중단시키려면, 검사를 수정해야 한다. 이 시점에는 전문가에 의한 보다 자세한 평가가 신중하게 이루어져야 한다.

허리뼈의 폄 (Lumbar Extension)

검사자세. 엎그려 누운 자세

검사. 양 손을 어깨 바로 앞쪽의 바닥 위에 놓는다(그림 3.22). 양쪽 팔꿈치를 쭉 펴면서, 상체를 들어 올린다. 이때 엉덩뼈(ASIS)의 앞부분이 지면바닥에 붙어 있도록 한다. 가벼운 당김이 배근육이나 허리뼈 부위에서 느껴질 때까지 계속 상체를 들어올린다. 허리 통증이 있다면, 상체를 더 이상 들어올리지 않는다. 여러분은 편안하게 여러분의 양 팔을 뻗을 수 있어야 한다.

평균 가동범위. AAOS 50°

일반적인 스트레칭. 허리뼈 굽힘근, 엉덩관절 굽힘근

특별한 스트레칭. 배곧은근, 배속빗근, 배바깥빗근, 허리근

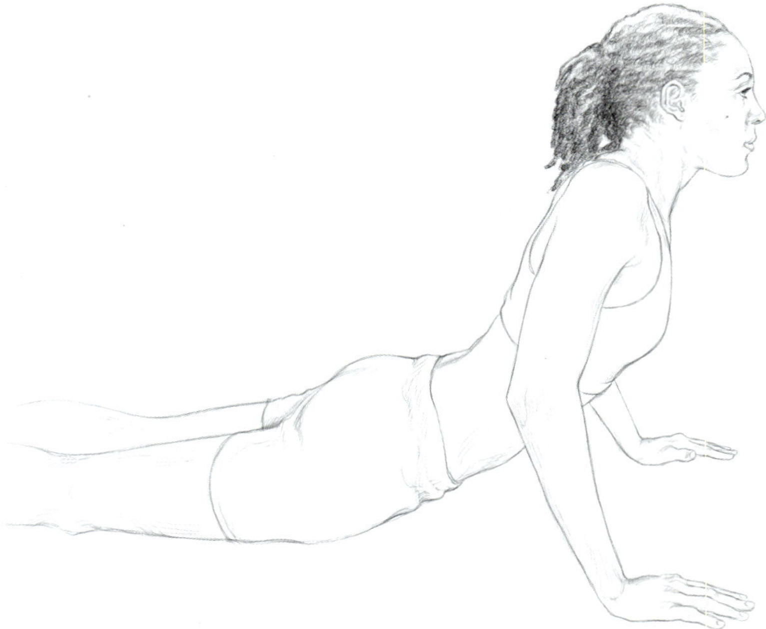

그림 3.22 허리뼈의 폄 검사

주의! 이런 동작을 할 때, 다리나 발 부위에 심한 통증이나 둔감, 그리고 저림현상이 있다면, 요추병리가 있음을 의미한다. 이들 증상을 제거하거나 중단시키려면, 검사를 수정해야 한다. 이 시점에는 전문가에 의한 보다 자세한 평가가 신중하게 이루어져야 한다. 척추전방전위증 환자에게는 이런 검사를 실시하지 않아야 한다.

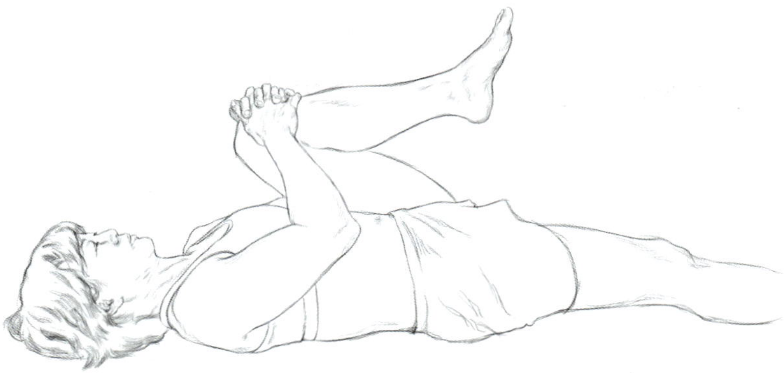

그림 3.23 엉덩관절의 굽힘 검사

엉덩관절 (Hip)

아래의 내용은 엉덩이 부위를 위한 유연성 검사이다.

엉덩관절의 굽힘 (Hip Flexion)

검사자세. 다리를 뻗고 누운 자세

검사. 한쪽 엉덩관절이 완전하게 굽혀지도록, 그쪽 무릎을 가슴쪽 으로 당긴다(그림 3.23). 허벅지와 복부가 접촉되어야 한다. 양쪽 엉덩관절을 모두 검사한다.

평균 가동범위. AAOS 120°

일반적인 스트레칭. 엉덩관절 폄근

특별한 스트레칭. 큰볼기근, 중간볼기근의 뒤쪽섬유

엉덩관절의 폄 (Hip Extension)

검사자세. 누운 자세에서 허리와 궁둥이를 잘 지지한 후, 허벅지와 다리를 테이블 밖으로 떨어뜨려 놓는다. 이때 무릎이 이완되도록 한다.

검사. 허리가 테이블에 붙을 때 까지 왼쪽 무릎을 가슴 쪽으로 당긴다(그림 3.24). 오른쪽

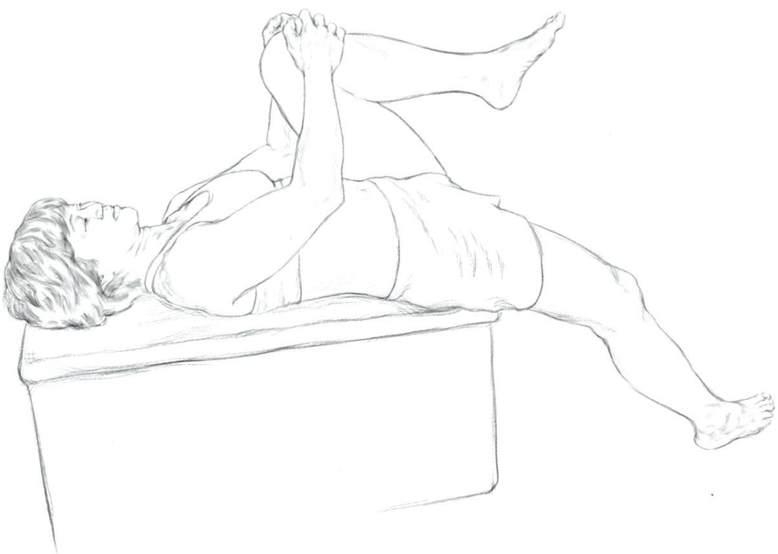

그림 3.24 엉덩관절의 폄 검사

엉덩관절이 약 20–30°의 폄이 되도록 그 허벅지를 테이블 밖으로 떨어뜨려 놓는다. 그런 다음, 왼쪽 엉덩관절의 폄 검사도 실시한다.

평균 가동범위. AAOS 20°

일반적인 스트레칭. 엉덩관절 굽힘근

특별한 스트레칭. 큰허리근, 작은 허리근, 엉덩근, 넙다리곧은근

엉덩관절의 벌림 *(Hip Abduction)*

검사자세. 궁둥이를 벽에 붙이고 누운 자세를 취한다. 양쪽 다리를 쭉 뻗어 벽에다 지지한다.

검사. 발을 벽에 붙인 상태에서, 다리를 점차 벌림시킨다(그림 3.25). 이때 양쪽 다리 사이의 각도가 90° 이상 되어야 한다.

평균 가동범위. AAOS 45°

일반적인 스트레칭. 엉덩관절 모음근

특별한 스트레칭. 두덩근(치골근), 긴모음근, 짧은모음근, 큰모음근, 두덩정강근(박근)

엉덩관절의 모음 *(Hip Adduction)*

검사자세. 허리를 지지하고 오른쪽 다리 전체를 자유롭게 내려놓을 수 있도록 테이블이나 지지면 위에 옆으로 눕는다. 오른쪽 다리를 지지하지 않도록 하기 위해, 왼쪽 허벅지를 앞쪽으로 뻗은 상태에서, 그쪽 무릎를 굽힌다.

검사. 왼쪽 옆구리와 몸통이 테이블에 밀착되도록, 여러분의 오른 손을 사용하여 오른쪽 엉덩관절을 아랫방향으로 누른다(그림 3.26). 그 다음, 오른쪽 다리가 허공에 매달리도록 만든다. 이때 오른쪽 다리는 상체의 신체면 보다 아래쪽으로 약 30° 정도 떨어져야 한다. 왼쪽 엉덩관절의 모음도 검사한다.

평균 가동범위. AAOS 30°

일반적인 스트레칭. 엉덩관절 벌림근

특별한 스트레칭. 작은볼기근, 중간볼기근, 넙다리근막긴장근(대퇴근막장근)

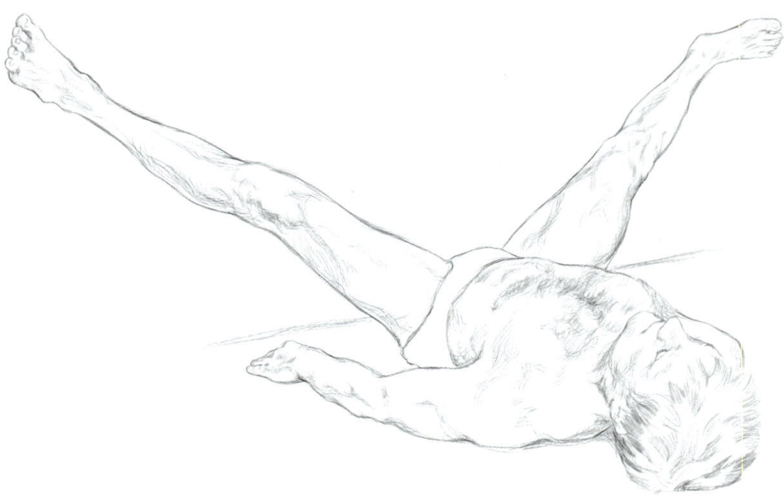

그림 3.25 엉덩관절의 벌림 검사

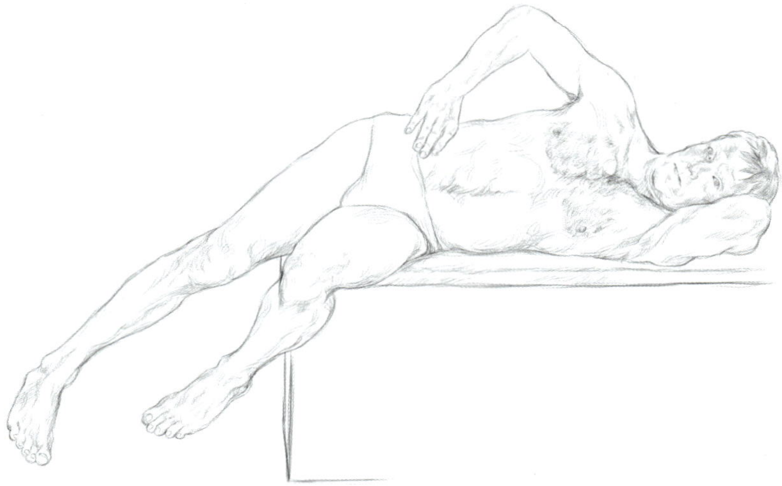

그림 3.26 엉덩관절의 모음 검사

엉덩관절의 안쪽돌림 *(Hip Internal Rotation)*

검사자세. 양쪽 엉덩관절과 무릎관절이 앞쪽을 향하도록 선 자세를 취한다. 양쪽 발의 시작자세를 체크한다. 이때 양쪽 발은 바깥쪽으로 약 10–20° 정도 돌아간다.

검사. 양 무릎을 쭉 펴고, 한 번에 한 발씩 최대한 안쪽돌림을 한다(그림 3.27). 시작자세로부터 약 45° 안쪽돌림을 할 수 있다.

평균 가동범위. AAOS 45°

일반적인 스트레칭. 엉덩관절 가쪽돌림근

특별한 스트레칭. 큰볼기근, 중간볼기근의 뒤쪽섬유, 궁둥구멍근(이상근), 위 · 아래 쌍둥이근, 속 · 바깥 폐쇄근, 넙다리방형근

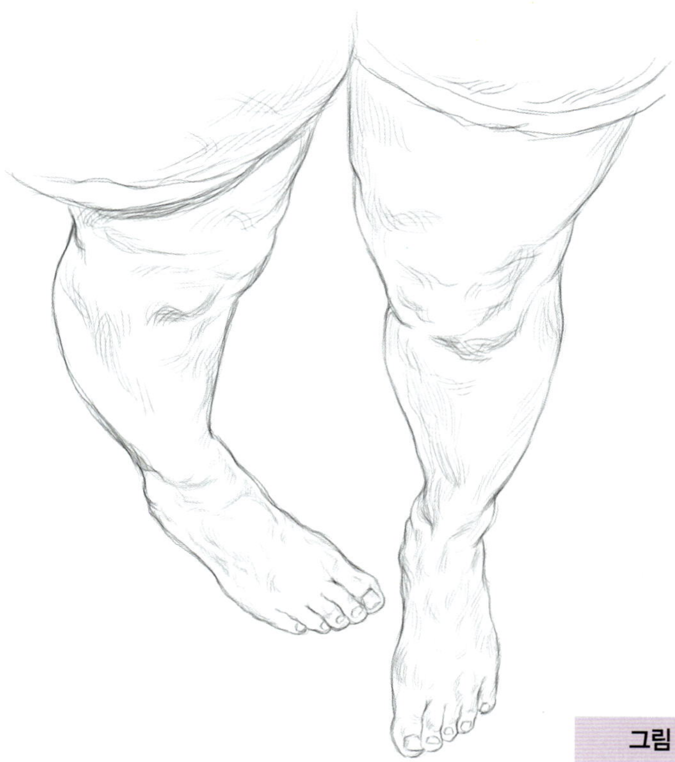

그림 3.27 엉덩관절의 안쪽돌림 검사

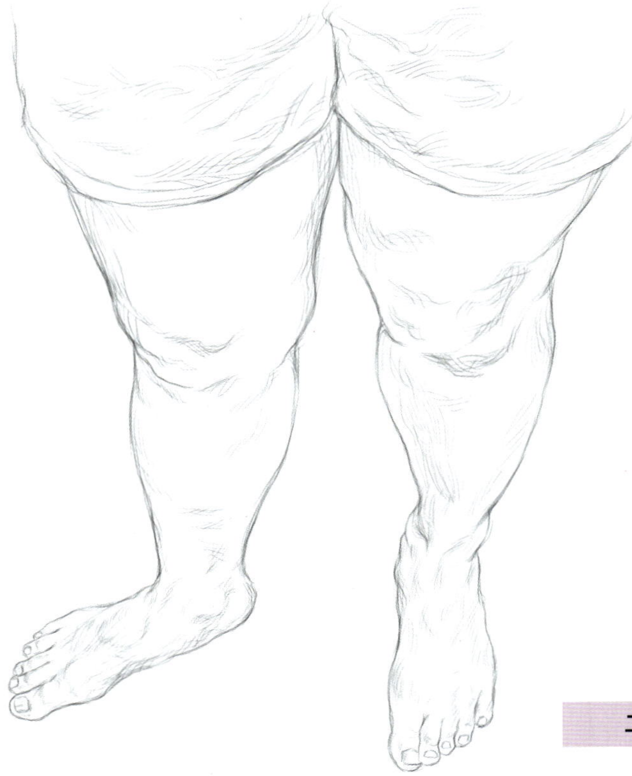

그림 3.28 엉덩관절의 가쪽돌림 검사

엉덩관절의 가쪽돌림 (Hip External Rotation)

검사자세. 양쪽 엉덩관절과 무릎관절이 앞쪽을 향하도록 선 자세를 취한다. 양쪽 발의 시작자세를 체크한다.

검사. 양쪽 무릎을 쭉 펴고, 한 번에 한 발씩 최대한 가쪽돌림을 한다(그림 3.28). 시작자세로부터 약 45° 가쪽돌림을 할 수 있다.

평균 가동범위. AAOS 45°

일반적인 스트레칭. 엉덩관절 안쪽돌림근

특별한 스트레칭. 중간볼기근의 앞쪽섬유

무릎관절 (Knee)

아래의 내용은 무릎관절을 위한 유연성 검사이다.

무릎관절의 폄 (Knee Extension)

검사자세. 누운 자세에서, 그림처럼, 한쪽 다리는 쭉 뻗은 채 바닥 위에 내려 놓고, 다른쪽 다리(검사쪽 다리)는 무릎을 편 상태로 출입문의 문설주에 붙인다.

검사. 몸 전체를 출입문의 문설주 쪽으로 가까이로 이동하는 동안, 검사쪽 다리의 무릎을 쭉 펴고 있어야 한다(그림 3.29). 이것은 다리의 굽힘과 양 손의 사용으로 어느 정도 도움을 받을 수 있다. 남성의 경우는 궁둥이가 문설주로부터 1 피트 이내에 있어야 하고, 여성의 경우는 6인치 이내에 있어야 한다. 양쪽 무릎관절의 폄을 모두 검사한다.

평균 가동범위. AAOS 10°

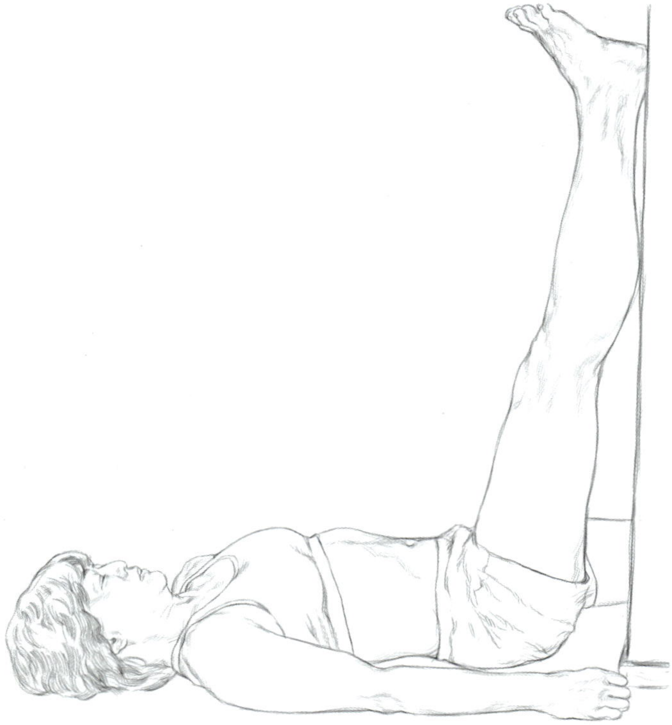

그림 3.29 무릎관절의 폄 검사

일반적인 스트레칭. 무릎관절 굽힘근

특별한 스트레칭. 반막모양근, 반힘줄모양근, 넙다리두갈래근의 긴갈래

노트. 양쪽 다리를 지면바닥 위에 쭉 펼 수 있을지라도, 위의 검사자세에서 무릎을 완전하게 펼 수 없다면, 무릎관절에 제한이 있음을 의미한다. 이런 제한은 쉽게 볼 수 있는 현상은 아니고, 넙다리두갈래근의 짧은갈래, 장딴지근, 오금근의 심한 긴장과 관련된다.

무릎관절의 굽힘 (Knee Flexion)

검사자세. 검사할 쪽 무릎을 90°로 굽히고, 테이블이나 매트 위에 엎드려 눕는다.

검사. 검사할 쪽 다리의 발목을 잡고, 궁둥이 쪽으로 당긴다(그림 3.30). 발꿈치가 궁둥이로부터 2인치 이내에 있어야 한다. 양쪽 무릎관절의 굽힘을 모두 검사한다.

평균 가동범위. AAOS 135°

일반적인 스트레칭. 무릎 폄근

특별한 스트레칭. 넙다리곧은근

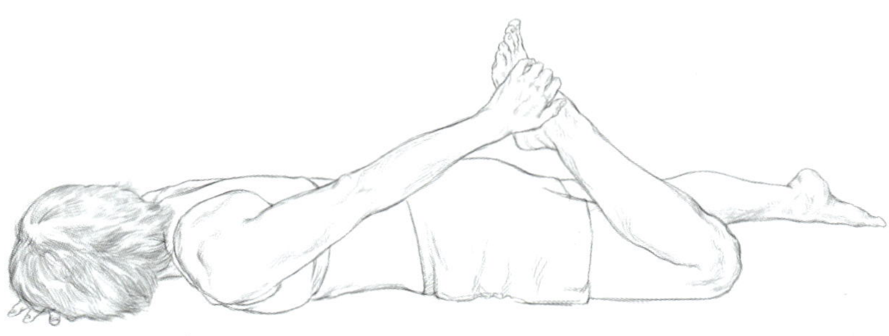

그림 3.30 무릎관절의 굽힘 검사

노트. 만약 무릎 굽힘이 완전하게 일어나지 않는다면, 누운 자세에서 다시 검사를 해 본다. 즉, 무릎을 가슴 쪽으로 당기고, 그 다음 발목을 잡고 발꿈치를 궁둥이 쪽으로 당겨 본다. 이 자세에서도 양성 반응이 나타나면, 넙다리네갈래근 중, 가쪽넓은근, 중간넓은근, 안쪽넓은근의 제한이 있음을 의미하지만, 관절 제한의 가능성이 있음을 명심해야 한다. 제한과 함께 통증이 발생한다면, 정형외과의사에게 의뢰해야 한다.

발목, 발 및 발가락 (Ankle, Foot, and Toes)

아래의 내용은 발목, 발, 발가락을 위한 유연성 검사이다.

발목의 굽힘(발바닥굽힘) [Ankle Flexion (Plantarflexion)]

검사자세. 테이블이나 매트 위에 양 다리를 지지하고 앉는다. 이때 양쪽 무릎을 쭉 뻗는다.

검사. 양 발과 발가락을 가능하면 멀리 쭉 뻗는다(그림 3.31). 여러분은 정강이, 발, 발가락으로 이어지는 양 발의 일직선을 비교 관찰해야 한다. 양쪽을 모두 체크한다.

평균 가동범위. AAOS 50°

일반적인 스트레칭. 발, 발목, 발가락의 폄근

특별한 스트레칭. 앞정강근, 긴발가락폄근, 짧은발가락폄근, 긴엄지폄근, 짧은엄지폄근

발목의 폄(발등굽힘) [Ankle Extension (Dorsiflexion)]

검사자세. 양 발을 벽에 붙이고 누운 자세를 취한다(몸은 벽에 수직을 이룬다)

검사. 발가락과 발의 언덕부위(ball)를 벽으로부터 들어올리는 동안에도 발꿈치를 벽에 붙이고 있어야 한다(그림 3.32). 발의 언덕부위와 벽 사이의 간격은 1-2 인치이어야 한다. 이 검사법은 장딴지근(비복근)의 제한을 주로 검사하는 방법이고, 아래의 "다른 검사"는 가자미근의 제한과 발목관절 자체의 제한을 검사하는 방법임을 알고 있어야 한다.

평균 가동범위. AAOS 20°

다른 검사. 벽을 마주보고 선 후, 발가락이 벽으로부터 약 2-3 인치 떨어지도록 한다. 발꿈치를 그대로 지면에 붙인 상태에서, 양쪽 무릎을 굽혀 그 무릎이 벽에 닿도록 만든다. 만약 양쪽 무릎이 벽에 닿는다면, 양쪽 무릎이 벽에 닿지 않을 때 까지 1/2 인치 정도씩 뒤로 물러선다. 양쪽 무릎이 벽에 닿을 수 있는 최종 지점은, 발가락과 벽 사이의 간격이 3인치이어야 한다. 양쪽 무릎이 벽에 닿을 수 없다면, 뚜렷한 제한이 있음을 의미하는데, 특히 이런 현상이 한쪽 무릎에서 일어날 때 더욱 그러하다. *"다른 검사"*가 완전한 체중부하상태에서 일어나기 때문에, 위에서 언급한 AAOS 20° 이상의 발등굽힘이 일어날 수 있다.

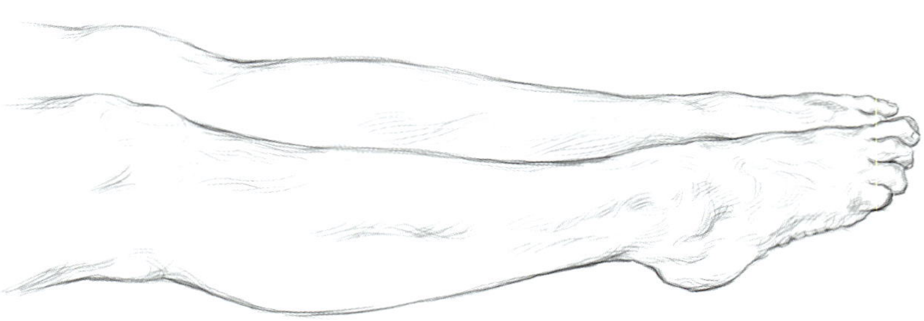

그림 3.31 발목의 발바닥굽힘 검사

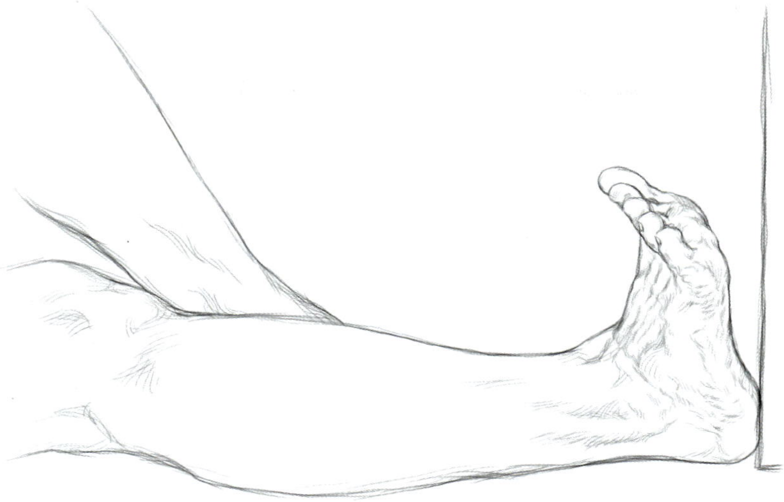

그림 3.32 발목의 발등굽힘 검사

일반적인 스트레칭. 발, 발목, 발가락의 굽힘근

특별한 스트레칭. 장딴지근, 가자미근, 긴종아리근, 짧은종아리근, 뒤정강근, 긴발가락굽힘근, 긴엄지굽힘근

발가락의 굽힘 (Toe Flexion)

검사자세. 오른쪽 다리를 왼쪽 무릎 위에 교차시켜 앉는다.

검사. 오른쪽 발등 위에 왼쪽 손을 올려놓고, 부드럽게 모든 발가락을 몸통 쪽으로 잡아당긴다(그림 3.33). 발가락(몸쪽발가락)은 발등과 약 45° 각도를 형성해야 한다. 양쪽 발을 모두 검사한다.

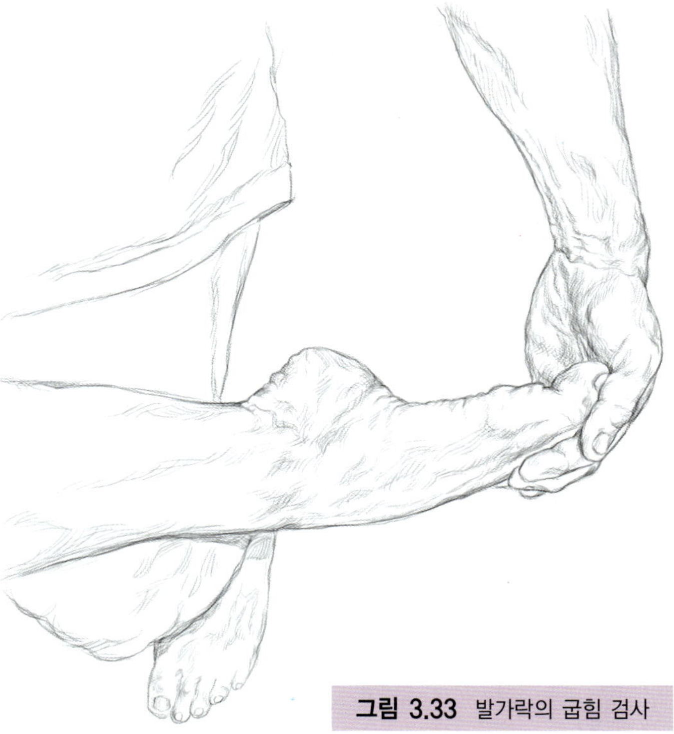

그림 3.33 발가락의 굽힘 검사

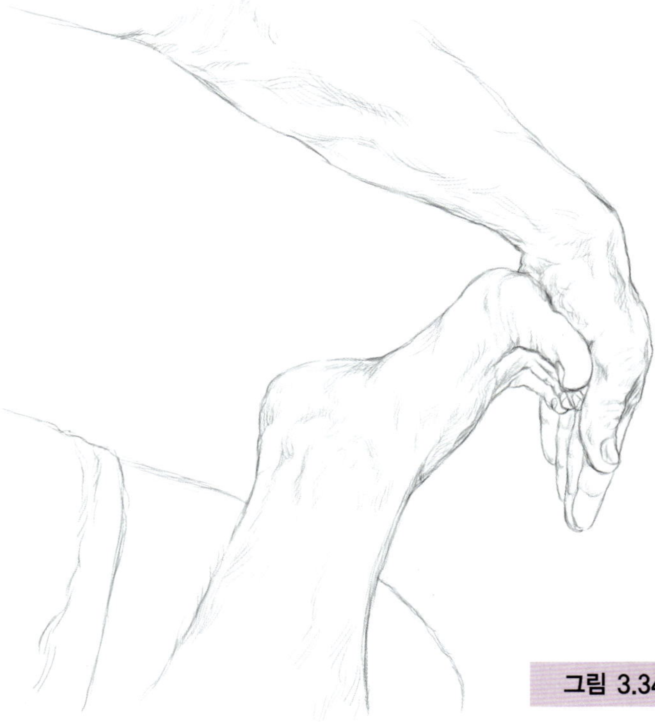

그림 3.34 발가락의 폄 검사

평균 가동범위. AAOS 40°(엄지발가락 45°). 이런 측정은 발허리발가락관절(MTP)을 위한 측정법임을 명심해야 한다.

일반적인 스트레칭. 발가락 폄근

특별한 스트레칭. 긴발가락폄근, 짧은발가락폄근, 긴엄지폄근, 짧은엄지폄근

발가락의 폄 (Toe Extension)

검사자세. 검사쪽 발을 반대쪽 무릎 위에 올려놓고 앉는다.

검사. 발가락이 손바닥 위에 놓이도록 왼손을 오른쪽 발의 발바닥에 배치한다(그림 3.34). 왼손의 손바닥으로 발가락들을 폄시킨다(정강이 쪽으로 움직인다). 발가락들은 발허리발가락관절에서 발등과 90°의 각도를 형성해야 한다. 양쪽 발을 모두 검사한다.

평균 가동범위. AAOS 40°(엄지발가락 70°).(Norkin과 White의 *"Measurement of Joint Range of Motion*, 1st ed).

일반적인 스트레칭. 발가락 굽힘근

특별한 스트레칭. 긴발가락굽힘근, 짧은발가락굽힘근, 긴엄지굽힘근, 짧은엄지굽힘근

요 약 (Summary)

안전하고 효율적인 스트레칭 프로그램을 개발하기 위해서는, 클라이언트의 유연성과 ROM을 평가하는 것이 필요하다. 우리는 클라이언트의 ROM과 기준 ROM을 비교하여 유연성 목표를 결정하고, 적절한 운동을 설정한다. 본 장은 가장 유용한 운동 패턴을 위해, 치료사/클라이언트로 하여금 그 움직임이 정상 한계 내에 있는지를 빠르게 평가하도록 돕는다.

참고문헌 (References)

1. Norkin CC, White DJ. Measurement of Joint Motion: A Guide to Goniometry. 3rd Ed. Philadelphia: FA Davis Company, 2003.
2. Kapandji IA. The Physiology of the Joints, vol 3, The Trunk and the Vertebral Column. Churchill Livingstone, 1974.
3. Norkin CC, White DJ. Measurement of Joint Motion: A Guide to Goniometry. 1st Ed. Philadelphia: FA Davis Company, 1985.

추천문헌 (Suggested Reading)

1. Palmer ML, Epler ME. Fundamentals of Musculoskeletal Assessment Techniques. 2nd Ed. Baltimore: Lippincott Williams and Wilkins, 1998.
2. Kendall FP, McCreary EK, Provance PG, et al. Muscles Testing and Function with Posture and Pain. 5th Ed. Baltimore Lippincott Williams and Wilkins, 2005.
3. Youdas YW, Garrett TR, Suman VJ, et al. Normal range of motion of the cervical spine: an initial goniometric study. Phys Ther 1992;72:770–780.

단원 II

기본적인 스트레칭 기법과 스트레칭 프로그램

(Basic Stretches and Stretching Programs)

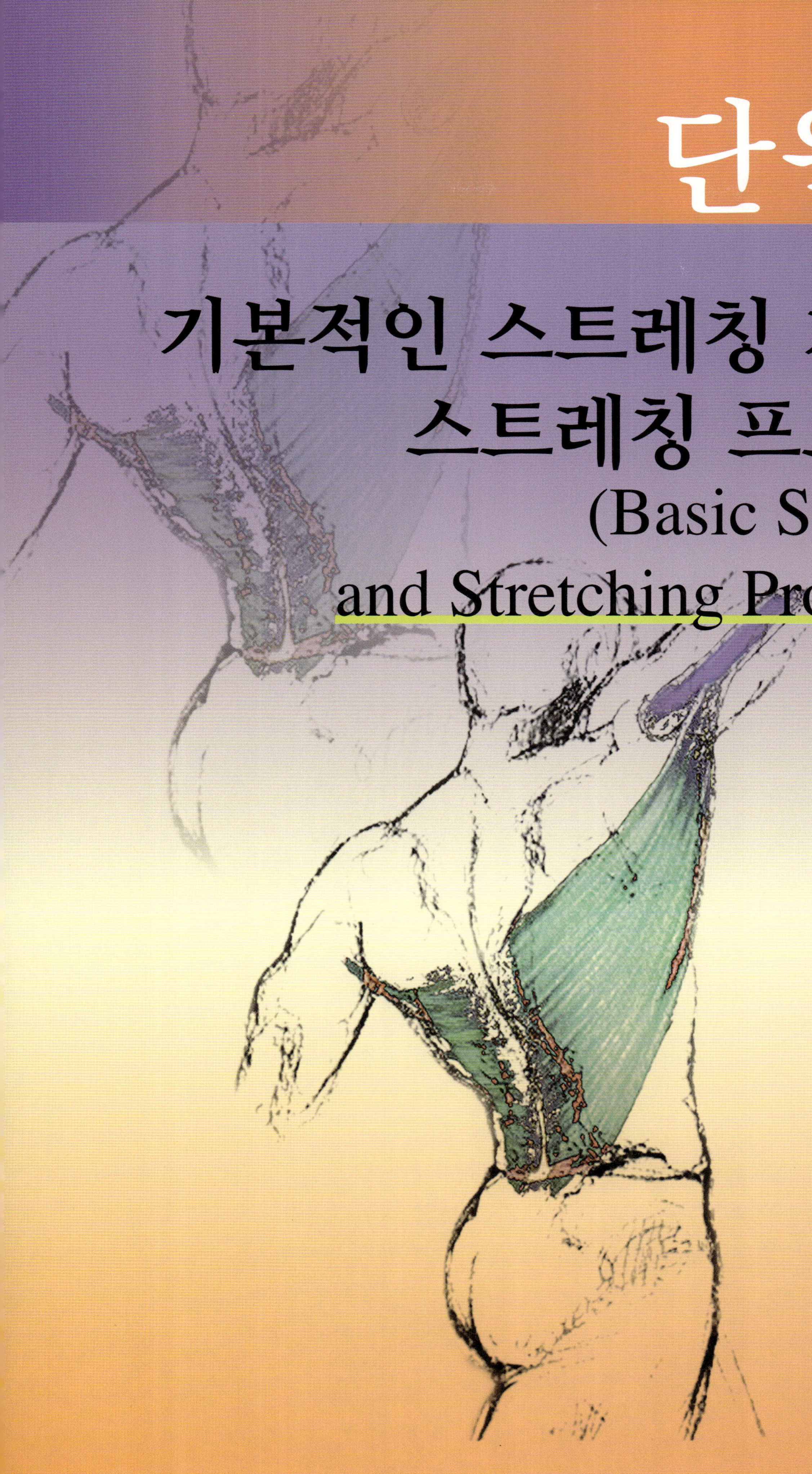

제4장

개별 근육들을 위한 스트레칭

Stretches for Individual Muscles

본 장은 주의깊은 평가를 통해, 기능을 향상시키기 위해, 균형을 회복하기 위해, 그리고 증상을 완화하기 위해 특정 근육들에 대한 스트레칭의 필요성을 결정해 왔던 치료사들을 위한 것이다. 숙련된 치료사들은 전반적인 근육군들을 스트레칭하기 보다는 오히려, 편측의 특정 근육이나 좌우 양측의 특정 근육들에 대한 스트레칭의 필요성을 결정할 수 있다. 본 장은 인체 움직임을 일으키는 거의 모든 근육들을 안전하게 스트레칭하는데 필요한 모든 정보를 제공해 준다. 본 장은 기본적인 스트레칭 프로그램을 다루는 것이 아니라, 상세한 참고가 될 수 있는 스트레칭들에 대한 내용을 다루고 있다. 보다 일반적인 스트레칭을 적용하고 싶으면, 목차를 참고하기 바란다.

스트레칭 기법 이외에, 우리는 개별 근육들의 이는곳(기시), 닿는곳(착지), 작용, 그리고 신경지배 등을 다루고 있다. 이런 정보는 클라이언트의 피트니스에 대한 일반적인 스트레칭 프로그램을 계획하는데 유용할 것이고, 또 특정 스포츠나 활동에 맞는 스트레칭 프로그램을 설계하는데도 유용할 것이다. 그리고 특히 이런 정보는 급성 혹은 만성 손상을 가진 클라이언트의 재활에도 유용할 것이다. 여러분은 부가적인 자료 없이도 본 장을 통해 근육의 기본적인 기능을 복습하게 될 것이다.

본 장은 많은 근육들을 다루고 있지만, 안면표정, 말하기, 씹기, 삼키기, 발성력(voice projection), 소화작용, 일차 호흡 등에 대한 근육들을 포함하지 않는데, 이들 근육들은 본 책의 능력 밖이다. 만약 더 많은 내용을 알고 싶으면, 부록 A를 참고하기 바란다.

우리가 특정 근육들을 분리하는 스트레칭 운동을 매번 시도했지만, 근골격계 해부학에 대한 얕은 연구가 각각의 근육들을 분리시키기 보다는 오히려 그것들을 강조하고 있다는 것을 보여줄 것이다. 이것은 모두 사실이다. 왜냐하면, 인체 움직임을 일으키는 근육들은 복잡한 배열을 하고 있고, 또 이들 근육 중 많은 근육들이 공통된 기능을 가지고 있고, 인체 골격의 같은 부위를 차지하고 있기 때문이다.

개별 근육들을 위한 스트레칭의 구성
(Organization of Stretches for Individual Muscles)

머리에서부터 시작해 발가락까지 차례대로 스트레칭 기법들이 소개될 것이고, 또 각 신체 부위 내에서 기능별로도 소개될 것이다. 예를 들어, 손목과 손을 움직이는 아래팔의 근육들은 굽힘근, 폄근, 엎침근/뒤침근 등으로 세분화된다. 각각의 스트레칭 기법은 신체의 오른쪽 혹은 왼쪽으로 설명되는데, 이런 이유 때문에, 여러분은 스트레칭하고자 하는 쪽에 따라, 오른쪽을 왼쪽으로, 혹은 왼쪽을 오른쪽으로 해석해야 할 것이다.

이는곳(기시)과 닿는곳(착지)의 용어설명은 2장에서 정의되었고, 설명되었다. 거기에서 언급했듯이, 이는곳(기시)과 닿는곳(착지)도 기관의 기능에 따라 상호적인 개념으로 사용될 수 있다. 대부분의 인체 움직임에 있어, 실제로 고정된 지점이 없는데, 그 이유는 이는곳(기시)과 닿는곳(착지) 둘 다 동시에 움직이기 때문이다. *이는곳(기시)과 닿는곳(착지)*의 용어가 대부분의 해부학 교재와 생리학 교재에서 일관되게 사용되기 때문에, 본 장도 그들의 책과 똑같이 사용하고자 한다. 그러나 여러분은 이들 용어들의 한계점을 정확하게 알고 있어야 한다.

대다수 근육들은 많은 기능을 수행하지만, 본 장은 그들 근육의 기능들을 모두 설명하지 않는다. 그 대신, 본 장은 일반적으로 수용되는 주요 작용들을 나열할 것이다. 여러분이 본 장을 공부할 때, 한 근육에 의해 생성되는 복잡한 움직임이 기준이고, 예외가 아님을 명심해야 한다. 그리고 각 근육의 주요 작용은 뼈의 끝부분이 공간에서 자유롭게 움직이는 열린사슬에서 일어나는 동작임을 명심해야 한다. 예를 들어, 앉은 자세에서 넙다리네갈래근을 수축하는 것이다. 즉, 무릎을 펴기 위해 종아리와 발을 앞쪽으로 움직인다. 이와 반대로, 계단을 올라갈 때처럼, 한쪽 계단에 한 발씩을 올려놓고 서 있다고 생각해 보자. 이런 자세에서 넙다리네갈래근을 수축하여 무릎을 펴 본다. 그러나 이 때에는 발이 움직이지 않고, 여러분의 몸통이 발 위로 움직인다. 이것은 닫힌 사슬 운동의 한 예이다. 본 장은 개별 근육의 열린 사슬 기능을 설명하는데, 그 이유는 열린사슬 운동을 쉽게 볼 수 있고, 대부분의 해부학 교재와 생리학 교재에 일치하기 때문이다. 그러나 일상생활에서 일어나는 대부분의 움직임들은 닫힌 사슬 운동 또는 열린사슬 운동과 닫힌사슬 운동의 복합된 움직임들이다. 모든 가능성에 대한 목록은 또다른 교재를 필요로 할 것이다.

본 장은 각 근육을 지배하는 신경지배에 대해서도 언급한다. 이런 정보는 신경구조물이 손상되었는지에 관계없이, 손상으로부터 회복을 돕는 스트레칭 프로그램을 개발하는데 유용할 수 있다. 신경지배에 대한 지식은 손상된 신경을 확인하거나 다른 문제 부위를 예견하는데 도움을 줄 수 있다. 좋은 예가 바로 척추사이원반 탈출증이다. 이것은 신경뿌리를 압박하여, 기능소실을 일으키거나 특정 근육이나 근육군의 과도한 활동을 일으킬 수 있다. 그리고 신경지배에 대한 지식은 손상된 다른 근육이나 근육군을 예견하는데 도움을 줄 수 있고 또 최종적인 신경뿌리 문제 진단을 하는데 도움을 줄 수 있다.

스트레칭의 유지시간에 대한 연구는 2장에서 자세히 설명되었기 때문에, 여기에서는, 통증이 아닌, 스트레칭의 느낌을 충분히 도출해 낼 수 있는 강도인 30초 동안 스트레칭을 유지한다.

머리와 목 (Head and Neck)

아래의 내용은 머리와 목의 근육들을 위한 스트레칭이다.

주의! 가벼운 어지러움, 현기증, 국소통증 혹은 연관통, 저림현상, 둔감 등을 일으키는 목뼈의 움직임 제한은 관절, 신경, 혈관 등에 심각한 손상의 가능성이 있음을 의미할 수 있다는 것을 명심해야 한다. 이런 경우에는 척추 기능장애 전문가에 의한 철저한 평가가 이루어져야 한다.

목뼈 굽힘근 (Cervical Flexors)

아래의 내용은 목뼈 굽힘근을 위한 스트레칭이다.

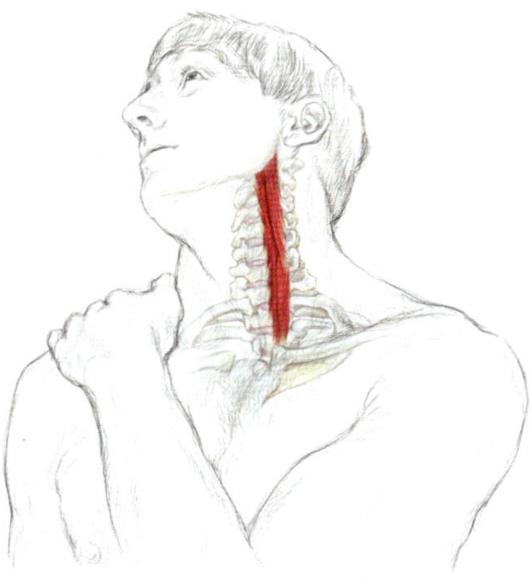

그림 4.1

머리긴근(두장근)과 목긴근(경장근)

(Longus Capitus and Longus Colli)

이는곳(기시). 목긴근은 척추몸통(C1)의 앞가쪽에서 기시하고, 머리긴근은 뒤통수뼈에서 기시한다.

닿는곳(착지). 이웃한 척추몸통의 앞가쪽에서부터, 위등뼈 수준까지 내려가면서, 착지한다.

주요 작용. 양쪽 근육이 수축하면 목(머리)을 앞으로 굽히고, 한쪽 근육이 작용하면 작용하는 근육 쪽으로 위쪽의 척추를 옆굽힘하고 돌림한다.

신경지배. 머리긴근 : C1–C3의 앞쪽가지, 목긴근 : C2–C6의 앞쪽가지

스트레칭. 왼쪽의 머리긴근과 목긴근을 스트레칭하기 위해, 먼저 여러분의 왼손 손가락이 오른쪽 어깨뼈의 등쪽에 놓이도록 그 왼손을 오른쪽 어깨 위에 올려놓고 왼쪽 어깨를 올림한다(그림 4.1). 그 다음, 머리를 오른쪽으로 약 45° 돌림한 후, 오른쪽으로 옆굽힘한다. 머리와 목을 조심스럽게 뒤로 젖힌다.

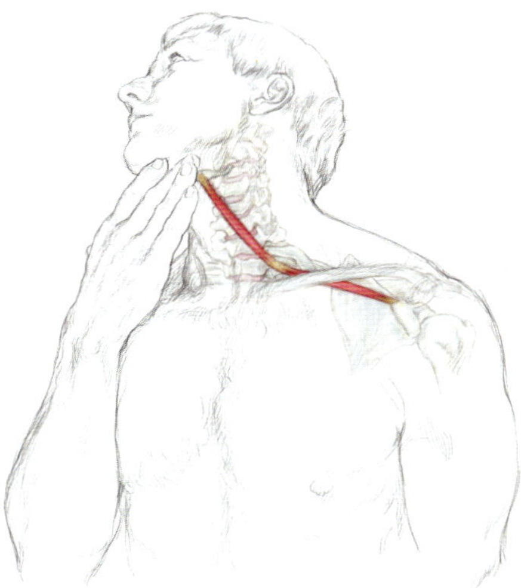

그림 4.2

어깨목뿔근(견갑설골근) (Omohyoid)

이는곳(기시). 어깨뼈위패임 근처인, 어깨뼈의 위앞쪽면

닿는곳(착지). 목뿔뼈

주요 작용. 목뿔뼈를 내리고, 뒤당김하고 고정한다. 양측 근육이 작용하면 목의 굽힘을 돕는다.

신경지배. 목신경고리(ansa cervicalis)의 가지(C1–C3)

스트레칭. 왼쪽 어깨목뿔근을 스트레칭하기 위해, 먼저 여러분의 왼쪽 어깨뼈를 내리고 뒤당김한다(그림 4.2). 여러분의 오른손 손가락을 목뿔뼈의 왼쪽(턱과 목이 만나는 주름)에 배치한다. 오른손의 도움으로, 머리를 오른쪽으로 옆굽힘한 후, 오른쪽으로 돌림한다. 마지막으로, 턱을 들어올리고 머리를 뒤로 젖힌다.

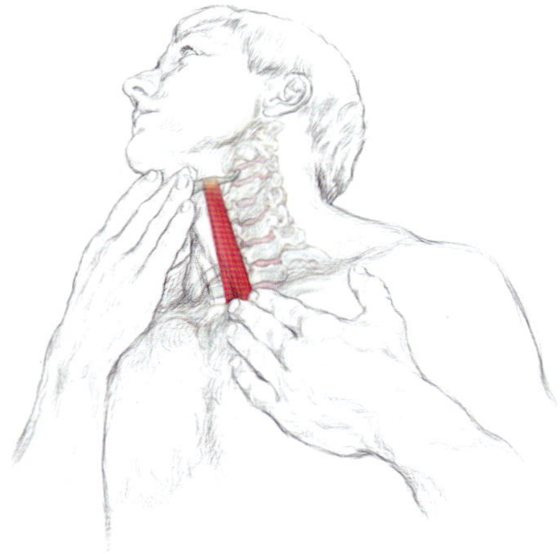

그림 4.3

복장목뿔근(흉골설골근) (Sternohyoid)

이는곳(기시). 복장뼈자루의 뒤쪽면

닿는곳(착지). 목뿔뼈

주요 작용. 목뿔뼈와 인후를 내린다. 목의 굽힘을 돕는다.

신경지배. 목신경고리(C1-C3)

스트레칭. 왼쪽 복장목뿔근을 스트레칭하기 위해, 오른손 손가락을 목의 윗부분인 목뿔뼈에 배치하고, 왼손 손가락을 복장빗장관절에 배치한다(그림 4.3). 왼손이 복장빗장관절을 고정하고 있는 동안, 오른손으로 조심스럽게 머리와 목을 뒤로 젖힌다. 이제는, 조심스럽게 머리를 오른쪽으로 돌린다.

목뼈 폄근 (Cervical Extensors)

아래의 내용은 목뼈 폄근을 위한 스트레칭이다.

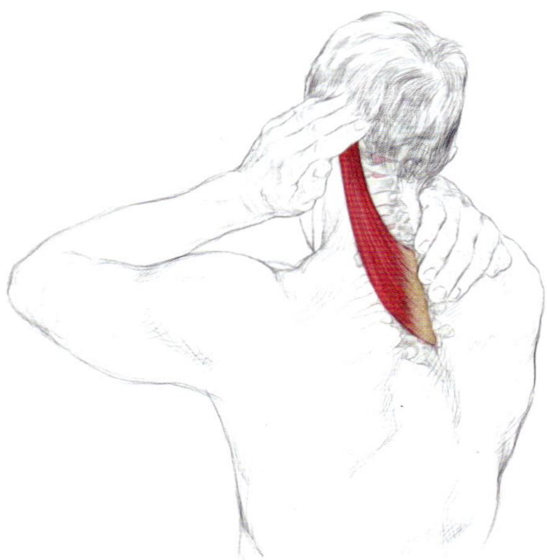

그림 4.4

머리널판근(두판상근) (Splenius Capitus)

이는곳(기시). 위등뼈와 아랫목뼈의 가시돌기

닿는곳(착지). 위목덜미선(superior nuchal line)의 가쪽 1/3에서 꼭지돌기(mastoid process)에 이르는 머리뼈(두개골)의 바닥

주요 작용. 양쪽이 수축하면 머리와 목을 펴고, 한쪽이 수축하면 같은 쪽으로 머리와 목을 옆굽히고 돌린다.

신경지배. 중간 목신경의 뒤쪽가지

스트레칭. 왼쪽 머리널판근을 스트레칭하기 위해, 왼손 손가락을 뒤통수뼈 바닥(가쪽 1 인치에서 중간 지점에 이르는)에 배치한다(그림 4.4). 오른손 손가락을 C6-T1의 가시돌기(목의 바닥에서 가장 많이 튀어나온 가시돌기)에 배치하여 아랫목뼈와 위등뼈를 고정한다. 왼손으로 머리를 오른쪽으로 옆굽힘하고, 그 다음 굽힘과 오른쪽 돌림을 일으킨다. 마지막으로, 턱을 당긴다.

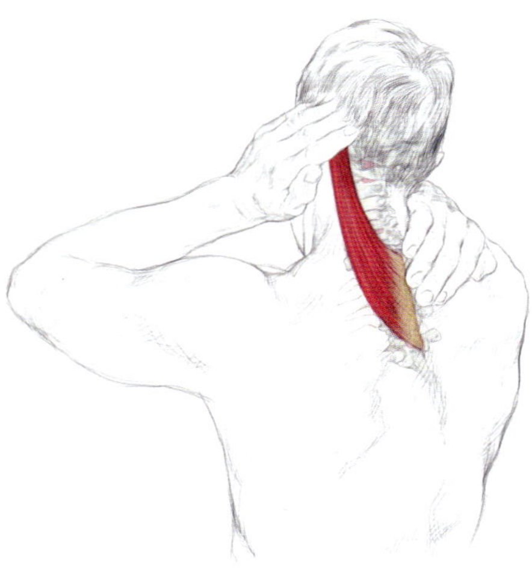

그림 4.5

머리반가시근(두반극근) (Semispinalis Capitus)

이는곳(기시). 등뼈와 목뼈의 가로돌기

닿는곳(착지). 위쪽 닿는곳(착지)인 뒤통수뼈의 가쪽과 중간지점과 4-6분절 위쪽의 가시돌기

주요 작용. 양쪽이 수축하면 머리와 목을 펴고, 한쪽만 수축하면 같은 쪽으로 옆굽힘한다.

신경지배. 목신경의 뒤쪽가지

스트레칭. 왼쪽 머리반가시근을 스트레칭하기 위해, 왼손의 가운데 손가락이 뒤통수뼈 가쪽융기 쪽으로 향하도록 왼손을 머리 뒤쪽에 배치한다(그림 4.5). 턱을 당긴다. 왼손으로 머리와 목을 완전하게 굽히고, 그 다음의 약간 오른쪽 돌림과 옆굽힘을 일으킨다.

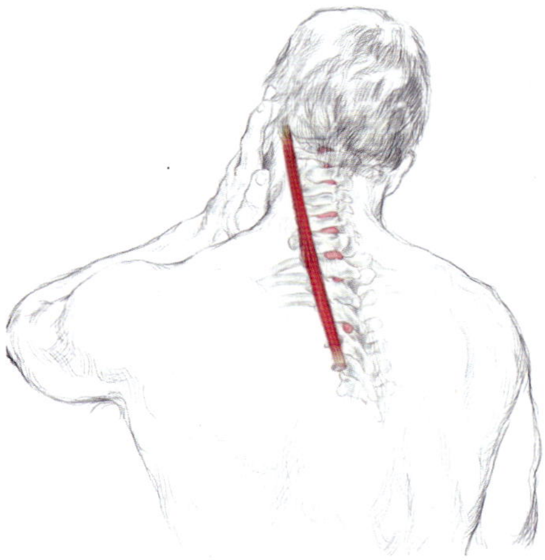

그림 4.6

머리가장긴근(두최장근) (Longissimus Capitus)

이는곳(기시). 아래등뼈와 위등뼈의 가로돌기

닿는곳(착지). 2개 이상 위쪽 척추 분절의 가로돌기에 착지하고, 머리뼈의 꼭지돌기에 착지한다.

주요 작용. 양쪽이 수축하면 머리와 목을 펴고, 한쪽만 수축하면 같은 쪽으로 머리와 목을 옆굽힘하고 돌림한다.

신경지배. 척수신경의 등쪽가지

스트레칭. 왼쪽 머리가장긴근을 스트레칭하기 위해, 왼손 가운데 손가락의 먼쪽손가락사이관절이 왼쪽 꼭지돌기 위에 놓이도록 왼손을 머리/목의 왼쪽면에 배치한다(그림 4.6). 왼손으로 머리의 오른쪽 옆굽힘과 돌림을 유도하고, 그 다음 굽힘시킨다.

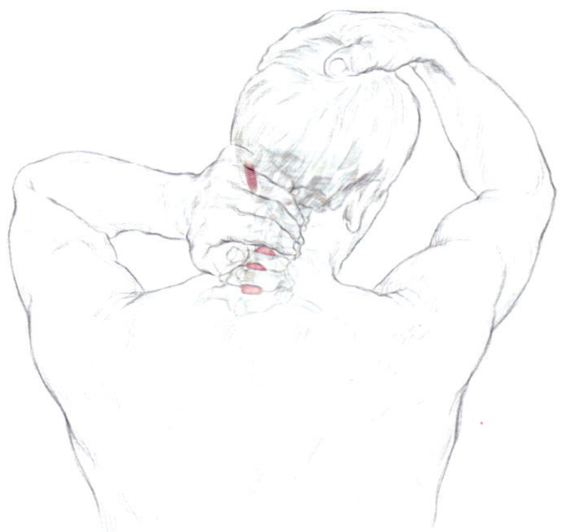

그림 4.7

위머리빗근 (Obliquus Capitus Superior)

이는곳(기시). C1(고리뼈)의 가로돌기

닿는곳(착지). 뒤통수뼈

주요 작용. 양쪽이 수축하면 머리를 뒤쪽으로 펴고, 한쪽만 수축하면 머리를 같은쪽으로 옆굽힘한다.

신경지배. 척수신경의 등쪽가지

스트레칭. 왼쪽 위머리빗근을 스트레칭하기 위해, 왼손으로 머리 바로 아래쪽 목을 잡고 목을 고정한다(그림 4.7). 오른손을 머리 정수리에 놓고 오른쪽으로 머리를 기울이면서, 첫 번째 목뼈 아래의 움직임을 최소화한다. 그 다음, 오른손으로 머리를 약간 오른쪽으로 돌린다.

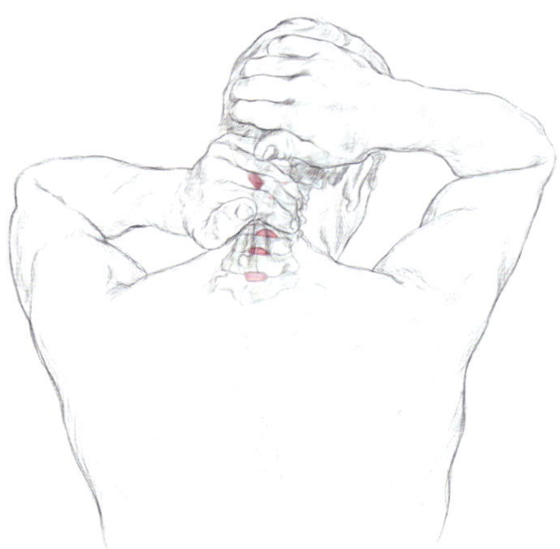

그림 4.8

아랫머리빗근 (Obliquus Capitus Inferior)

이는곳(기시). C2(중쇠뼈)의 가시돌기

닿는곳(착지). C1의 가로돌기

주요 작용. 양쪽이 수축하면 C2에 대해 C1을 펴고, 한쪽만 수축하면 같은 쪽으로 옆굽힘하고 돌림한다.

신경지배. 척수신경의 등쪽가지

스트레칭. 왼쪽 아래머리빗근을 스트레칭하기 위해, 오른손 집게손가락과 가운데손가락이 뒤통수뼈 바로 아래쪽에 놓이도록 오른손을 머리 뒤쪽에 배치한다(그림 4.8). 왼손을 오른손 바로 밑에 놓고 목을 견고하게 잡고 C2 아래의 움직임을 최소화시킨다. 오른손으로 머리를 오른쪽 옆굽힘하고, 오른쪽 돌림한다.

큰뒤머리곧은근 (Rectus Capitus Posterior Major)

이는곳(기시). C2의 가시돌기

닿는곳(착지). 작은뒤머리곧은근의 닿는곳(착지) 바로 가쪽의 뒤통수뼈

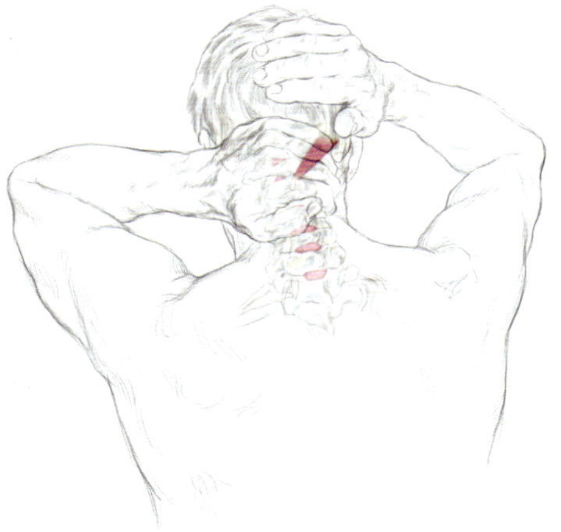

그림 4.9

주요 작용. 양쪽이 수축하면 머리를 뒤쪽으로 펴고, 한쪽만 수축하면 머리를 같은쪽으로 옆굽힘하고 돌림한다.

신경지배. 척수신경의 등쪽가지

스트레칭. 오른쪽 큰뒤머리곧은근을 스트레칭하기 위해, 먼저 뒤통수뼈 아래쪽에 손가락 2개가 들어갈 만큼 틈을 유지하도록 왼손 새끼손가락을 배치하여, 왼손으로 목뒤를 잡는다(그림 4.9). 오른손의 집게손가락과 가운데손가락이 뒤통수뼈 바로 아래쪽에 놓이도록 왼손 위쪽에 오른손을 배치한다. 오른손을 이용하여, 머리를 앞쪽으로 굽히고 왼쪽으로 옆굽힘하고 돌림한다. 이때 왼손으로 C2 아래의 움직임이 최소화되어야 한다.

작은뒤머리곧은근 (*Rectus Capitus Posterior Minor*)

이는곳(기시). C1(고리뼈)의 가시돌기

닿는곳(착지). 큰뒤머리곧은근의 닿는곳(착지)에서 약간 가쪽에서 중간, 그리고 안쪽에 이르는 뒤통수뼈

주요 작용. 머리를 편다.

신경지배. 척수신경의 등쪽가지

스트레칭. 오른쪽 작은뒤머리곧은근을 스트레칭하기 위해, 뒤통수뼈 아래쪽에 손가락 1개가 들어갈 만큼 틈을 유지하도록 왼손 새끼손가락을 배치하여, 왼손으로 목뒤를 잡는다(그림 4.10). 뒤통수뼈의 가쪽융기에 오른손의 집게손가락이 닿도록 오른손을 머리 뒤쪽에 배치한다. 그리고 턱을 당김으로써 조심스럽게 머리를 굽힌다. 그런 다음, 오른손을 이용하여 약간의 왼쪽 돌림과 왼쪽 옆굽힘을 일으킨다. 이때 왼손은 C1 아래쪽을 고정하는 역할을 한다.

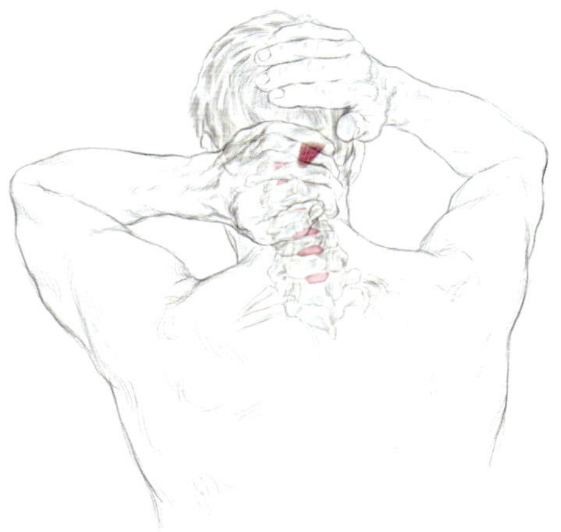

그림 4.10

목뼈 옆굽힘근 (Cervical Side-Benders)

아래의 내용은 목뼈 옆굽힘근을 위한 스트레칭이다.

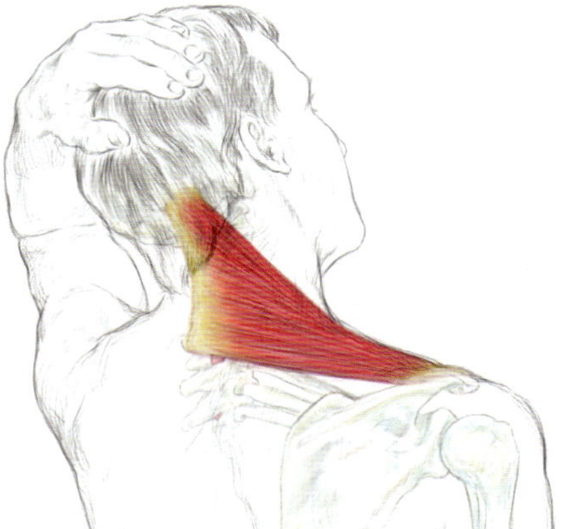

그림 4.11

위등세모근 (*Upper Trapezius*)

이는곳(기시). 뒤통수뼈 가쪽융기와 목덜미선의 가쪽 1/3, 목뼈와 위등뼈의 가시돌기들을 잇는 목덜미인대

닿는곳(착지). 빗장뼈 가쪽 1/3과 어깨뼈의 봉우리돌기

주요 작용. 양쪽이 수축하면 머리를 뒤쪽으로 펴고, 한쪽만 수축하면 머리를 같은쪽으로 옆굽힘하고, 반대쪽으로 돌림한다.

신경지배. 척수더부신경과 C3–C4의 목신경

스트레칭. 오른쪽 위등세모근을 스트레칭하기 위해, 오른쪽 엉덩관절에 있는 오른손을 무릎관절까지 내림으로써 오른쪽 어깨를 내린다(그림 4.11). 머리를 오른쪽으로 돌리고, 그 다음, 왼손을 머리 위에 올려놓고 부드럽게 머리를 왼쪽 옆굽힘시킨다.

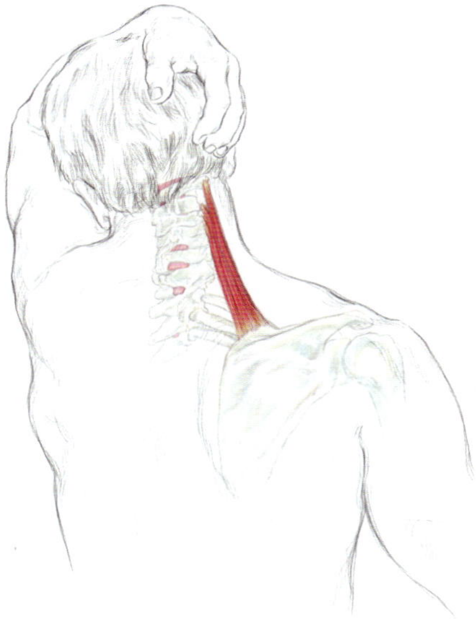

그림 4.12

어깨올림근 (Lavator Scapula)

이는곳(기시). 위쪽 4개 목뼈의 가로돌기

닿는곳(착지). 어깨뼈의 위안쪽 모서리

주요 작용. 어깨뼈를 고정한 상태에서 양쪽이 수축하면 머리와 목을 펴고, 한쪽만 수축하면 머리와 목을 같은쪽으로 옆굽힘하고 돌림한다. 척추뼈가 고정될 때는, 어깨뼈를 올림시킨다.

신경지배. C3–C4 척수신경의 가지

스트레칭. 오른쪽 어깨올림근을 스트레칭하기 위해, 오른손을 45°로 벌림하면서 아래쪽으로 뻗는다(그림 4.12). 머리를 왼쪽으로 돌린다. 왼손 손가락이 머리의 오른쪽 뒤부분을 잡을 수 있도록 왼손을 정수리에 배치한다. 왼손으로 머리와 목을 왼쪽과 앞쪽으로 굽힌다.

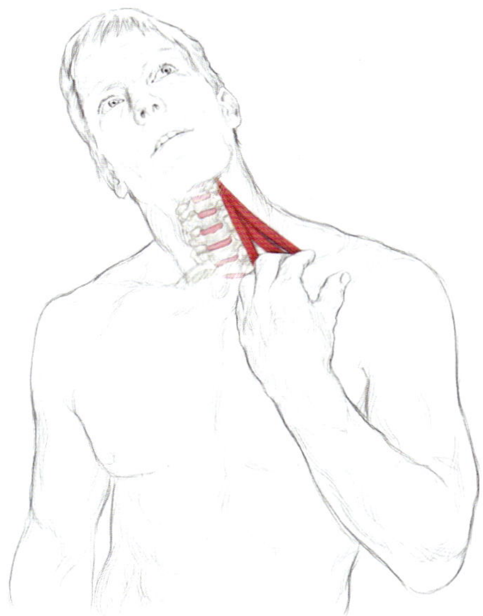

그림 4.13

앞, 중간, 뒤목갈비근

(Scalenes, Anterior, Middle, and Posterior)

이는곳(기시). C2–C7의 가로돌기, 즉, 앞목갈비근은 C3–C6의 가로돌기, 중간목갈비근은 C2–C7의 가로돌기, 뒤목갈비근은 C4–C7의 가로돌기

닿는곳(착지). 앞목갈비근과 중간목갈비근은 첫 번째 갈비뼈에 착지하고, 뒤목갈비근은 두 번째 갈비뼈에 착지한다.

주요 작용. 양쪽이 수축하면 목을 굽히고, 한쪽만 수축하면 목을 같은쪽으로 옆굽힘하고, 반대쪽으로 돌림한다.

신경지배. 목신경의 배쪽가지의 분지

스트레칭. 왼쪽 앞, 중간, 뒤목갈비근을 스트레칭하기 위해, 먼저 왼손 손가락을 빗장뼈 몸통의 중간지점에 배치한다(그림 4.13). 머리를 왼쪽으로 45°로 돌리고, 그 다음, 약간 그리고 조심스럽게 머리를 오른쪽으로 기울인다. 이때 왼손으로 왼쪽 빗장뼈를 고정한다.

목뼈 돌림근 (Cervical Rotators)

아래의 내용은 목뼈 돌림근을 스트레칭이다.

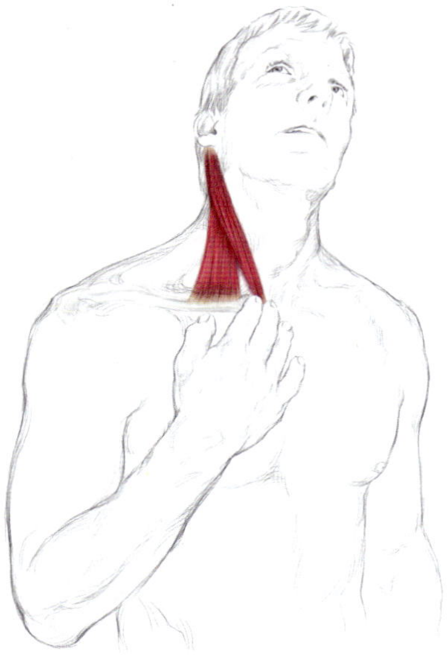

그림 4.14

목빗근 (Sternocleidomastoid)

이는곳(기시). 두 개의 이는곳(기시)을 가지고 있다. 하나는 복장뼈자루의 위앞면이고, 다른 하나는 빗장뼈의 안쪽 끝단(medial end)이다.

닿는곳(착지). 관자뼈의 꼭지돌기

주요 작용. 양쪽이 수축하면 머리와 목을 굽히고, 한쪽만 수축하면 머리를 같은 쪽으로 옆굽힘하고, 반대쪽으로 돌림한다.

신경지배. 척수더부신경과 C2–C3의 척수신경

스트레칭. 오른쪽 목빗근을 스트레칭하기 위해, 먼저 머리를 오른쪽을 돌리고, 오른손 손가락을 오른 빗장뼈의 안쪽 끝단에 놓는다(그림 4.14). 그 다음, 머리를 왼쪽으로 옆굽힘하고, 끝으로 머리와 목을 조심스럽게 뒤쪽으로 젖힌다.

어깨관절 (Shoulder)

아래의 내용은 어깨 근육을 위한 스트레칭이다.

어깨 굽힘근 (Shoulder Flexors)

아래의 내용은 어깨 굽힘근을 위한 스트레칭이다.

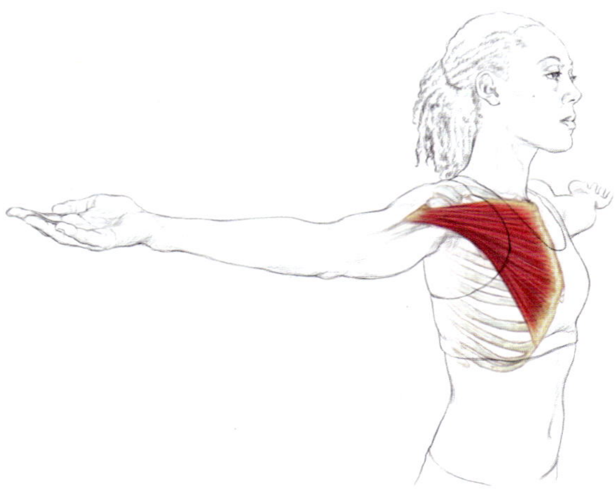

그림 4.15

큰가슴근 (Pectoralis Major)

이는곳(기시). 빗장뼈의 안쪽 1/3, 복장뼈의 가쪽 모서리, 그리고 아래쪽과 가쪽의 대각선 방향을 하는 약 3–5인치 정도되는 갈비뼈우리의 아래쪽 모서리를 따라 기시한다.

닿는곳(착지). 위팔뼈의 큰결절 능선

주요 작용. 위쪽 빗장섬유는 위팔뼈를 굽히고, 아래쪽 복장섬유는 가로모음한다. 위쪽섬유와 아래쪽 섬유가 모두 작용하면 위팔뼈를 안쪽돌림시킨다.

신경지배. 안쪽가슴신경과 가쪽가슴신경(C5–T1)

스트레칭. 양쪽 위섬유를 스트레칭하기 위해, 가능하면 많을수록, 양 팔을 뒤쪽으로 뻗고, 아래팔을 뒤침한다(그림 4/15).

양쪽 아래섬유를 스트레칭하기 위해, 먼저 양쪽 팔을 가로로 벌림하고, 그 다음 팔꿉관절을 90°로 굽힌다(그림 4.16). 이때 팔꿈치를 뒤쪽으로 조금 더 가로벌림한다.

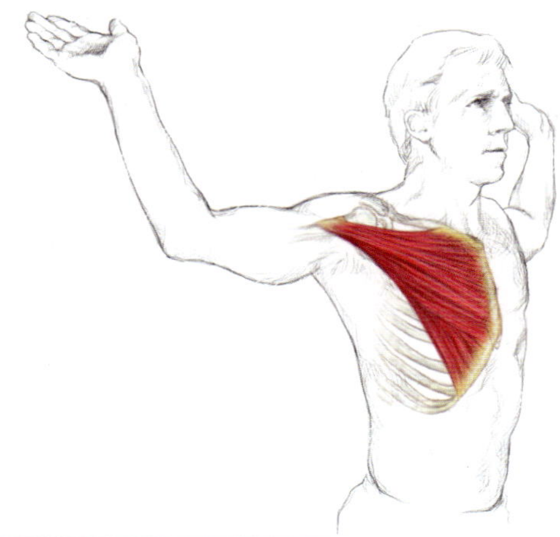

그림 4.16

이런 동작을 위해 여러분은 문입구를 이용할 수도 있다. 위의 스트레칭은 문입구 안에 서서, 양 손을 위쪽과 가로로 벌려 양쪽 문기둥을 잡는다. 이런 스트레칭을 할 때는 척추를 곧게 펴고 조심스럽게 몸을 기울여야 한다.

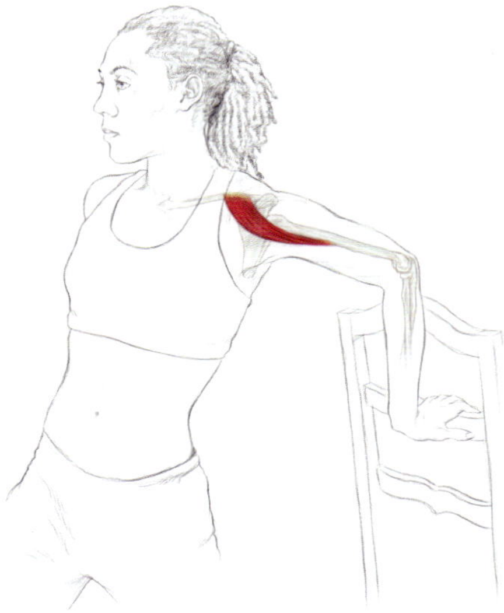

그림 4.17

앞어깨세모근 (Anterior Deltoid)

이는곳(기시). 빗장뼈 가쪽 1/3

닿는곳(착지). 위팔뼈 중간몸통 가쪽에 있는 어깨세모근거친면(중간섬유와 뒤섬유가 만나는 부위)

주요 작용. 위팔뼈를 굽히고 안쪽돌림시킨다.

신경지배. 겨드랑이신경(C5, C6)

스트레칭. 왼팔의 앞어깨세모근을 스트레칭하기 위해, 팔을 펴고 아래팔을 뒤침시킨 상태로 여러분의 뒤쪽에 손을 배치한다(그림 4.17). 그 다음, 팔꿈치를 90°로 굽혀 여러분의 손을 의자등받이나 카운터 위에 놓는다. 양쪽 무릎을 굽히면서 조심스럽게 여러분의 몸통을 아랫방향으로 내린다. 이때 여러분의 몸통은 똑바른 자세를 취해야 하고, 왼쪽 팔꿈치가 여러분 뒤쪽에 있어야 한다.

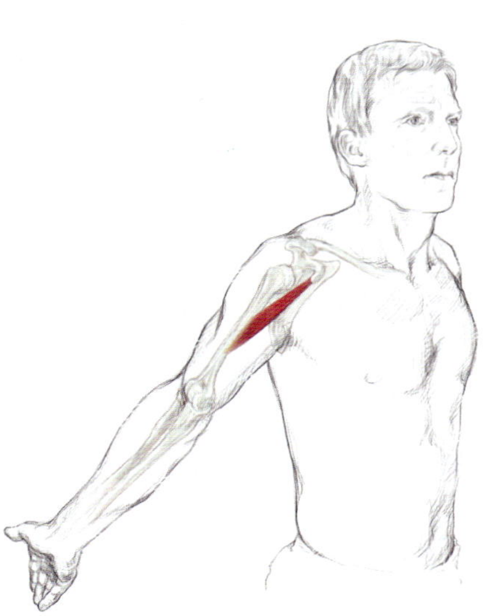

그림 4.18

부리위팔근(오훼상완근) (Coracobrachillis)

이는곳(기시). 어깨뼈의 부리돌기

닿는곳(착지). 위팔뼈 중간몸통의 앞안쪽 면

주요 작용. 위팔뼈를 굽히고 모음한다.

신경지배. 근피부신경(C5, C6, C7)

스트레칭. 오른팔의 부리위팔근을 스트레칭하기 위해, 위팔을 60°로 벌림한 후, 위팔을 가쪽돌림시킨다(그림 4.18). 60°의 벌림을 유지한 채 위팔을 뒤쪽으로 편다.

어깨뼈에 작용하는 어깨 굽힘근 (Shoulder Flexior Acting on the Scapula)

아래의 내용은 어깨뼈에 작용하는 어깨 굽힘근을 위한 스트레칭이다.

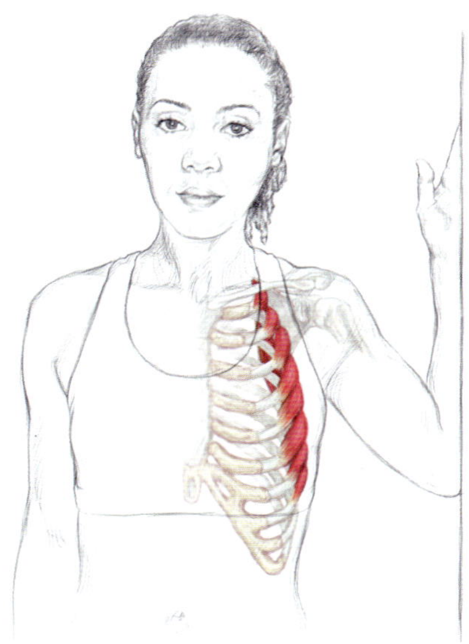

그림 4.19

앞톱니근(전거근) *(Serratus Anterior)*

이는곳(기시). 위쪽으로부터 8번째 혹은 9번째 갈비뼈의 앞가쪽면. 일반적으로 겨드랑이의 앞쪽과 아래쪽

닿는곳(착지). 어깨뼈의 안쪽모서리 전체(어깨뼈와 가슴우리 사이를 지나간다)

주요 작용. 어깨뼈를 위방향 돌림하고 내밈한다. 팔을 머리 위로 올리는데 도움을 준다. 특히 높은 각도로 들어올린다.

신경지배. 긴가슴신경(C5–C7)

스트레칭. 왼쪽 어깨의 앞톱니근을 스트레칭하기 위해, 위팔뼈가 왼쪽 옆구리에 붙어 있도록 먼저 왼팔의 팔꿉관절을 완전하게 굽힌다(그림 4.19). 왼쪽의 손, 아래팔, 어깨 앞쪽이 벽이나 문기둥에 배치한다. 그 다음, 가슴과 어깨를 오른쪽으로 돌림으로써 조심스럽게 왼쪽의 손, 아래팔, 어깨에 압박을 가한다.

위등세모근 *(Upper Trapezius)*

"머리와 목"에 있는 위등세모근의 스트레칭을 참고하기 바란다.

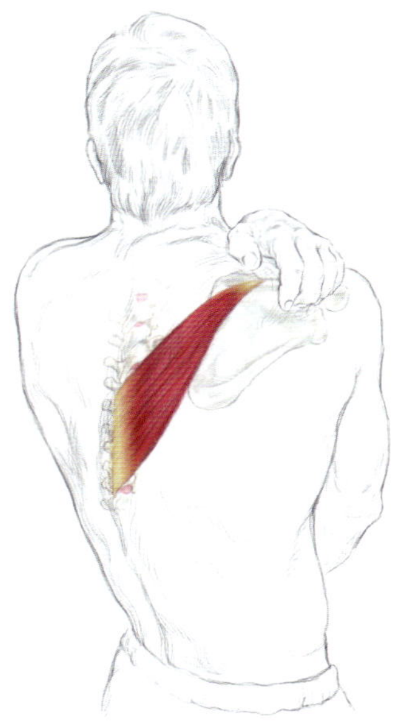

그림 4.20

아래등세모근 *(Lower Trapezius)*

이는곳(기시). 아래등세모근은 중간등세모근과 연결되어, T6–T12의 가시돌기에서 기시한다.

닿는곳(착지). 어깨뼈 가시의 안쪽면에서 기시하며, 아래섬유는 정중선 가까이에 붙어 있고, 위쪽섬유는 약간 더 가쪽에 붙어 있다.

주요 작용. 어깨뼈의 안쪽모서리를 아랫방향으로 당기는 동안, 어깨뼈를 위쪽방향 돌림한다.

신경지배. 척수더부신경과 C3–C4의 목신경

스트레칭. 오른쪽 아래등세모근을 스트레칭하기 위해, 왼손이 오른쪽 어깨뼈 가시의 안쪽모서리를 잡을 수 있도록 왼손을 오른쪽 어깨로 뻗는다(그림 4.20). 왼손을 어깨뼈를 위쪽과 가쪽으로 당기고, 마지막에는, 왼손의 당김을 그대로 유지한 채, 몸통을 왼쪽으로 돌림한다.

어깨 폄근 (Shoulder Extensors)

아래의 내용은 어깨 폄근을 위한 스트레칭이다.

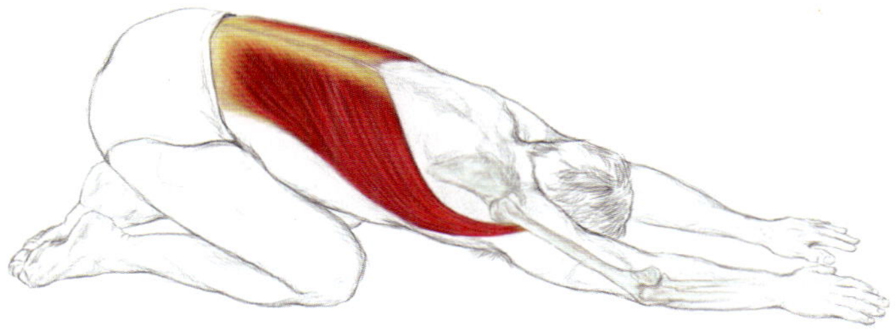

그림 4.21

넓은등근(광배근) (Latissimus Dorsi)

이는곳(기시). 허리뼈, 엉치뼈, 골반의 뒤쪽에 붙어 있는 큰 힘줄띠

닿는곳(착지). 위팔뼈 몸쪽의 앞쪽면에 있는 결절사이고랑

주요 작용. 위팔뼈를 폄하고, 모음하고, 안쪽돌림한다.

신경지배. 가슴등신경(C6, C7, C8)

스트레칭. 마루바닥에서 발꿈치 위에 앉는 자세를 취한다(그림 4.21). 양쪽 팔을 앞으로 쭉 뻗어 마루 바닥에 놓는다. 궁둥이가 발꿈치로부터 떨어지지 않는 범위 내에서 가능한 멀리 양 손을 앞쪽으로 뻗는다. 오른쪽 넓은등근을 스트레칭하기 위해, 왼쪽으로 약 10인치 정도 양 손을 움직인다. 양 손의 위치를 그대로 유지한 채, 발꿈치 쪽으로 조심스럽게 다시 앉는다.

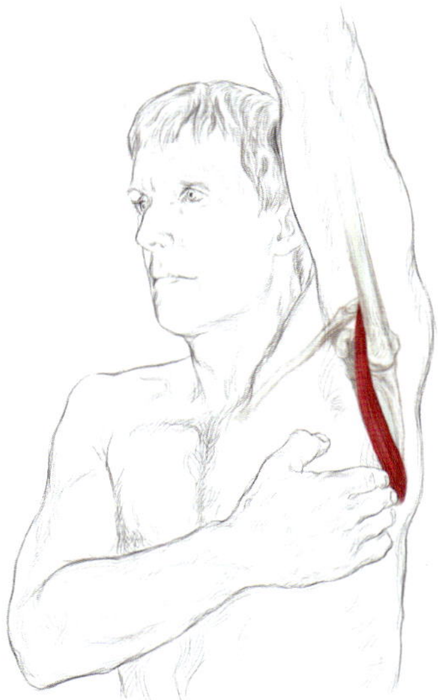

그림 4.22

큰원근 (Teres Major)

이는곳(기시). 어깨뼈 아래각의 뒤가쪽면

닿는곳(착지). 위팔뼈의 작은결절 능선(위팔뼈의 앞쪽면)

주요 작용. 위팔뼈를 모음하고, 안쪽돌림하고, 폄한다.

신경지배. 아래어깨밑신경(C5, C6, C7)

스트레칭. 왼쪽 큰원근을 스트레칭하기 위해, 왼팔을 최대로 벌림하고 굽힘한다. 왼쪽 어깨를 최대로 벌림하고 가쪽돌림한다(그림 4.22). 오른손을 가슴 앞쪽으로 가로질러, 왼쪽 어깨뼈의 가쪽 모서리에 오른손 손가락을 닿게 한다. 마지막에는, 왼쪽 어깨뼈 뒷면의 아래 모서리를 압박한다. 이때 머리 보다 뒤쪽으로 위쪽 팔(왼팔)을 굽힘한다.

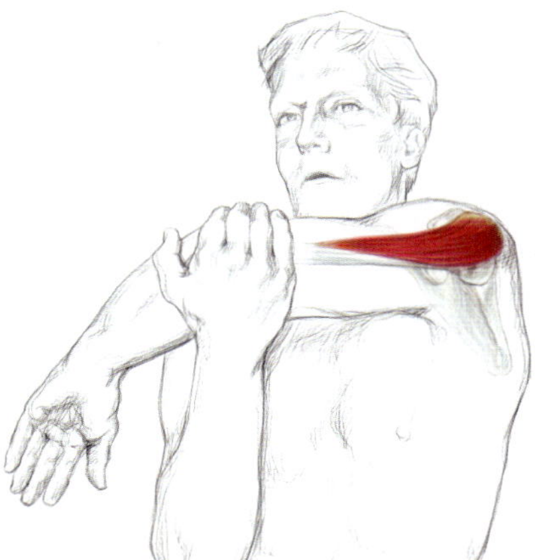

그림 4.23

뒤어깨세모근 (Posterior Deltoid)

이는곳(기시). 어깨뼈 가시의 대부분

닿는곳(착지). 앞섬유와 중간섬유가 만나는 부위인, 어깨세모근거친면

주요 작용. 위팔뼈를 모음하거나 굽힘한 상태에서, 그 위팔뼈를 폄하고 가쪽돌림한다. 위팔뼈가 올라갔을 때는 가로로 벌림한다.

신경지배. 겨드랑이신경(C5, C6)

스트레칭. 왼쪽 뒤어깨세모근을 스트레칭하기 위해, 오른손을 이용해 가슴을 가로지르면서 왼쪽 팔꿈치를 당긴다. 이때 왼쪽 팔꿈치가 잠기지 않아야 하고, 왼손이 쭉 처져 있어야 한다(그림 4.23).

어깨뼈에 작용하는 어깨 폄근 (Shoulder Extensors Acting on the Scapula)

아래의 내용은 어깨뼈에 작용하는 어깨 폄근을 위한 스트레칭이다.

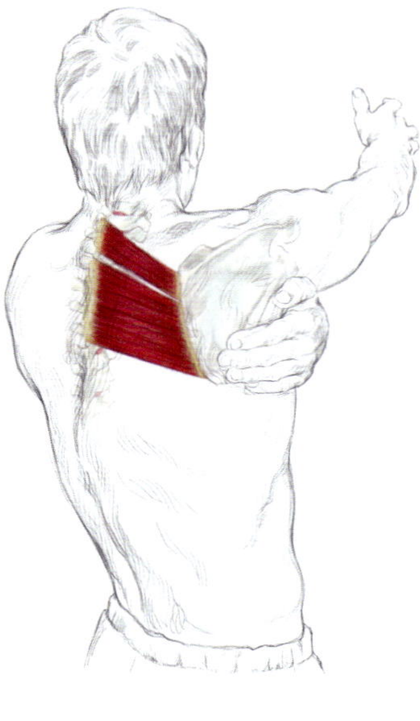

그림 4.24

큰/작은마름근 (Rhomboid Major and Minor)

이는곳(기시). 작은마름근은 C7–T1의 가시돌기에서 기시하고, 큰마름근은 T2–T5의 가시돌기에서 기시한다.

닿는곳(착지). 작은마름근은 어깨뼈 가시 높이의 어깨뼈 안쪽모서리에서 착지하고, 큰마름근은 작은마름근의 닿는 곳(착지) 아래에서부터 기시하여 즉, 어깨뼈가시에서부터 아래각까지 착지한다.

주요 작용. 어깨뼈를 정중선 쪽으로 모음하고, 아랫방향으로 돌림한다.

신경지배. 등쪽어깨뼈신경(C4, C5)

스트레칭. 오른쪽 어깨에 붙어 있는 마름근들을 스트레칭하기 위해, 왼손을 가슴을 가로질러 오른쪽 겨드랑이 아래쪽에 배치한다(그림 4.24). 가능하면 멀리 오른쪽 어깨를 내밈하여, 왼손으로 오른쪽 어깨뼈를 가로질러 잡는다. 오른쪽 어깨뼈를 위쪽과 앞쪽으로 당기는 동안, 오른손을 여러분의 왼쪽으로 가로질러 뻗는다.

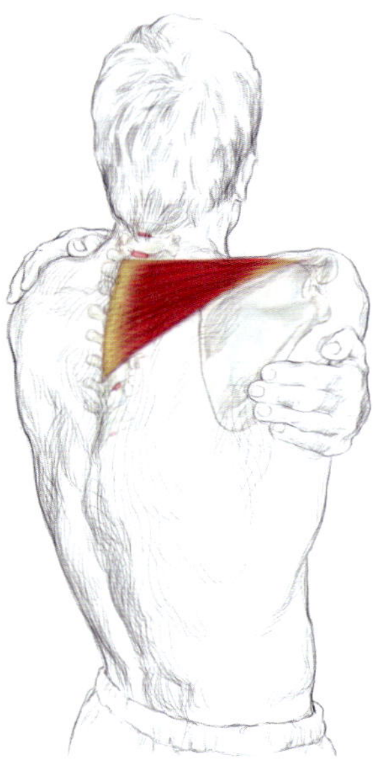

그림 4.25

중간등세모근 (Middle Trapezius)

이는곳(기시). 위등세모근에 연결되어, T1–5의 가시돌기에서 기시한다.

닿는곳(착지). 어깨뼈 가시의 가쪽면과 봉우리돌기

주요 작용. 어깨뼈를 모음하고, 정중선 쪽으로 어깨뼈를 당긴다.

신경지배. 척수더부신경과 C3–C4의 목신경

스트레칭. 오른쪽 어깨의 중간등세모근을 스트레칭하기 위해, 오른손을 뻗어 왼쪽 어깨에 배치한다(그림 4.25). 왼손을 어깨쪽 겨드랑이 아래쪽으로 뻗어 오른쪽 어깨뼈의 등쪽에 배치한다. 오른쪽 어깨뼈가 좀더 내밈되도록, 왼손으로 오른쪽 어깨를 강하게 당기는 동안, 오른쪽 어깨를 내밈한다.

어깨 벌림근 (Shoulder Abductors)

아래의 내용은 어깨 벌림근을 위한 스트레칭이다.

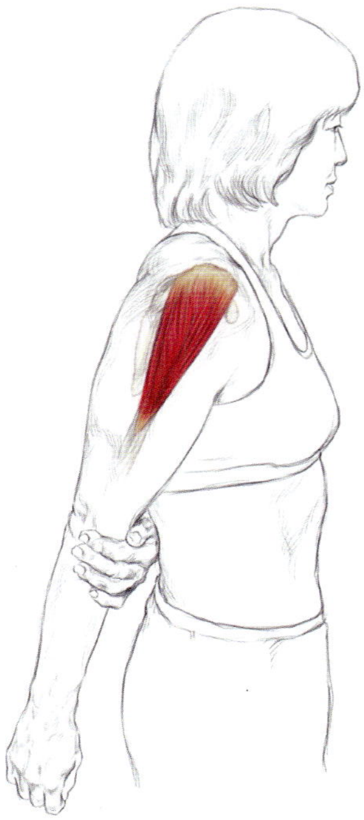

그림 4.26

중간어깨세모근 (Middle Deltoid)

이는곳(기시). 어깨뼈의 봉우리돌기

닿는곳(착지). 어깨세모근의 앞쪽섬유와 뒤쪽섬유가 만나는 위팔뼈 중간몸통의 가쪽 부위인, 어깨세모근거친면

주요 작용. 팔을 가쪽과 위쪽으로 벌림한다.

신경지배. 겨드랑이신경(C5, C6)

스트레칭. 오른쪽 어깨의 중간어깨세모근을 스트레칭하기 위해, 먼저 등 뒤쪽으로 오른팔을 뻗는다(그림 4.26). 오른팔을 몸통 쪽에 더 가까이 붙인 상태에서, 왼손을 이용해 팔을 모음한다(팔을 왼쪽으로 가로질러 당긴다).

어깨뼈에 작용하는 어깨 벌림근 (Shoulder Abductors Acting on the Scapula)

아래의 내용은 어깨뼈에 작용하는 어깨 벌림근을 위한 스트레칭이다.

위등세모근 (Upper Trapezius)

"머리와 목"에 있는 위등세모근의 스트레칭을 참고하기 바란다.

아래등세모근 (LowerTrapezius)

"어깨뼈에 작용하는 어깨 굽힘근"에 있는 아래등세모근의 스트레칭을 참고하기 바란다.

앞톱니근 (Serratus Anterior)

"어깨뼈에 작용하는 어깨 굽힘근"에 있는 앞톱니근의 스트레칭을 참고하기 바란다.

어깨올림근 (Levator Scapula)

"머리와 목"에 있는 어깨올림근의 스트레칭을 참고하기 바란다.

어깨뼈에 작용하는 어깨 모음근 (Shoulder Adductors)

아래의 내용은 어깨뼈에 작용하는 어깨 모음근을 위한 스트레칭이다.

넓은등근 (Latissmus Dorsi)

"어깨 폄근"에 있는 넓은등근의 스트레칭을 참고하기 바란다.

큰가슴근 (Pectoralis Major)

"어깨 굽힘근"에 있는 큰가슴근의 스트레칭을 참고하기 바란다.

큰원근 (Teres Major)

"어깨 폄근"에 있는 큰원근의 스트레칭을 참고하기 바란다.

어깨뼈에 작용하는 어깨 모음근 (Shoulder Adductors Acting on the Scapula)

아래의 내용은 어깨뼈에 작용하는 어깨 모음근을 위한 스트레칭이다.

큰/작은마름근 (Rhomboids Major and Minor)

"어깨뼈에 작용하는 어깨 폄근"에 있는 큰/작은 마름근의 스트레칭을 참고하기 바란다.

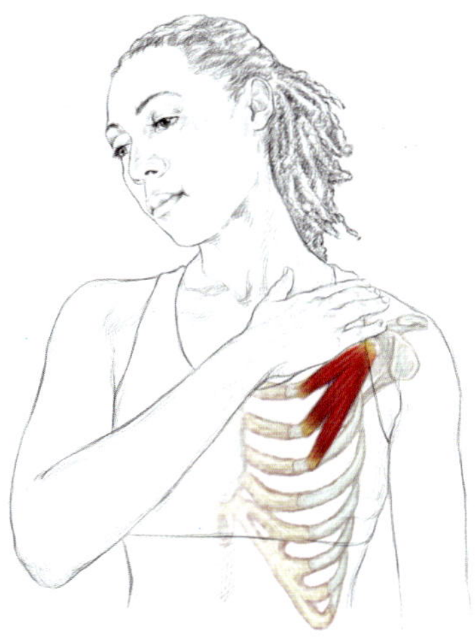

그림 4.27

작은가슴근 (Pectoralis Minor)

이는곳(기시). 세 번째 갈비뼈에서 다섯 번째 갈비뼈

닿는곳(착지). 어깨뼈의 부리돌기(위팔뼈머리의 바로 안쪽)

주요 작용. 어깨뼈를 내림하고 내밈한다.

신경지배. 안쪽가슴신경(C8–T1)

스트레칭. 왼쪽 작은가슴근을 스트레칭하기 위해, 오른손 가운데손가락이 왼쪽 어깨의 부리돌기에 놓이도록 오른손을 가슴 왼쪽에 배치한다(그림 4.27). 오른손의 힘과, 왼쪽 어깨뼈의 뒤당김근과 올림근의 능동 수축을 이용해, 오른손바닥으로 왼쪽 어깨를 위쪽과 뒤쪽으로 가이드해 준다. 여러분은 오른쪽 어깨뼈의 올림근으로 이런 움직임을 도울 수 있다.

돌림소매근 (Rotator Cuff)

아래의 내용은 돌림소매근을 위한 스트레칭이다.

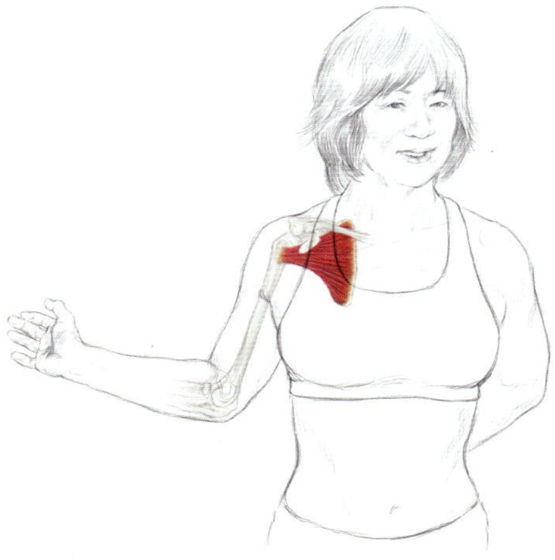

그림 4.28

어깨밑근(견갑하근) *(Subscapularis)*

이는곳(기시). 어깨뼈의 앞쪽면 전체

닿는곳(착지). 위팔뼈의 작은결절

주요 작용. 위팔뼈를 옆구리에 붙인 상태에서 위팔뼈를 안쪽돌림한다. 오목위팔관절의 일차 고정근으로 작용한다.

신경지배. 위와 아래의 어깨밑신경(C5, C6, C7)

스트레칭. 오른쪽 어깨밑근을 스트레칭하기 위해, 오른쪽 팔꿈치를 90°로 굽히고, 위팔뼈를 가쪽돌림한다(그림 4.28). 오른쪽 팔꿈치를 옆구리에 붙인 상태에서, 오른손 손바닥이 문기둥이나 다른 고정 물체의 앞쪽으로 향하도록 배치한다. 조심스럽게 몸통을 왼쪽으로 돌린다. 이때 오른 위팔뼈의 위치를 유지해야 한다.

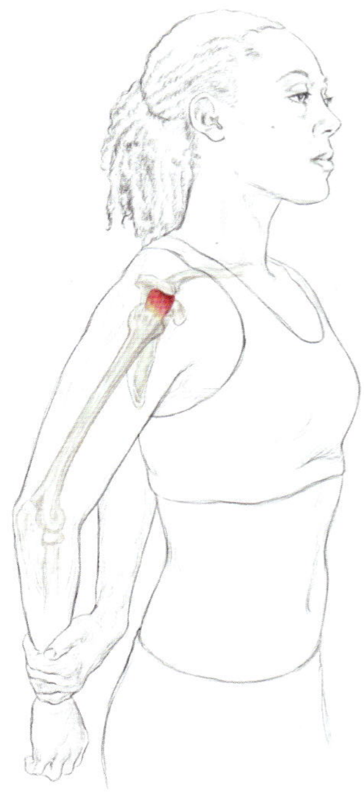

그림 4.29

가시위근(극상근) *(Supraspinatus)*

이는곳(기시). 가시위오목(극상와)

닿는곳(착지). 위팔뼈 큰결절의 위쪽면

주요 작용. 팔의 벌림을 돕고, 어깨의 움직임이 일어나는 동안 관절오목 안에서 위팔뼈머리의 고정을 돕는다.

신경지배. 어깨위신경(C4, C5, C6)

스트레칭. 오른쪽 어깨의 가시위근을 스트레칭하기 위해, 오른손을 뻗어 등 뒤쪽으로 가져간다(그림 4.29). 왼손으로, 오른 아래팔을 잡고 가쪽돌림시킨다. 오른팔을 뒤쪽으로 당긴 후, 다시 왼쪽으로 당겨, 팔을 모음한다.

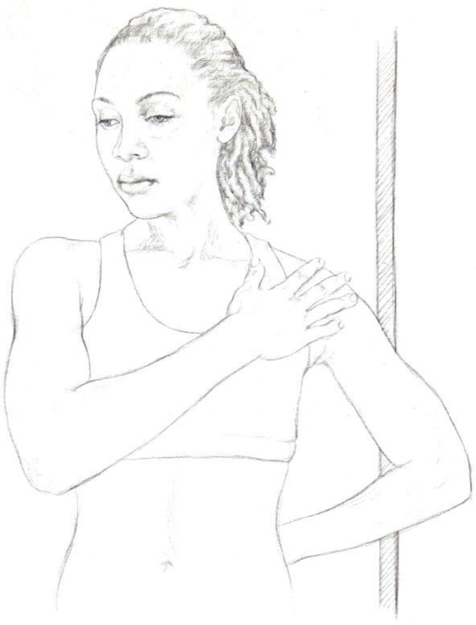

그림 4.30A

가시아래근과 작은원근
(Infraspinatus and Teres Minor)

이는곳(기시). 어깨뼈가시 아래에 있는 어깨뼈의 뒤쪽면

닿는곳(착지). 큰결절을 따라 위팔뼈머리의 뒤쪽면. 그리고 가시아래근은 작은원근 바로 위쪽에 착지한다.

주요 작용. 위팔뼈를 가쪽돌림한다. 그리고, 위팔뼈머리가 관절오목 안에 잘 고정되도록 돕는다.

신경지배. 가시아래근은 어깨밑신경(C5, C6)이 지배하고, 작은원근은 겨드랑이신(C5, C6)이 지배한다.

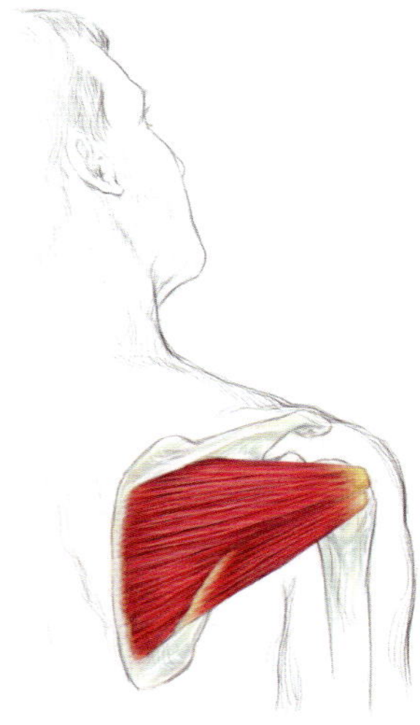

그림 4.30B

스트레칭. 왼쪽 가시아래근과 작은원근을 스트레칭하기 위해, 왼손을 등 뒤쪽에 배치하고 선 자세에서, 팔꿈치를 90° 로 굽히고, 오른손 손가락을 왼쪽 위팔뼈머리의 앞쪽면에 닿도록 한다(그림 4.30). 팔꿈치가 문설주에 압박되도록 팔꿈치를 문기둥 쪽으로 천천히 후진한다. 오른손의 압박으로 왼쪽 위팔뼈머리를 고정해야 한다.

팔꿉관절 (Elbow)

아래의 내용은 팔꿉관절의 근육을 위한 스트레칭이다.

팔꿉관절 굽힘근 (Elbow Flexors)

아래의 내용은 팔꿉관절의 굽힘근을 위한 스트레칭이다.

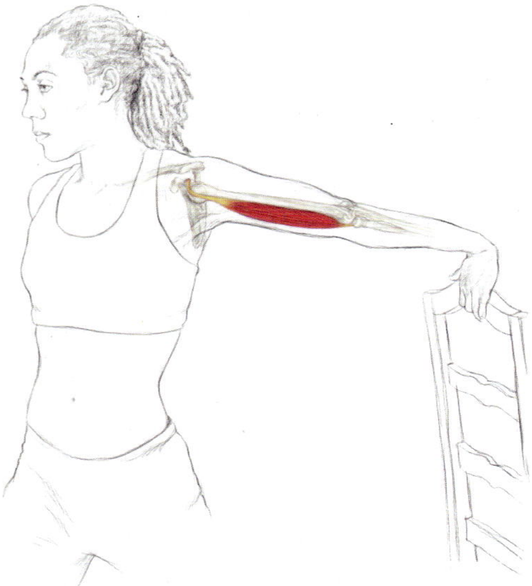

그림 4.31

위팔두갈래근 (Biceps Brachii)

이는곳(기시). 긴갈래근은 어깨뼈의 오목위결절에서 기시하고, 짧은갈래근은 어깨뼈의 부리돌기에서 기시한다.

닿는곳(착지). 노뼈의 위팔두갈래근거친면(노뼈 안쪽면에 있는 뼈성 돌출부로서, 먼쪽 팔꿈치에서 약 1인치 떨어져 있다)

주요 작용. 팔꿈치를 굽히고, 아래팔을 뒤침한다. 역할은 작지만, 위팔뼈의 굽힘에 도움을 준다.

신경지배. 근피부신경(C5, C6)

스트레칭. 오른팔의 위팔두갈래근의 긴갈래를 스트레칭하기 위해, 먼저 오른 팔꿈치를 완전하게 편다(그림 4.31). 펴진 팔을 안쪽돌림하고, 그 다음 끝범위까지 팔을 편다. 이런 자세에서, 왼손 손바닥을 의자등받이에 배치한다. 자세를 똑바로 유지한 채, 조심스럽게 양쪽 무릎을 굽히면서 몸을 아래쪽으로 내린다. 이때, 벽에 오른손을 고정시킨다.

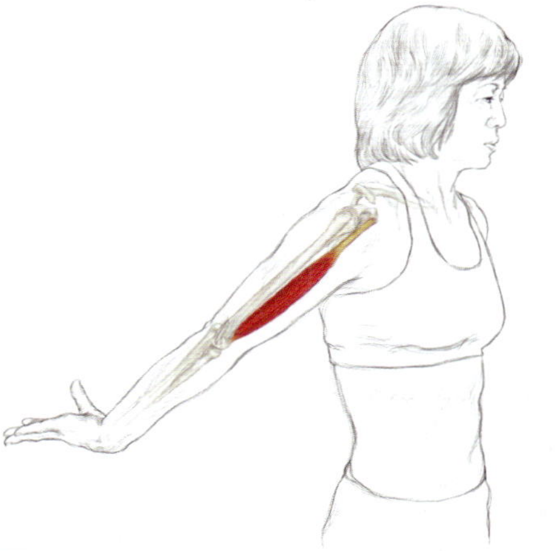

그림 4.32

위팔두갈래근의 짧은갈래 (Short Head of Biceps Brachii)

이는곳(기시). 어깨뼈의 부리돌기(위팔두갈래근 참조)

닿는곳(착지). 위팔뼈 중간몸통의 안쪽면

주요 작용. 위팔을 굽힘하고 모음한다.

신경지배. 근피부신경(C5, C6)

스트레칭. 위팔두갈래근의 짧은갈래를 스트레칭하기 위해, 먼저 오른쪽 팔꿈치를 편한 후, 그 팔을 안쪽돌림하고 약간 벌림한다(그림 4.32). 오른손을 뒤쪽, 위쪽, 그리고 몸통으로부터 약간 떨어지게 뻗는다.

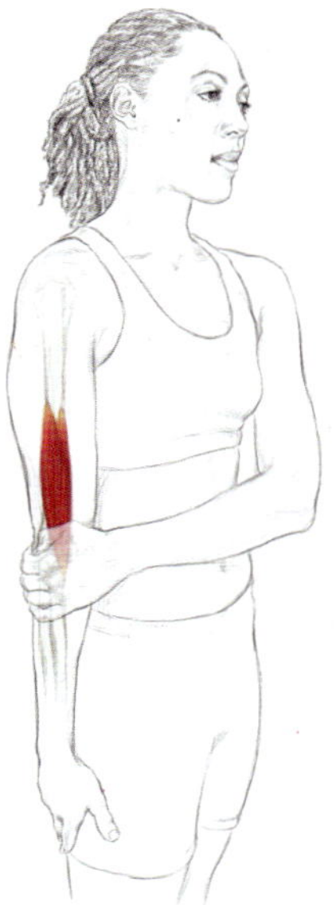

그림 4.33

위팔근 (Brachialis)

이는곳(기시). 위팔뼈 먼쪽 1/2의 앞쪽면

닿는곳(착지). 갈고리돌기와 자뼈거친면(자뼈 몸쪽의 앞쪽면)

주요 작용. 팔꿈치를 편다.

신경지배. 근피부신경(C5, C6)

스트레칭. 오른팔의 위팔근을 스트레칭하기 위해, 오른팔을 몸에 붙여 쭉 펴고, 손바닥이 엉덩관절 쪽으로 향하게 한다(그림 4.33). 왼손을 오른 팔꿈치의 뒤쪽에 배치하고, 오른 팔꿈치가 폄되도록 천천히 당긴다.

> **주의!** 팔꿉관절은 폄의 끝범위에서 뼈성 차단을 가지고 있다. 이런 스트레칭을 할 때 나타나는 저항은 근육성 저항임을 명심해야 한다. 즉, 뼈성 끝느낌이 나타나는 것이 아니라, 고무나 스프링과 같은 끝느낌이 나타나야 한다. 여러분은 팔꿉관절의 손상을 초래할 수 있는 불필요한 스트레스를 팔꿉관절에 가할 수 있다. 만약 그런 손상이 의심되면, 전문가에게 체크를 받도록 한다.

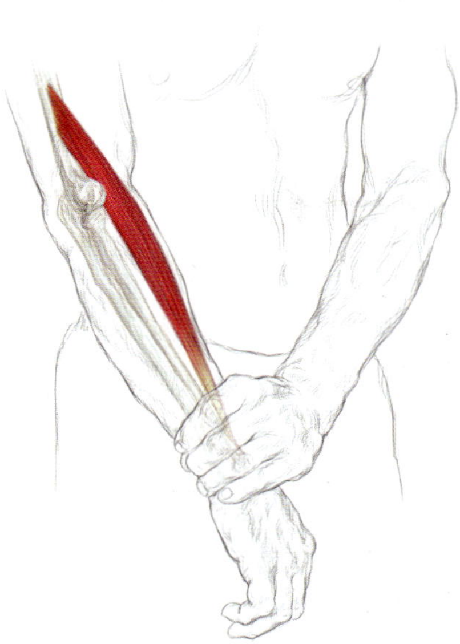

그림 4.34

위팔노근 (Brachioradialis)

이는곳(기시). 위팔뼈의 가쪽 위관절융기 능선

닿는곳(착지). 노뼈 먼쪽의 가쪽면

주요 작용. 팔꿉관절을 굽힘한다. 뒤침을 엎침되게 돕고, 또 엎침을 뒤침되게 돕는다.

신경지배. 노신경(C5, C6)

스트레칭. 오른팔의 위팔노근을 스트레칭하기 위해, 오른 아래팔을 완전하게 폄하고 안쪽돌림한다(그림 4.34). 오른 손목을 잡기 위해 그리고 아래팔을 엎침하기 위해 여러분의 왼손을 사용한다. 이때 여러분은 능동적으로 위팔뼈를 가쪽돌림한다.

팔꿉관절 폄근 (Elbow Extensors)

아래의 내용은 팔꿉관절의 폄근을 위한 스트레칭이다.

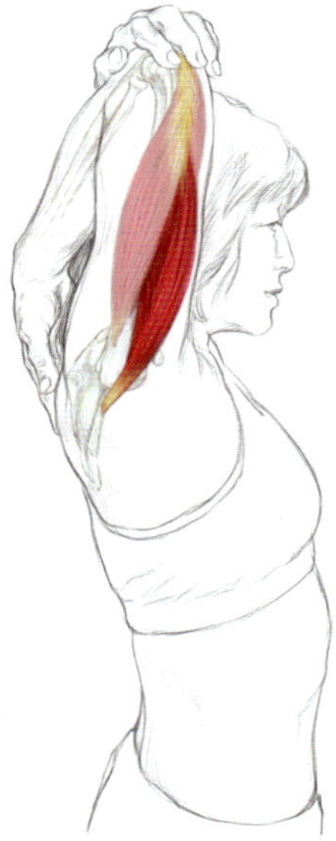

그림 4.35

위팔세갈래근 : 긴갈래 (Triceps Brachii: Head)

이는곳(기시). 오목아래결절

닿는곳(착지). 가쪽 및 안쪽 갈래와 연결되어, 자뼈의 팔꿈치돌기에서 착지한다.

주요 작용. 팔꿈치를 펴하고, 어깨의 폄과 모음에 도움을 준다.

신경지배. 노신경(C6, C7, C8)

스트레칭. 오른 위팔세갈래근을 스트레칭하기 위해, 오른손을 머리 위로 뻗는다(그림 4.35). 오른쪽 어깨뼈를 긁을 수 있도록 오른 팔꿈치를 최대로 굽힌다. 왼손으로, 오른 팔꿈치를 잡고, 뒤쪽과 왼쪽으로 당긴다.

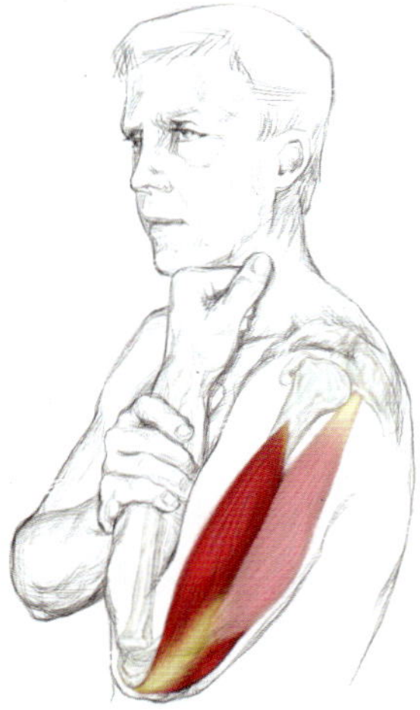

그림 4.36A

위팔세갈래근 : 가쪽갈래 및 중간갈래 (Triceps Brachii: Lateral and Middle Heads)

이는곳(기시). 가쪽갈래는 위팔뼈 뒤가쪽의 위쪽 1/3에서 기시하고, 안쪽갈래는 위팔뼈 뒤안쪽면의 아래쪽 2/3에서 기시한다.

닿는곳(착지). 긴갈래와 연결되어, 자뼈의 팔꿈치돌기에서 착지한다.

주요 작용. 팔꿈치를 폄한다.

신경지배. 노신경(C6, C7, C8)

스트레칭. 왼쪽 위팔세갈래근의 가쪽갈래와 중간갈래를 스트레칭하기 위해, 먼저 왼쪽 팔꿈치를 최대한으로 굽힌다(그림 4.36A). 그 다음, 오른손으로 손목 몸쪽의 왼쪽 아래팔을 잡는다. 아래팔에 압박을 적용하여, 어깨 쪽으로 손목을 밀어 팔꿈치를 굽힌다.

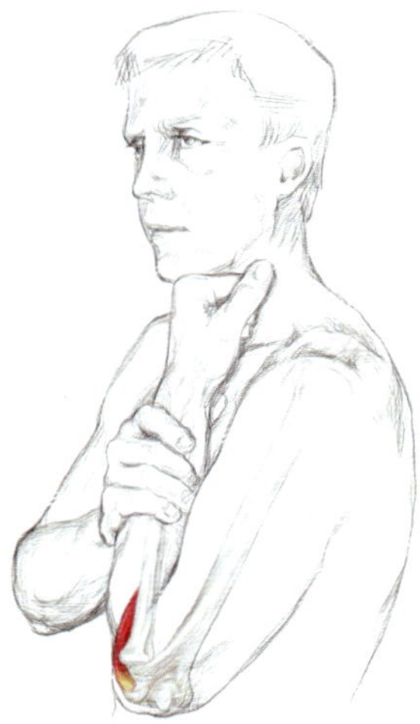

그림 4.36B

팔꿈치근 (Anconeus)

이는곳(기시). 위팔뼈의 가쪽관절융기

닿는곳(착지). 자뼈 팔꿈치돌기의 가쪽면

주요 작용. 팔꿈치의 폄을 돕는다.

신경지배. 노신경(C7, C8, T1)

스트레칭. 위팔세갈래근의 가쪽갈래와 중간갈래의 스트레칭을 참고한다(그림 4.36B).

손목과 손 (Wrist and Hand)

아래의 내용은 손목과 손의 근육들을 위한 스트레칭이다.

손목, 손, 손가락의 굽힘근 (Flexors of the Wrist, hand, and Fingers)

아래의 내용은 손목, 손, 손가락의 굽힘근을 위한 스트레칭이다.

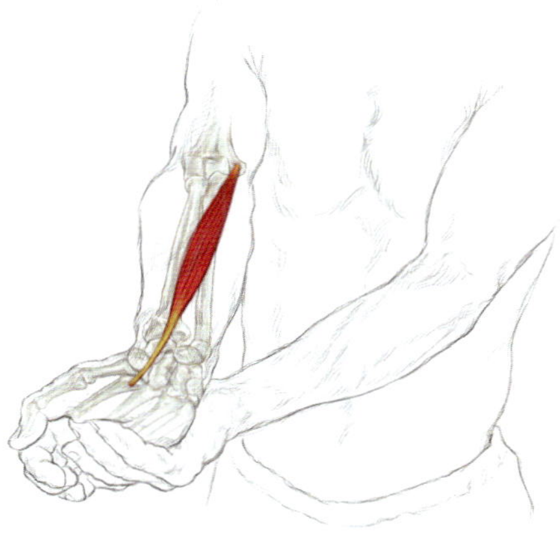

그림 4.37

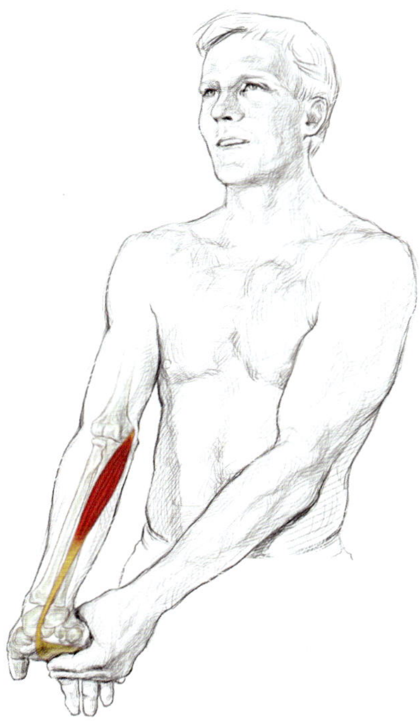

그림 4.38

노쪽손목굽힘근 (Flexor Carpi Radialis)

이는곳(기시). 위팔뼈의 안쪽위관절융기

닿는곳(착지). 두 번째 손허리뼈의 손바닥측 바닥(palmar base)

주요 작용. 손목을 굽힘하고 노쪽치우침한다.

신경지배. 정중신경(C6, C7)

스트레칭. 오른손의 노쪽손목굽힘근을 스트레칭하기 위해, 먼저 오른 팔꿈치를 편 상태로 오른손을 앞쪽으로 뻗는다(그림 4.37). 그 다음, 손목을 폄한다. 왼손의 집게 손가락을 오른손 두 번째 손허리뼈의 손바닥측 바닥에 배치한다. 왼손으로 오른손을 견고하게 잡고, 오른손의 손등을 몸쪽으로 당겨 손목의 폄과 가쪽돌림을 일으킨다.

긴손바닥근 (Palmaris Longus)

이는곳(기시). 위팔뼈의 안쪽위관절융기

닿는곳(착지). 손바닥 널힘줄과 굽힘근지지띠

신경지배. 정중신경(C7, C8)

주요 작용. 손목을 굽힘한다.

스트레칭. 오른손의 노쪽손목굽힘근을 스트레칭하기 위해, 먼저 왼쪽 팔꿈치와 손목을 여러분의 앞쪽으로 뻗는다(그림 4.38). 그런 다음, 왼손 손가락을 오른손 손바닥에 가로질러 놓고, 조심스럽게 손목을 뒤로 젖힌다.

깊은손가락굽힘근 (Flexor Digitorum Profundus)

이는곳(기시). 자뼈 몸쪽 앞쪽면의 안쪽 2/3

닿는곳(착지). 2–5 손가락의 먼쪽 손가락마디뼈의 손바닥쪽면

주요 작용. 2–5 손가락의 먼쪽손가락사이관절을 굽힘하고, 몸쪽손가락사이관절과 손목의 굽힘을 보조한다. 얕은손가락굽힘근과 함께 작용하여, 강력한 잡기 동작을 할 수 있다.

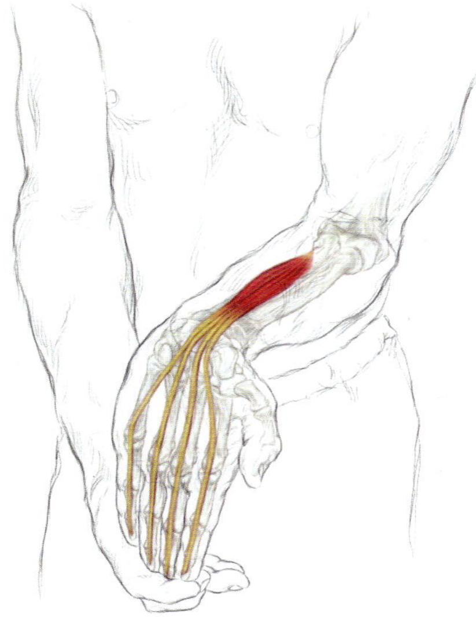

그림 4.39

신경지배. 안쪽 부분은 자신경(C8–T1)이 지배하고, 가쪽 부분은 정중신경(C8–T1)이 지배한다.

스트레칭. 왼손의 깊은손가락굽힘근을 스트레칭하기 위해, 오른손 손바닥을 왼손 2–5 손가락의 먼쪽손가락마디뼈 위에 배치한다(팔꿈치를 약간 굽힐 수 있다)(그림 4.39). 2–5 손가락의 먼쪽손가락마디뼈를 펴기 위해 오른손으로 압박을 가하고, 손가락과 손목이 완전하게 펴질 때까지 이런 압박을 계속 가한다.

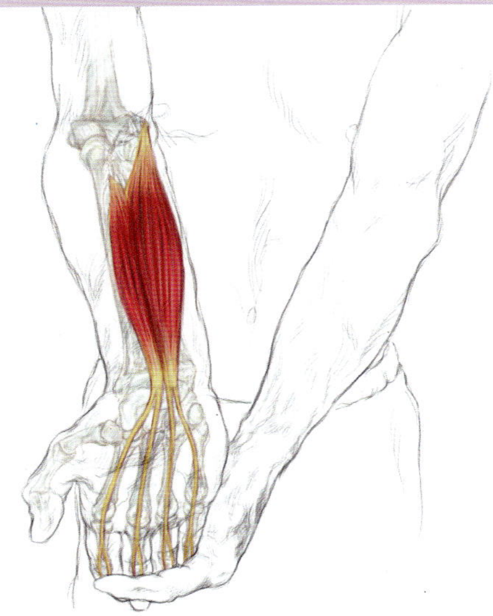

그림 4.40

얕은손가락굽힘근 (Flexor Digitorum Superficialis)

이는곳(기시). 두 갈래 : 한쪽 갈래는 위팔뼈의 안쪽위관절융기와 자뼈 몸쪽에서 기시하고, 다른 쪽 갈래는 노뼈 몸쪽의 절반

닿는곳(착지). 2–5 손가락의 중간손가락마디뼈

주요 작용. 각 손가락의 몸쪽손가락사이관절을 굽힘한다. 깊은손가락굽힘근과 함께 작용하여, 강력한 잡기 동작을 할 수 있다.

신경지배. 정중신경(C7, C8, T1)

스트레칭. 오른손의 얕은손가락굽힘근을 스트레칭하기 위해, 먼저 오른 팔꿈치와 손목을 뻗고 손바닥이 위쪽을 향하도록 한다(그림 4.40). 그 다음, 왼손의 집게손가락을 오른손 2–5 손가락의 중간손가락마디뼈에 가로질러 놓는다. 왼손을 이용해 오른 손목과 손가락을 여러분 쪽으로 조심스럽게 뒤로 젖힌다.

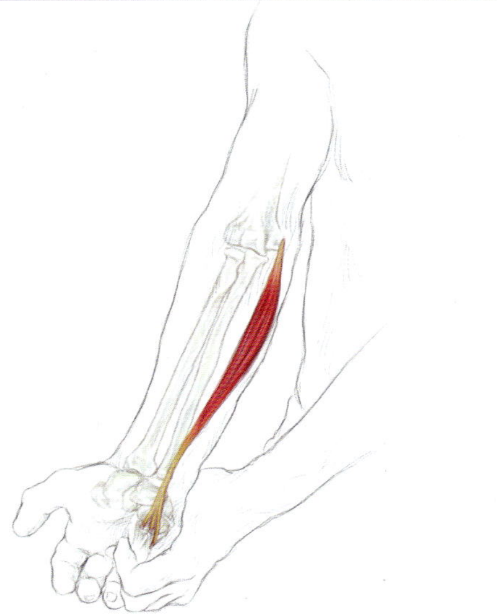

그림 4.41

자쪽손목굽힘근 (Flexor Carpi Ulnaris)

이는곳(기시). 윌팔뼈의 안쪽위관절융기

닿는곳(착지). 그 손의 콩알뼈

주요 작용. 손을 굽힘하고 자쪽치우침한다.

신경지배. 자신경(C7, C8)

스트레칭. 오른손의 자쪽손목굽힘근을 스트레칭하기 위해, 먼저 여러분의 오른쪽 팔꿈치를 편 다음, 손목과 손을 펴면서 노쪽치우침시킨다(그림 4.41). 오른손의 손바닥을 압박하기 위해 왼손을 이용하고, 오른 손목의 폄과 노쪽치우침을 더욱 일으킨다.

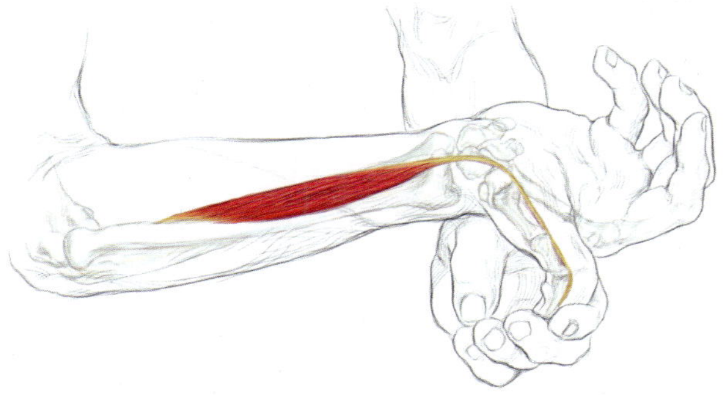

그림 4.42

긴엄지굽힘근 (Flexor Pollicus Longus)

이는곳(기시). 노뼈 앞쪽면의 중간 절반

닿는곳(착지). 엄지의 먼쪽손가락마디뼈

주요 작용. 엄지의 손가락사이관절을 굽힘하고, 엄지의 맞섬을 통해 잡기 동작에 중요한 역할을 한다.

신경지배. 정중신경(C8–T1)의 앞쪽 뼈사이가지

스트레칭. 오른손의 긴엄지굽힘근을 스트레칭하기 위해, 팔꿈치를 90°로 굽히고, 손바닥이 위쪽을 향하도록 한다(그림 4.42). 그 다음, 엄지와 손목을 편한다. 왼손으로 오른손 엄지의 먼쪽손가락마디뼈를 잡고, 아래팔의 등쪽으로 엄지를 뒤로 당긴다.

손목, 손, 손가락의 폄근과 벌림근

(Extensors and Abductors of the Wrist, Hand, and Fingers)

아래의 내용은 손목, 손, 손가락의 폄근과 벌림근을 위한 스트레칭이다.

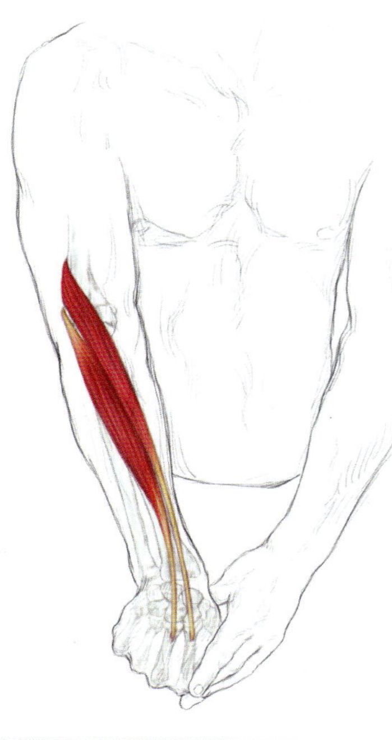

그림 4.43

긴/짧은노쪽손목폄근

(Extensor Carpi Radialis Longus and Brevis)

이는곳(기시). 가쪽위관절융기에서 기시하고, 긴노쪽손목폄근이 짧은노쪽손목폄근보다 몸쪽에 위치한다. 그리고 짧은노쪽손목폄근은 손가락폄근과 새끼손가락폄근과 함께, 온폄근힘줄(common extensor tendon)에서 기시한다.

닿는곳(착지). 긴노쪽손목폄근은 두 번째 손허리뼈의 등쪽바닥에서 착지하고, 짧은노쪽손목폄근은 세 번째 손허리뼈바닥에서 착지한다.

주요 작용. 손을 폄하고 노쪽치우침한다.

신경지배. 긴노쪽손목폄근은 노신경(C6, C7)이 지배하고, 짧은노쪽폄근은 노신경의 깊은가지(C6, C7)가 지배한다.

스트레칭. 오른손의 긴/짧은노쪽손목폄근을 스트레칭하기 위해, 먼저 오른 팔꿈치를 펴고, 손목을 굽힌다(그림 4.43). 왼손의 집게손가락과 가운데손가락을 오른손의 손등(두번째와 세 번째 손허리뼈)에 놓고, 오른손을 여러분 쪽으로 당겨, 손목의 굽힘과 자쪽치우침을 일으킨다.

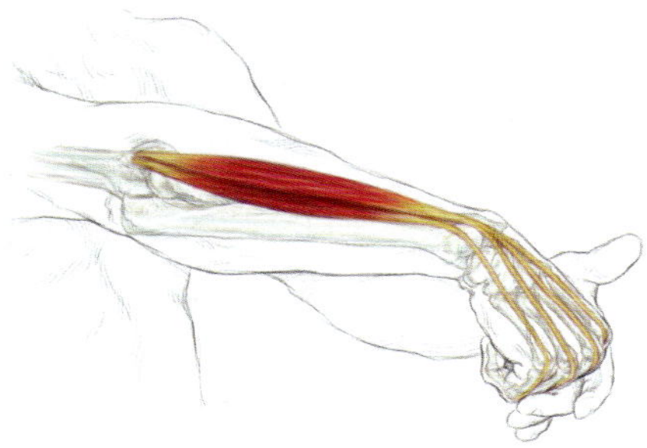

그림 4.44

손가락폄근과 새끼손가락폄근

(Extensor Digitorum and Extensor Digiti Minimi)

이는곳(기시). 위팔뼈의 가쪽위관절융기(온폄근힘줄)

닿는곳(착지). 2–5 손가락의 중간 및 먼쪽손가락마디뼈

주요 작용. 주로 2–5 손가락의 손허리손가락관절을 펴고, 새끼손가락폄근은 다섯 번째 손가락만 편한다.

신경지배. 노신경의 뒤쪽 뼈사이가지(C7, C8)

스트레칭. 오른손의 손가락폄근과 새끼손가락폄근을 스트레칭하기 위해, 먼저 오른 팔꿈치를 펴고, 주먹을 쥔다(그림 4.44). 왼손으로 압박을 가하면서 조심스럽게 오른 손목을 굽힌다.

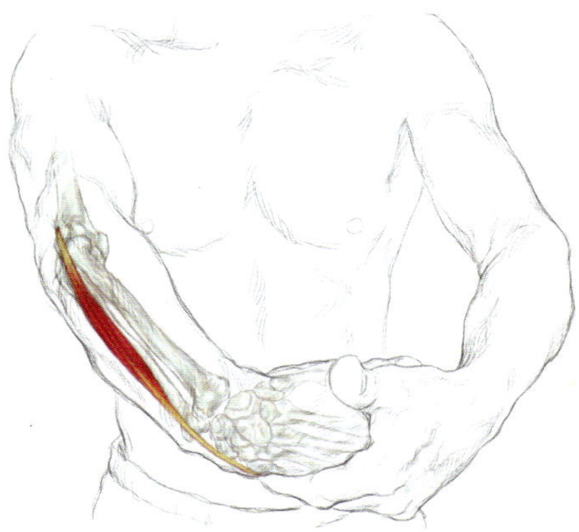

그림 4.45

자쪽손목폄근 *(Extensor Carpi Ulnaris)*

이는곳(기시). 위팔뼈의 가쪽위관절융기와 자뼈 뒤쪽의 몸쪽 절반

닿는곳(착지). 다섯 번째 손허리뼈바닥의 등안쪽면

주요 작용. 손을 폄하고 자쪽치우침한다.

신경지배. 노신경의 뒤쪽 뼈사이가지(C7, C8)

스트레칭. 오른손의 자쪽손목편근을 스트레칭하기 위해, 오른 팔꿈치를 펴고, 손바닥을 아랫방향으로 향하게 한다(그림 4.45). 오른 손목을 굽히고, 그 다음, 왼손 손가락을 이용해 오른손을 여러분쪽으로 당긴다.

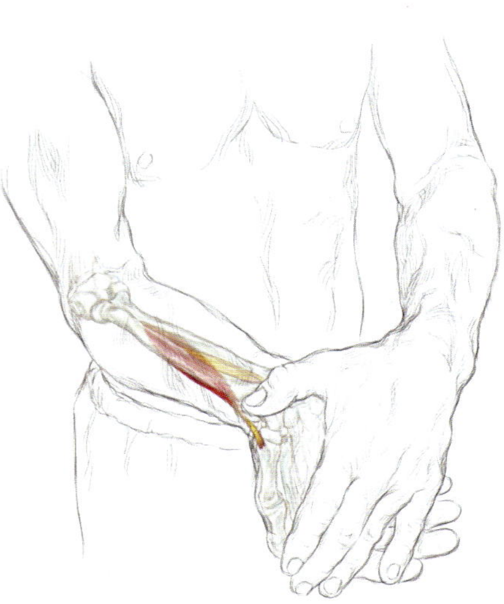

그림 4.46

긴엄지벌림근 *(Abductor Pollicus Longus)*

이는곳(기시). 노뼈와 자뼈의 뒤쪽면 중간 1/3

닿는곳(착지). 첫 번째손허리뼈의 손바닥측 바닥

주요 작용. 엄지를 벌림한다.

신경지배. 노신경의 뒤쪽 뼈사이가지(C7, C8)

스트레칭. 오른손의 긴엄지벌림근을 스트레칭하기 위해, 오른 손목을 펴고 자쪽치우침한다(그림 4.46). 왼손 손가락을 이용해 손의 뒤쪽으로 조심스럽게 오른 엄지의 모음과 폄을 한다.

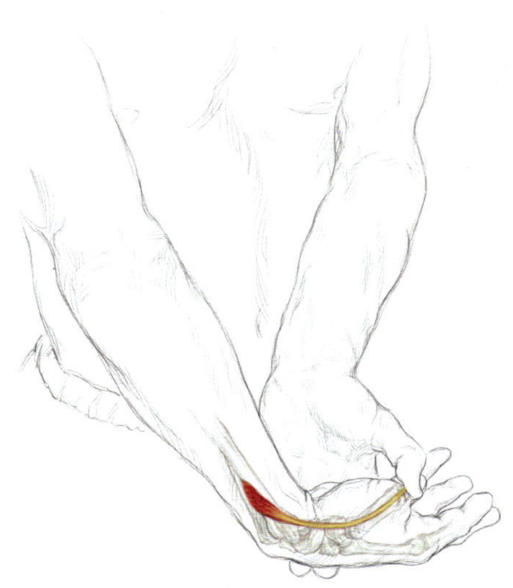

그림 4.47

짧은엄지폄근 (Extensor Pollicus Brevis)

이는곳(기시). 노뼈 뒤쪽면의 먼쪽 1/3과 뼈사이막

닿는곳(착지). 엄지의 몸쪽손가락마디뼈의 등쪽 바닥

주요 작용. 엄지의 몸쪽손가락마디뼈을 편다.

신경지배. 노신경의 뒤쪽 뼈사이가지(C7, C8)

스트레칭. 오른손 엄지의 몸쪽손가락마디뼈를 손바닥 쪽으로 부드럽게 압박한다. 그런 다음 손목을 약간 굽히고, 자쪽치우침이 일어나게 한다(그림 4.47).

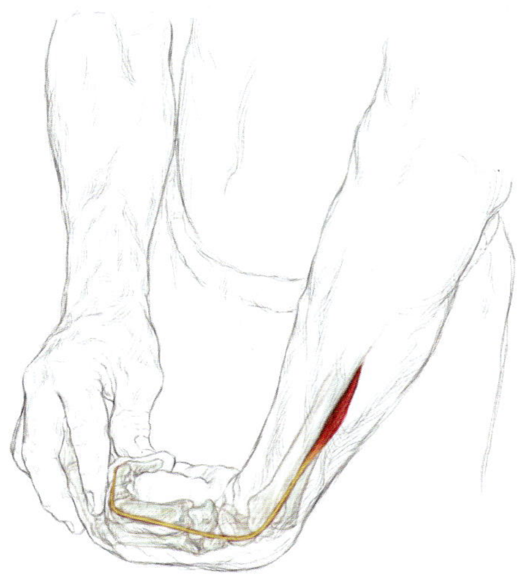

그림 4.48

긴엄지폄근 (Extensor Pollicus Longus)

이는곳(기시). 노뼈 뒤쪽면의 먼쪽 1/3과 뼈사이막

닿는곳(착지). 엄지의 먼쪽손가락마디뼈의 등쪽 바닥

주요 작용. 엄지의 먼쪽손가락마디뼈를 굽힘한다.

신경지배. 노신경의 뒤쪽 뼈사이가지(C7, C8)

스트레칭. 왼손의 긴엄지폄근을 스트레칭하기 위해, 왼손 엄지의 모든 관절이 손바닥 쪽으로 구부려지도록 조심스럽게 모든 관절을 굽힌다(그림 4.48). 오른손을 이용하여, 왼손 엄지의 굽힘을 조심스럽게 유지시키고, 그 다음, 왼쪽 손목을 자쪽치우침되게 만든다.

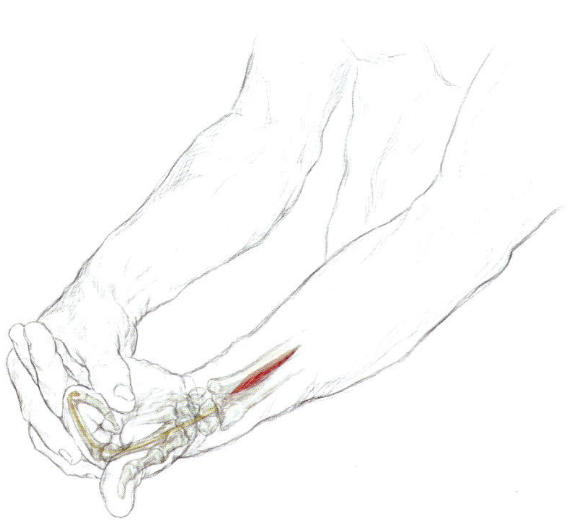

그림 4.49

집게손가락폄근 (Extensor Indicis)

이는곳(기시). 자뼈 먼쪽 1/3의 등쪽면과 뼈사이막

닿는곳(착지). 손가락폄근의 힘줄

주요 작용. 집게손가락의 중간손가락마디뼈를 폄한다.

신경지배. 노신경의 뒤쪽 뼈사이가지(C7, C8)

스트레칭. 왼손의 집게손가락폄근을 스트레칭하기 위해, 집게손가락을 손바닥 쪽으로 구부린다(그림 4.49). 오른쪽 집게손가락을 약간 굽힌 채로, 왼쪽 손목을 조심스럽게 굽히고, 노쪽치우침이 일어나게 한다.

아래팔의 엎침근과 뒤침근 (Pronators and Supinators of the Forearm)

아래의 내용은 아래팔의 엎침근과 뒤침근을 위한 스트레칭이다.

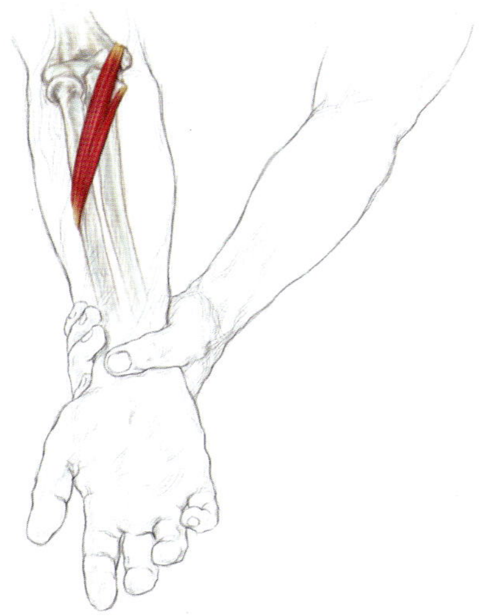

그림 4.50

원엎침근 (Pronator Teres)

이는곳(기시). 두 갈래 : 위팔뼈갈래는 온폄근힘줄 바로 위쪽인 위팔뼈의 안쪽위관절융기에서 기시하고, 자뼈갈래는 자뼈의 갈고리돌기에서 기시한다.

닿는곳(착지). 노뼈 중간몸통의 가쪽면

주요 작용. 아래팔과 손을 엎침한다.

신경지배. 정중신경(C6, C7)

스트레칭. 오른손의 원엎침근을 스트레칭하기 위해, 오른 팔꿈치를 펴고 아래팔과 손을 뒤침한다(그림 4.50). 왼손으로 오른 아래팔을 잡고 오른손 손바닥을 위쪽을 향하도록 한다. 이때 잡는 방법은 왼손 손가락으로 오른 아래팔의 노뼈을 감싸듯이 잡는다. 이런 잡기 방법은 아래팔을 뒤침시키는데 도움을 주는데, 이때 위팔은 가쪽돌림되어야 한다.

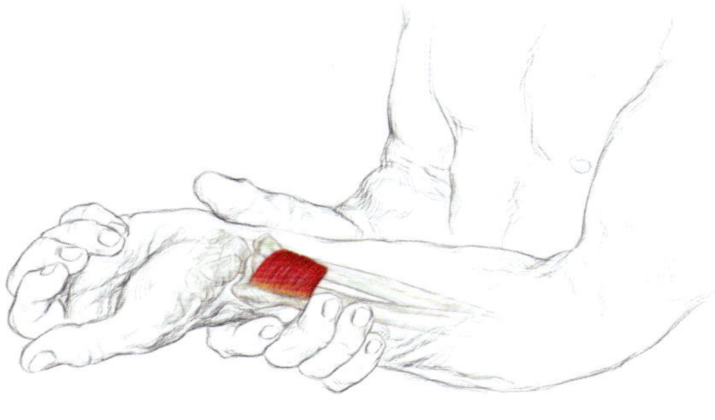

그림 4.51

네모엎침근 (Pronator Quadratus)

이는곳(기시). 자뼈 앞쪽면의 먼쪽 1/4

닿는곳(착지). 노뼈 앞쪽면의 먼쪽 1/4

주요 작용. 아래팔을 엎침한다.

신경지배. 정중신경의 앞쪽 뼈사이가지(C6, C7)

스트레칭. 왼손의 네모엎침근을 스트레칭하기 위해, 손바닥이 가슴 앞쪽을 향하도록 왼쪽 팔꿈치를 굽히고 아래팔을 뒤침한다(그림 4.51). 오른손으로 왼쪽 손목을 잡고 손바닥이 위쪽을 향하도록 한다. 오른손 손가락을 이용하여, 왼쪽 아래팔을 뒤침한다.

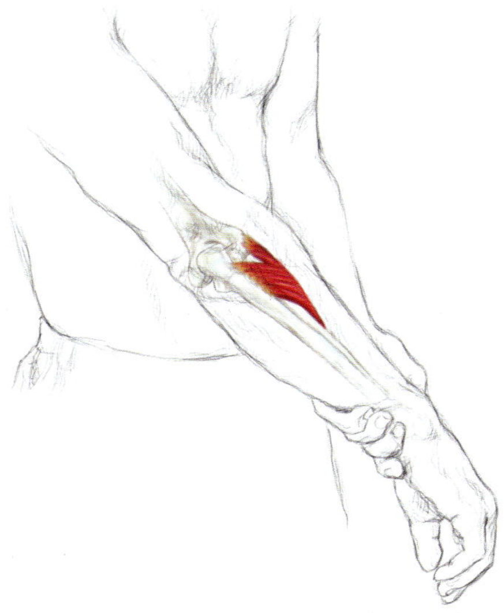

그림 4.52

뒤침근 (Supinator)

이는곳(기시). 위팔뼈의 가쪽위관절융기와 자뼈의 뒤가쪽면

닿는곳(착지). 노뼈 몸쪽의 뒤가쪽면 1/3

주요 작용. 아래팔을 뒤침한다.

신경지배. 노신경의 깊은가지(C5, C6)

스트레칭. 오른손의 뒤침근을 스트레칭하기 위해, 오른 팔꿈치를 30°로 굽히고, 아래팔을 엎침한다(그림 4.52). 왼손으로 오른 아래팔을 잡는다. 이때 스트레스가 발생하지 않도록 노손목관절의 몸쪽을 잡아야 한다. 왼손으로 견고하게 잡고, 조심스럽게 오른 아래팔을 조금 더 엎침한다.

손의 안근(내재근) (Intrinsic Hand Muscles)

아래의 내용은 손의 안근들을 위한 스트레칭이다.

손가락 굽힘근 (Finger Flexors)

아래의 내용은 손가락 굽힘근을 위한 스트레칭이다.

짧은엄지굽힘근 (Flexor Pollicus Brevis)

이는곳(기시). 굽힘근지지띠와 큰마름뼈

닿는곳(착지). 엄지의 몸쪽손가락마디뼈바닥

주요 작용. 엄지의 손목손허리관절을 굽힌다.

신경지배. 정중신경(C6, C7, C8, T1)

스트레칭. 오른손의 짧은엄지굽힘근을 스트레칭하기 위해, 먼저 손바닥을 쭉 편다(그림 4.53). 왼손의 엄지로 오른 엄지의 몸쪽손가락을 부드럽게 뒤쪽으로 누른다. 여러분은 오른손의 엄지를 약간 폄하고 노쪽치우침을 일으키면서, 집게손가락과 가운데손가락을 이용하여 첫 번째 손허리뼈를 고정할 수 있다.

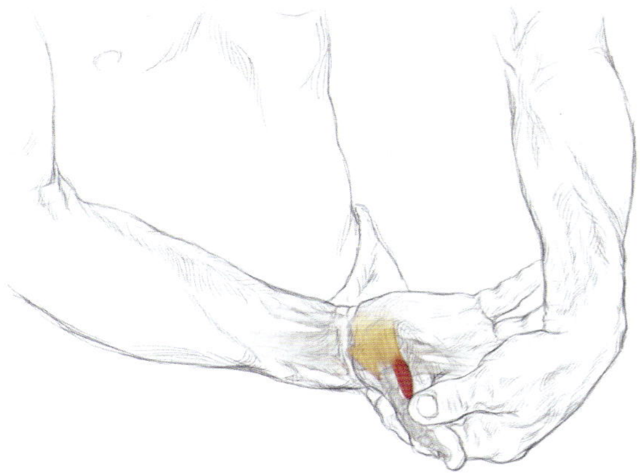

그림 4.53

짧은새끼손가락굽힘근 (Flexor Digiti Minimi Brevis)

이는곳(기시). 갈고리뼈의 갈고리

닿는곳(착지). 다섯 번째 손가락의 몸쪽손가락마디뼈바닥

주요 작용. 다섯 번째 손가락의 손허리손가락관절을 굽힌다.

신경지배. 자신경의 깊은가지(C8, T1)

스트레칭. 왼손의 짧은새끼손가락굽힘근을 스트레칭하기 위해, 먼저 손바닥을 편다(그림 4.54). 오른손 엄지를 왼손 새끼손가락의 몸쪽손가락마디뼈 위에 놓고, 오른손의 집게손가락과 가운데손가락으로 뒤쪽에서 다섯 번째 손가락의 손허리손가락관절을 고정한다. 뒤쪽에서 관절을 지지하는 동안, 몸쪽손가락마디뼈를 조심스럽게 뒤쪽에서 누르면서 그 관절을 폄한다.

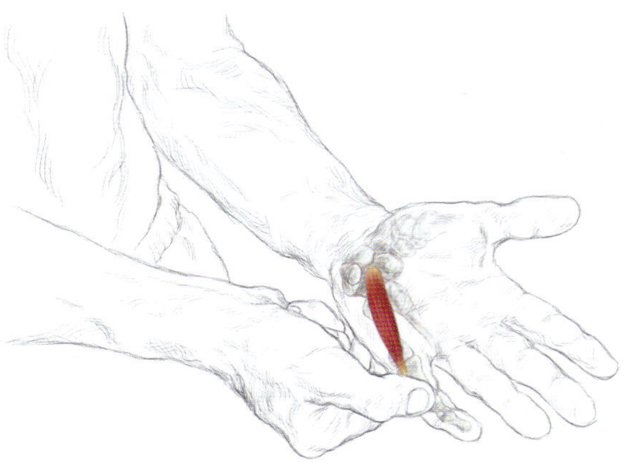

그림 4.54

손가락 모음근과 맞섬근 (Finger Adductors and Opposers)

아래의 내용은 손가락 모음근과 맞섬근을 위한 스트레칭이다.

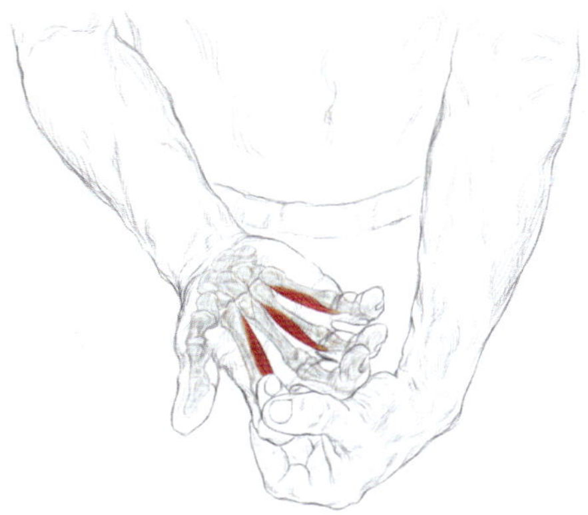

그림 4.55

손바닥쪽 뼈사이근 (Palmar Interossei (3))

이는곳(기시). 첫 번째 뼈사이근은 두 번째 손허리뼈의 앞쪽면에서, 두 번째 뼈사이근은 네 번째 손허리뼈의 앞쪽면에서, 그리고 세 번째 뼈사이근은 다섯 번째 손허리뼈의 앞쪽면에서 각각 기시한다.

닿는곳(착지). 폄근덮개(extensor hood)와 두 번째, 네 번째, 다섯 번째 몸쪽손가락의 바닥

주요 작용. 각 손가락을 손의 정중선 쪽으로 모음한다.

신경지배. 자신경의 깊은가지(C8, T1)

스트레칭. 오른손의 손바닥쪽 뼈사이근을 스트레칭하기 위해, 왼손으로 몸쪽 및 먼쪽 손가락사이관절을 천천히 굽힘하고, 그런 다음, 손목손허리관절의 몸쪽바닥으로부터 두 번째, 네 번째, 그리고 다섯 번째 손가락을 펴고 벌림한다(그림 4.55).

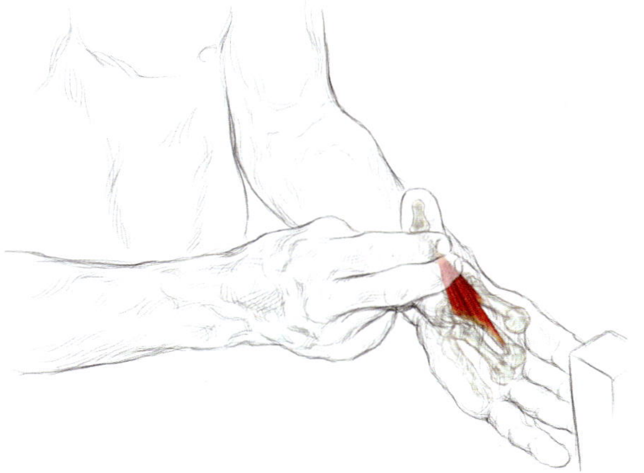

그림 4.56

엄지모음근 : 빗갈래와 가로갈래

(Adductor Pollacis: Oblique and Transverse Heads)

이는곳(기시). 빗갈래는 알머리뼈와 두 번째와 세 번째의 손허리뼈바닥에서 기시한다. 가로갈래는 세 번째 손허리뼈의 손바닥쪽에서 기시한다.

닿는곳(착지). 엄지의 몸쪽손가락뼈바닥

주요 작용. 엄지를 손바닥의 정중선 쪽으로 당긴다.

신경지배. 자신경의 깊은가지(C8, T1)

스트레칭. 왼손의 엄지모음근을 스트레칭하기 위해, 오른손으로 왼손 엄지 바닥을 잡고, 왼손의 몸쪽손가락을 손바닥으로부터 멀어지도록 조심스럽게 대각선으로 벌림한다(그림 4.56).

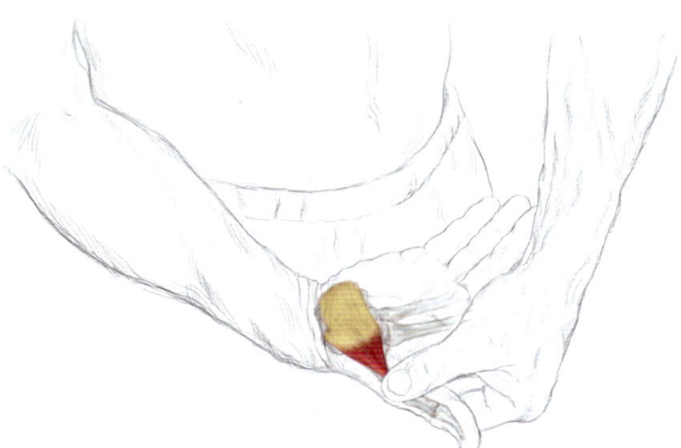

그림 4.57

엄지맞섬근 (Opponens Pollicis)

이는곳(기시). 굽힘근지지띠와 큰마름뼈

닿는곳(착지). 첫 번째 손허리뼈의 노쪽 가장자리

주요 작용. 엄지 바닥을 맞섬한다.

신경지배. 정중신경(C6, C7, C8, T1)

스트레칭. 오른손의 엄지맞섬근을 스트레칭하기 위해, 왼손의 엄지와 집게손가락과 가운데손가락으로 첫 번째 손

허리손가락관절을 지지할 수 있도록, 엄지 바닥을 왼손으로 잡는다(그림 4.57). 왼손 엄지로 눌러주면서, 오른손 엄지 바닥을 펴고 가쪽돌림시킨다.

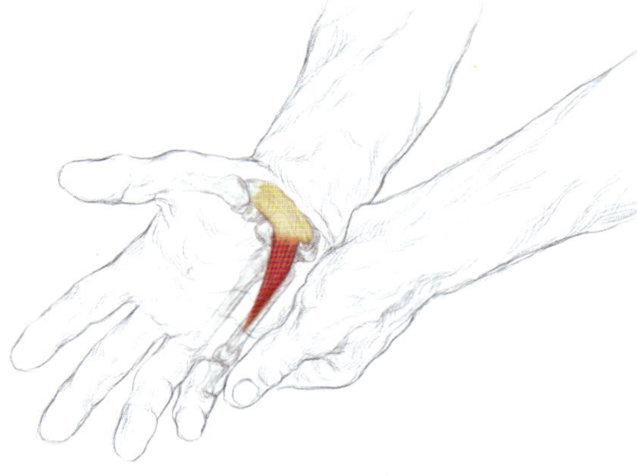

그림 4.58

새끼손가락맞섬근 (Opponens Digiti Minimi)

이는곳(기시). 갈고리뼈의 갈고리

닿는곳(착지). 다섯 번째 손허리뼈 자쪽면의 전체 길이

주요 작용. 다섯 번째 손허리뼈를 맞섬(굽힘과 안쪽돌림)하고, 주먹을 쥐는데 도움을 준다.

신경지배. 자신경의 깊은가지(C8, T1)

스트레칭. 오른손의 새끼손가락맞섬근을 스트레칭하기 위해, 다섯 번째 손가락 바닥을 왼손의 엄지와 집게손가락로 잡는다(그림 4.58). 오른손을 그대로 유지한 채, 다섯 번째 손허리뼈를 폄하고 가쪽돌림시킨다.

손가락 폄근 (Finger Extensors)

아래의 내용은 손가락 폄근을 위한 스트레칭이다.

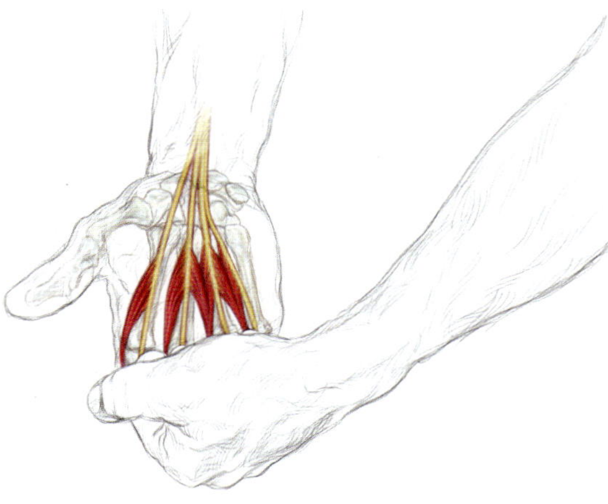

그림 4.59

벌레근 (Lumbricales)

이는곳(기시). 깊은손가락굽힘근의 2–5 힘줄(즉, 벌레근 2는 두 번째 손가락의 깊은손가락굽힘근 힘줄로부터 기시한다)에서 기시한다. 벌레근 3은 두 번째와 세 번째 깊은손가락굽힘근의 힘줄에서 기시하고, 벌레근 4는 세 번째와 네 번째 깊은손가락굽힘근의 힘줄에서 기시한다.

닿는곳(착지). 폄근덮개의 노쪽면(몸쪽손가락바닥의 손바닥쪽)

주요 작용. 2–5 손가락의 몸쪽손허리손가락관절을 굽힘한다. 그리고 폄근덮개와 연결하여, 몸쪽과 먼쪽손가락사이관절을 폄한다.

신경지배. 벌레근 1과 2는 정중신경(C8, T1), 벌레근 3과 4는 자신경의 깊은가지(C8, T1)

스트레칭. 오른손의 벌레근을 스트레칭하기 위해, 왼손의 손바닥으로 2–5 손가락를 잡고 몸쪽과 먼쪽손가락사이관절을 최대로 굽힘한다(그림 4.59). 최대 굽힘을 위해 이들 관절을 조심스럽게 꽉 쥐고, 그 다음, 왼손을 이용해 손허리손가락관절을 편다.

손가락 벌림근 (Finger Abductors)

아래의 내용은 손가락 벌림근을 위한 스트레칭이다.

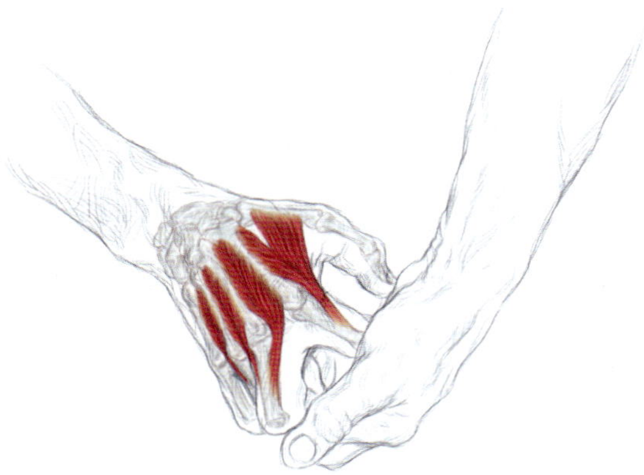

그림 4.60

등쪽뼈사이근 *(Dorsal Interossei (4))*

이는곳(기시). 첫 번째 등쪽사이근은 첫 번째와 두 번째 손허리뼈의 몸쪽 절반에서 기시하고, 두 번째 등쪽사이근은 두 번째와 세 번째 손허리뼈의 몸쪽 절반에서 기시하고, 세 번째 등쪽사이근은 세 번째와 네 번째 손허리뼈의 몸쪽 절반에서 기시하고, 네 번째 등쪽사이근은 네 번째와 다섯 번째 손허리뼈의 몸쪽 절반에서 기시한다.

닿는곳(착지). 폄근덮개와 2-4 손가락의 몸쪽손가락마디뼈

주요 작용. 첫 번째 등쪽뼈사이근은 두 번째 손가락을 벌림하고, 네 번째 등쪽뼈사이근은 네 번째 손가락을 벌림한다. 그리고 두 번째 등쪽뼈사이근은 두번째 손가락을 노쪽치우침을 하고, 세 번째 등쪽뼈사이근은 두 번째 손가락을 가쪽으로 치우침한다.

신경지배. 자신경의 깊은가지(C8, T1)

스트레칭. 각각의 등쪽뼈사이근을 스트레칭하기 위해, 몸쪽손가락사이관절과 먼쪽손가락사이관절을 굽힘한 채, 손허리손가락관절을 조심스럽게 모음한다. 그 다음, 손허리손가락관절을 폄한다(그림 4.60). 세 번째 손가락을 스트레칭하기 위해 가운데손가락을 가쪽으로 치우침하고, 두 번째 손가락을 스트레칭하기 위해 가운데손가락을 안쪽으로 치우침한다.

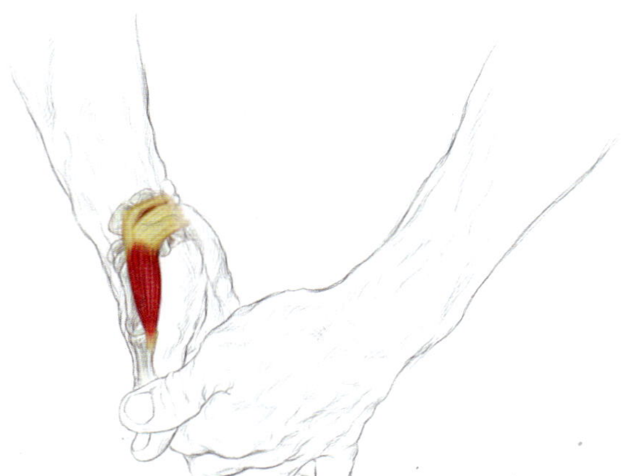

그림 4.61

짧은엄지벌림근 *(Abductor Pollicus Brevis)*

이는곳(기시). 굽힘근지지띠, 큰마름뼈와 손배뼈

닿는곳(착지). 엄지 몸쪽손가락바닥의 가쪽

주요 작용. 엄지를 벌림한다.

신경지배. 정중신경의 반회가지(recurrent branch)(C8, T1)

스트레칭. 오른손의 짧은엄지벌림근을 스트레칭하기 위해, 왼손 엄지가 오른손 바닥을 압박할 수 있도록 왼손의 손바닥을 오른손의 손바닥 위에 배치한다(그림 4.61). 왼손으로 오른손의 두 번째 손허리뼈를 고정한 채, 오른손의 엄지 바닥을 모음하고 폄하는 쪽으로 밀기 위해 왼손의 엄지를 이용한다(오른손의 면 뒤쪽으로 민다).

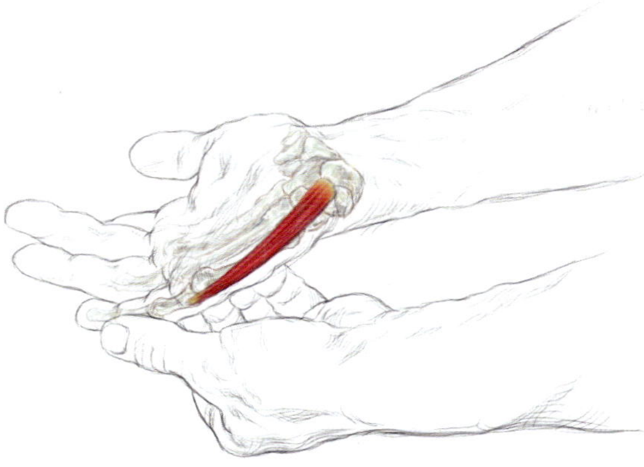

그림 4.62

새끼손가락벌림근 (Abductor Digiti Minimi)

이는곳(기시). 콩알뼈와 자쪽손목굽힘근의 힘줄

닿는곳(착지). 다섯 번째 손가락의 몸쪽 손가락마디뼈의 바닥

주요 작용. 새끼손가락 바닥을 벌림하고, 맞섬을 돕는다.

신경지배. 자신경의 깊은가지(C8, T1)

스트레칭. 네 번째 손가락 뒤쪽으로 새끼손가락의 몸쪽 손가락마디뼈를 눌림줌으로써 폄하고 모음한다(그림 4.62). 그리고 손목을 노쪽치우침한다.

몸통 (Trunk)

아래의 내용은 몸통의 근육들을 위한 스트레칭이다.

주의! 허리뼈 움직임으로 다리나 발에 심한 통증, 둔감, 저린감 등이 있다면, 허리뼈병리를 의심할 수 있다. 이런 증상이 있다면, 그 증상을 없애주거나 중단시킬 수 있는 운동들로 수정해야 한다. 그리고 이런 증상이 있다면, 전문가들에 의한 신중한 평가도 필요할 것이다.

몸통 굽힘근 (Trunk Flexors)

아래의 내용은 몸통 굽힘근들을 위한 스트레칭이다.

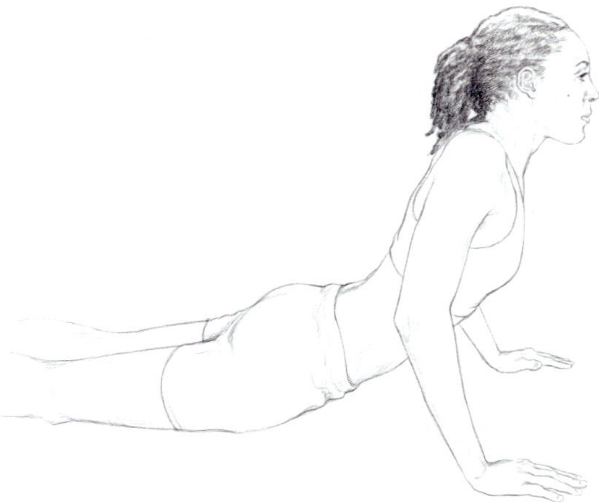

그림 4.63A

배곧은근 (Rectus Abdominus)

이는곳(기시). 배곧은근은 배(복부) 앞쪽면의 중간 1/3를 덮고 있다. 이들 섬유는 5–6번 갈비뼈의 갈비연골과 칼돌기에서 기시한다.

닿는곳(착지). 두덩뼈의 윗가지

주요 작용. 골반을 당겨 갈비우리에 가까이 가도록 배(복부)를 굽힌다.

신경지배. T5–T12의 앞쪽가지

스트레칭. 엎드려 누운 후, 양 손을 어깨 밑의 바닥에 놓고, 윗몸통을 위쪽으로 들면서 폄을 한다. 이때 양쪽 엉덩뼈(ASIS)를 바닥에 붙이고 있어야 한다(그림 4.63).

주의! 만약 여러분이 위의 동작을 수행할 때 등 또는 다리 부위에 통증을 경험하거나, 등의 손상이나 기능장애를 가지고 있다면, 위의 동작을 하기에 앞서, 먼저 의학 전문가들의 도움으로 아래 등의 문제를 치료해야 한다.

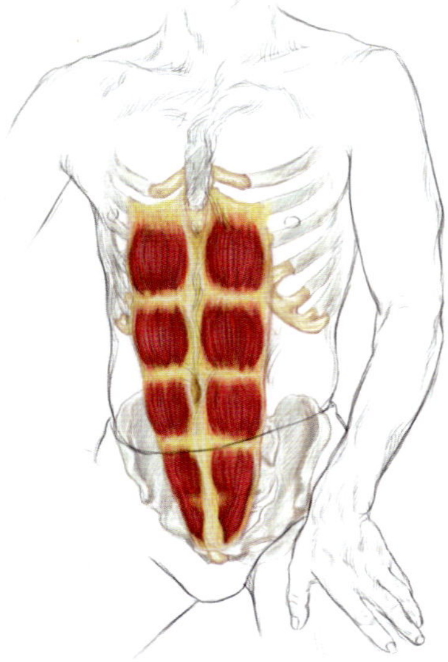

그림 4.63B

바깥빗근과 속빗근

(External and Internal Abdominal Obliques)

"몸통 돌림근"에 있는 바깥빗근과 속빗근의 스트레칭을 참고하기 바란다.

몸통 폄근 (Trunk Extensors)

아래의 내용은 몸통 폄근들을 위한 스트레칭이다.

척추세움근 (Erector Spinae)

이는곳(기시). 엉치뼈, 엉덩뼈능선의 중간 1/3, 허리뼈, 등뼈, 목뼈의 가로돌기와 가시돌기, 그리고 갈비뼈의 안쪽

닿는곳(착지). 이들 개별 섬유들은 여러 관절에 걸쳐 있고, 척주와 나란하게 달리고 있는 3개의 근육(가시근, 가장긴근, 엉덩갈비근)으로 배열되어 있다. 특정 척주 부위에 따라 다르겠지만, 이들 근육군의 몇몇은 3-4개 분절에 걸쳐 있고, 몸쪽 갈비뼈와 이는곳(기시)으로부터 2개 분절 이상의 척추뼈 가시돌기와 가로돌기에 착지한다.

주요 작용. 양쪽이 작용하면 척추를 펴하고, 한쪽만 수축하면 수축하는 근육쪽으로 폄과 옆굽힘한다. 척추세움근은 자세를 똑바로 유지하는데 있어 매우 중요한 역할을 한다.

신경지배. 척수신경(T1-T12, L1-L5, S1-S3)의 뒤쪽 가지

스트레칭. 바로 누운 자세에서 양쪽 무릎을 가슴쪽으로 당기고, 그 다음 머리를 들어올려 무릎쪽으로 가져간다(그림 4.64A). 또다른 방법으로는, 양쪽 다리를 앞으로 쭉 뻗고 앉은 자세에서, 머리를 앞으로 숙여 무릎 쪽으로 조심스럽게 가져가는 방법이다(그림 4.64B). 왼쪽 척추세움근 중 가장 가쪽에 있는 근육(엉덩갈비근)을 스트레칭하고 싶으면, 몸통을 오른쪽으로 돌림하고 오른쪽으로 옆굽힘한 자세에서 이런의 방법을 사용하면 된다.

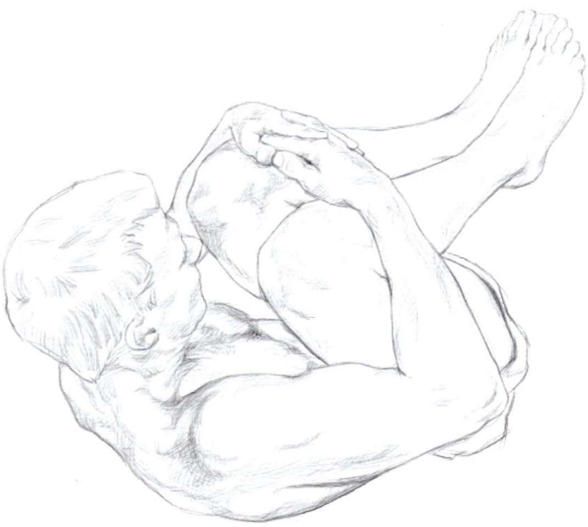

그림 4.64A

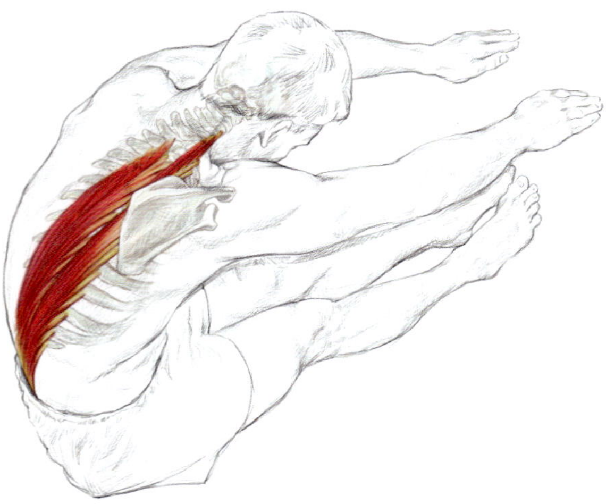

그림 4.64B

> **주의!** 특히 아래등이나 목 부위에 문제를 가지고 있다면, 위의 두 스트레칭기법을 조심스럽게 수행해야 한다. 이들 자세들은 많은 경우에 있어 금기시 되고, 여러분의 상태를 더욱 악화시킬 수 있다. 10장(손상재활을 위한 스트레칭)을 참고하기 바란다.

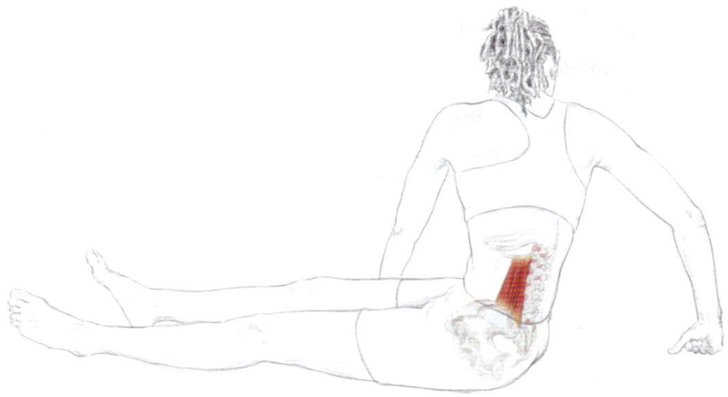

그림 4.65

허리네모근 (Quadratus Lumborum)

이는곳(기시). 엉덩갈비근의 바로 가쪽에 위치하는, 엉덩뼈능선 뒤쪽 1/3

닿는곳(착지). 12번째 갈비뼈의 아래모서리와 허리뼈(L1–L4)의 가로돌기

주요 작용. 양쪽이 작용하면 허리뼈를 펌하고 한쪽만 수축하면, 몸통을 수축하는 근육쪽으로 옆굽힘한다.

신경지배. 허리신경얼기(T12, L1, L2, L3)

스트레칭. 양 다리를 앞으로 쭉 뻗고 마루 바닥에 편안하게 앉는다(그림 4.65). 왼쪽 허리네모근을 스트레칭하기 위해, 왼손을 몸 앞으로 가로질러 오른 허벅지 옆의 바닥에 놓는다. 척추가 굽힘하고, 오른쪽으로 돌림하고 옆굽힘할 수 있도록 조심스럽게 왼손을 대각선 방향으로 앞쪽과 오른쪽으로 움직인다. 이때 왼쪽 궁둥이가 지면바닥에서 떨어지면 안된다.

주의! 특히 굽힘과 돌림이 일어나는다른 허리운동과 마찬가지로, 스트레칭되는 느낌을 알아야 한다. 만약 아래등에 통증이 있거나 기능장애를 가지고 있다면, 이런 동작을 하기에 앞서, 전문가의 도움을 받아야 한다.

뭇갈래근(다열근) (Multifidus)

이는곳(기시). 엉치뼈와 엉덩뼈능선의 안쪽, 허리뼈, 등뼈, 목뼈의 가로돌기(이 근육은 척추뼈 2–4개 위쪽에 있는 척추뼈의 가시돌기로 향하기 위해 위쪽과 안쪽으로 달린다) (뭇갈래근은 척추세움근보다 깊은 곳에 위치한다).

닿는곳(착지). 이는곳(기시) 보다 2–4개 위쪽에 있는 척추뼈의 가시돌기

주요 작용. 양쪽이 작용하면 허리뼈, 등뼈, 아래목뼈를 펴하고, 한쪽만 수축하면, 아래쪽 척추분절을 기준으로 위쪽분절을 반대 쪽으로 옆굽힘하고 돌림한다(작용하는 근육 쪽을 기준으로 했을 때).

신경지배. 척수신경(C1–C8, T1–T12, L1–L5, S1–S4)의 뒤쪽가지

스트레칭. 오른쪽 뭇갈래근을 스트레칭하기 위해, 마루바닥 위에서 왼쪽 무릎을 90° 로 굽혀 세우고, 오른쪽 무릎을 앞으로 쭉 펴고 앉는다(그림 4.66). 양 손을 오른다리 쪽의 마루바닥에 모두 놓은 후, 조심스럽게 척추를 오른쪽으로 굽히고 돌림한다.

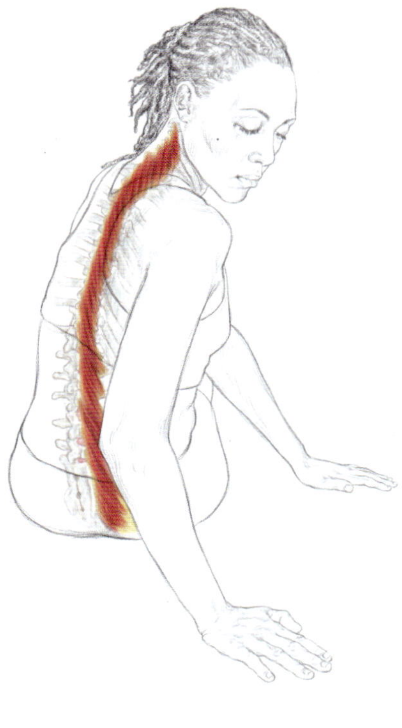

그림 4.66

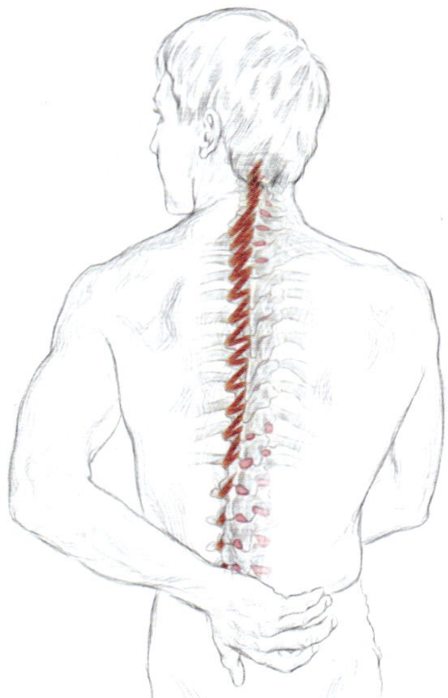

그림 4.67

돌림근 (Rotatores)

이는곳(기시). 엉치뼈와 허리뼈, 등뼈, 목뼈 등의 가로돌기

닿는곳(착지). 위쪽으로 1-2 분절까지만 걸쳐 있고, 위쪽 척추뼈의 층판(lamina)에 착지한다.

주요 작용. 양쪽이 작용하면 척추뼈를 펌하고, 한쪽만 수축하면 반대방향으로 척추뼈를 돌림한다. 돌림근은 몸통 고정근으로 작용한다

신경지배. 척수신경(C1-C8, T1-T12, L1-L5, S1-S4)의 뒤쪽가지

스트레칭. 왼쪽 돌림근을 스트레칭하기 위해, 먼저 오른손은 가슴 앞쪽으로 움직여 왼쪽 엉덩이에 배치한다(그림 4.67). 왼손은 등 뒤쪽으로 움직여 오른 엉덩이 부위에 놓는다. 양 손의 도움으로, 머리와 몸통을 왼쪽으로 가능한 많이 움직인다(그림은 등 부분을 강조하는 방법을 보여주고 있는데, 이때 목 부분과 허리부분은 이완되어야 한다). 그런 다음, 앞쪽으로 굽힘하고 오른쪽으로 옆굽힘한다.

몸통 돌림근 (Trunk Rotators)

아래의 내용은 몸통 돌림근들을 위한 스트레칭이다.

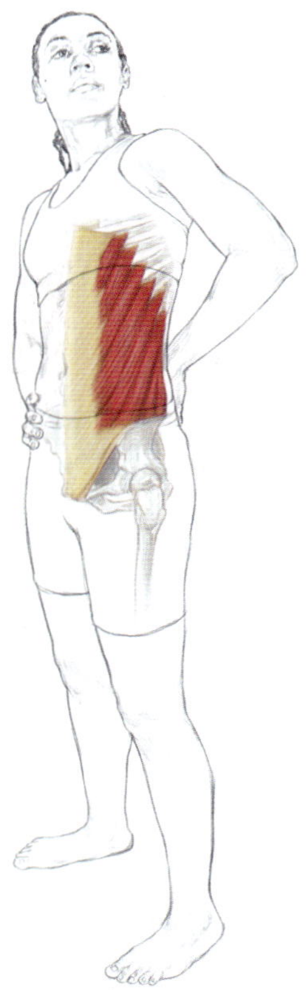

그림 4.68

배바깥빗근 (External Oblique)

이는곳(기시). 아래쪽으로부터 6 혹은 7개의 갈비뼈, 이들 섬유는 엉덩뼈능선 쪽으로 앞쪽과 아래쪽으로 각을 형성하면서 달린다.

닿는곳(착지). 배곧은근 옆쪽에 있는 힘줄집(tendinous sheath)과, 엉덩뼈능선의 앞쪽 절반과 두덩결절까지 걸쳐 착지한다.

주요 작용. 왼쪽 바깥빗근은 몸통을 오른쪽으로 돌림하고, 오른쪽 바깥빗근은 왼쪽으로 돌림한다. 같은 쪽 속빗근과 함께 작용하면, 몸통을 같은쪽으로 옆굽힘한다.

신경지배. T5-T12의 앞쪽가지

스트레칭. 선 자세에서 왼쪽의 배바깥빗근을 스트레칭하기 위해, 먼저 왼손은 아래등 부위에, 오른손은 오른 엉덩부위에 놓고 지지를 해 준다(그림 4.68). 가능하면 크게 몸통을 오른쪽으로 옆굽힘하고, 그 다음 가슴을 왼쪽으로 돌림한다.

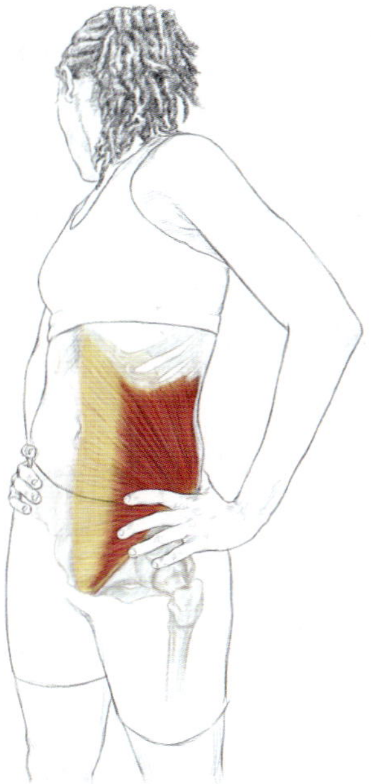

그림 4.69

배속빗근 *(Internal Oblique)*

이는곳(기시). 엉덩뼈능선의 안쪽 1/3과 가쪽 샅인대(서혜인대), 그리고 등허리근막. 이들 섬유는 일반적으로 위쪽과 앞쪽으로달린다.

닿는곳(착지). 아래쪽으로부터 2-3개의 갈비뼈, 백색선(갈비우리에서 두덩뼈까지 걸쳐 있는), 두덩뼈능선

주요 작용. 한쪽만 작용하면 수축하는 근육쪽으로 윗몸통을 돌림, 굽힘, 옆굽힘한다. 양쪽이 수축하면, 몸통의 굽힘을 도와준다.

신경지배. T5-T12의 앞쪽가지

스트레칭. 선 자세에서 왼쪽 속빗근을 스트레칭하기 위해, 양 손을 양쪽 엉덩관절 위에 놓고, 가능하면 크게 몸통을 오른쪽으로 돌림한다(그림 4.69). 이제는 척추를 펴하고 오른쪽으로 돌림한다.

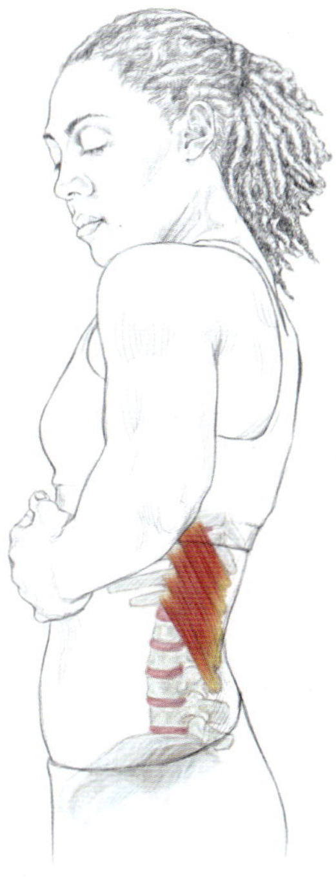

그림 4.70

아래뒤톱니근 *(Serratus Posterior Inferior)*

이는곳(기시). 아래쪽 2개의 등뼈와 위쪽 2개의 허리뼈

닿는곳(착지). 아래쪽 4개 갈비뼈의 중간 1/3

주요 작용. 아래쪽 4개 갈비뼈를 내림과 뒤당김하고, 날숨의 보조근으로 작용한다.

신경지배. 등신경(T9-T12)의 뒤쪽가지

스트레칭. 왼쪽 아래뒤톱니근을 스트레칭하기 위해, 오른손을 앞쪽으로 움직여 할 수 있는데 까지 아래갈비뼈 부분을 감싼다(그림 4.70). 왼손은 오른손 위에 올려 놓고, 몸통을 오른쪽으로 돌릴 때 도움을 준다. 이때 갈비뼈를 위쪽과 앞쪽으로 당긴다.

몸통 고정근 (Trunk Stabilizers)

몸통에 있는 대부분의 근육들은 몸통 고정근으로 작용한다. 여기에서는 배가로근을 몸통 고정근으로 간주하고 있는데, 왜냐하면 배가로근을 굽힘근, 폄근, 혹은 기타 작용근이라고 정확하게 말할 수 없기 때문이다.

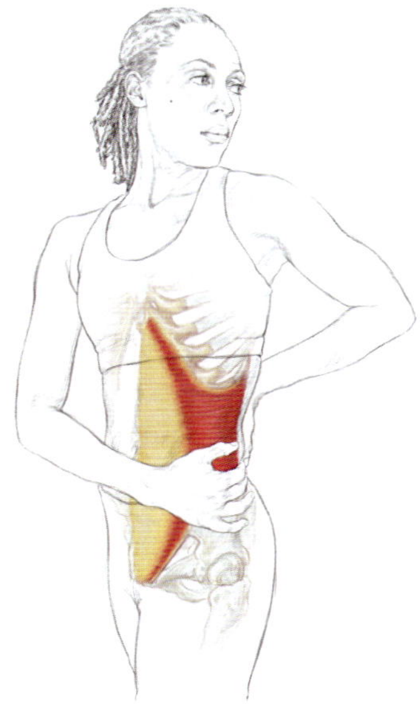

그림 4.71

배가로근 (Transverse Abdominus)

이는곳(기시). 갈비뼈 아래 가장자리, 등허리근막, 엉덩뼈능선을 따라, 그리고 샅인대

닿는곳(착지). 백색선

신경지배. T5-T12의 앞쪽가지

주요 작용. 복부 지지와 호흡에 도움을 주고, 복내압의 증가와 등허리근막을 긴장시켜 척추를 지지해 준다.

스트레칭. 선 자세에서 왼쪽 배가로근을 스트레칭하기 위해, 먼저 오른손을 왼쪽 엉덩관절 위에 배치한다(그림 4.71). 그 다음, 왼손을 아래등(허리)에 놓고 왼쪽으로 돌림한다. 깊은 호흡을 하면서 오른쪽을 몸통을 기울인다.

엉덩관절 (Hip)

아래의 내용은 엉덩관절의 근육들을 위한 스트레칭이다.

엉덩관절 굽힘근 (Hip Flexors)

아래의 내용은 엉덩관절 굽힘근들을 위한 스트레칭이다.

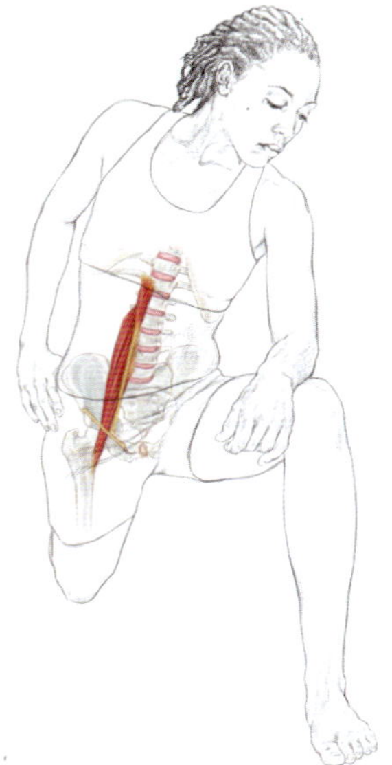

그림 4.72

큰/작은허리근 (Psoas Major and Minor)

이는곳(기시). 마지막 등뼈와 5개 허리뼈의 몸통 앞가쪽면과 가로돌기(작은허리근은 T12와 L1에서 기시한다),

닿는곳(착지). 엉덩근과 함께, 넙다리뼈의 작은돌기(소전자)에 착지한다. 작은허리근은 엉덩뼈의 활선(arcuate line)에 착지하고, 넙다리뼈에는 부착되지 않는다.

주요 작용. 넙다리를 굽힘하고 가쪽돌림한다. 만약 넙다리가 고정되어 있으면, 양쪽 허리근들은 몸통을 앞으로 당길 것이다. 한쪽 근육만 작용하면, 같은쪽으로 허리뼈를 옆굽힘할 것이다. 허리근이 긴장되면, 허리뼈가 젖힘될 수 있다. 작은허리근은 엉덩관절에 어떤 영향도 주지 않지만, 같은쪽의 옆굽힘과 고정작용을 통해 허리뼈에는 영향을 줄 수 있다.

신경지배. L1–L3의 앞쪽가지

스트레칭. 오른쪽 허리근을 스트레칭하기 위해, 오른쪽 무릎을 지면에 닿은 반무릎 서기 자세를 취한다(그림 4.72). 조심스럽게 왼쪽 엉덩관절과 무릎을 앞쪽으로 이동하고, 배근육들의 긴장으로 인해 척추가 똑바로 유지되는 것을 의식한다. 윗몸통을 왼쪽으로 약간 옆굽힘한다.

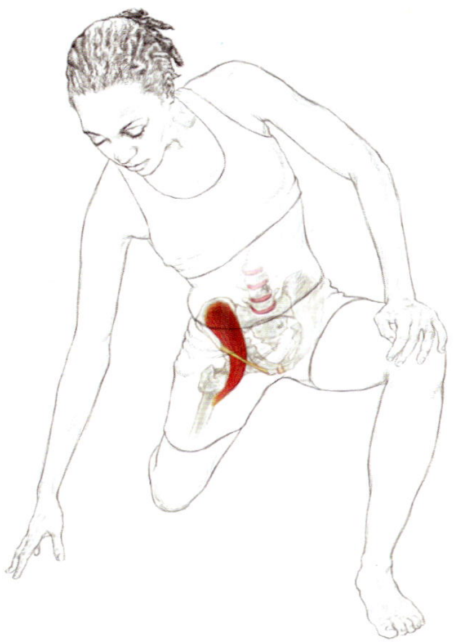

그림 4.73

엉덩근 *(Iliacus)*

이는곳(기시). 엉덩뼈능선과 엉덩뼈오목

닿는곳(착지). 허리근과 함께 혼합되어 착지한다.

주요 작용. 넙다리를 굽힘하고 가쪽돌림한다.

신경지배. 넙다리신경(L2–L3)

스트레칭. 오른쪽 허리근을 스트레칭하기 위해, 오른쪽 무릎을 지면바닥에 닿는 반무릎꿇기 자세를 취한다(그림 4.73). 오른손을 왼발 반대쪽에 있는 지면 위에 놓고, 조심스럽게 왼쪽 엉덩이를 앞쪽으로 움직인다. 이때 오른손 쪽으로 몸을 기울이고, 척추가 약간 폄되도록 한다(엉덩근와 허리근을 강조하기 위해).

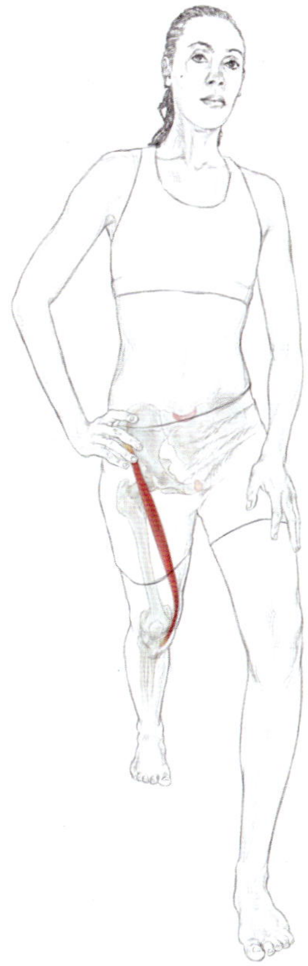

그림 4.74

넙다리빗근(봉공근) *(Sartorius)*

이는곳(기시). ASIS

닿는곳(착지). 두덩정강근과 반힘줄모양근의 힘줄과 연결되는 정강뼈의 위안쪽면(거위발 힘줄이라고 불림)

주요 작용. 엉덩관절을 굽힘, 벌림, 가쪽돌림하고, 넙다리뼈를 중심으로 정강뼈를 안쪽돌림하는 동안, 무릎을 굽힘한다.

신경지배. 넙다리신경(L2–L3)

스트레칭. 오른쪽 넙다리빗근을 스트레칭하기 위해, 오른무릎을 쭉 펴진 채로 유지하고, 왼발을 2 피트 정도 앞쪽으로 내딛는다. 왼쪽 무릎을 굽혀 앞쪽으로 몸을 이동한다. 이때 오른 무릎은 완전하게 펴져 있어야 하고, 오른발의 발가락 위에 체중이 실려야 한다. 오른 다리를 가쪽으로, 혹은 안쪽으로 돌림하도록, 오른발의 발꿈치가 굴러야 한다. 척추의 폄을 유지하여 배에 긴장을 준다.

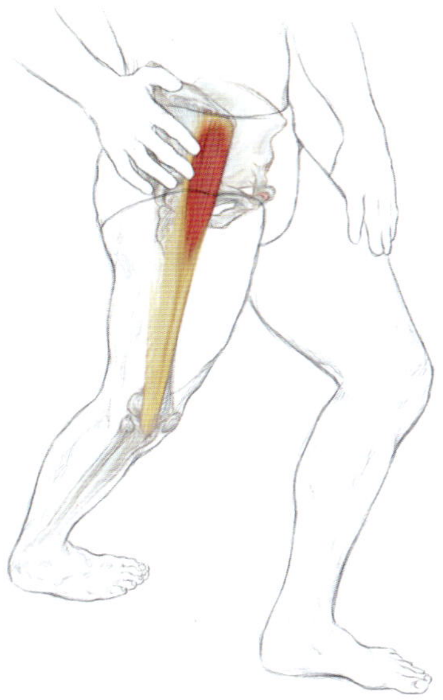

그림 4.75

넙다리근막긴장근 (Tensor Fascia Lata)

이는곳(기시). 엉덩뼈능선의 앞쪽끝(ASIS를 포함)

닿는곳(착지). 엉덩정강띠(가쪽넙다리 아래쪽으로 약 1/3)에 착지한다. 엉덩정강띠는 넓은 힘줄로서, 넙다리의 가쪽면을 따라 달리고, ASIS에서 기시하여 무릎관절을 지난 후, 정강뼈의 가쪽관절융기에서 착지하나.

주요 작용. 넙다리를 굽힘, 벌림, 안쪽돌림한다.

신경지배. 위볼기신경(L4, L5, S1)

스트레칭. 선 자세에서 오른쪽 허리근을 스트레칭하기 위해, 오른발을 왼발의 뒤쪽과 왼쪽으로 움직인다(그림 4.75). 오른 발과 다리를 안쪽돌림한다. 오른손을 오른 엉덩이에 놓고, 오른 엉덩이를 앞쪽과 오른쪽으로 움직인다.

엉덩관절 폄근 (Hip Extensors)

아래의 내용은 엉덩관절 폄근들을 위한 스트레칭이다.

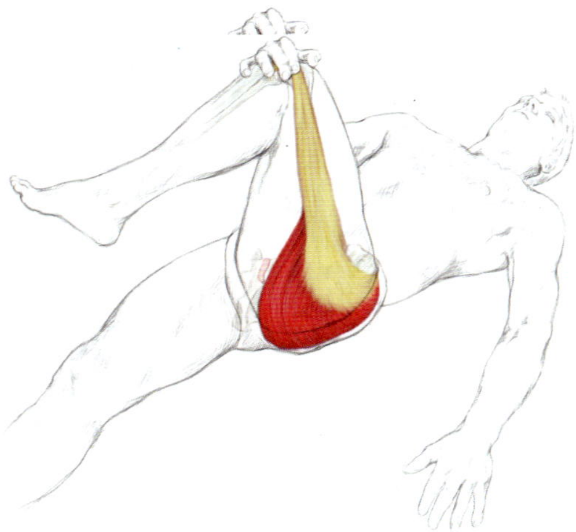

그림 4.76

큰볼기근 (Gluteus maximus)

이는곳(기시). 엉덩뼈 뒤쪽, 엉치뼈 가쪽, 꼬리뼈

닿는곳(착지). 엉덩정강띠와 넙다리뼈의 볼기거친면

주요 작용. 넙다리를 폄하고 가쪽돌림한다.

신경지배. 아래볼기신경(L4, L5, S1, S2)

스트레칭. 왼쪽 큰볼기근을 스트레칭하기 위해, 바로 누운 자세에서 오른 손으로 왼쪽 무릎을 가슴 쪽과 오른 어깨 쪽으로 당겨, 넙다리를 굽힘하고 모음한다(그림 4.76). 이 근육의 이는곳(기시)이 매우 크기 때문에, 여러 가지 변형 자세에서 스트레칭을 해야 한다(예, 한 번은 오른 어깨 쪽으로 더 많이 당기고, 그 다음 오른 엉덩이 쪽으로 더 많이 당긴다).

뒤넙다리근 (Hamstrings)

뒤넙다리근은 엉덩관절의 폄을 도와주지만, 무릎 굽힘근으로 주로 작용한다. 무릎 굽힘근에 있는 뒤넙다리근을 참고하기 바란다.

엉덩관절 벌림근 (Hip Abductors)

아래의 내용은 엉덩관절 벌림근을 위한 스트레칭이다.

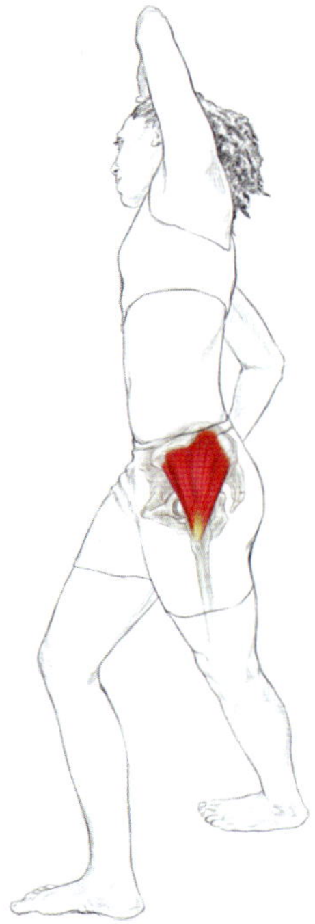

그림 4.77

중간/작은 볼기근 (Gluteus Medius and Gluteus Minimus)

이는곳(기시). 중간볼기근은 앞쪽볼기선과 뒤쪽볼기선 사이에 있는 엉덩뼈능선 아래쪽인 엉덩뼈의 위가쪽면에서 기시한다. 작은볼기근도 비슷한 위치에서 기시하지만, 중간볼기근의 이는곳(기시)보다 작은 부위이고 아래쪽과 깊은 쪽에서 기시한다.

닿는곳(착지). 중간볼기근은 넙다리뼈 큰돌기의 가쪽에서 착지하고, 작은볼기근은 큰돌기와 관절주머니 보다 약간 앞쪽에서 기시한다.

주요 작용. 넙다리를 모음한다. 작은볼기근(앞쪽섬유)은 안쪽돌림을 하는 반면, 중간볼기근(뒤쪽섬유)은 가쪽돌림을 한다. 중간볼기근과 작은볼기근은 한 쪽 다리로만 서 있을 때, 몸을 똑바르게 유지하는 중요한 기능을 한다(여러분이 걷는 도중 한쪽 다리를 앞쪽으로 내밀 때).

신경지배. 위볼기신경(L4, L5, S1)

스트레칭. 왼쪽 중간/작은 볼기근을 스트레칭하기 위해, 왼발을 들어 올려 오른 발 뒤쪽과 오른쪽으로 움직인다(그림 4.77). 그런 다음, 왼쪽 넙다리를 모음하면서 조심스럽게 큰돌기를 왼쪽으로 움직인다. 여러분은 왼손을 위로 올리고, 오른손을 아래로 내림으로써 이런 동작을 더욱 쉽게 잘 할 수 있다.

엉덩정강띠 (Iliotibial Band)

주 : 엉덩정강띠는 근육이 아니지만, 스트레칭을 할 때 자주 표적이 되는 조직이다. 엉덩정강띠는 엉덩뼈능선, 넙다리근막긴장근, 큰볼기근에서 기시한다. 중간볼기근과 작은볼기근에서 효율적으로 스트레칭되어야 한다.

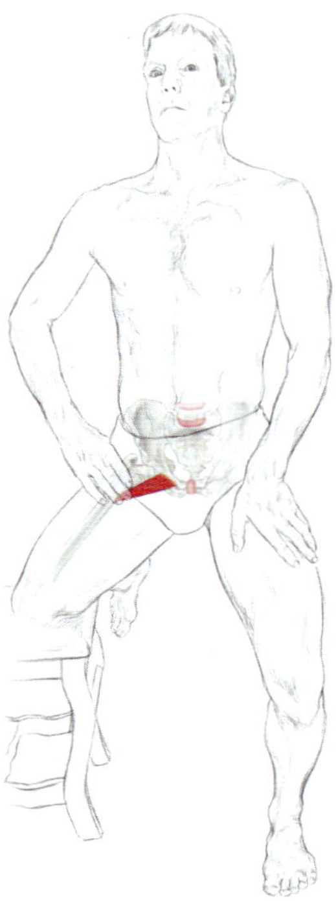

그림 4.78

엉덩관절 모음근 (Hip Adductors)

아래의 내용은 엉덩관절 모음근들을 위한 스트레칭이다.

두덩근 (Pectineus)

이는곳(기시). 긴모음근의 이는곳(기시)(쉽게 촉진할 수 있는 두덩뼈결절의 바로 아래쪽과 가쪽에서 기시함) 바로 가쪽에 있는 위두덩뼈가지.

닿는곳(착지). 넙다리뼈 작은돌기의 바로 아래 쪽에 있는 두덩선

주요 작용. 넙다리를 굽힘하고 모음한다.

신경지배. 넙다리신경(L2–L3); 폐쇄신경(L2, L3, L4)으로부터 가지를 받기도 한다.

스트레칭. 선 자세에서 오른쪽 두덩근을 스트레칭하기 위해, 오른 무릎을 굽히고 의자 위에 그 무릎을 올려 놓는다(그림 4.78). 왼발을 왼쪽과 앞쪽으로 약 12인치 움직인다. 오른손을 오른 엉덩이에 놓고, 왼쪽 무릎을 굽혀 줌으로써 골반을 아래쪽과 왼쪽으로 움직인다.

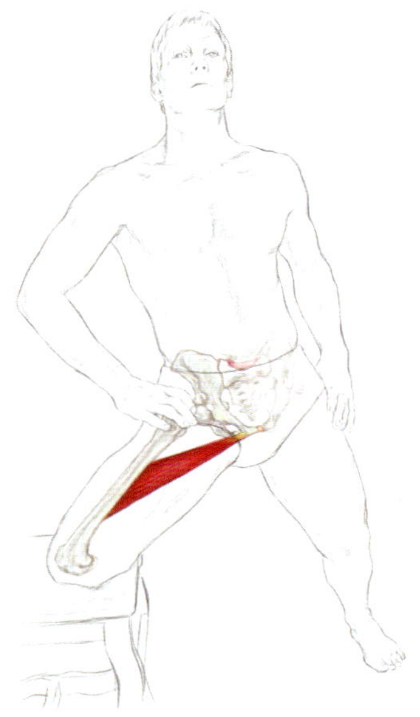

그림 4.79

긴모음근 (Adductor Longus)

이는곳(기시). 두덩뼈결절의 바로 아래쪽

닿는곳(착지). 거친선(넙다리 뒤쪽 능선) 안쪽의 중강 1/3

주요 작용. 넙다리를 모음한다.

신경지배. 폐쇄신경(L2, L3, L4)

스트레칭. 선 자세에서 오른쪽 긴모음근을 스트레칭하기 위해, 오른 무릎을 굽히고 의자 위에 그 무릎을 올려 놓는다(그림 4.79). 왼발을 왼쪽으로 약 12–15인치, 그리고 뒤쪽으로 2–3인치 움직인다. 오른손을 오른 엉덩이에 놓고, 왼쪽 무릎을 굽혀 줌으로써 골반을 아래쪽과 왼쪽으로 움직인다.

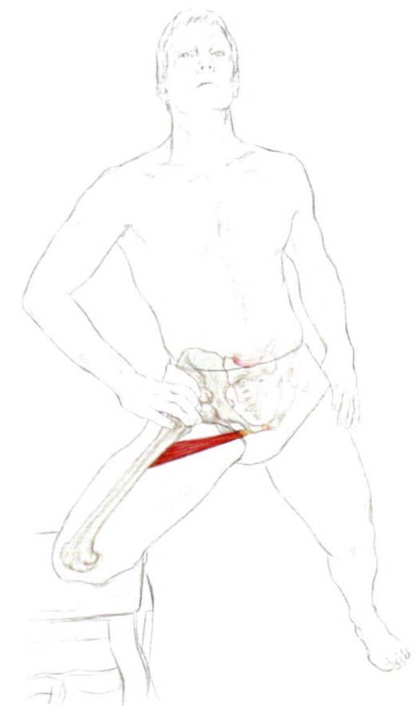

그림 4.80

짧은모음근 (Adductor Brevis)

이는곳(기시). 두덩뼈 몸통과 두덩뼈 아래가지. 짧은모음근은 긴모음근 바로 밑에 위치한다.

닿는곳(착지). 두덩선과 거친선의 위쪽 1/3

주요 작용. 넙다리를 모음한다.

신경지배. 폐쇄신경(L2, L3, L4)

스트레칭. 선 자세에서, 오른쪽 짧은모음근을 스트레칭하기 위해, 오른 무릎을 굽히고 의자 위에 그 무릎을 올려 놓는다(그림 4.80). 왼발을 왼쪽으로 약 12–15인치, 그리고 뒤쪽으로 4–5인치 움직인다. 오른손을 오른 엉덩이에 놓고, 왼쪽 무릎을 굽혀 줌으로써 골반을 아래쪽과 왼쪽으로 움직인다.

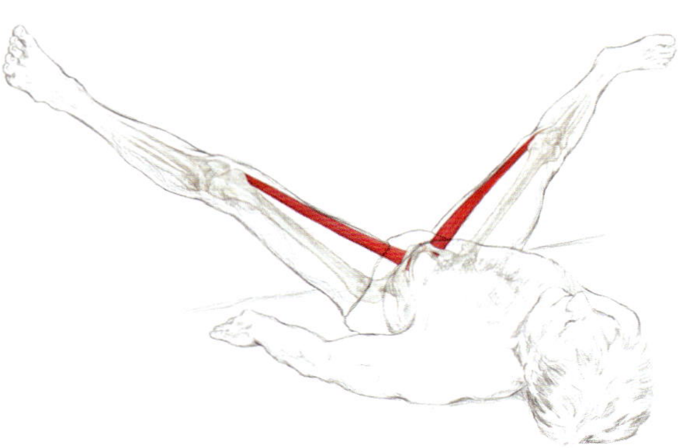

그림 4.81

두덩정강근(박근) (Gracilis)

이는곳(기시). 두덩뼈 아래가지(짧은모음근의 이는곳(기시)보다 약간 안쪽)

닿는곳(착지). 반힘줄모양근과 넙다리빗근의 힘줄과 연결하여, 정강뼈의 위안쪽면에 착지한다.

주요 작용. 엉덩관절을 모음한다. 또한 넙다리뼈를 기준으로 정강뼈를 굽힘하고 안쪽돌림한다.

신경지배. 폐쇄신경(L2, L3, L4)

스트레칭. 바로 누운 자세에서, 양쪽 궁둥이를 벽에 붙이고, 양 다리를 벽 위에 올려 놓는다(그림 4.81). 중력에 의해 두덩정강근이 스트레칭되도록, 조심스럽게 양쪽 다리를 벌림한다.

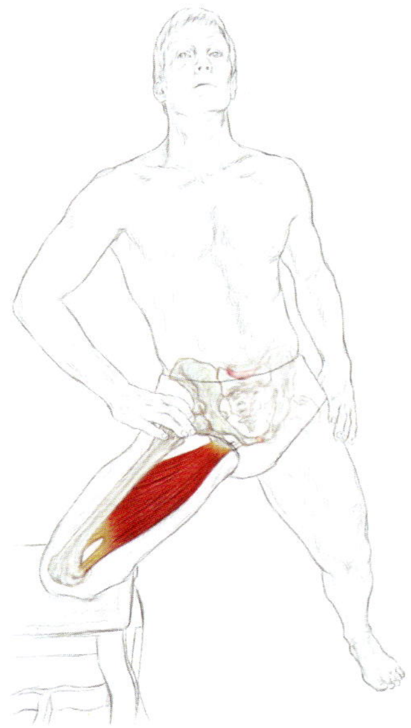

그림 4.82

큰모음근 (Adductor Magnus)

이는곳(기시). 두덩뼈 아래가지(궁둥거치면 뒤쪽에 있는 궁둥뼈 가지)

닿는곳(착지). 거친선을 따라 모음결절 까지 이른다.

주요 작용. 엉덩관절을 모음하고 폄(뒤쪽 섬유)한다. 그리고 엉덩관절의 굽힘에도 도움을 준다(앞쪽 섬유).

신경지배. 폐쇄신경(L2, L3, L4)과 궁둥신경(L4, L5, S1)

스트레칭. 선 자세에서 오른쪽 큰모음근을 스트레칭하기 위해, 오른 무릎을 굽히고 그 무릎을 의자 위에 올려 놓는다(그림 4.82). 왼발을 대각선 방향으로 뒤쪽과 왼쪽으로 약 15인치 정도 움직인다. 오른손을 오른 엉덩관절 위에 배치하고, 왼쪽 무릎을 굽힘으로써 골반을 뒤쪽과 왼쪽으로 움직인다.

엉덩관절 가쪽돌림근 (Hip External Rotators)

엉덩관절을 가쪽돌림시키는 근육들로 6개 근육이 있다 : 궁둥구멍근, 속폐쇄근, 바깥폐쇄근, 위아래 쌍둥이근, 그리고 넙다리네모근 등. 이들 기능의 복잡성과 위치 때문에, 여기에서는 그것들을 하나의 근육군으로 간주한다. 보다 자세한 내용을 알고 싶으면, 부록 A를 참고하기 바란다. 이들 가쪽돌림근 중의 하나인, 궁둥구멍근은 종종 여러 가지 엉덩관절 장애의 원인으로 거론되고 있다. 왜냐하면, 궁둥신경이 골반으로부터 나와서, 궁둥구멍근 바로 아래를 지나가기 때문이다. 아래쪽에 있는 궁둥구멍근의 스트레칭기법도 다른 엉덩관절 가쪽돌림근을 스트레칭한다.

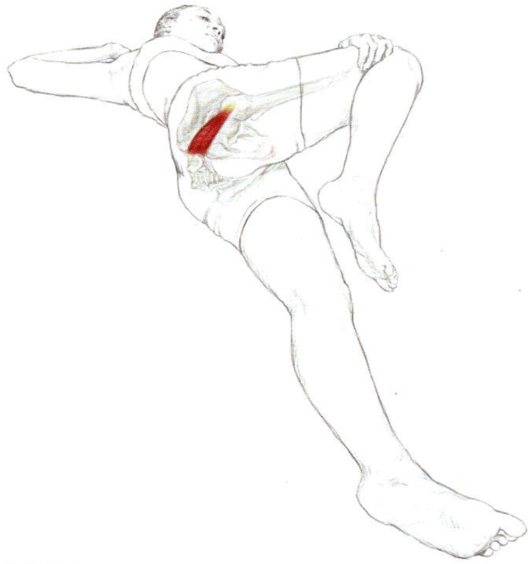

그림 4.83

궁둥구멍근(이상근) (Piriformis)

이는곳(기시). 엉치뼈의 앞쪽면

닿는곳(착지). 넙다리뼈 큰돌기의 안쪽면

주요 작용. 넙다리를 가쪽돌림한다.

신경지배. 엉치신경얼기(L4, L5, S1, S2, S3)

스트레칭. 오른쪽 궁둥구멍근을 스트레칭하기 위해, 양쪽 다리를 쭉 펴고 바로 누운 자세를 취한다(그림 4.83). 왼손을 이용하여 오른 무릎을 왼쪽 엉덩관절 쪽으로 당기는데, 이때 오른쪽 엉덩관절에서는 굽힘과 모음이 일어난다.

엉덩관절 안쪽돌림근 (Hip Internal Rotators)

"엉덩관절 벌림근"에 있는 중간볼기근과 작은볼기근의 스트레칭을 참고하기 바란다. "엉덩관절 모음근"에 있는 긴모음근, 짧은모음근, 넙다리근막긴장근 등의 스트레칭도 참고하기 바란다. 그리고 "무릎관절 굽힘근"에 있는 반막모양근과 반힘줄모양근의 스트레칭을 참고하기 바란다.

무릎관절 (Knee)

아래의 내용은 무릎관절의 근육들을 위한 스트레칭이다.

무릎관절 폄근 (Knee Extensors)

무릎관절의 폄근을 합쳐 종종 넙다리네갈래근이라고 한다. 아래의 내용은 무릎관절 폄근들을 위한 스트레칭이다.

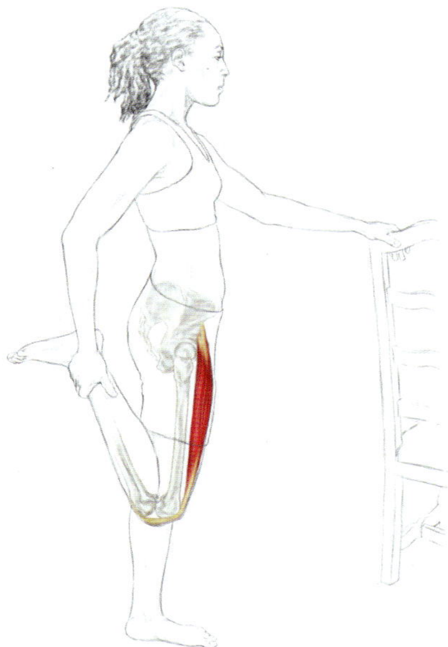

그림 4.84

넙다리곧은근 (Rectus Femoris)

이는곳(기시). 두 갈래 : 한 갈래는 ASIS에서 기시하고, 다른 갈래는 절구의 바로 위쪽인 엉덩뼈에서 기시한다.

닿는곳(착지). 넙다리네갈래근 힘줄을 통해 무릎뼈에 연결한다. 그리고 모든 넙다리네갈래근은 무릎뼈와 무릎뼈인대를 통해 정강거치면에 연결된다.

주요 작용. 무릎관절을 펴하고, 엉덩관절을 굽힘한다.

신경지배. 넙다리신경(L2, L3, L4)

스트레칭. 선 자세에서 오른쪽 넙다리곧은근을 스트레칭하기 위해, 먼저 오른쪽 발목을 잡을 수 있을 만큼 오른 무릎을 충분히 굽힌다(그림 4.84). 아래등의 폄을 피하기 위해 복부를 긴장시킨다. 넙다리가 수직되거나 약간 젖힘 될 때까지 발목을 뒤쪽으로 당긴다. 마지막으로는, 아래등이 폄되지 않도록 유지하고, 발목을 궁둥이 쪽으로 당긴다.

주의! 일반적으로 복부 수축을 통한 골반의 안정화를 이루지 않고, 이런 운동을 수행하게 되는데, 이것은 허리뼈의 젖힘과 골반의 앞쪽 돌림을 일으킨다. 이것은 아래등(허리)에 손상을 입힐 수 있고, 또 넙다리곧은근에 대한 스트레칭의 효율성을 감소시킬 수 있는데, 그 이유는 근육의 이는곳(기시)이 움직이기 때문이다.

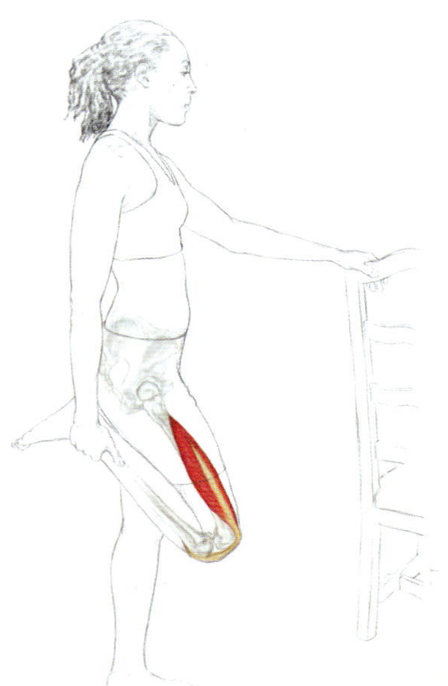

그림 4.85

중간넓은근 (Vastus Intermedius)

이는곳(기시). 넙다리의 앞쪽과 가쪽의 위 2/3

닿는곳(착지). 넙다리네갈래근 힘줄을 통해 무릎뼈에 연결되고, 넙다리네갈래근은 무릎뼈와 무릎뼈인대를 통해 정강거치면에 연결된다.

주요 작용. 무릎관절을 폄한다.

신경지배. 넙다리신경(L2, L3, L4)

스트레칭. 선 자세에서 오른쪽 중간넓은근을 스트레칭하기 위해, 오른손으로 오른 발꿈치를 궁둥이 쪽으로 당긴다(그림 4.85). 넙다리곧은근이 중간넓은근의 스트레칭을 제한하지 않도록 하기 위해, 여러분은 스트레칭을 할 때 엉덩관절을 약간 굽힐 수도 있다.

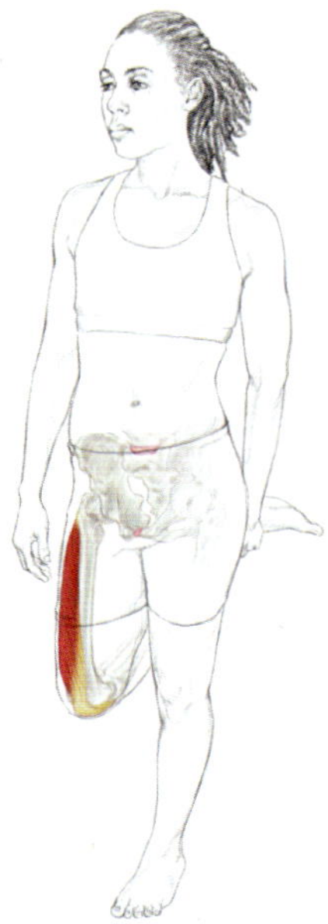

그림 4.86

가쪽넓은근 (Vastus Lateralis)

이는곳(기시). 큰돌기의 아래, 앞, 그리고 가쪽면. 넙다리 뒤쪽을 감싼 후, 거친선 먼쪽 절반의 가쪽을 따라 아래로 내려간다.

닿는곳(착지). 넙다리네갈래근 힘줄을 통해 무릎뼈에 연결되고, 넙다리네갈래근은 무릎뼈와 무릎뼈인대를 통해 정강거치면에 연결된다.

주요 작용. 무릎관절을 편한다.

신경지배. 넙다리신경(L2, L3, L4)

스트레칭. 선 자세에서 오른쪽 가쪽넓은근을 스트레칭하기 위해, 왼손으로 오른 발꿈치를 왼쪽 궁둥이 쪽으로 당긴다(그림 4.86). 넙다리곧은근이 가쪽넓은근의 스트레칭을 제한하지 않도록 하기 위해, 여러분은 스트레칭을 할 때 엉덩관절을 약간 굽힐 수도 있다.

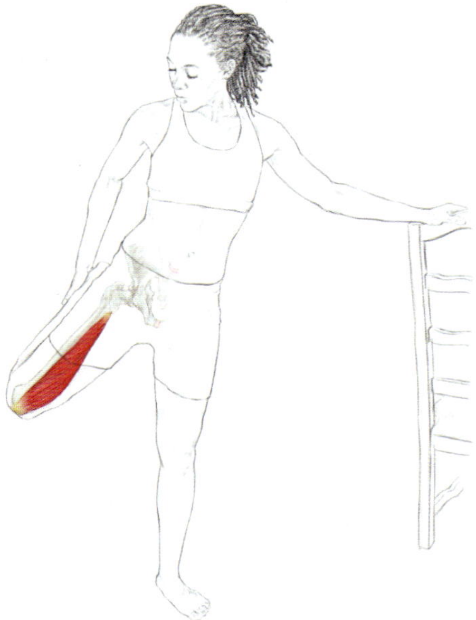

그림 4.87

안쪽넓은근 (Vastus Medialis)

이는곳(기시). 넙다리뼈 작은돌기 바로 아래와, 긴모음근과 큰모음근의 힘줄. 이는곳(기시)은 거친선에서 아래끝 까지 아래쪽과 뒤쪽을 계속 감싼다.

닿는곳(착지). 넙다리네갈래근 힘줄을 통해 무릎뼈에 연결되고, 넙다리네갈래근은 무릎뼈와 무릎뼈인대를 통해 정강거치면에 연결된다.

주요 작용. 무릎을 편한다 : 무릎뼈의 고정에 중요한 역할을 한다.

신경지배. 넙다리신경(L2, L3, L4)

스트레칭. 선 자세에서 오른쪽 가쪽넓은근을 스트레칭하기 위해, 오른손으로 오른 발꿈치를 뒤쪽과 정중선으로부터 멀어지도록 당긴다(그림 4.87). 넙다리곧은근이 안쪽넓은근의 스트레칭을 제한하지 않도록 하기 위해, 여러분은 스트레칭을 할 때 엉덩관절을 약간 굽힐 수도 있다.

무릎관절 굽힘근 (Knee Flexors)

무릎굽힘근을 종종 뒤넙다리근이라고 한다. 아래의 내용은 무릎관절 굽힘근들을 위한 스트레칭이다.

주의! 일반적으로 사람들은 자신의 등과 어깨를 둥글게 만들어 뒤넙다리근을 스트레칭하는데, 이것은 불필요하고, 매우 해로운 동작이다. 특히 허리에 문제가 있는 사람에게 더욱 그러하다. 뒤넙다리근(넙다리두갈래건의 짧은갈래는 제외)의 이는곳(기시)이 궁둥거치면이고, 아래등이 아니기 때문에, 뒤넙다리근의 효율적인 스트레칭을 얻기 위해 척추를 굽힐 필요가 없다. 그리고 몇몇 사람들의 경우는 부가적인 아래등의 굽힘을 필요로 할 것이다.

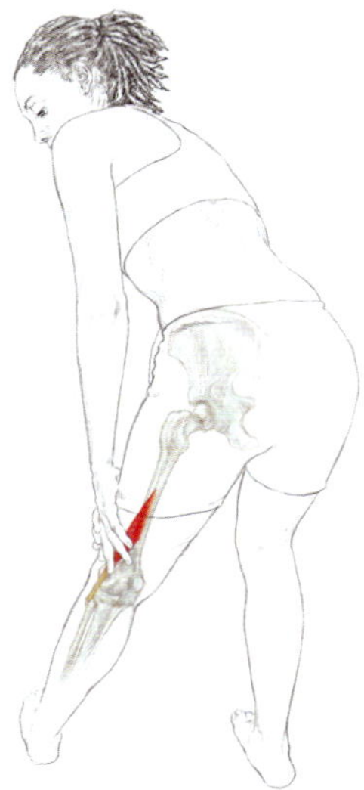

그림 4.88

넙다리두갈래근 : 짧은갈래 *(Biceps Femoris: Short Head)*

이는곳(기시). 거친선의 아래 절반

닿는곳(착지). 긴갈래와 함께 공통 힘줄을 형성하고, 종아리뼈머리의 가쪽에 착지한다.

주요 작용. 무릎을 굽힌다. 넙다리뼈에 대해 정강뼈의 가쪽돌림에 도움을 준다.

신경지배. 궁둥신경(L5, S1, S2)의 종아리가지

스트레칭. 선 자세에서 왼쪽 넙다리두갈래근의 짧은갈래를 스트레칭하기 위해, 양 손을 왼쪽 무릎 바로 위쪽인 넙다리뼈 위에 올려놓고, 조심스럽게 왼쪽 무릎을 편한다(그림 4.88).

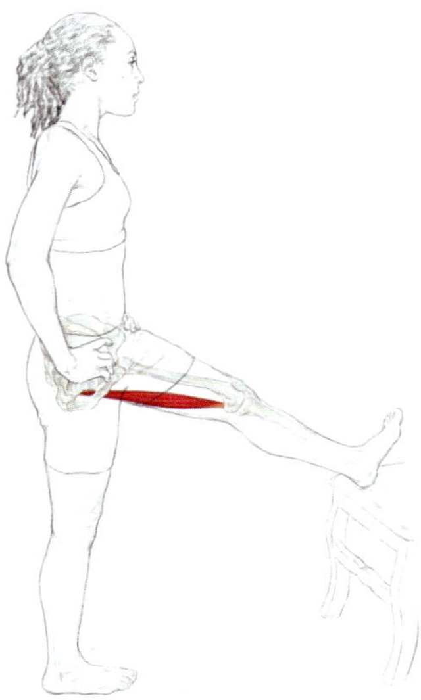

그림 4.89A

넙다리두갈래근 : 긴갈래 *(Biceps Femoris: Long Head)*

이는곳(기시). 궁둥거친면과 엉치결절인대의 먼쪽 부분

닿는곳(착지). 짧은갈래와 함께 공통 힘줄을 형성하고, 종아리뼈머리의 가쪽에 착지한다.

주요 작용. 무릎을 굽힘하고, 엉덩관절을 펌하는데 도움을 준다. 그리고 무릎이 잠겨있지 않을 때 넙다리뼈에 대한 정강뼈의 가쪽돌림을 돕는다.

신경지배. 궁둥신경(L5, S1, S2, S3)의 정강가지

스트레칭. 왼쪽 넙다리두갈래근의 긴갈래를 스트레칭하기 위해, 왼 발꿈치를 편안한 높이(여러분은 척추를 똑바게 유지할 수 있어야 한다. 만약 그렇지 않다면, 낮은 높이를 선택한다)의 의자나 고정된 물체 위에 올려놓는다(그림 4.89A). 양쪽 엉덩관절은 정면을 향하고 있어야 한다. 몸통을 약간 왼쪽으로 돌림한다. 허리를 앞쪽으로 굽힘하지 않고, 편 상태를 유지한다(궁둥거친면을 뒤쪽으로 움직인다). 매우 유연한 사람의 경우는, 스트레칭이 일어날 수 있도록, 앞쪽 굽힘이 필요할 수 있다. 그러나 이런 앞쪽 굽힘은 허리뼈의 굽힘에 의한 것이 아니라, 서 있는 다리의 엉덩관절 굽힘에 의해 동반되어야 한다.

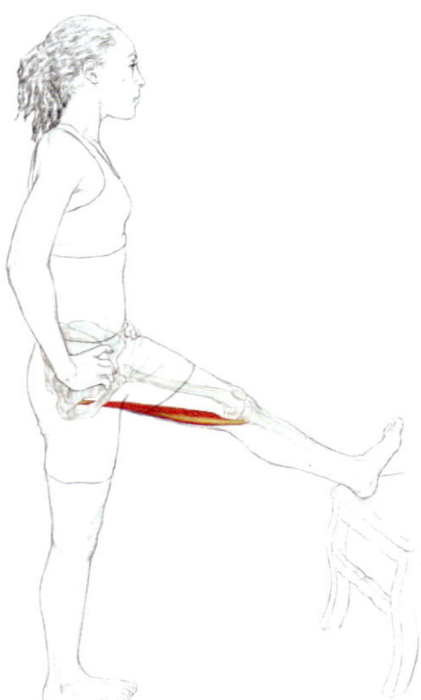

그림 4.89B

반막모양근 *(Semimemmbranosus)*

이는곳(기시). 궁둥거치면

닿는곳(착지). 정강뼈 관절융기의 뒤안쪽면

주요 작용. 무릎을 굽힘하고, 엉덩관절의 폄을 돕는다. 만약 무릎이 잠겨있지 않다면 정강뼈를 안쪽 돌림한다(무릎의 조절에 중요한 역할을 한다).

신경지배. 궁둥신경(L4, L5, S1, S2)의 정강가지

스트레칭. 위의 스트레칭 방법과 동일하지만, 다른 점은 몸통을 약간 왼쪽으로 돌림하는 것이 아니라, 오른쪽으로 약간 돌림하는 것 뿐이다. 그림 4.89B를 참고하기 바란다.

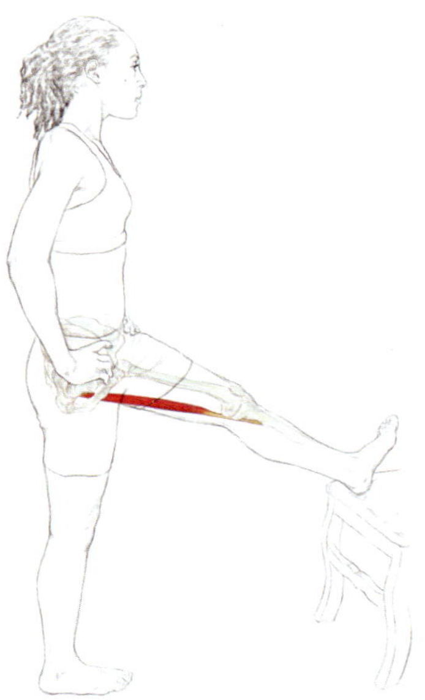
그림 4.89C

반힘줄모양근 (Semitendinosus)

이는곳(기시). 궁둥거치면

닿는곳(착지). 거위발 힘줄을 통해 정강뼈 몸쪽의 앞안쪽 몸통(넙다리빗근, 두덩정강근, 반막모양근의 닿는곳(착지)을 위안 온힘줄)

주요 작용. 무릎을 굽힘하고, 엉덩관절의 폄을 돕는다. 만약 무릎이 잠겨있지 않다면 정강뼈를 안쪽 돌림한다(무릎의 조절에 중요한 역할을 한다).

신경지배. 궁둥신경(L4, L5, S1, S2)의 정강가지

스트레칭. 반막모양근과 동일한 방법으로 스트레칭한다. 왼쪽 반힘줄모양근을 스트레칭하기 위해, 왼 발꿈치를 편안한 높이(여러분은 척추를 똑바게 유지할 수 있어야 한다. 그렇지 않다면, 낮은 높이를 선택한다)의 의자나 고정된 물체 위에 올려놓고, 양쪽 엉덩관절을 정면으로 향하게 만든다. 몸통을 약간 오른쪽으로 20-30° 정도 돌림하고, 왼쪽 다리를 15-20° 정도 가쪽돌림한다. 허리를 앞쪽으로 굽힘하지 않고, 허리뼈를 폄함으로써 아래등을 폄한다(궁둥거친면을 뒤쪽으로 움직인다). 매우 유연한 사람의 경우는, 스트레칭이 일어날 수 있도록, 앞쪽 굽힘이 필요할 수 있다. 그러나 이런 앞쪽 굽힘은 허리뼈의 굽힘에 의한 것이 아니라, 서 있는 다리의 엉덩관절 굽힘에 의해 동반되어야 한다. 그림 4.89C를 참고하기 바란다.

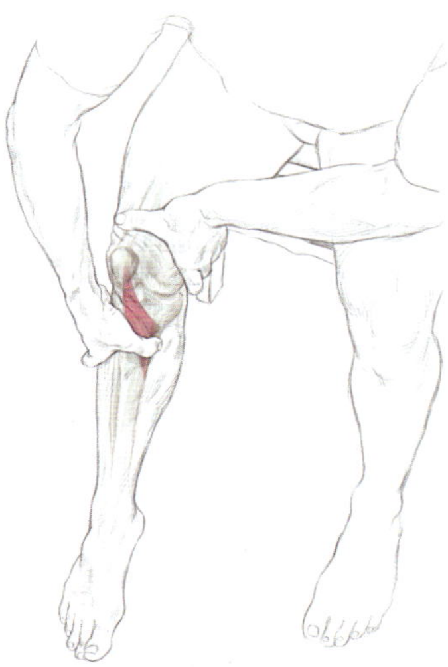
그림 4.90

오금근 (Popliteus)

이는곳(기시). 넙다리뼈 가쪽관절융기의 가쪽면

닿는곳(착지). 가자미근선의 위쪽인 정강뼈의 위 1/4의 뒷쪽면

주요 작용. 넙다리뼈에 대해 정강뼈를 안쪽돌림하고, 무릎을 굽힘한다.

신경지배. 정강신경(L4, L5, S1)

스트레칭. 앉은 자세에서 오른쪽 오금근을 스트레칭하기 위해, 여러분의 오른 무릎을 15-20°로 굽힘한다(그림 4.90). 오른손의 엄지가 정강거친면에 놓일 수 있도록 종아리 바깥쪽에 오른손을 배치한다. 왼손의 엄지가 오른 무릎뼈 위에, 그리고 손가락으로 무릎 뒤쪽을 감쌀 수 있도록 왼손을 오른 넙다리뼈의 안쪽면에 놓는다. 조심스럽게 무릎을 폄한다. 이때 오른손으로 정강뼈를 가쪽돌림하고, 왼손으로 넙다리를 안쪽돌림한다.

주의! 무릎 문제를 가지고 있는 사람이나 무릎 문제가 의심스러운 사람들은 이런 스트레칭을 수행하기 전에 전문가에 의해 선별검사를 먼저 받아야 한다.

발목과 발 (Ankle and Foot)

아래의 내용은 발목과 발의 근육들을 위한 스트레칭이다.

발바닥굽힘근 (Ankle Plantarflexors)

아래의 내용은 발바닥굽힘근들을 위한 스트레칭이다.

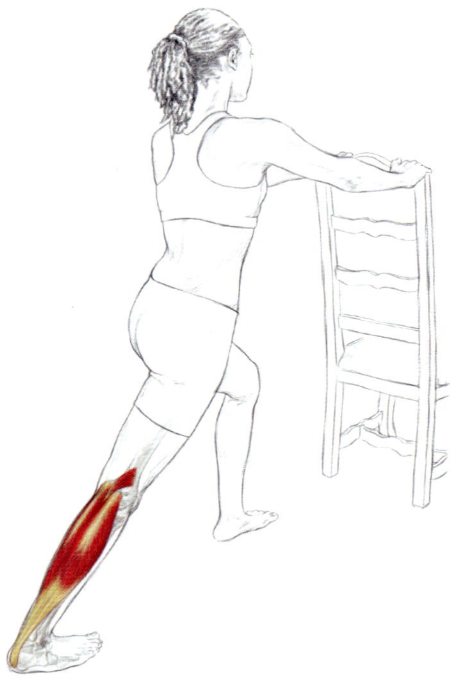

그림 4.91

장딴지근(비복근) (Gastrocnemius)

이는곳(기시). 두 갈래 : 한 갈래는 넙다리뼈 안쪽 관절융기의 뒤쪽 면에서 기시하고, 다른 갈래는 넙다리뼈가쪽관절융기의 뒤쪽에서 기시한다.

닿는곳(착지). 두 갈래는 근육힘살(근복)에서 수렴하고 발목관절 부위에서 아킬레스힘줄과 연결되어, 발꿈치뼈의 뒤쪽에서 착지한다.

주요 작용. 발목을 발바닥굽힘하고, 무릎의 굽힘을 돕는다.

신경지배. 정강신경(L4-S1)

스트레칭. 오른발의 장딴지근을 스트레칭하기 위해, 벽이나 의자로부터 3-4 피트 정도 떨어져 서 있는다(그림 4.91). 왼발을 약 1.5 피트 정도 앞으로 내딛고, 양 손을 의자나 벽을 집는다. 오른 발을 뒤침한다. 무릎을 펴고 오른 발을 지면에 붙인 채로, 천천히 양쪽 엉덩관절을 앞으로 내민다.

대부분의 사람들은 특히 시간이 경과함에 따라, 발고리(족궁)의 통합성와 인대성 지지가 소실된다. 이것은 서 있거나 보행을 할 때 과도한 발의 엎침을 일으킬 수 있다. 발의 과도한 엎침은 발바닥근막염, 발허리뼈통증, 무릎넙다리통증 등과 같은, 여러 가지 문제를 유발할 수 있다. 발/발목의 발등굽힘을 일으키는 힘이 너무 강해도 발의 엎침과 발고리 내림(족궁 하강)을 일으키기 때문에, 조심스럽게 발을 뒤침하거나, 적어도 발고리를 중립위로 유지해야 뼈구조물이 발고리를 지지해 줄 수 있다. 이런 자세로 스트레칭하면, 발고리의 안정성을 떨어뜨리지 않고, 장딴지근/가자미근의 복합체를 충분히 스트레칭할 수 있다. 그리고 스트레칭하기 전에, 발꿈치와 모든 발가락을 지면에 붙인 상태에서, 첫 번째 발허리뼈머리를 발꿈치 쪽으로 당겨 발을 뒤침시킨다. 이것은 일반적으로 정강뼈를 약간 가쪽돌림하게 만든다.

장딴지빗근(족척근) (Plantaris)

이는곳(기시). 장딴지근 가쪽갈래의 이는곳(기시) 보다 약간 위쪽이고 안쪽인, 위관절융기선의 먼쪽과 가쪽에서 기시한다.

닿는곳(착지). 아킬레스힘줄과 연결되어 발꿈치뼈의 뒤쪽면에서 착지한다.

주요 작용. 발의 발바닥굽힘을 돕는다.

신경지배. 정강신경(L4, L5, S1, S2)

스트레칭. 장딴지근의 스트레칭과 동일하지만, 종아리를 가쪽돌림하여 스트레칭을 하면 장딴지빗근의 스트레칭을 강조할 수 있다. 그림 4.91를 참고하기 바란다.,

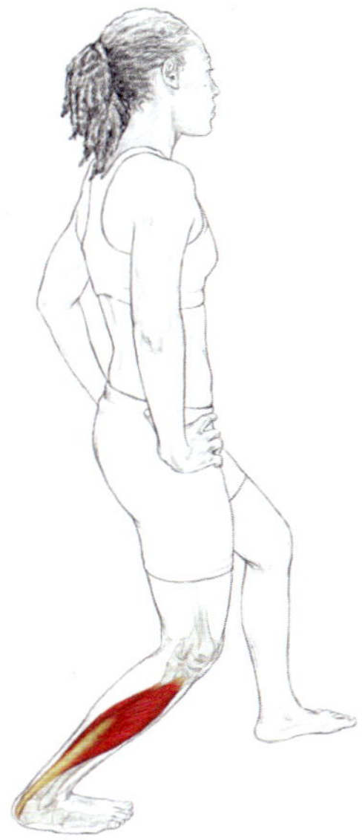

그림 4.92

가자미근 (Soleus)

이는곳(기시). 정강뼈 뒤쪽의 중간 1/3과 종아리뼈 뒤쪽의 위 1/4

닿는곳(착지). 아킬레스힘줄을 형성하기 위해 장딴지근의 힘줄과 연결한 후, 발꿈치뼈의 뒤쪽면에 착지한다.

주요 작용. 발을 발바닥굽힘한다.

신경지배. 정강신경(L4, L5, S1, S2)

스트레칭. 오른발의 가자미근을 스트레칭하기 위해, 왼발을 약 15인치 정도 앞으로 내딛고, 양 손으로 양쪽 엉덩관절을 잡는다(그림 4.92). 오른발을 뒤침한다(장딴지근을 참고하기 바란다). 오른 발꿈치를 지면에 닿도록 하고, 천천히 오른 무릎을 굽힌다.

뒤정강근 (Posterior Tibialis)

"발목 안쪽번짐근"에 있는 뒤정강근의 스트레칭을 참고하기 바란다.

긴종아리근과 짧은종아리근 (Peroneus Longus and Peroneus Brevis)

"발목 가쪽번짐근"에 있는 긴종아리와 짧은종아리근의 스트레칭을 참고하기 바란다.

긴발가락굽힘근 (Flexor Digitorum Longus)

"발가락 굽힘근"에 있는 긴발가락굽힘근의 스트레칭을 참고하기 바란다.

발등굽힘근 (Ankle Dorsiflexors)

아래의 내용은 발등굽힘근들을 위한 스트레칭이다.

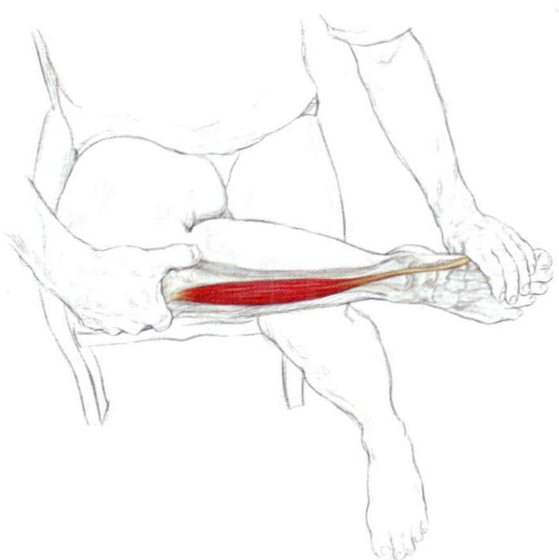

그림 4.93

앞정강근 (Tibialis Anterior)

이는곳(기시). 정강뼈 가쪽면의 위 2/3 지점과 인접한 뼈사이막

닿는곳(착지). 안쪽복사뼈 바로 앞쪽을 가로 질러, 안쪽쐐기뼈의 아래-안쪽면과 첫 번째 발허리뼈바닥에 착지한다.

주요 작용. 발을 발등굽힘하고 안쪽번짐한다.

신경지배. 깊은종아리신경(L4, L5, S1)

스트레칭. 앉은 자세에서 오른발의 앞정강근을 스트레칭하기 위해, 오른 발목을 왼쪽 무릎 위에 걸쳐 놓는다(그림 4.93). 오른 발의 앞쪽 부분을 왼손으로 잡고 발목을 발바닥굽힘시킨다. 이때 발의 앞쪽 부분을 가쪽번짐(발바닥이 여러분으로부터 멀어지도록)과 벌림을 해야 한다.

긴발가락폄근 (Extensor Digitorum Longus)

"발가락 폄근"에 있는 긴발가락폄근의 스트레칭을 참고하기 바란다.

발목의 안쪽번짐근 (Ankle Invertors)

아래의 내용은 발목의 안쪽번짐근들을 위한 스트레칭이다.

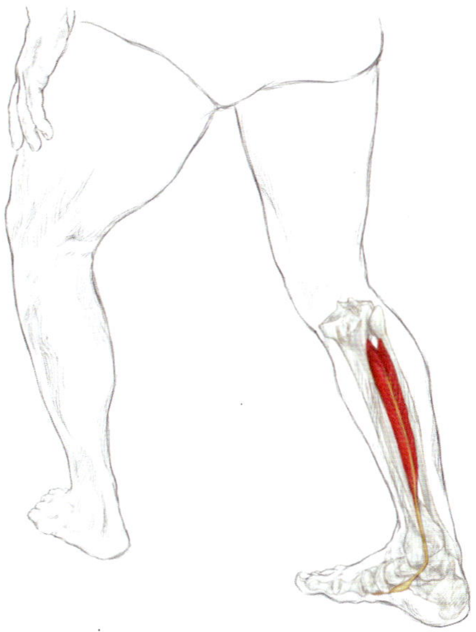

그림 4.94

뒤정강근 (Tibialis Posterior)

이는곳(기시). 정강뼈 가쪽모서리의 위 절반 뒤쪽, 인접한 뼈사이막, 그리고 종아리뼈의 몸쪽 2/3

닿는곳(착지). 발배뼈, 모든 쐐기뼈, 2-4번째 발허리뼈 바닥 등의 바닥쪽면

주요 작용. 발을 안쪽번짐하고 발바닥굽힘한다.

신경지배. 정강신경(L5-S1)

스트레칭. 왼발의 뒤정강근을 스트레칭하기 위해, 왼발을 약 2 피트 정도 앞으로 내밀고 오른 발을 약간 안쪽돌림하는 자세(lunge position)를 취한다(그림 4.94). 오른 무릎을 굽히고 오른 발목을 발등굽힘하면서, 오른 무릎을 앞가쪽(오른쪽의 대각선 방향)으로 향하게 한다. 이때 오른발은 지면에 붙어 있어야 한다.

앞정강근 (Tibialis Anterior)

"발목 발등굽힘근"에 있는 앞정강근의 스트레칭을 참고하기 바란다.

발목의 가쪽번짐근 (Ankle Evertors)

아래의 내용은 발가락 가쪽번짐근들을 위한 스트레칭이다.

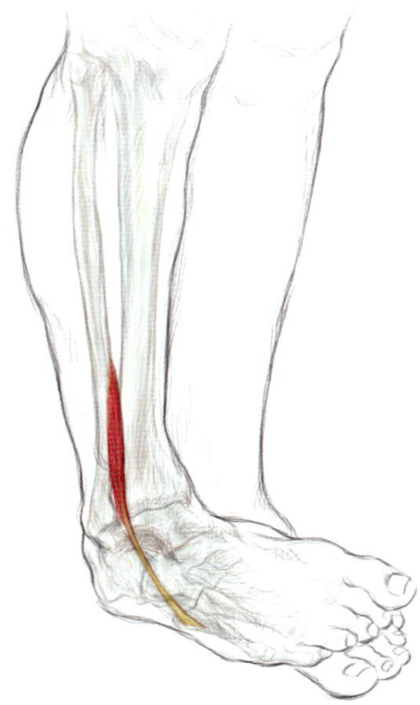

그림 4.95

제 3 종아리근 (Peroneus Tertius)

이는곳(기시). 종아리뼈 앞쪽의 먼쪽 1/3과 인접한 뼈사이막

닿는곳(착지). 다섯 번째 발허리뼈바닥의 위가쪽면

주요 작용. 발등굽힘과 가쪽번짐을 돕는다.

신경지배. 깊은종아리신경(L4, L5, S1)

스트레칭. 선 자세에서 오른발의 제 3 종아리근을 스트레칭하기 위해, 오른 발바닥을 왼발의 발등 위에 올려놓고, 조심스럽게 오른쪽 발과 발목을 안쪽번짐한다(그림 4.95)

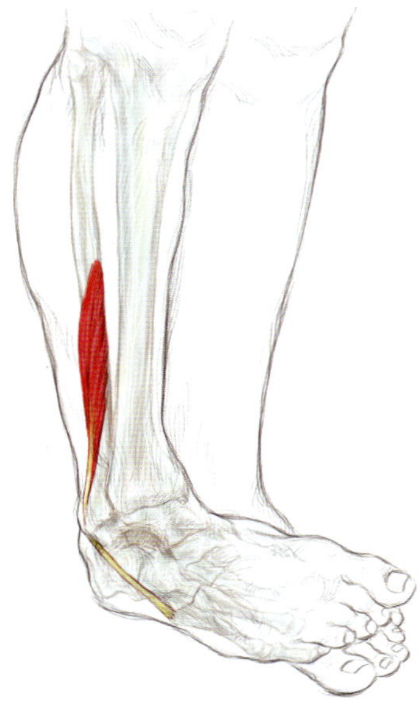

그림 4.96

짧은종아리근 (Peroneus Brevis)

이는곳(기시). 종아리뼈 가쪽면의 아래 2/3

닿는곳(착지). 다섯 번째 발허리뼈바닥의 등쪽면

주요 작용. 발을 가쪽번짐한다.

신경지배. 얕은종아리신경(L5, S1, S2)

스트레칭. 선 자세에서 오른쪽 짧은종아리근을 스트레칭하기 위해, 오른 발바닥을 왼쪽의 발등 위에 올려놓고, 조심스럽게 오른쪽 발과 발목을 안쪽번짐한다(그림 4.96). 그리고 조심스럽게 오른 무릎을 굽혀, 앞쪽으로 내민다.

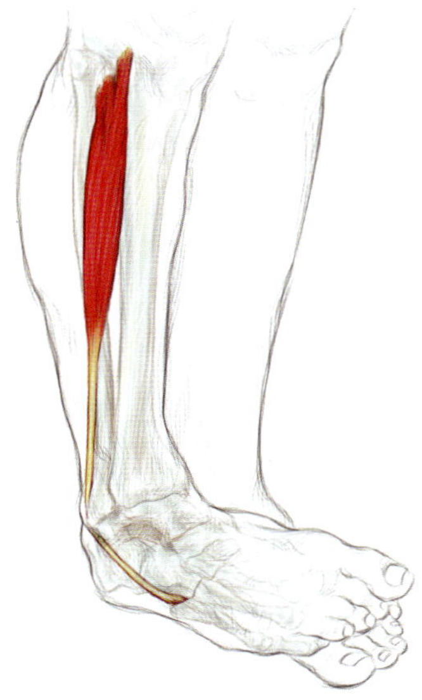

그림 4.97

긴종아리근 (Peroneus Longus)

이는곳(기시). 종아리뼈머리와 종아리뼈 가쪽면의 위 2/3

닿는곳(착지). 종아리의 가쪽면을 따라 아래로 달린 후, 가쪽복사뼈의 뒤쪽을 지나간다. 그리고 발바닥 밑으로 가로질러, 첫 번째 발허리뼈와 안쪽쐐기뼈의 바닥쪽과 가쪽면에 착지한다.

주요 작용. 발을 가쪽번짐하고 발바닥굽힘을 돕는다.

신경지배. 얕은종아리신경(L5, S1, S2)

스트레칭. 선 자세에서 오른쪽 긴종아리근을 스트레칭하기 위해, 오른 발바닥을 왼쪽의 발등 위에 올려놓고, 조심스럽게 오른쪽 발과 발목을 안쪽번짐한다(그림 4.97). 그리고 조심스럽게 오른 무릎을 굽혀, 앞쪽으로 내민다. 짧은종아리근 보다 긴종아리근의 스트레칭을 강조하려면, 오른발의 앞쪽부분을 왼발의 발등 위로 더 많이 올려놓는다.

제 3 종아리근 (Peroneus Tertius)

"발목 발등굽힘근"에 있는 제 3 종아리근의 스트레칭을 참고하기 바란다.

발가락 굽힘근 (Toe Flexors)

아래의 내용은 발가락 굽힘근들을 위한 스트레칭이다.

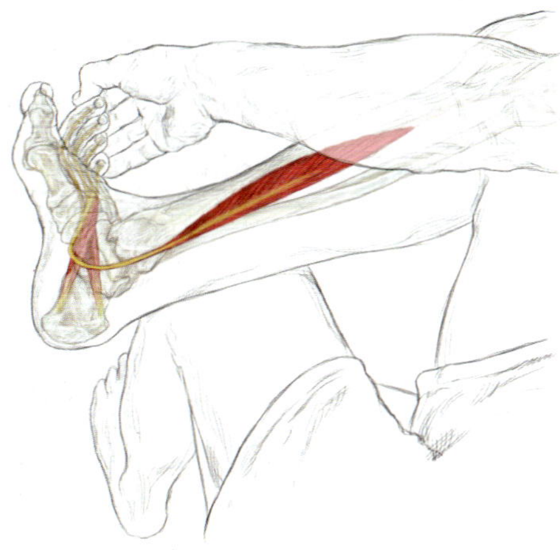

그림 4.98

긴발가락굽힘근 (Flexor Digitorum Longus)

이는곳(기시). 정강뼈 뒤쪽의 중간 절반

닿는곳(착지). 안쪽복사뼈 뒤쪽과 아래쪽을 지난 후, 네 갈래의 힘줄로 분리되어 발 밑을 지나가고, 2-5 발가락의 먼쪽 발가락마디뼈바닥에 착지한다.

주요 작용. 2-5 발가락을 굽힘하고, 발의 발바닥굽힘과 안쪽번짐을 돕는다.

신경지배. 정강신경(S2, S3)

스트레칭. 앉은 자세에서 오른발의 긴발가락굽힘근을 스트레칭하기 위해, 오른 발을 왼 무릎 위에 올려놓는다(그림 4.98). 오른 손으로 2-5 발가락을 완전하게 펴해주고, 그 다음 발목을 완전하게 발등굽힘한다.

짧은엄지굽힘근 (Flexor Digitorum Brevis)

"발의 안근"에 있는 짧은엄지굽힘근의 스트레칭을 참고하기 바란다.

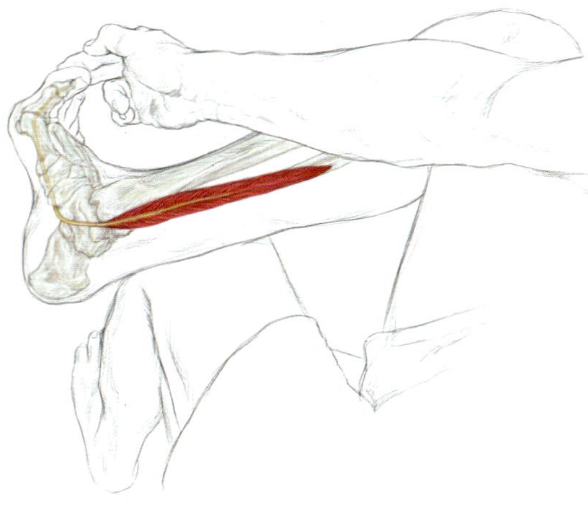

그림 4.99

긴엄지굽힘근 (Flexor Hallicus Longus)

이는곳(기시). 종아리뼈 뒤쪽의 먼쪽 2/3

닿는곳(착지). 안쪽복사뼈 뒤쪽과 아래쪽을 지난 후, 엄지의 먼쪽 발가락마디뼈의 바닥쪽에 착지한다.

주요 작용. 엄지를 굽힘하고, 발의 발바닥굽힘과 안쪽번짐을 돕는다.

신경지배. 정강신경(L5, S1, S2)

스트레칭. 오른발의 긴엄지굽힘근을 스트레칭하기 위해, 앉은 자세에서 오른발을 왼쪽 무릎 위에 올려놓는다(그림 4.99). 오른 발과 발목을 발등굽힘과 가쪽번짐한 채로, 오른손으로 엄지를 펴 준다.

발가락 폄근 (Toe Extensors)

아래의 내용은 발가락 폄근들을 위한 스트레칭이다.

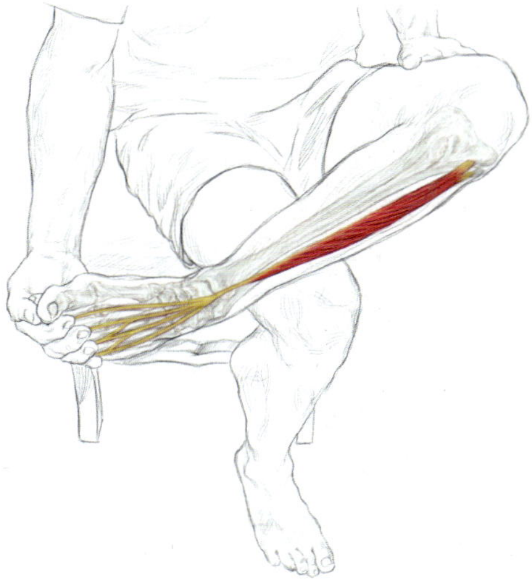

그림 4.100

긴발가락폄근 (Extensor Digitorum Longus)

이는곳(기시). 종아리뼈 앞쪽면의 위 3/4, 인접한 뼈사이막, 그리고 정강뼈 가쪽관절융기의 아래 부분

닿는곳(착지). 2–5 발가락의 중간발가락마디뼈 바닥의 등쪽과 폄근덮개를 지난 후, 2–5 발가락의 먼쪽발가락마디뼈바닥에 착지한다.

주요 작용. 2–5 발가락을 펴하고, 발의 발등굽힘과 가쪽번짐을 돕는다.

신경지배. 종아리신경(L4, L5, S1)

스트레칭. 오른손 손가락이 왼발의 2–5 발가락의 등쪽을 감쌀 수 있도록, 왼발의 등쪽에 놓는다(그림 4.100). 조심스럽게 발가락을 여러분 쪽으로 발가락을 굽힌다. 그리고 발과 발목의 발바닥굽힘을 계속 일으킨다.

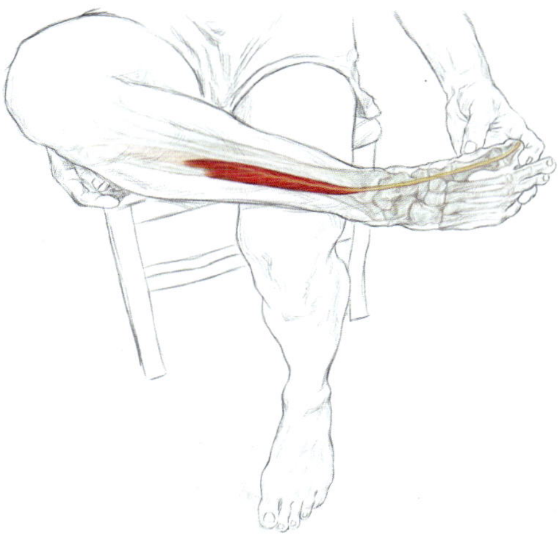

그림 4.101

긴엄지폄근 (Extensor Hallicus Longus)

이는곳(기시). 종아리뼈 앞가쪽면의 중간 절반과 인접한 뼈사이막

닿는곳(착지). 엄지 발가락의 먼쪽발가락마디뼈에 착지한다.

주요 작용. 엄지 발가락을 펴하고, 발의 발등굽힘을 돕는다.

신경지배. 깊은종아리신경(L4, L5, S1)

스트레칭. 오른발의 긴엄지폄근을 스트레칭하기 위해, 앉은 자세에서 오른 발을 왼 무릎 위에 올려놓는다(그림 4.101). 왼손으로 엄지의 모든 관절을 굽힘하고, 발을 당겨 발바닥굽힘과 약간의 안쪽번짐을 일으킨다. 발을 굽히는 대부분의 힘이 발허리발가락관절에 가해지기 때문에, 엄지발가락을 너무 지나치게 당겨서는 안 되며, 매우 조심스럽게 먼쪽으로 힘을 적용해야 한다.

발의 안근(내재근) (Intrinsic Foot Muscles)

아래의 내용은 발의 안근(내재근)들을 위한 스트레칭이다.

발가락 굽힘근 (Toe Flexors)

아래의 내용은 발가락 굽힘근들을 위한 스트레칭이다.

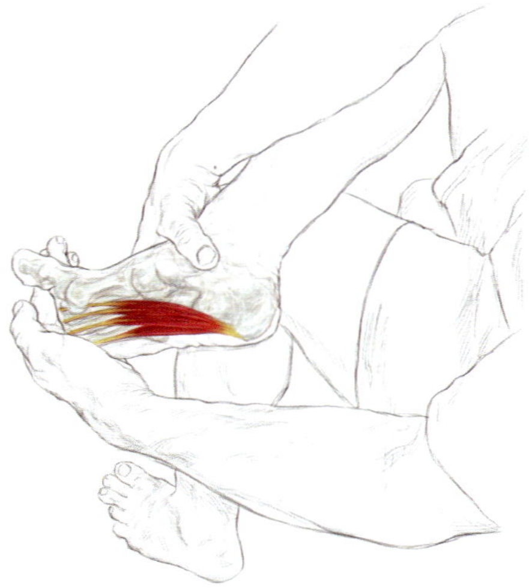

그림 4.102

짧은발가락굽힘근 (Flexor Digitorum Brevis)

이는곳(기시). 발바닥널힘줄과 발꿈치뼈거친면의 앞쪽

닿는곳(착지). 2–5 발가락 중간발가락마디뼈의 바닥쪽

주요 작용. 2–5 발가락의 몸쪽발가락사이관절을 굽힌다.

신경지배. 안쪽발바닥신경(S2–S3)

스트레칭. 오른발의 짧은발가락굽힘근을 스트레칭하기 위해, 앉은 자세에서 오른발을 왼 무릎 위에 올려놓는다(그림 4.102). 오른손을 이용해 오른 발목을 약간 발바닥굽힘한 자세로 지지한다. 그리고 왼손의 손바닥과 손가락으로 2–5 발가락을 완전하게 펴하도록 민다.

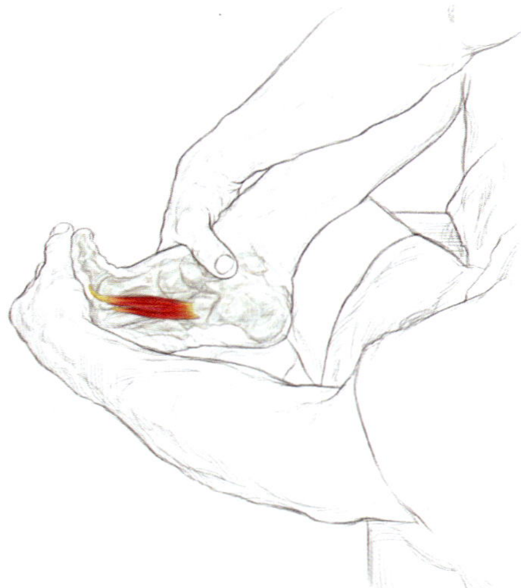

그림 4.103

짧은엄지굽힘근 (Flexor Hallicus Brevis)

이는곳(기시). 입방뼈 면쪽과 가쪽 쐐기뼈의 바닥쪽면

닿는곳(착지). 엄지의 몸쪽발가락마디뼈 바닥의 바닥쪽

주요 작용. 엄지의 몸쪽발가락을 굽힌다.

신경지배. 안쪽발바닥신경(S2–S3)

스트레칭. 오른발의 짧은엄지굽힘근을 스트레칭하기 위해, 앉은 자세에서 오른발을 왼 무릎 위에 올려놓는다(그림 4.103). 오른손을 이용해 오른 발목을 약간 발바닥굽힘한 자세로 지지한다. 그리고 왼손의 손바닥으로 2–5 발가락을 완전하게 펴하도록 민다. 이때 오른 발목의 발등굽힘이 일어나지 않도록 오른 손으로 막아주어야 한다.

발가락네갈래근(족척방형근) (Quadratus Plantae)

이는곳(기시). 두 갈래 : 한 갈래는 발꿈치뼈의 안쪽 모서리와 긴발바닥인대에서 기시하고, 다른 갈래는 발꿈치뼈의 가쪽 모서리와 긴발바닥인대에서 기시한다.

닿는곳(착지). 긴발가락굽힘근 힘줄의 뒤가쪽

주요 작용. 긴발가락굽힘근의 당김선을 변화시켜 2–5 발가락의 굽힘을 돕는다.

신경지배. 가쪽발바닥신경(S2–S3)

스트레칭. "발가락 굽힘근"에 있는 긴발가락굽힘근의 스트레칭을 참고하기 바란다.

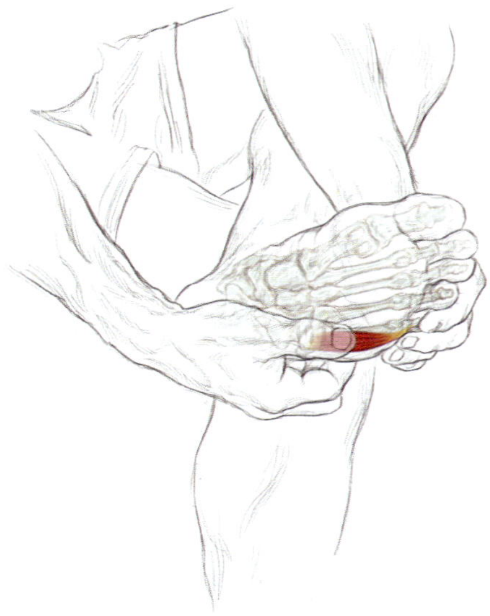

그림 4.104

짧은새끼발가락굽힘근 (Flexor Digiti Minimi Brevis)

이는곳(기시). 다섯 번째 발허리뼈바닥의 바닥쪽

닿는곳(착지). 다섯 번째 발가락의 몸쪽발허리마디뼈바닥의 바닥쪽

주요 작용. 다섯 번째 발허리발가락관절을 발등굽힘한다.

신경지배. 가쪽발바닥신경(S2–S3)의 얕은가지

스트레칭. 왼발의 짧은새끼발가락굽힘근을 스트레칭하기 위해, 앉은 자세에서 왼발을 오른 무릎 위에 올려놓는다(그림 4.104). 오른손의 엄지와 손가락으로 다섯 번째 발허리뼈를 고정한다. 왼손을 이용해, 왼발의 다섯 번째 발가락을 잡고, 폄을 하다.

발가락 폄근 (Toe Extensors)

아래의 내용은 발가락 폄근들을 위한 스트레칭이다.

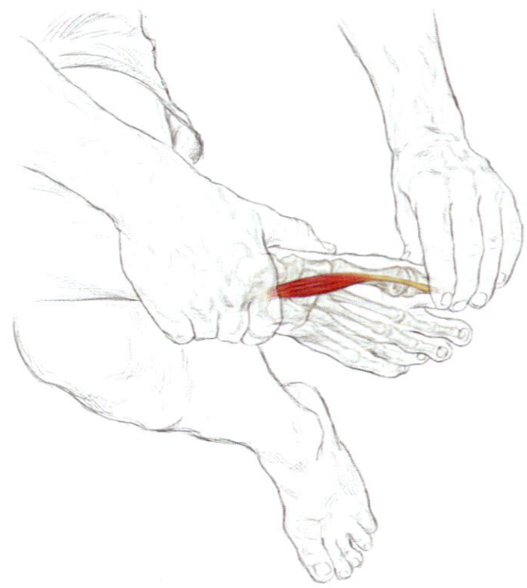

그림 4.105

짧은엄지폄근 (Extensor Hallicus Brevis)

이는곳(기시). 발꿈치뼈의 먼쪽, 위쪽, 가쪽면. 실제로 짧은엄지폄근은 짧은발가락폄근의 안쪽 부분이다.

닿는곳(착지). 엄지의 몸쪽발가락마디뼈바닥의 등쪽면

주요 작용. 엄지의 몸쪽발가락을 편한다.

신경지배. 깊은종아리신경(L4–S1)

스트레칭. 오른발의 짧은엄지폄근을 스트레칭하기 위해, 앉은 자세에서 오른발을 왼 무릎 위에 올려놓는다(그림 4.105). 오른손으로 약간 발바닥굽힘된 오른 발목을 지지한다. 그리고 왼손의 집게손가락과 가운데손가락을 이용해, 엄지의 몸쪽발가락을 아래로 눌러줌으로서 엄지를 굽힘한다. 이때 왼손 엄지로 첫 번째 발허리뼈를 고정한다.

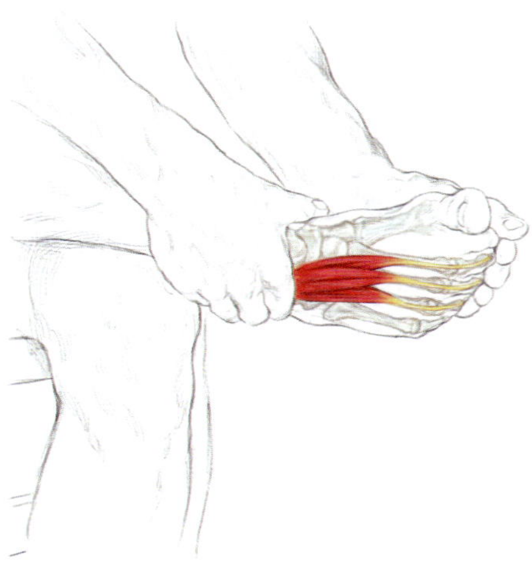

그림 4.106

짧은발가락폄근 (Extensor Digitorum Brevis)

이는곳(기시). 발굼치의 위가쪽면

닿는곳(착지). 긴발가락폄근 힘줄이 2–4번째 발가락의 중간발가락뼈바닥에 붙은 후, 가쪽 슬립을 통해 먼쪽발가락뼈바닥에 붙는다.

주요 작용. 2–4번째 발가락의 모든 관절을 폄한다.

신경지배. 깊은종아리신경(L4, L5, S1)

스트레칭. 앉은 자세에서 오른발을 왼 무릎 위에 올려놓는다(그림 4.106). 오른손으로 약간 발바닥굽힘된 오른 발목을 지지한다. 그리고 왼손으로 오른발의 2–5 발가락을 완전하게 굽힘시킨다.

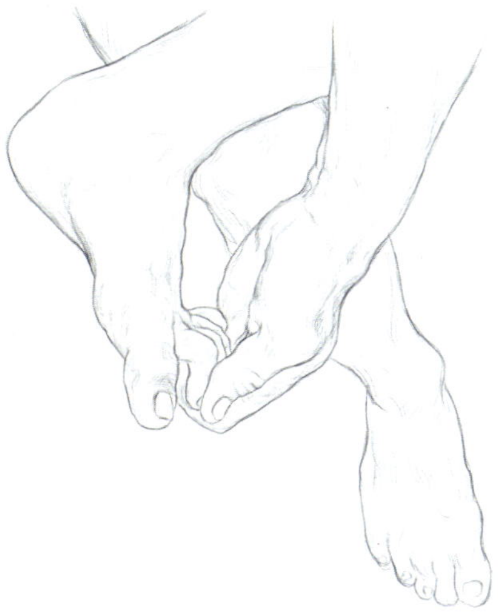

그림 4.107A

벌레근 (Lumbricals)

이는곳(기시). 2–5 발허리뼈의 중간몸통 위치에 있는 긴발가락굽힘근 힘줄로부터 기시한다.

닿는곳(착지). 2–5 발가락의 몸쪽발가락의 안쪽면과 폄근덮개

주요 작용. 발허리발가락관절의 굽힘을 돕고, 폄근덮개와 연결되어 2–5 발가락의 중간발가락사이관절과 먼쪽발가락사이관절의 폄을 돕는다.

신경지배. 벌레근 1 : 안쪽발바닥신경(S2–S3), 벌레근 2–4 : 가쪽발바닥신경(S2–S3),

스트레칭. 왼발의 벌레근을 스트레칭하기 위해, 먼저 왼발을 오른 무릎 위에 올려놓는다(그림 4.107A). 왼손으로 왼발의 2–5 발가락사이관절을 굽힌다. 그리고 조심스럽게 발허리발가락관절을 편다.

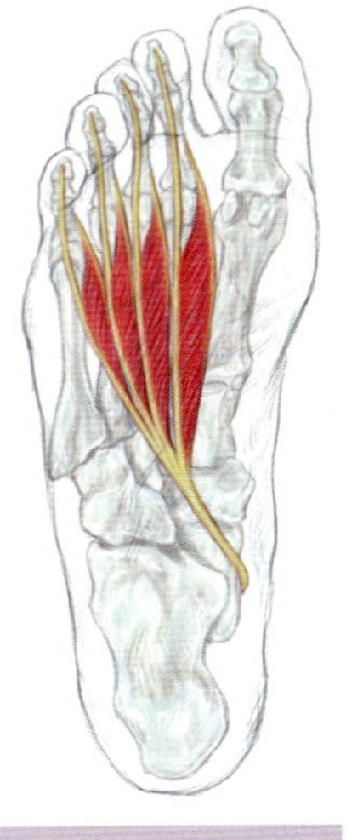

그림 4.107B

발가락 벌림근 (Toe Abductors)

발의 개별 발가락의 벌림과 모음은 두 번째 발가락인 정중선을 기준으로 정의된다 : 벌림은 두 번째 발가락으로부터 멀어지는 가쪽 방향의 움직임이고, 모음은 두 번째 발가락으로 가까워지는 안쪽 방향의 움직임이다. 편리성을 위해 이런 개념을 가져 왔고, 독자들도 이것을 명심해야 한다.

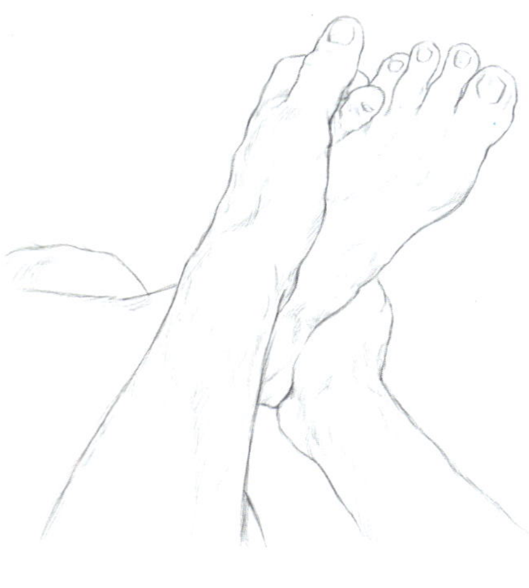

그림 4.108A

새끼발가락벌림근 (Abductor Digiti Minimi)

이는곳(기시). 발꿈치뼈 거친면의 안쪽 및 가쪽돌기와 발바닥널힘줄

닿는곳(착지). 다섯 번째 발가락의 몸쪽 발가락마디뼈바닥의 가쪽

주요 작용. 다섯 번째 발가락을 벌림한다.

신경지배. 가쪽발바닥신경(S2–S3)

스트레칭. 왼발의 새끼발가락벌림근을 스트레칭하기 위해, 왼발을 오른 무릎 위에 올려놓는다(그림 4.108A). 오른 손으로 왼발의 발꿈치를 견고하게 잡고 고정한다. 다섯 번째 발가락을 약간 모음하고 펴하는 동안, 왼손으로 왼발의 앞쪽부분을 모음한다.

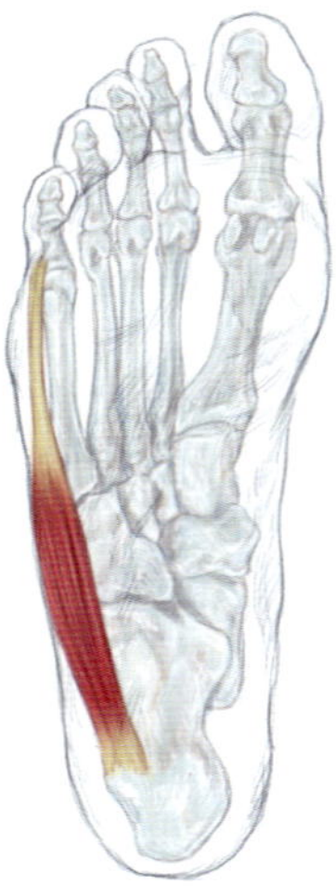

그림 4.108B

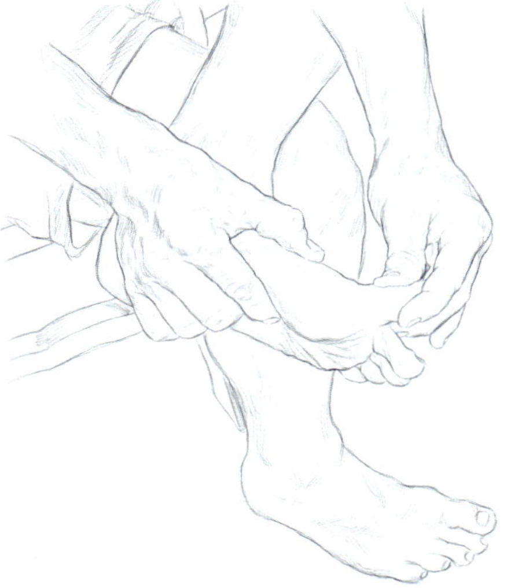

그림 4.109A

엄지벌림근 (Abductor Hallicus)

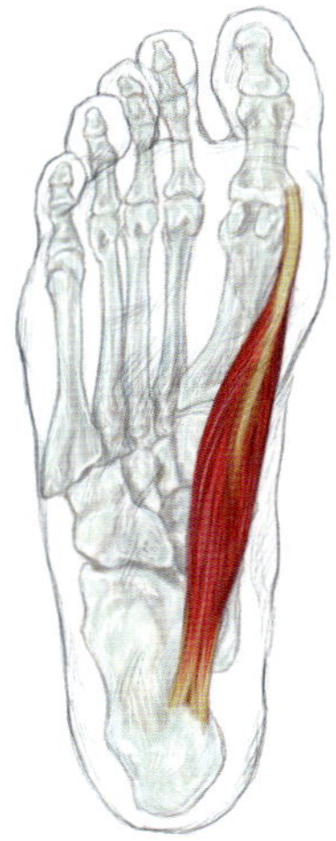

그림 4.109B

이는곳(기시). 발꿈치뼈 거친면의 안쪽돌기와 발바닥널힘줄

닿는곳(착지). 엄지의 몸쪽발가락마디뼈바닥의 안쪽

주요 작용. 엄지를 벌림하고, 엄지 발허리발가락관절의 굽힘을 돕는다.

신경지배. 안쪽발바닥신경(S2-S3)

스트레칭. 왼발의 엄지벌림근을 스트레칭하기 위해, 왼발을 오른 무릎 위에 올려놓고, 오른 손으로 왼발의 발꿈치를 견고하게 잡고 고정한다(그림 4.109A). 엄지의 몸쪽발가락을 잡고, 그 발가락을 벌림하고 약간 폄한다. 근육의 이는곳(기시)이 발꿈치뼈이기 때문에, 엄지의 벌림 이외에, 발의 뒤쪽부분에 대한 앞쪽부분의 벌림이 필요하다.

> **주의!** 시간의 경과에 따라 체중부하된 발이 뒤침되고 늘어나기 때문에, 엄지벌림근을 스트레칭할 필요가 없을 것 같다. 경련을 완화하는 스트레칭을 하더라도, 짧은 시간 동안(10초 미만)에 이루어진다. 엄지벌림근을 스트레칭하기 전에, 발과 발목의 역학에 대한 전문 지식을 통해 철저한 평가가 이루어져야 한다.

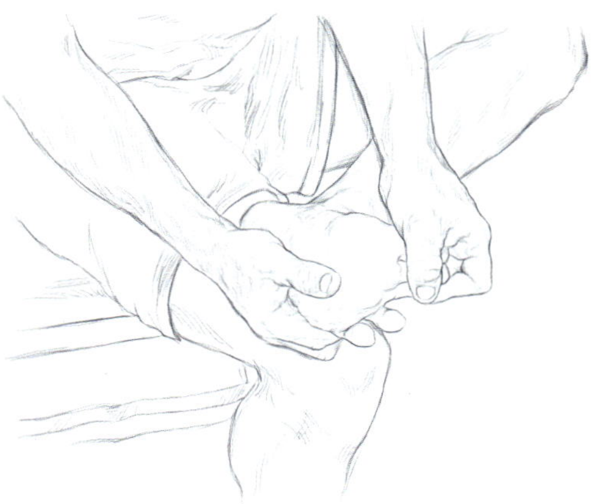

그림 4.110A

등쪽뼈사이근 (Dorsal Interossei (4))

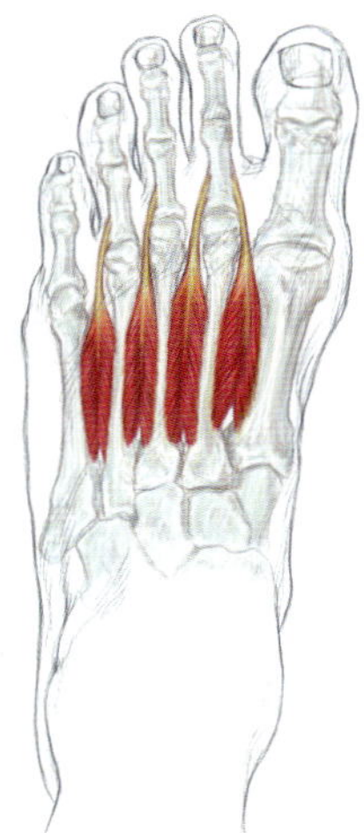

그림 4.110B

이는곳(기시). 1-5 발가락에서 인접한 두 뼈의 중간 몸통

닿는곳(착지). 첫 번째 등쪽뼈사이근은 두 번째 발가락의 몸쪽발가락마디뼈 바닥의 안쪽에서 착지하고, 2-4 등쪽뼈사이근은 2-4 발가락 몸쪽발가락마디뼈바닥의 가쪽에서 착지한다.

주요 작용. 세 번째와 네 번째 발가락을 가쪽으로 벌림하고, 두 번째 발가락을 각각 안쪽(첫번째)으로 치우침하거나 가쪽(두번째)으로 치우침한다. 발허리발가락관절의 굽힘을 돕는다.

신경지배. 가쪽발바닥신경(S2-S3)

스트레칭. 왼발의 등쪽뼈사이근을 스트레칭하기 위해, 왼발을 오른 무릎 위에 올려놓고, 왼손으로 발가락의 몸쪽발가락마디뼈(중간 몸통)을 잡고 모음한다(그림 4.110A). 오른손으로 발가락의 발허리뼈가 스트레칭되도록 고정한다. 조심스럽게 발가락을 모음하고 폄한다. 첫 번째 등쪽뼈사이근의 경우는, 먼저 두 번째 발가락을 가쪽으로 치우침하고, 그 다음 폄한다.

발가락 모음근 (Toe Adductors)

아래의 내용은 발가락 모음근들을 위한 스트레칭이다.

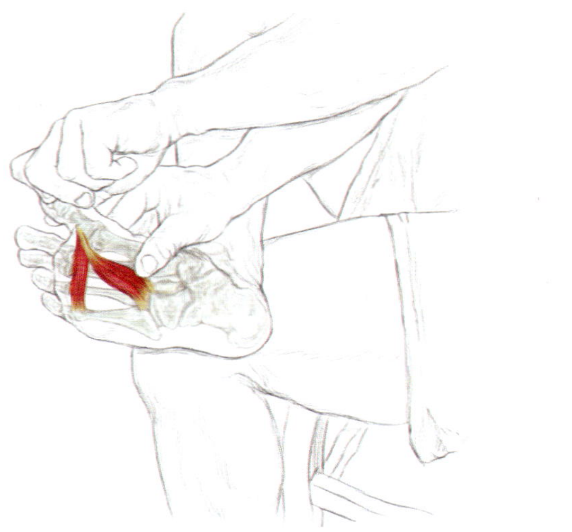

그림 4.111

엄지모음근 : 가로갈래와 빗갈래

(Adductor Hallicus: Transverse and Oblique Heads)

이는곳(기시). 빗갈래는 2–4 발허리뼈 바닥에서 기시하고, 가로갈래는 3–5 발허리뼈의 발허리발가락인대(1–5 발허리뼈머리와 연결됨)의 바닥쪽에서 기시한다.

닿는곳(착지). 엄지의 몸쪽발가락마디뼈바닥의 가쪽

주요 작용. 엄지를 벌림하고 엄지의 굽힘을 돕는다.

신경지배. 가쪽발바닥신경(S2–S3)의 깊은가지

스트레칭. 오른발의 엄지모음근을 스트레칭하기 위해, 오른발을 왼 무릎 위에 올려놓고, 오른손의 엄지와 손가락으로 첫 번째 발허리뼈를 고정한다(그림 4.111). 오른 엄지가 다른 발가락으로부터 등쪽으로 멀어지도록 당김으로써, 조심스럽게 왼손으로 오른 엄지를 벌림하고 폄한다.

주의! 많은 사람들은 엄지가 새끼발가락 쪽으로 향하는 가쪽 치우침을 가지고 있다. 종종 이것은 뻣뻣하고 통증이 유발되는 발허리발가락관절의 비대로 인해 일어난다. 이런 제한이 인대성, 관절주머니, 혹은 뼈의 원인으로 일어날 수 있기 때문에, 엄지를 벌림하는 스트레칭의 시도는 어려울 수 있고 또 손상을 일으킬 수 있다. 만약 이런 제한이 심하거나 통증을 유발한다면, 전문가의 평가를 받아보는 것이 현명하다.

바닥쪽뼈사이근(3) *(Plantar Interossei (3))*

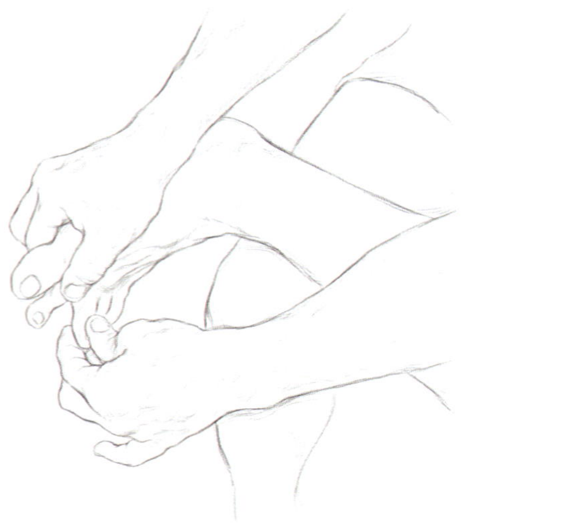

그림 4.112A

이는곳(기시). 3–5번째 발허리뼈의 안쪽면과 바닥

닿는곳(착지). 같은 발가락의 몸쪽 발가락뼈의 안쪽바닥

주요 작용. 엄지 쪽으로 발가락을 치우치게 하고(모음한다). 발허리발가락관절의 굽힘을 돕는다.

신경지배. 가쪽발바닥신경(S2–S3)

스트레칭. 왼발의 바닥쪽뼈사이근을 스트레칭하기 위해, 왼발을 오른 무릎 위에 올려놓는다(그림 4.112), 오른손으로 발가락의 발허리뼈를 잡고 스트레칭한다. 왼손으로 몸쪽발가락마디뼈를 잡고, 조심스럽게 가쪽으로 치우침(벌림)한다. 이때 약간의 폄을 일으킨다.

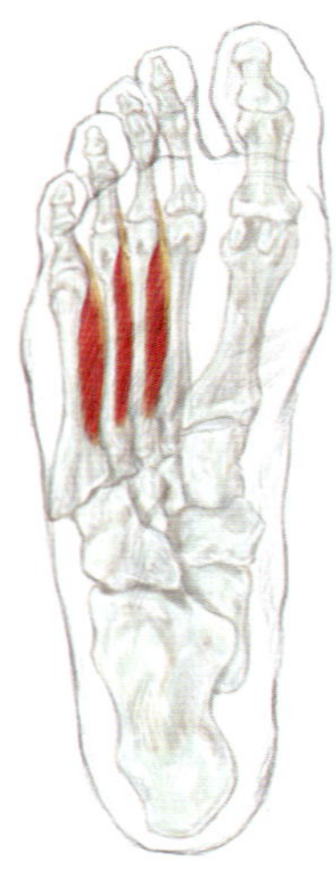

그림 4.112B

요 약 (Summary)

본 장은 주의 깊은 진단이 필요한 부위에 특별한 스트레칭을 적용하기를 원하는 치료사들을 위해 설계되었다. 이들 스트레칭의 이용은 이런 목적을 위해 개정되어야 하고, 또 보다 일반적인 스트레칭의 적용은 목차에서 알 수 있는 다른 장들의 정보들에 의해 이루어져야 한다.

참고문헌 (References)

1. Fredericson M, White JJ, MacMahon JM, et al. Quantitative analysis of the relative effectiveness of 3 iliotibial band stretches. Arch Phys Med Rehabil 2002;83:589–92.
2. Agur AM, Dalley AF. Grant's Atlas of Anatomy. 11th Ed. Baltimore: Lippincott Williams and Wilkins, 2005.
3. Clay JH, Pounds DM. Basic Clinical Massage Therapy: Integrating Anatomy and Treatment. Baltimore: Lippincott Williams and Wilkins, 2003.
4. Pratt NE. Clinical Musculoskeletal Anatomy. J. B. Lippincott Company, 1991.

제 5 장

주요 근육군을 위한 스트레칭
Stretches for Major Muscle Groups

상체
목
어깨
팔꿉관절
손목과 손
손가락
몸통
하체
엉덩관절
무릎관절
발목과 발
발가락
요약

본 장은 가장 중요한 신체 근육군들에 대한 스트레칭을 설명하고 있다. 우리는 이들 근육군의 수축을 통해 일상생활에서 일어나는 대부분의 자발적인 움직임을 하게 되고, 또 운동이나 훈련 등에 참여하기도 한다. 여러분은 본 장이 독특한 움직임 요구에 맞는 유연성 프로그램 개발을 돕는데 있어 가장 유용한 단락임을 알게 될 것이다.

본 장은 수축으로 인한 움직임에 따라 여러 근육군을 기술하고 있다. 예를 들어, 어깨관절 굽힘을 일으키는 근육군에 대한 스트레칭이 있고, 또 어깨 가쪽돌림을 일으키는 근육군에 대한 다른 스트레칭 방법도 있다. 이런 구성을 통해, 클라이언트의 기능적 요구에 맞는 유연성 프로그램을 설계할 수 있다. 그래서 여러분은 가장 유용한 스트레칭을 선택하기 위해 활동의 근본이 되는 움직임 패턴만 결정할 필요가 있다. 만약 여러분이 특정 관절가동범위(ROM)의 요구를 확신할 수 없다면, 3장에서 설명된 완전가동범위의 평가를 수행하는 것이 더 유리할 것이다.

본 장의 각 스트레칭은 스트레칭 기법을 그려놓은 그림을 통해 상세하게 설명되었다. 각 스트레칭에는 스트레칭되는 근육군의 근육들이 수록되어 있다. 각 개별 근육들에 대한 스트레칭은 앞의 4장에서 설명되었다. 4장은 각 근육들의 기시점, 착지점, 작용, 신경지배 등을 설명하고 있다.

본 장을 쉽게 공부할 수 있도록, 스트레칭 순서를 머리에서 발가락으로 신체 부위별로 정렬하였다. 각 관절의 주요 기능적 움직임을 팔꿉관절의 굽힘이나 폄 처럼 나타냈다. 그리고 특정 움직임을 일으키는 근육들을 목록하고, 그 다음 그 움직임을 강화시키는 스트레칭 방법을 설명했다. 폄을 일으키는 근육들을 스트레칭하고자 할 때, 스트레칭 방향은 일반적으로 굽힘 방향으로 이루어진다 : 예를 들어, 목 폄의 스트레칭은 목을 굽히는 방향으로 이루어진다.

스트레칭 방법을 보다 명확하게 설명하기 위해, 대부분의 스트레칭들을 오른쪽이나 왼쪽으로 설명했다. 여러분이 반대쪽의 근육을 스트레칭하고자 할 때는, 모든 기준을 바꾸어야 한다. 즉, 왼쪽이었을 때는 오른쪽으로, 오른쪽이었을 때는 왼쪽으로 기준을 바꾸어야 한다. 각 스트레칭은 30초간 이루어져야 한다. 개별 근육의 스트레칭과 마찬가지로, 근육이나 관절에서 뚜렷한 통증이나 제한이 발생하면, 보다 정밀한 평가를 받아야 한다. 스트레칭을 수행하기 전에, 의사나 다른 전문가와의 상담이 필수적이다.

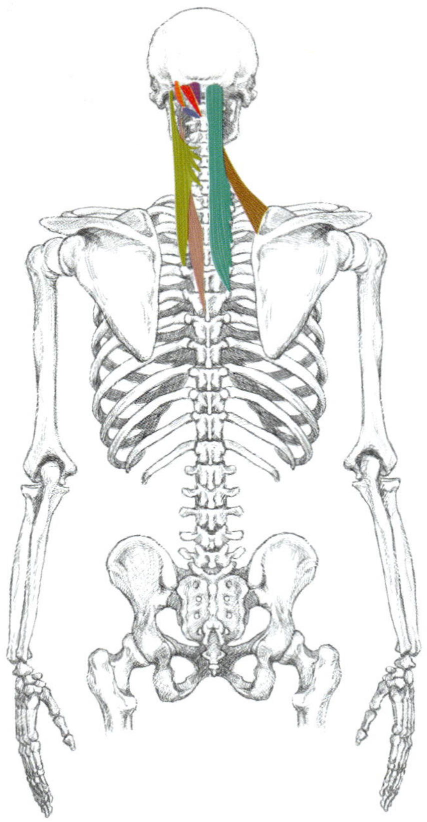

그림 5.1A

위머리빗근(obliquus capitis superior)
큰뒤머리곧은근(rectus capitis posterior major)
작은뒤머리곧은근(rectus capitis posterior minor)
아랫머리빗근(obliquus capitis inferior)
머리반가시근(semispinalis capitis)
목널판근(splenius cervicis)
머리가장긴근(longissimus capitis)
어깨올림근(levator scapulae)

상체 (Upper Body)

이 단락의 스트레칭은 목, 어깨, 그리고 상지 등을 포함하는 상체 전체의 유연성을 증가시키기 위해 고안되었다.

목 (Neck)

아래의 내용은 목을 위한 스트레칭이다.

폄 *(Extension)*

관련 근육. 위머리빗근, 큰뒤머리곧은근, 작은뒤머리곧은근, 아랫머리빗근, 머리반가시근, 목널판근, 머리가장긴근, 어깨올림근 등의 폄근들

자세. 선 자세나 앉는 자세

스트레칭. 위쪽 분절부터 시작하여, 턱이 가슴쪽으로 움직이도록 목뼈를 천천히 굽힌다(그림 5-1). 이때 가슴과 어깨는 정적 자세를 유지해야 한다.

결과. 여러분은 목의 뒤쪽이 스트레칭되는 느낌을 느껴야 한다.

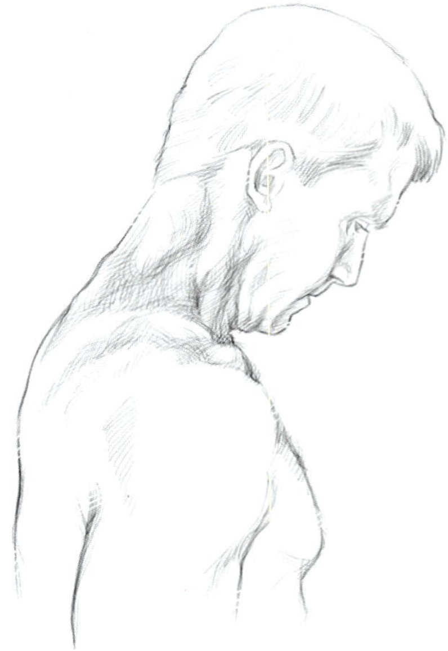

그림 5.1B

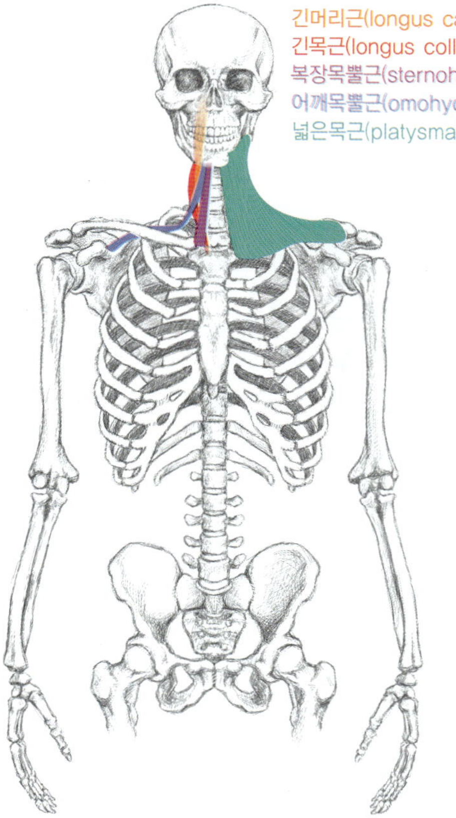

그림 5.2A

굽힘 (Flexion)

관련 근육. 긴머리근, 긴목근, 복장목뿔근, 어깨목뿔근, 넓은목근 등의 목 굽힘근

자세. 선 자세나 앉은 자세

스트레칭. 양 손의 손가락이 뒤통수뼈 바로 아래에서부터 양 목뼈에 놓이도록, 양 손을 목 뒤에 놓는다(그림 5.2). 조심스럽게 머리를 뒤쪽과 위쪽으로 움직여, 목뼈를 편한다. 이때 머리와 목을 양 손으로 지지해 준다.

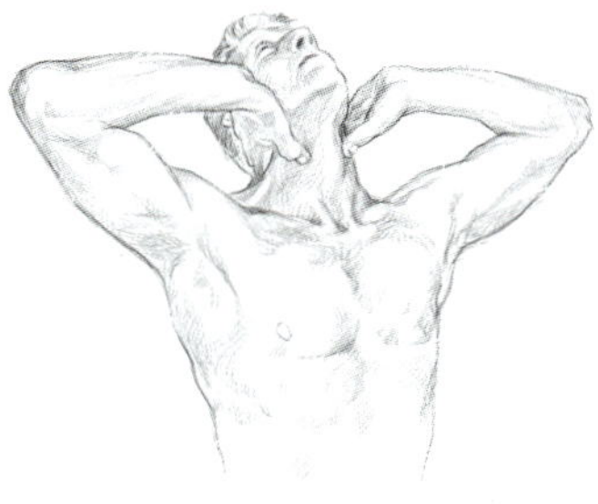

그림 5.2B

결과. 여러분은 목의 앞쪽을 따라 빗장뼈까지 스트레칭되는 느낌을 느껴야 한다.

> **주의!** 이것이 목뼈의 정상적인 움직임이지만, 특히 노인에게 있어 폄의 움직임은 매우 조심스럽게 이루어져야 하고, 또 목뼈 손상이나 기능장애를 가진 환자에게는 금기시되어야 한다. 만약 불편이나 통증을 경험했다면, 폄을 하기 전에, 심각한 병리가 있는지를 알아보기 위해 의사에게 진료를 받아야 한다. 통증이 심한지, 어지러움이나 메스꺼움등이 있는지, 혹은 팔이나 손으로 방사되는 통증이 있는지를 확인한다.

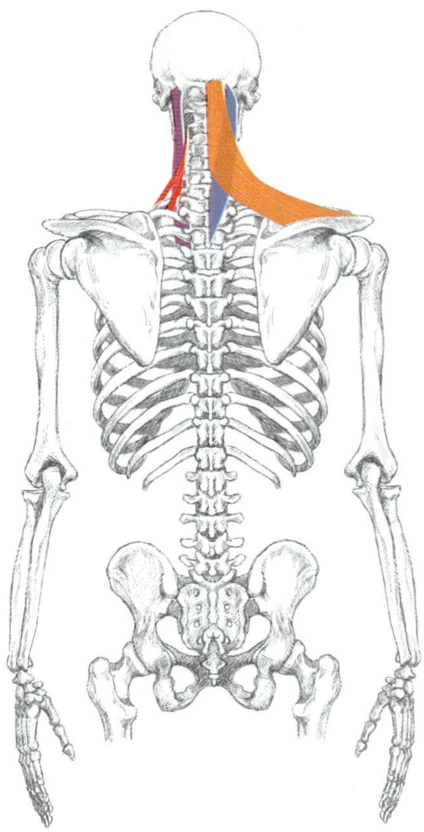

그림 5.3A

옆굽힘 (Side-Bendng)

관련 근육. 위등세모근, 앞, 중간, 뒤목갈비근, 목빗근, 머리널판근 등의 옆굽힘.

자세. 선 자세나 앉은 자세

스트레칭. 오른손의 가운데손가락이 왼쪽 귀에 닿을 수 있도록 오른손을 머리 위로 넘긴다(그림 5.3). 조심스럽게 머리를 오른쪽으로 당긴다. 이때 머리가 앞이나 뒤쪽으로 움직여서는 안된다. 그리고 왼쪽도 반복해 본다.

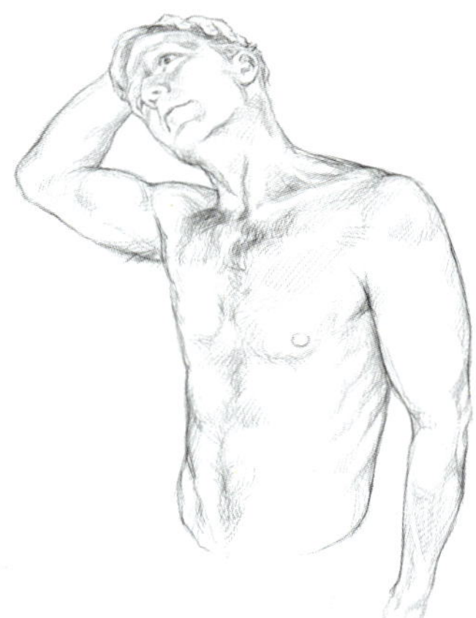

그림 5.3B

결과. 여러분은 목의 왼쪽이 스트레칭되는 느낌을 느껴야 하고, 머리가 왼쪽 어깨 위쪽까지 도달해야 한다.

위등세모근(upper trapezius)
앞, 중간, 뒤목갈비근(anterior, middle and posterior scalenes)
목빗근(sternocleidomastoid)
머리널판근(splenius capitis)

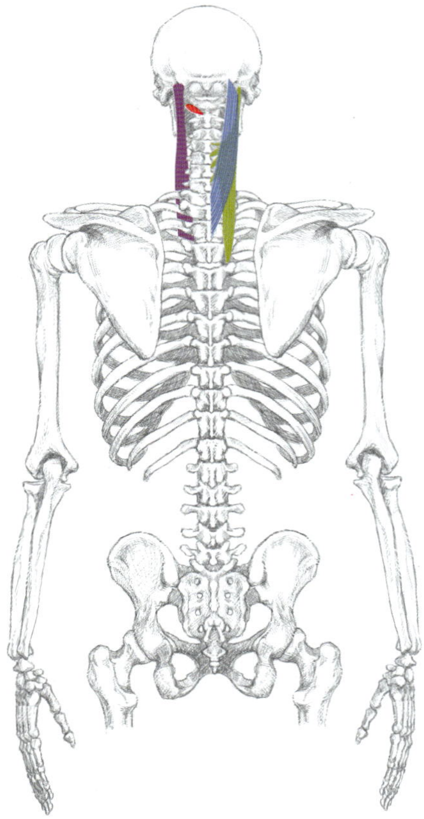

그림 5.4A

돌림 (Rotation)

관련 근육. 목빗근, 머리가장긴근, 머리널판근, 아랫머리빗근 등의 머리와 목의 돌림근들

자세. 선 자세나 앉은 자세

스트레칭. 왼 손을 등 뒤로 가져가서, 오른 어깨가 아랫방향으로 내려가도록, 오른 아래팔을 부드럽게 아랫방향과 왼쪽으로 당긴다(그림 5.4). 조심스럽게 머리를 왼쪽으로 돌린다. 그리고 오른쪽도 반복해 본다.

결과. 여러분은 목의 오른쪽이 스트레칭되는 느낌을 느껴야 하고, 스트레칭이 오른쪽 어깨 위까지 이루어져야 한다.

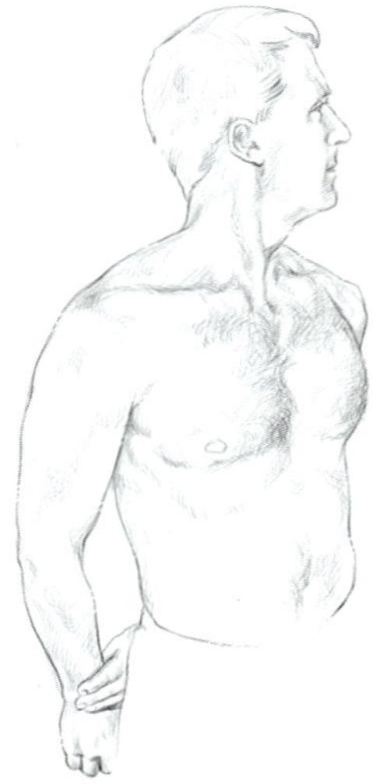

그림 5.4B

목빗근(sternocleidomastoid)
머리가장긴근(longissimus capitis)
머리널판근(splenius capitis)
아래머리빗근(obliquus capitis inferior)

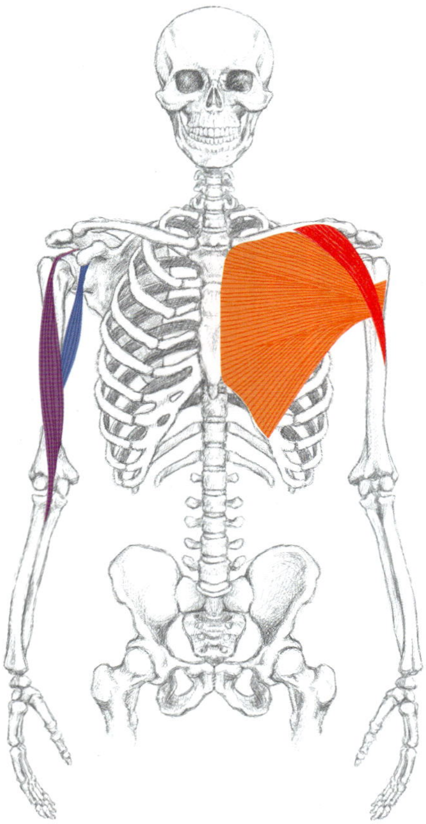

그림 5.5A

어깨 (Shoulder)

아래의 내용은 어깨를 위한 스트레칭이다.

굽힘 (Flexion)

관련 근육. 큰가슴근, 앞어깨세모근, 위팔두갈래근의 긴갈래, 부리위팔근 등의 어깨관절 굽힘근

자세. 선 자세

스트레칭. 양 손을 등 뒤로 가져가서 깍지를 끼고, 팔꿉관절을 약간 굽힌다(그림 5.5). 깍지낀 양 손을 등 위쪽으로 들어올려, 어깨관절을 편다. 이때 등이 앞쪽으로 숙여져서는 안된다.

결과. 여러분은 양쪽 어깨의 앞쪽이 스트레칭되는 느낌을 느껴야 한다.

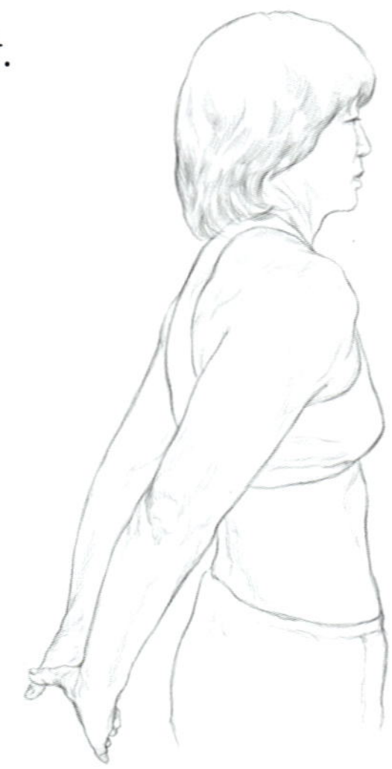

그림 5.5B

큰가슴근(pectoralis major)
앞어깨세모근(anterior deltoid)
위팔두갈래근의 긴갈래(long head of biceps brachii)
부리위팔근(coracobrachialis)

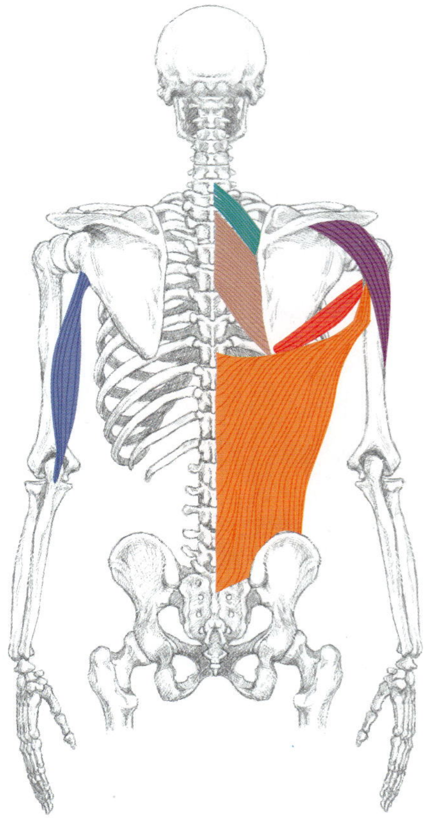

그림 5.6A

폄 (Extension)

관련 근육. 넓은등근, 큰원근, 위팔세갈래근의 긴갈래, 작은마름근, 큰마름근 등의 어깨폄근들

자세. 의자 앞에 선 자세를 취한다.

스트레칭. 양 손을 의자의 등받이 또는 비슷한 높이의 고정된 물체에 놓는다(그림 5.6). 그런 다음, 조심스럽게 양 팔이 머리 위로 쭉 펴져, 허리와 약 90° 의 각도를 이룰 때까지 앞으로 숙인다. 이때 아래등이 일자로 쭉 펴져 있어야 하고, 엉덩관절의 굽힘이 일어나도록 아래등을 앞으로 굽힌다.

결과. 여러분은 양쪽 어깨의 겨드랑이가 스트레칭되는 느낌을 느껴야 한다.

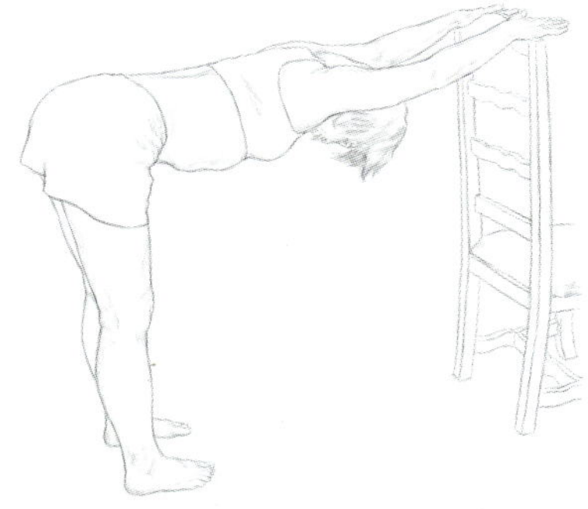

그림 5.6B

넓은등근(latissimus dorsi)
큰원근(teres major)
posterior deltoid(뒤어깨 세모근)
위팔세갈래근의 긴갈래(long head of the triceps brachii)
작은마름근(rhomboid minor)
큰마름근(rhomboid major)

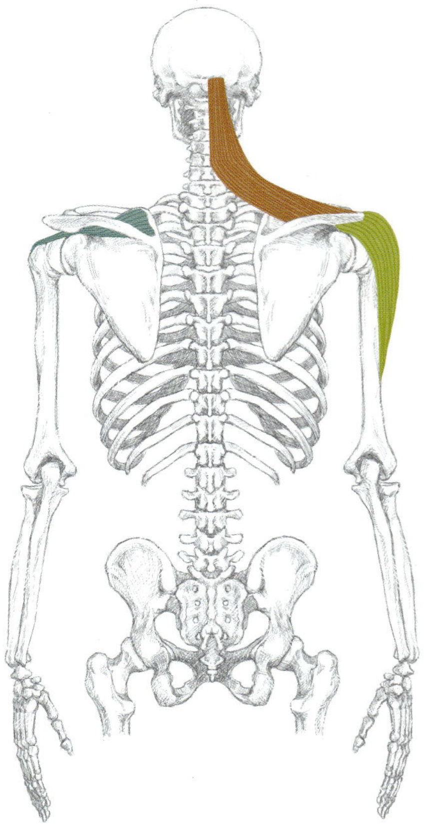

그림 5.7A

벌림 (Abduction)

관련 근육. 중간어깨세모근, 가시위근, 위등세모근 등의 어깨벌림근으로써, 어깨뼈의 윗방향돌림을 한다(어깨를 벌림하는데 꼭 필요한 움직임)

자세. 선 자세

스트레칭. 오른 손을 등 뒤로 가져간다(그림 5.7). 왼 손으로 오른 아래팔을 잡는다. 오른 어깨가 부드럽게 스트레칭될 때까지, 조심스럽게 오른 팔을 왼쪽으로 당겨, 오른 팔을 모음한다. 그런 다음, 머리를 왼쪽으로 기울여서, 오른 어깨와 위등세모근의 스트레칭을 증가시킨다. 오른쪽도 반복해 본다.

결과. 여러분은 오른쪽 어깨와 위등세모근의 가쪽이 스트레칭되는 느낌을 느껴야 한다.

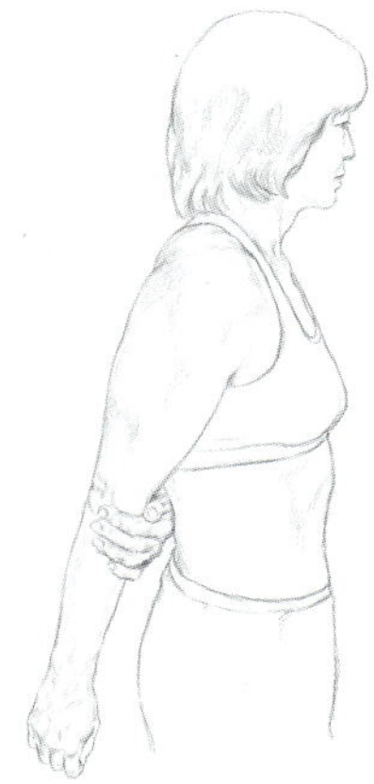

그림 5.7B

중간어깨세모근(middle deltoid)
가시위근(supraspinatus)
위등세모근(upper trapezius)

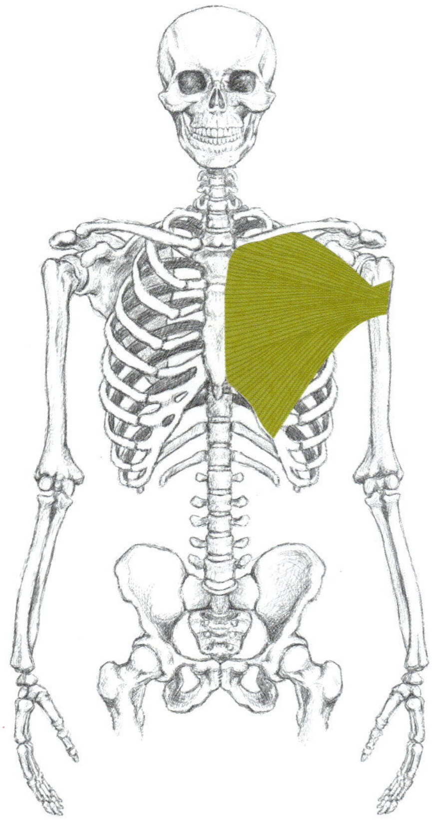

그림 5.8A

큰가슴근(pectoralis major)

모음 (Adduction)

관련 근육. 큰가슴근, 넓은등근, 큰원근, 큰마름근, 작은마름근 등의 어깨관절 모음근. 어깨뼈에 대한 이들 근육들의 작용을 통해 어깨 모음을 한다.

자세. 선 자세

스트레칭. 오른 팔을 머리 위로 뻗고, 그 손바닥을 왼쪽으로 향하게 한다(그림 5.8). 팔 전체를 왼쪽으로 뻗고, 몸통을 왼쪽으로 옆 굽힘한다. 왼손을 이용하여 오른쪽도 반복해 본다.

결과. 여러분은 오른쪽 겨드랑이가 스트레칭되는 느낌을 느껴야 한다.

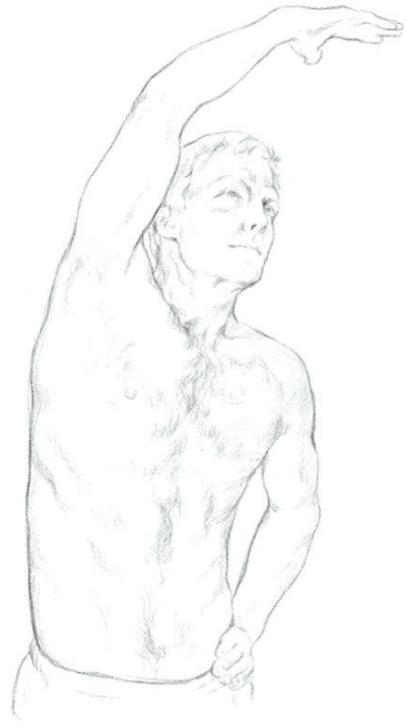

그림 5.8C

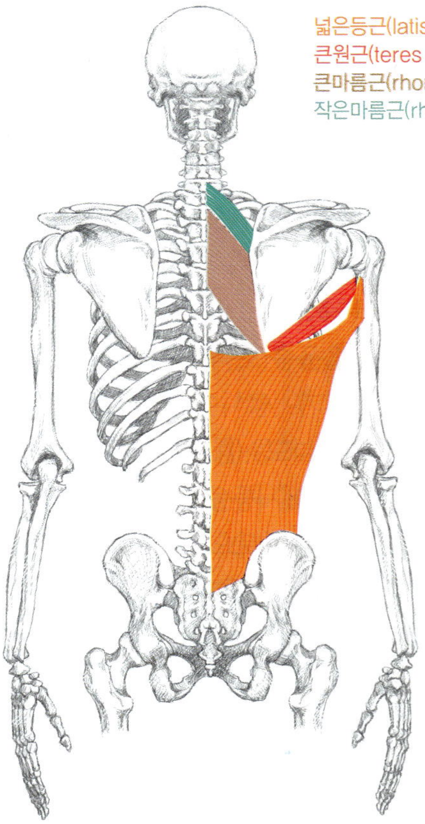

넓은등근(latissimus dorsi)
큰원근(teres major)
큰마름근(rhomboids major)
작은마름근(rhomboids minor)

그림 5.8B

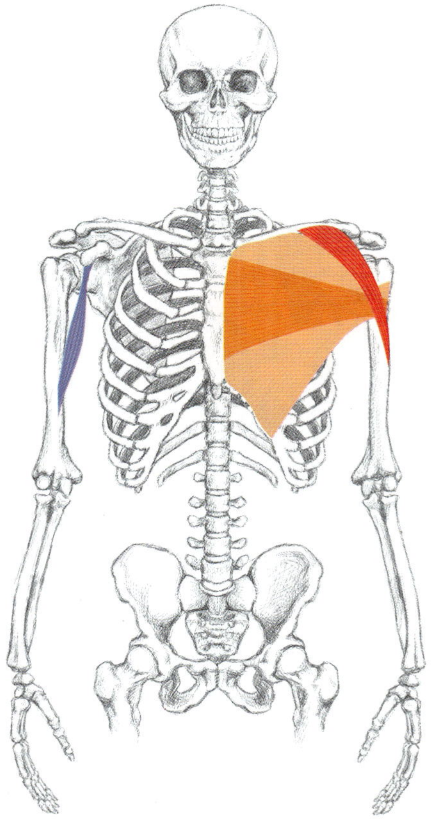

그림 5.9A

가로모음 (Horizational Adduction)

관련 근육. 앞어깨세모근, 큰가슴근의 복장섬유, 그리고 부리위팔근 등의 어깨 가로모음근

자세. 선 자세

스트레칭. 팔을 어깨높이로 벌림하고, 손바닥을 위쪽으로 향하게 한다(그림 5.9). 양쪽 어깨를 어깨높이로 유지하고, 가로 벌림을 한다. 여러분은 이런 움직임을 돕기 위해 문기둥을 이용할 수 있다. 양쪽 어깨를 동시에 스트레칭하는 것이 이상적이지만, 이것이 반드시 필요한 것이 아니고, 한쪽의 스트레칭도 효율적일 수 있다.

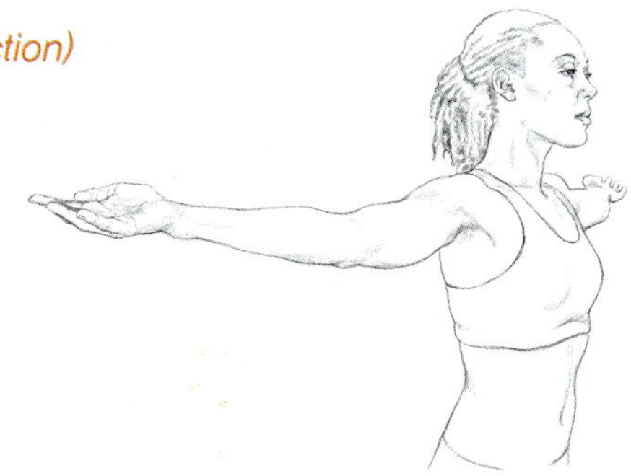

그림 5.9B

결과. 여러분은 가슴과 어깨의 앞쪽이 스트레칭되는 느낌을 느껴야 한다.

앞어깨세모근(anterior deltoid)
큰가슴근의 복장섬유(sternal pectoralis major)
부리위팔근(coracobrachialis)

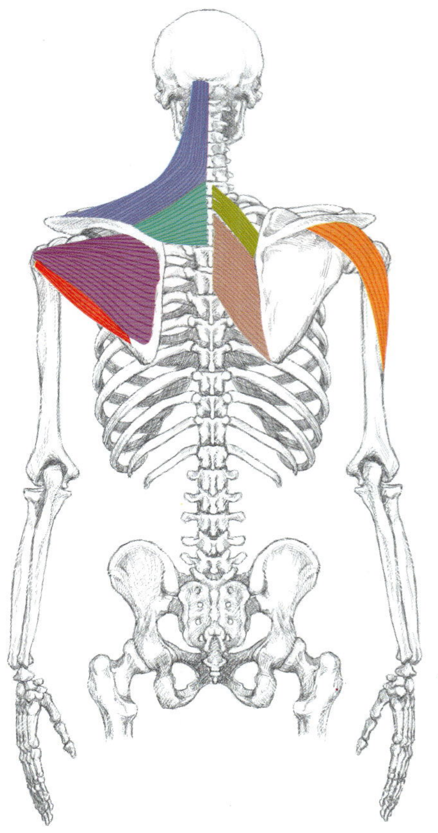

그림 5.10A

가로벌림 (Horizontal Abduction)

관련 근육. 뒤어깨세모근, 작은원근, 가시아래근, 위등세모근, 중간등세모근, 큰마름근, 작은마름근 등의 가로벌림근. 이들 근육은 어깨뼈에 부착한다.

자세. 선 자세

스트레칭. 왼손 어깨의 가로벌림근을 스트레칭하기 위해, 오른 손으로 왼 팔꿈치의 뒤쪽을 잡는다(그림 5.10). 왼 팔꿈치를 턱 바로 아래까지 오른 어깨 쪽으로 당겨, 왼 팔을 가로모음한다. 오른쪽도 반복해 본다.

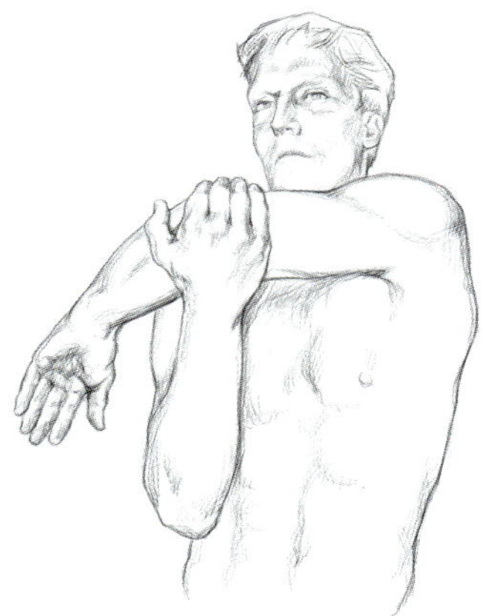

그림 5.10B

결과. 여러분은 왼쪽 어깨와 어깨뼈의 뒤쪽이 스트레칭되는 느낌을 느껴야 한다.

뒤어깨세모근(posterior deltoid)
작은원근(teres minor)
가시아래근(infraspinatus)
위등세모근(upper trapezius)
중간등세모근(middle trapezius)
큰마름근(rhomboid major)
작은마름근(rhomboid minor)

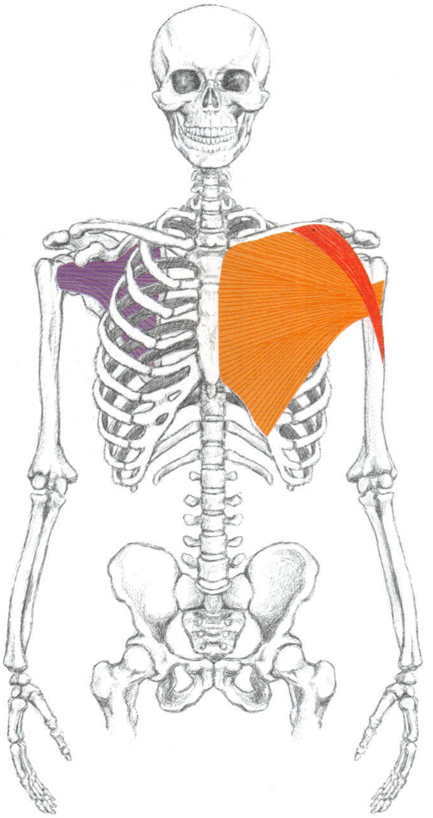

그림 5.11A

안쪽돌림 *(Internal Rotation)*

관련 근육. 어깨밑근, 넓은등근, 큰가슴근, 큰원근, 앞어깨세모근 등의 어깨관절 안쪽돌림근.

자세. 문기둥 옆에 서서, 오른팔을 몸 옆에 붙이고, 팔꿈치를 90°로 굽힌다. 그리고 손바닥이 문기둥을 향하도록 한다.

스트레칭. 오른 어깨관절의 안쪽돌림근을 스트레칭하기 위해, 오른 팔꿈치를 몸 옆에 붙이고, 오른 손으로 문기둥을 잡는다. 그런 다음, 부드러운 스트레칭 느낌을 느낄 때까지 몸통을 왼쪽으로 돌린다(그림 5.11). 왼쪽 어깨도 반복해 본다.

결과. 여러분은 오른쪽 어깨의 앞쪽이 부드럽게 스트레칭되는 느낌을 느껴야 한다.

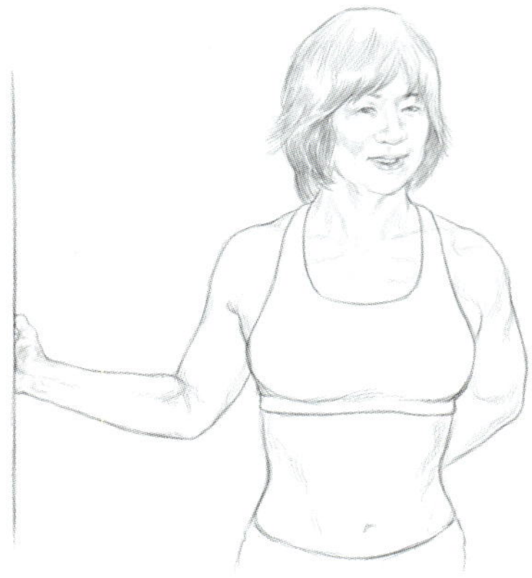

그림 5.11C

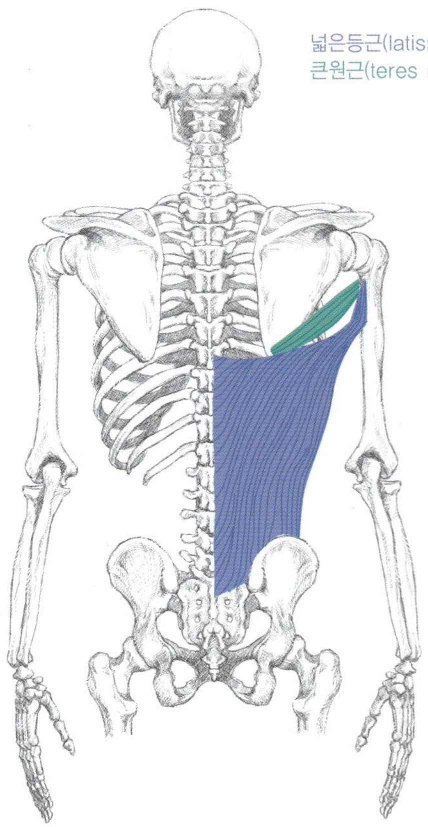

그림 5.11B

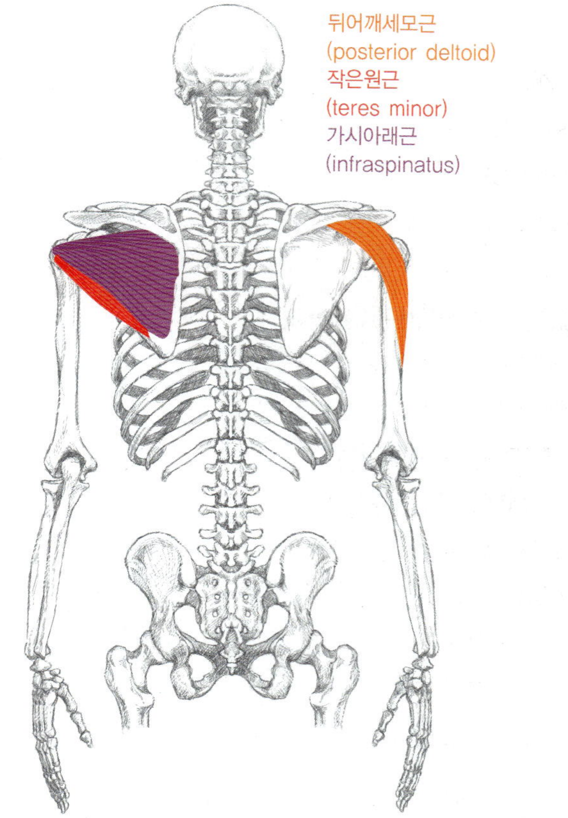

그림 5.12A

가쪽돌림 (Extenal Rotation)

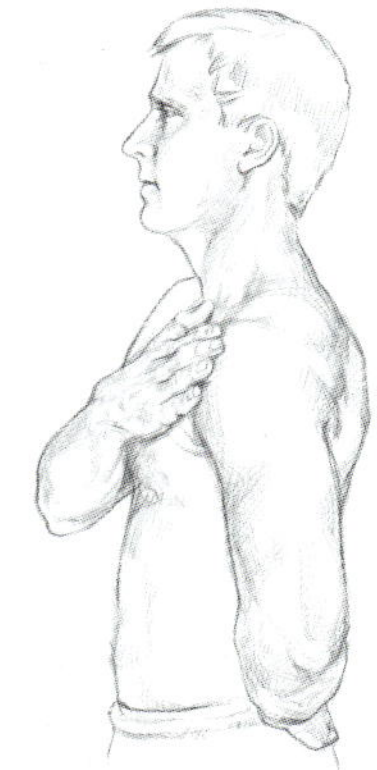

그림 5.12B

관련 근육. 가시아래근, 작은원근, 뒤어깨세모근 등의 어깨관절 가쪽돌림근.

자세. 선 자세

스트레칭. 왼 손을 등 뒤로 가져가고 손바닥이 뒤쪽을 향하도록 함으로써, 왼쪽 어깨를 안쪽돌림한다(그림 5.12). 오른 손바닥을 왼쪽 어깨의 앞쪽에 놓는다. 왼 팔꿈치의 뒤쪽면을 문쪽으로 가져간다. 왼 손바닥으로 어깨 앞쪽을 지지해주면서(어깨를 뒤쪽으로 밀어서는 안된다), 왼쪽 어깨에서 스트레칭의 느낌을 느낄 때까지 조심스럽게 몸 전체를 뒤쪽으로 움직인다. 오른 어깨를 스트레칭하기 위해 반대쪽도 반복해 본다.

결과. 여러분은 왼쪽 어깨의 뒤쪽이 부드럽게 스트레칭되는 느낌을 느껴야 한다.

주의! 통증이나 기능장애를 가진 클라이언트나 병리가 의심되는 클라이언트는 이런 운동을 수행하기 전에, 의사와 상담해야 한다.

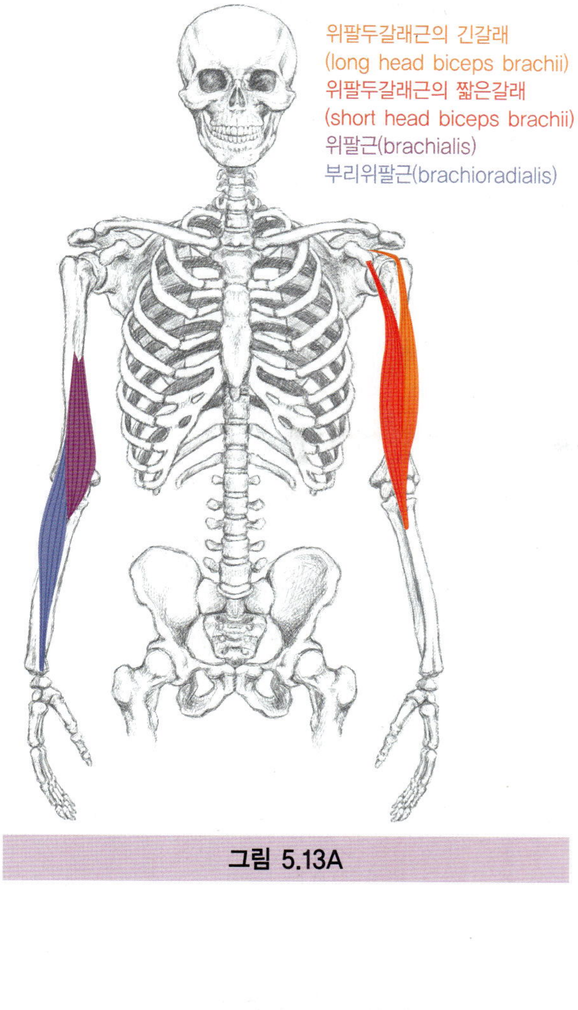

그림 5.13A

팔꿉관절 (Elbow)

아래의 내용은 팔꿉관절을 위한 스트레칭이다.

굽힘 (Flexion)

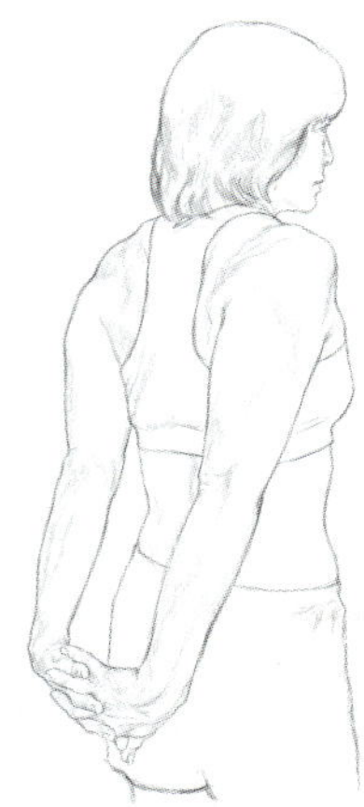

그림 5.13B

관련 근육. 위팔두갈래근의 긴갈래, 위팔두갈래근의 짧은갈래, 위팔근, 부리위팔근 등의 팔꿉관절 굽힘근

자세. 선 자세

스트레칭. 양 손을 등 뒤쪽으로 가져가서 깍지끼고, 팔꿈치를 완전하게 편한다. 그리고 손바닥이 궁둥이쪽을 향하도록 양 팔을 가쪽돌림한다(그림 5.13). 양 손을 위로 들어올려, 어깨를 펴하고, 궁둥이로부터 멀어지게 한다.

결과. 여러분은 위팔과 어깨의 앞쪽을 가로지르는 스트레칭의 느낌을 느껴야 한다.

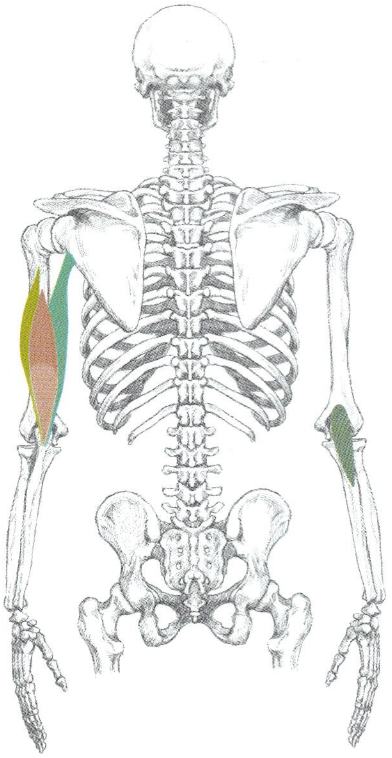

그림 5.14A

폄 (Extension)

관련 근육. 위팔세갈래근의 긴갈래, 안쪽갈래, 가쪽갈래 그리고 팔꿈치근의 팔꿈치 폄근

자세. 선 자세

스트레칭. 오른 팔을 머리 위로 뻗고 팔꿈치를 약간 굽힌다(그림 5.14). 왼 손바닥을 오른 아래팔의 팔꿈치 먼쪽에 놓고, 오른 팔꿈치를 손가락으로 감싼다. 팔꿈치가 최대로 굽힘되도록 팔꿉관절을 꽉 쥔다. 그런 다음, 천천히 뒤쪽과 안쪽으로 팔꿈치를 당긴다. 왼 팔도 반복해 본다.

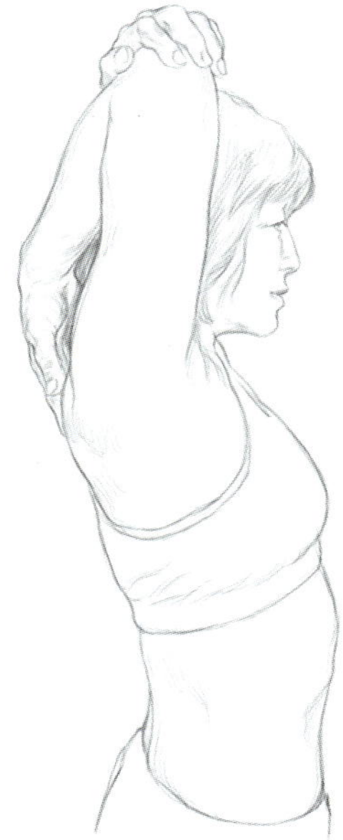

그림 5.14B

결과. 여러분은 오른쪽 위팔의 뒤쪽이 스트레칭되는 느낌을 느껴야 한다.

위팔세갈래근의 긴갈래(long head triceps brachii)
위팔세갈래근의 안쪽갈래(medial head triceps brachii)
위팔세갈래근의 가쪽갈래(lateral head triceps brachii)
팔꿈치근(anconeus)

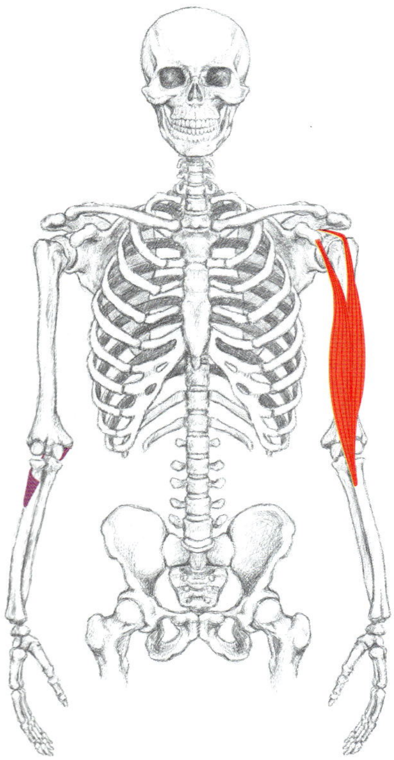

그림 5.15A

뒤침 (Supination)

관련 근육. 뒤침근과 위팔두갈래근의 아래팔 뒤침근

자세. 선 자세에서 양 팔을 몸통 옆에 늘어뜨린다.

스트레칭. 오른 아래팔의 뒤침근을 스트레칭하기 위해, 오른 팔꿈치를 약간 굽히고, 손바닥이 아랫방향을 향하도록 하기 위해 오른 아래팔을 엎침한다(그림 5.15). 왼손을 이용하여, 오른 아래팔의 손목 몸쪽을 잡고, 엎침한다. 이때 오른 위팔이 가쪽돌림되어야 한다. 왼쪽 아래팔도 반복해 본다.

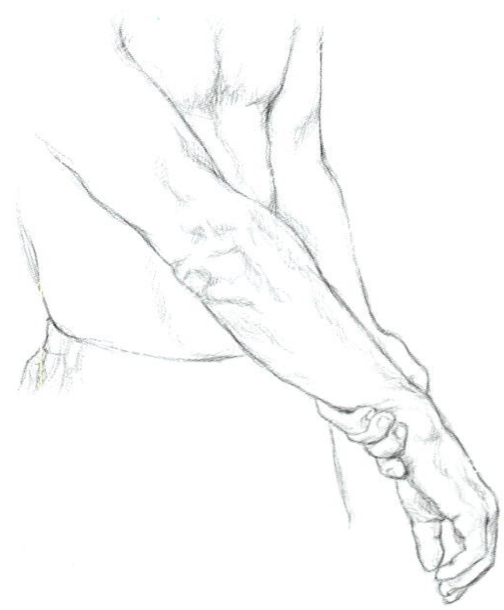

그림 5.15B

결과. 여러분은 아래팔의 가쪽면이 스트레칭되는 느낌을 느껴야 한다.

위팔두갈래근(biceps brachii)
뒤침근(supinator)

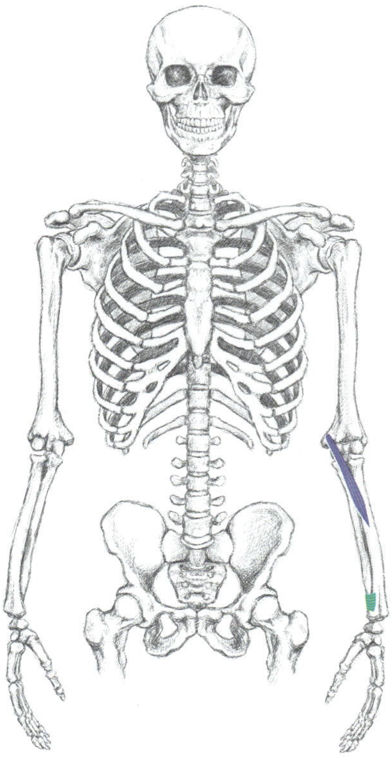

그림 5.16A

엎침 (Pronation)

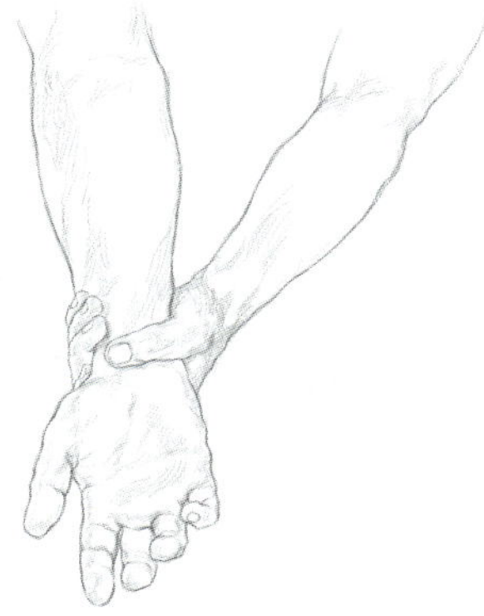

그림 5.16B

관련 근육. 원엎침근과 네모 엎침근의 아래팔 엎침근

자세. 선 자세

스트레칭. 오른 아래팔의 엎침근을 스트레칭하기 위해, 오른 팔꿈치를 펴고, 오른 손을 뒤침한다(그림 5.16). 왼손을 이용하여, 오른 아래팔의 손목 몸쪽을 잡고, 오른 아래팔이 더욱 뒤침되도록, 오른 손목을 가쪽돌림시킨다. 이때 위팔이 가쪽돌림되어야 하는데, 이것은 어깨관절 안쪽돌림근의 능동적인 수축을 필요로 한다. 왼쪽 아래팔도 반복해 본다.

결과. 여러분은 아래팔이 앞쪽면을 따라 스트레칭되는 느낌을 느껴야 한다.

원엎침근(pronator teres)
네모엎침근(pronator quadratus)

손목과 손 (Wrist and Hand)

아래의 내용은 손목과 손을 위한 스트레칭이다.

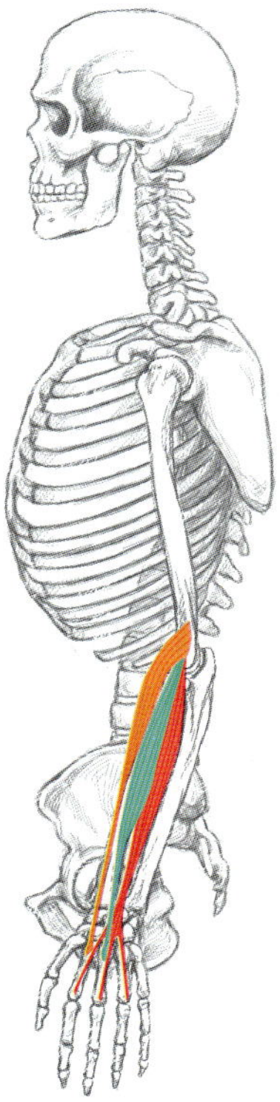

그림 5.17A

노쪽손목폄근(extensor carpi radialis)
손가락폄근(extensor digitorum)
집게손가락폄근(extensor indicis)

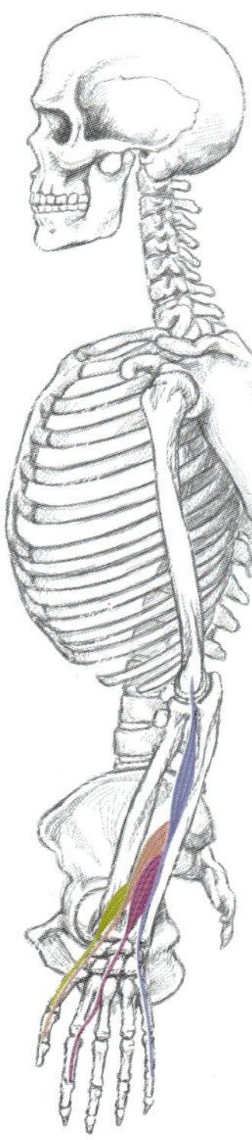

그림 5.17B

새끼손가락폄근(extensor digiti minimi)
노쪽손목폄근(extensor carpi radialis)
긴엄지폄근(extensor pollicus longus)
짧은엄지폄근(extensor pollicus brevis)

폄 (Extension)

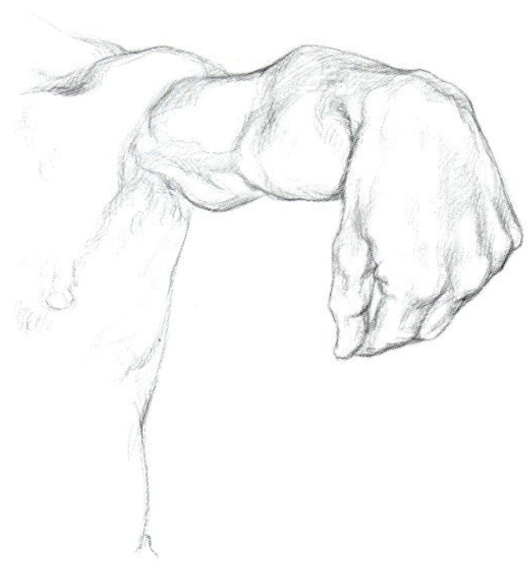

그림 5.17C

관련 근육. 노쪽손목폄근, 손가락폄근, 집게손가락폄근, 새끼손가락폄근, 긴엄지폄근, 짧은엄지폄근 등의 손목과 손의 폄근

자세. 앉은 자세나 선 자세

스트레칭. 왼 팔과 왼 손의 폄근을 스트레칭하기 위해, 왼 팔꿈치를 펴고, 아래팔을 엎침한 채로 왼 팔을 앞쪽으로 뻗는다(그림 5.17). 손목을 굽힘하고, 그 다음 2–5 손가락을 굽혀 주먹을 쥔다. 오른 팔도 반복해 본다.

결과. 여러분은 왼쪽 아래팔의 뒤쪽이 스트레칭되는 느낌을 느껴야 한다.

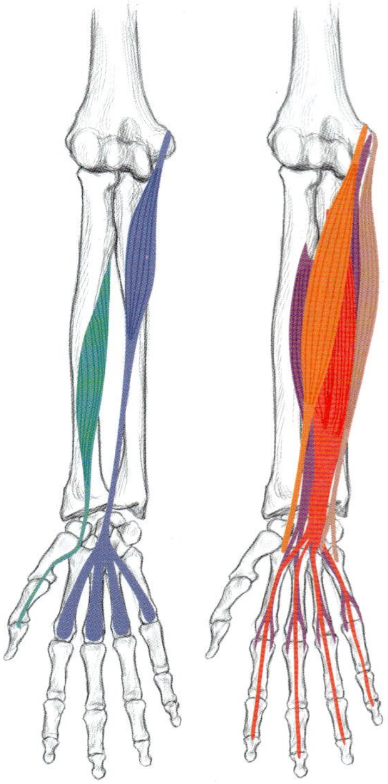

그림 5.18A

노쪽손목굽힘근(flexor carpi radialis)
깊은손가락굽힘근(flexor digitorum profundus)
얕은손가락굽힘근(flexor digitorum superficialis)
긴손바닥근(palmaris longus)
긴엄지굽힘근(flexor pollicus longus)
자쪽손목굽힘근(flexor carpi ulnaris)

굽힘 (Flexion)

관련 근육. 노쪽손목굽힘근, 깊은손가락굽힘근, 얕은손가락굽힘근, 긴손바닥근, 긴엄지굽힘근, 자쪽손목굽힘근 등의 손목과 손의 굽힘근

자세. 앉은 자세나 선 자세

스트레칭. 왼 손과 왼 손목의 굽힘근을 스트레칭하기 위해, 왼 팔꿈치를 펴고 손바닥을 뒤침하여 왼 팔을 앞쪽으로 뻗는다(그림 5.18). 오른 손을 이용하여 왼 손의 손가락을 여러분 쪽으로 조심스럽게 당겨 왼 손목과 손가락을 편한다. 오른쪽도 반복해 본다.

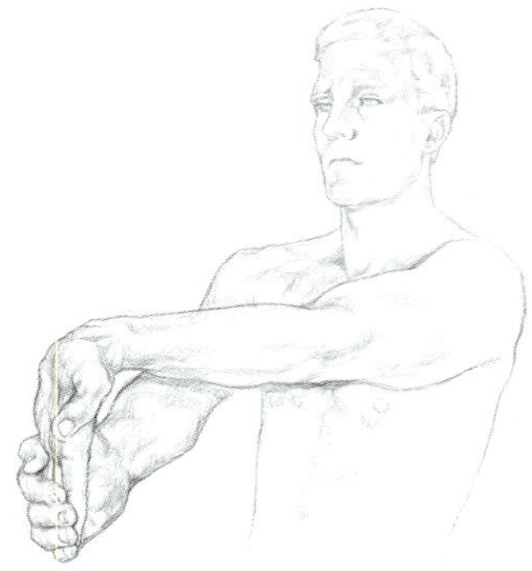

그림 5.18B

결과. 여러분은 왼 아래팔의 앞쪽면이 스트레칭되는 느낌을 느껴야 한다.

손가락 (Finger)

아래의 내용은 손가락을 위한 스트레칭이다.

굽힘과 모음 (Flexion and Adduction)

관련 근육. 벌레근, 뼈사이근(바닥쪽뼈사이근은 모음근이고, 등쪽뼈사이근은 벌림근이다), 짧은엄지벌림근, 긴엄지벌림근, 짧은새끼손가락굽힘근, 엄지맞섬근, 새끼손가락맞섬근 등의 손의 안근들

자세. 앉은 자세나 선 자세에서 양 팔을 몸통 옆에 붙이고 팔꿈치를 굽히고, 양쪽 손바닥을 함께 붙인다.

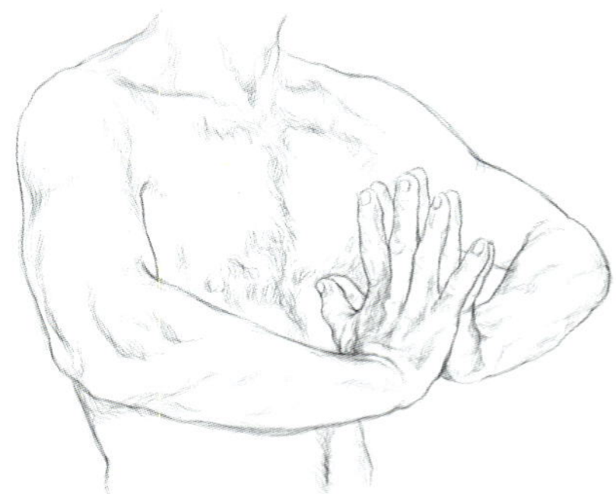

그림 5.19B

스트레칭. 기도하는 손처럼, 양 손의 손바닥과 손가락 함께 붙인다(그림 5.19). 팔꿈치를 굽히고, 손목과 손가락을 편한다. 그리고 양쪽 어깨를 굽혀 양쪽 팔꿈치를 들어올린다. 이때 양 손을 내려 손목을 편한다. 양쪽 손바닥과 손가락이 함께 붙어 있어야 한다. 그리고 모든 손가락을 최대로 벌림한다.

결과. 여러분은 양 손의 손바닥과 손가락이 스트레칭되는 느낌을 느껴야 한다.

주. 이 스트레칭은 매우 일반적인 방법으로써, 손바닥을 펴기 보다는 오히려 주먹을 쥐게 하는 손의 안근들을 스트레칭하는 방법이다. 개별 근육의 스트레칭에 대한 자세한 내용은 4장에서 찾아볼 수 있다.

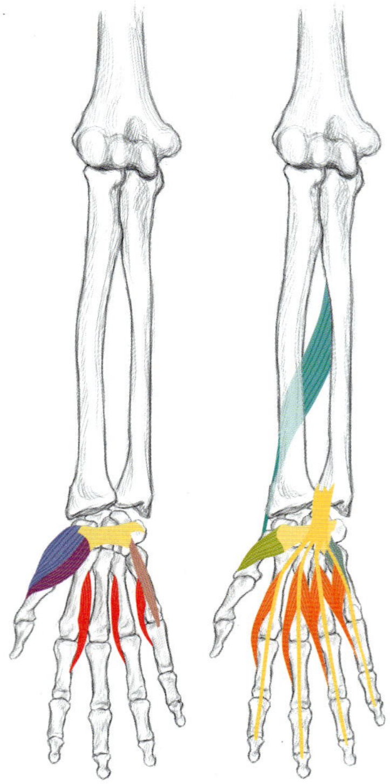

그림 5.19A

벌레근(lumbricales)
뼈사이근(interossei)
짧은엄지굽힘근(flexor pollicis brevis)
짧은엄지벌림근(abductor pollicis brevis)
긴엄지벌림근(abductor pollicis longus)
짧은새끼손가락굽힘근(flexor digiti minimi brevis)
엄지맞섬근(opponens pollicis)
새끼손가락맞섬근(opponens digiti minimi)

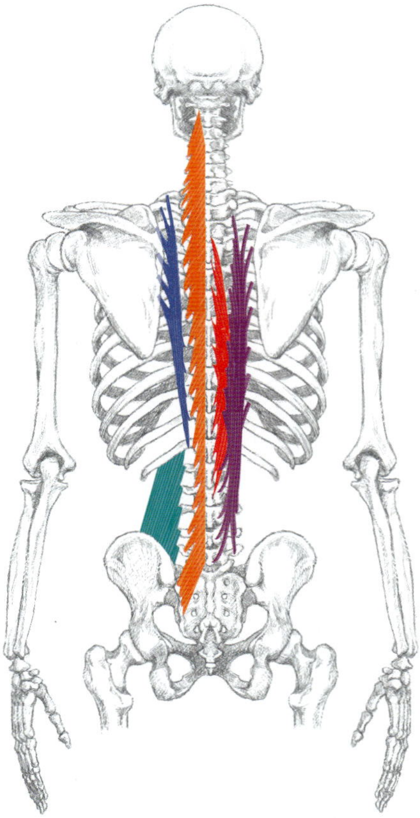

그림 5.20A

묏갈래근(multifidi)
등가시근(spinalis thoracis)
등가장긴근(longissimus thoracis)
등엉덩갈비근(iliocostalis thoracis)
허리네모근(quadratus lumborum)

몸통 (Trunk)

이 단락의 스트레칭은 허리뼈, 배, 그리고 몸통을 포함한 몸통 전체의 유연성을 증가시키기 위해 고안되었다.

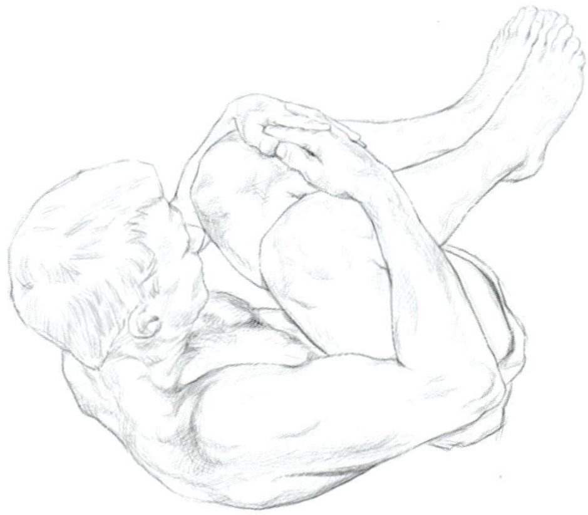

그림 5.20B

옆굽힘 (Extension)

관련 근육. 뭇갈래근, 등가시근, 등가장긴근, 등엉덩갈비근, 허리네모근, 척추세움근 등의 척추 폄근들

자세. 바로 누운 자세

스트레칭. 양쪽 무릎을 가슴 쪽으로 가져가도록 양쪽 엉덩이를 굽힌다(그림 5.20). 양 팔과 손을 이용하여, 양쪽 무릎을 가슴 쪽으로 당긴다. 궁둥이가 지면바닥으로부터 들려질 때까지 계속 당겨, 중간등과 아래등을 굽힌다. 여러분은 머리를 무릎 쪽으로 당겨, 목뼈와 위등뼈를 조심스럽게 굽힐 수 있다.

결과. 여러분은 아래등과 엉덩이가 스트레칭되는 느낌을 느껴야 한다. 만약 여러분이 목뼈와 등뼈를 굽히고 있었다면, 목, 어깨 및 윗등의 뒤쪽도 스트레칭되는 느낌을 느껴야 한다.

주의! 뚜렷한 허리 통증이나 설명할 수 없는 허리 통증이 있거나, 뚜렷한 등 기능장애를 가지고 있다면, 스트레칭을 수행하기 전에 의사에게 상담을 해야 한다. 허리뼈의 굽힘은 항상 주의를 해야 하는데, 왜냐하면, 과도한 굽힘에 의해 아래등의 상태가 악화되거나 아래등과 관련된 많은 질병이 있기 때문이다. 많은 사람들이 과도한 허리뼈 굽힘을 가지고 있는데, 이런 사람에게는 스트레칭 적용이 필요 없을 뿐만 아니라, 오히려 위험할 수 있다.

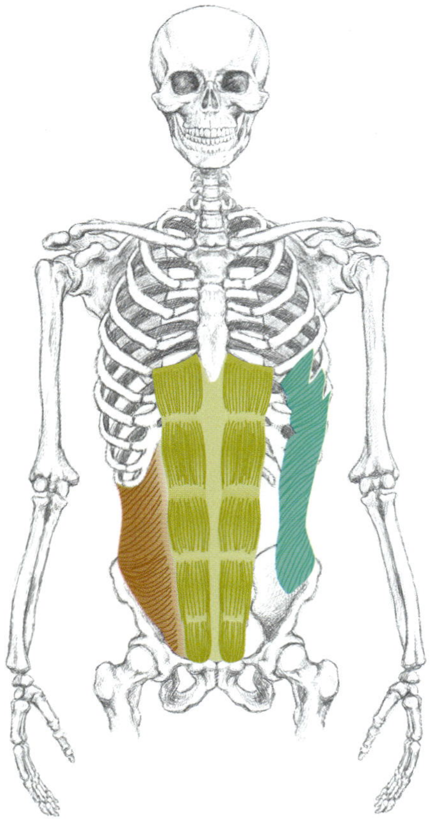

그림 5.21A

배곧은근(recuts abdominus)
배바깥빗근(external oblique)
배속빗근(internal oblique)

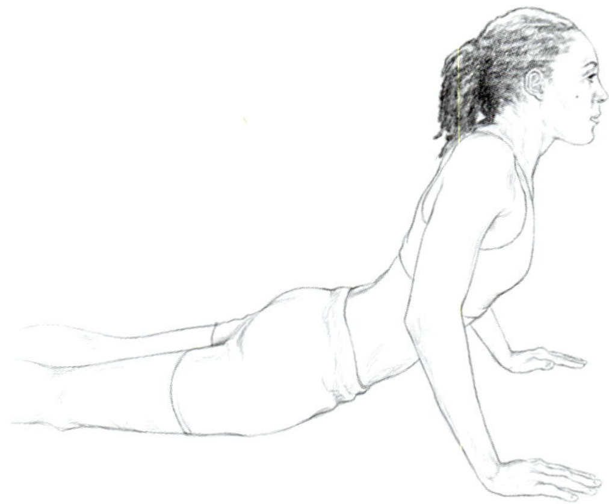

그림 5.21B

굽힘 (Flexion)

관련 근육. 배곧은근, 배바깥빗근, 배속빗근 등의 척추 굽힘근

자세. 지면에 엎드려 누운 자세로, 팔꿉관절을 굽히고, 양쪽 손바닥을 양쪽 어깨 바로 밑에 놓는다.

스트레칭. 어깨와 가슴을 위쪽과 앞쪽으로 천천히 들어올린다. 이때 머리와 목의 폄이 일어나서는 안된다(그림 5.21). 양쪽 엉덩뼈(ASIS)가 지면에 닿아 있어야 한다.

결과. 아래 배부분에서 스트레칭이 느껴질 때까지, 계속 몸통을 위로 들어올린다.

주의! 위쪽의 등 폄근들에 대한 스트레칭과 마찬가지로, 클라이언트가 통증을 느끼거나, 척추전방전위증을 진단받았다면, 이런 운동을 수행해서는 안된다. 그리고 목뼈의 젖힘이 발생해서는 안된다.

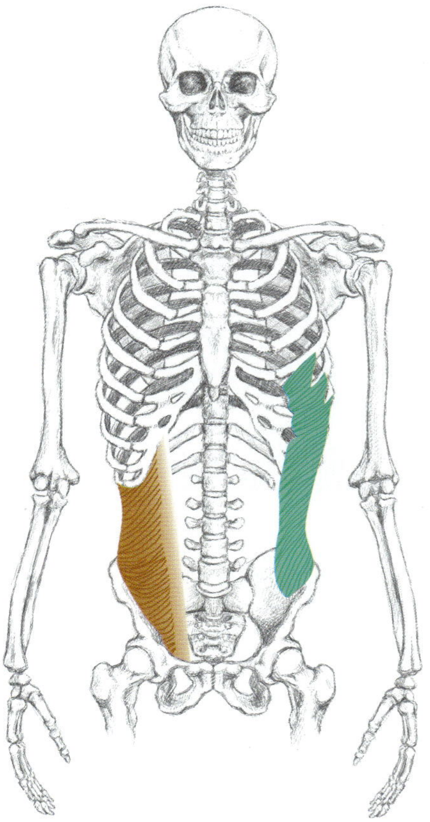

그림 5.22A

배바깥빗근(external oblique)
배속빗근(internal oblique)

옆굽힘 (Side-Bending)

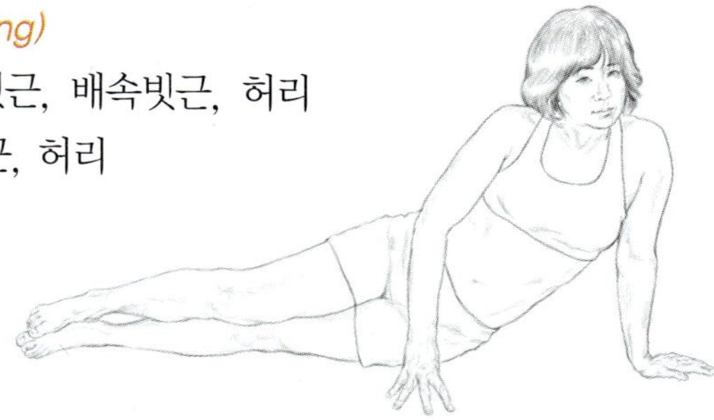

그림 5.22C

관련 근육. 배바깥빗근, 배속빗근, 허리엉덩갈비근, 뭇갈래근, 허리네모근 등의 척추 옆굽힘근

자세. 왼쪽으로 옆으로 누운 자세

스트레칭. 왼쪽 옆굽힘근을 스트레칭하기 위해, 왼 손과 왼 팔로 지면을 집고 오른쪽으로 몸통이 향하도록 옆굽힘한다(그림 5.22). 정확하게 옆굽힘할 수 있도록, 전두면 상에서 옆굽힘이 이루어져야 한다. 오른쪽도 반복해 본다.

결과. 여러분은 몸통 왼쪽 측, 엉덩관절에서 갈비우리까지 스트레칭되는 느낌을 느껴야 한다.

뭇갈래근(multifidi)
허리네모근(quadratus lumborum)
허리엉덩갈비근(iliocostalis lumborum)

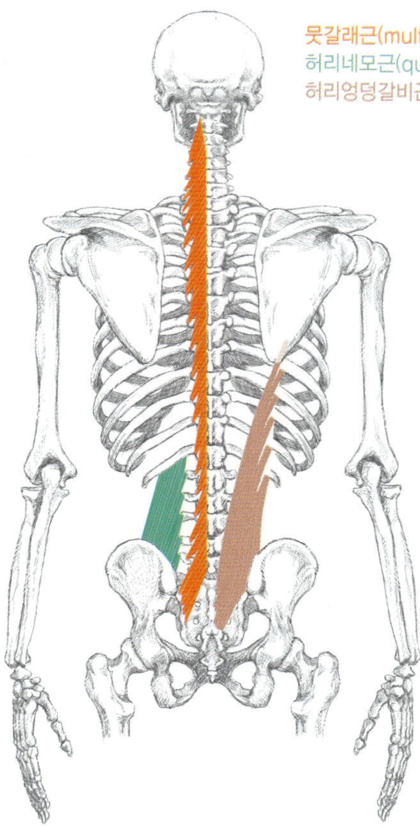

그림 5.22B

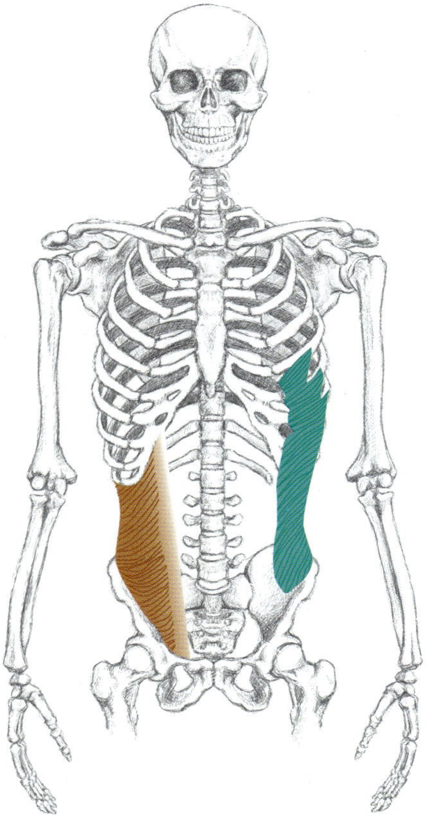

그림 5.23A

돌림 (Rotation)

관련 근육. 배속빗근, 배바깥빗근, 돌림근, 반가시근, 뭇갈래근 등의 척추 돌림근

자세. 양 다리를 쭉 뻗고 앉은 자세

스트레칭. 척추를 곧게 펴고 왼쪽 발을 오른 무릎의 오른쪽 옆에 놓는다(그림 5.23). 상체와 머리를 왼쪽으로 돌리고, 오른 팔꿈치를 왼쪽 무릎 가쪽에 붙인다. 오른 팔꿈치로 왼쪽 무릎을 압박함으로써, 계속 왼쪽으로 돌아가도록 한다.

결과. 여러분은 윗등, 중간등, 아래등과 몸통이 스트레칭되는 느낌을 느껴야 한다.

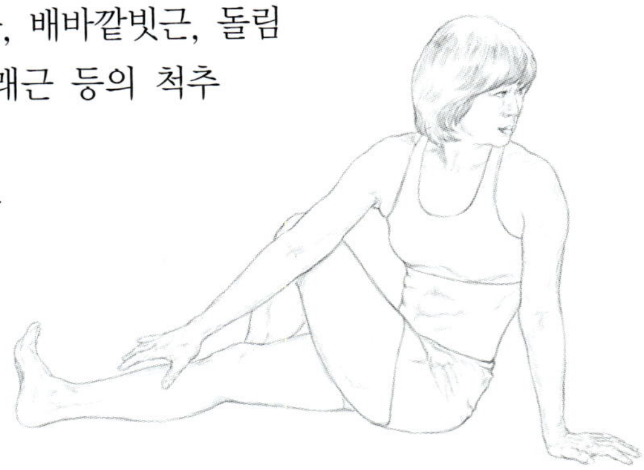

그림 5.23C

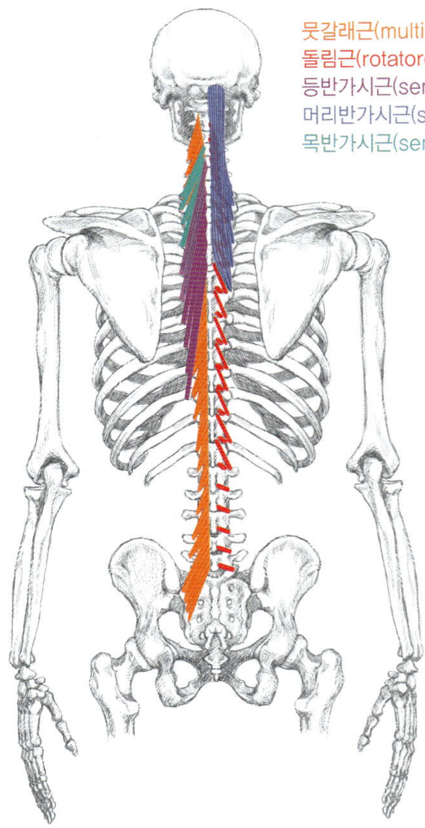

그림 5.23B

하체 (Lower Body)

이 단락의 스트레칭은 엉덩관절, 무릎관절, 발목관절 및 발에 이르는 하체 전체의 유연성을 증가시키기 위해 고안되었다.

엉덩관절 (Hip)

아래의 내용은 엉덩관절을 위한 스트레칭이다.

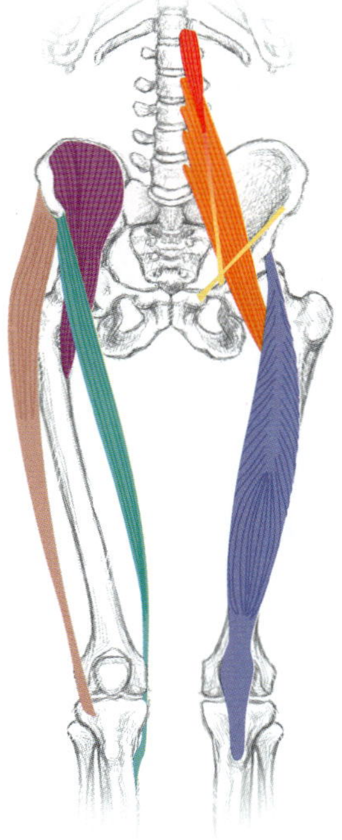

그림 5.24A

큰허리근(psoas major)
작은허리근(psoas minor)
넙다리곧은근(iliacus)
넙다리빗근(rectus femoris)
넙다리근막긴장근(sartorious)
tensor fascia lata

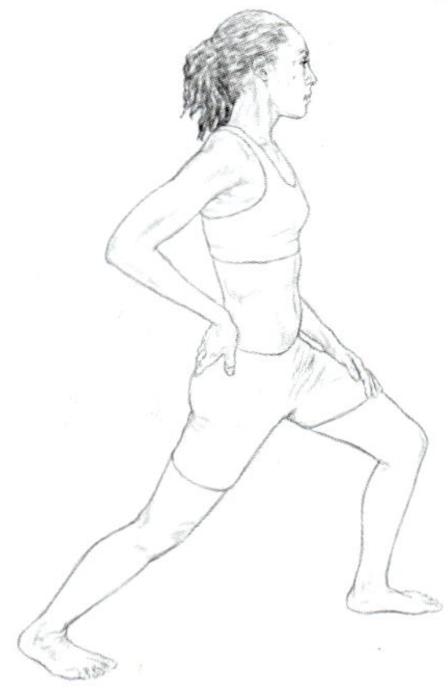

그림 5.24B

굽힘 (Flexion)

관련 근육. 큰허리근, 작은허리근, 넙다리곧은근, 넙다리빗근, 넙다리근막긴장근 등의 엉덩관절 굽힘근

자세. 선 자세

스트레칭. 오른쪽 엉덩관절의 굽힘근을 스트레칭하기 위해, 먼저 왼 발을 앞쪽으로 2피트 정도 내딛는다(그림 5.24). 몸통과 엉덩관절이 앞쪽으로 향하도록 유지하고, 왼쪽 무릎을 굽혀, 상체와 엉덩관절을 앞쪽으로 움직여 왼쪽 발 위로 가져간다. 이때 오른 무릎과 발목은 이완되어야 한다. 이때 오른 발꿈치가 지면으로부터 떨어져도 상관없다. 여러분은 배를 수축하여 아래등의 폄을 유지한다. 왼쪽도 반복해 본다.

결과. 계속 앞쪽으로 움직여, 배를 타이트하게 유지하고, 곧은 등을 유지한다. 여러분은 오른 엉덩이와 위쪽 허벅지의 앞쪽이 스트레칭되는 느낌을 느껴야 한다.

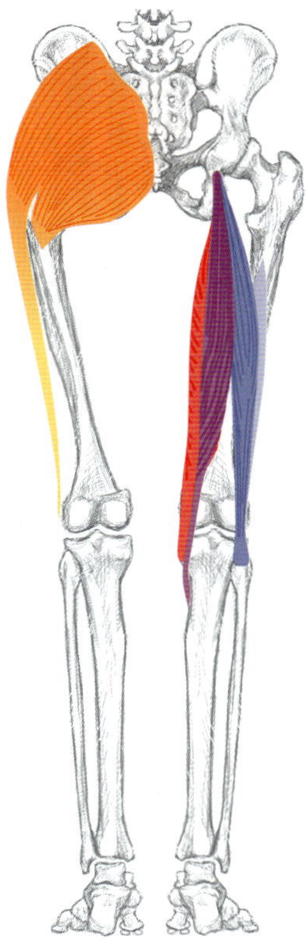

그림 5.25A

폄 (Extension)

관련 근육. 큰볼기근과 뒤넙다리근(반막모양근, 반힘줄모양근, 넙다리두갈래근의 긴갈래)의 엉덩관절 폄근. 넙다리두갈래근의 짧은갈래는 엉덩관절을 지나가지 않는다.

자세. 누운 자세

스트레칭. 왼쪽 엉덩관절의 폄근을 스트레칭하기 위해, 왼 무릎을 오른손으로 잡는다(그림 5.25). 오른 팔과 손을 이용하여, 왼쪽 무릎을 오른 어깨 쪽으로 당겨, 왼쪽 엉덩관절의 굽힘과 모음을 일으킨다. 이 자세로 무릎을 유지하는 동안, 뒤넙다릭근이 스트레칭되도록 왼쪽 무릎을 능동적으로 편다. 반대쪽도 반복해 본다.

결과. 여러분은 왼쪽 엉덩관절의 가쪽과 볼기 부위가 스트레칭되는 느낌을 느껴야 한다.

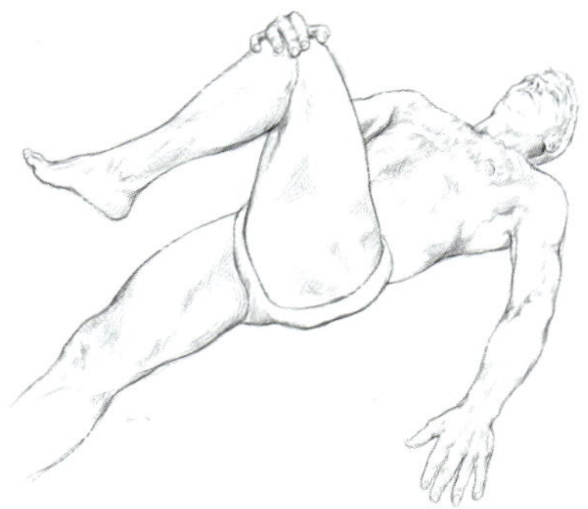

그림 5.25B

큰볼기근(gluteus maximus)
반막모양근(semimembranosus)
반힘줄모양근(semitendinosus)
넙다리두갈래근(긴갈래)(biceps femoris (long head))

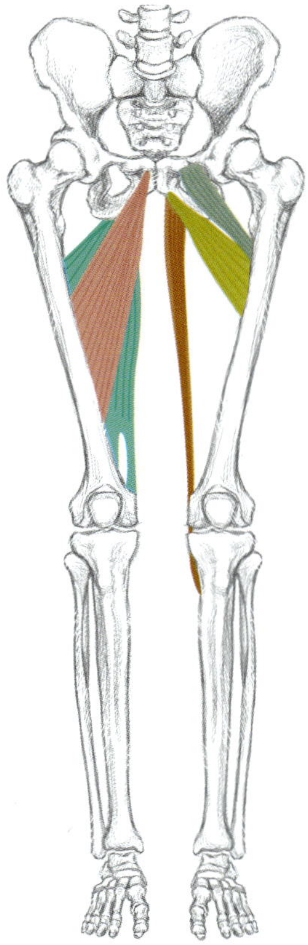

그림 5.26A

모음 (Adduction)

관련 근육. 큰모음근, 긴모음근, 짧은모음근, 두덩근, 두덩정강근 등의 엉덩관절 모음근

자세. 다리를 벌리고 누운 자세

스트레칭. 양쪽 엉덩관절의 벌림근을 이용하여, 양 다리를 최대한 벌림한다(그림 5.26). 여러분은 스트레칭을 보다 잘 하기 위해, 양 발의 안쪽면을 벽에 붙인 상태에서 스트레칭을 할 수 있다. 스트레칭의 감각을 느끼면, 양 발을 벽으로부터 떼어낸다.

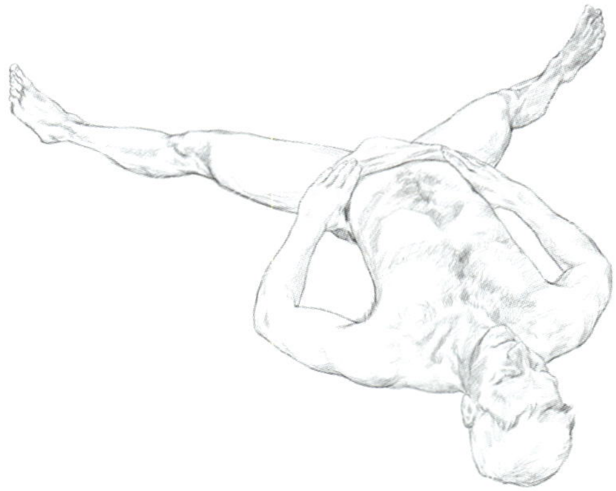

그림 5.26B

결과. 여러분은 두덩 부위에서 허벅지 안쪽과 무릎 안쪽까지 이르는 모음근이 스트레칭되는 느낌을 느껴야 한다.

큰모음근(adductor magnus)
긴모음근(adductor longus)
짧은모음근(adductor brevis)
두덩근(pectineus)
두덩정강근(gracilis)

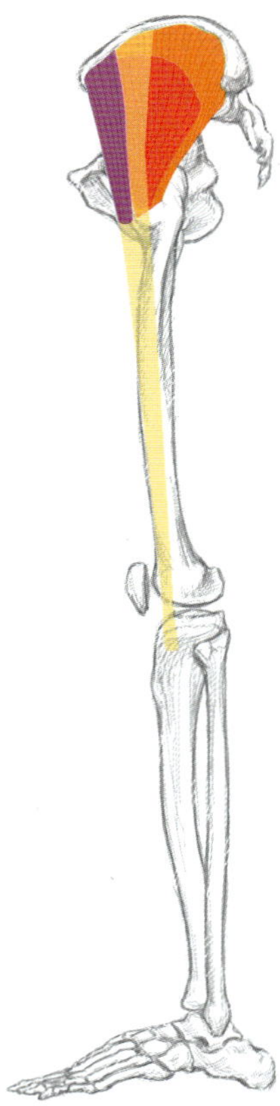

그림 5.27A

벌림 (Abduction)

관련 근육. 중간볼기근, 작은볼기근, 넙다리근막긴장근 등의 엉덩관절 벌림근

자세. 선 자세

스트레칭. 왼쪽 엉덩관절의 벌림근을 스트레칭하기 위해, 오른 발을 왼 발의 왼쪽으로 갈 수 있도록, 오른 발을 앞쪽과 왼쪽으로 내딛는다(그림 5.27). 왼 손을 머리 위쪽과 오른쪽으로 뻗는다. 이번 에는 상체를 오른쪽으로 옆굽힘한다.

결과. 여러분은 왼쪽 큰돌기 위가 스트레칭되는 느낌을 느껴야 한다.

주 : 어떤 클라이언트들은 엉덩관절 벌림근의 스트레칭 느낌을 느끼지 어렵다. 가로면 상에서 골반을 돌림함으로써, 큰돌기를 앞쪽이나 뒤쪽으로 조절하여, 가장 좋은 스트레칭을 이룩할 수 있다. 엉덩정강띠가 긴장되어 있을 때나 스트레칭될 때 엉덩정강띠의 촉진을 확실하게 할 수 있다. 오른 쪽을 스트레칭하기 위해 반대쪽도 반복해 본다.

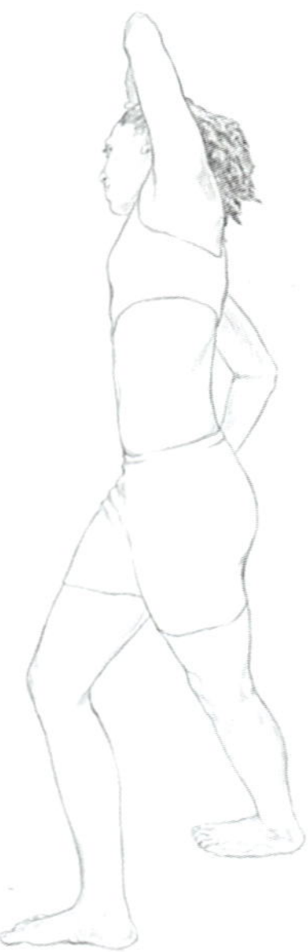

그림 5.27B

중간볼기근(gluteus medius)
작은볼기근(gluteus minimus)
넙다리근막긴장근(tensor fascia lata)

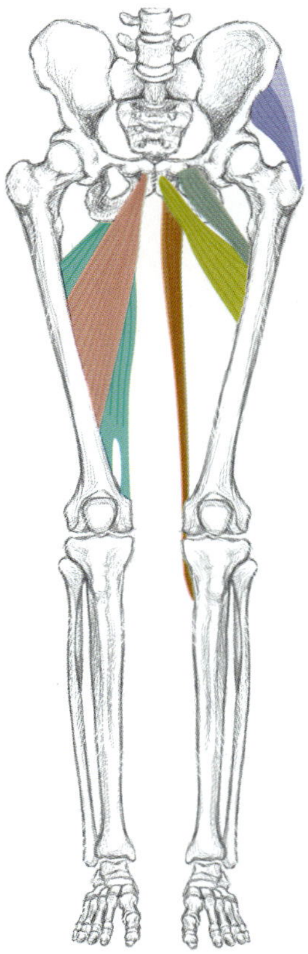

그림 5.28A

중간볼기근(gluteus medius)
큰모음근(adductor magnus)
긴모음근(adductor longus)
짧은모음근(adductor brevis)
두덩근(pectineus)
두덩정강근(gracilis)

안쪽돌림 (Internal Rotation)

관련 근육. 중간볼기근, 큰모음근, 긴모음근, 짧은모음근, 두덩근, 두덩정강근, 반막모양근, 반힘줄모양근 등의 엉덩관절 안쪽돌림근

자세. 왼 무릎을 90°로 굽히고 누운 자세

스트레칭. 왼쪽 엉덩관절의 안쪽돌림근을 스트레칭하기 위해, 왼쪽 종아리의 가쪽이 오른 넙다리 위에 놓이도록 왼 발목을 오른 허벅지 위에 올려놓는다(그림 5.28). 왼손을 왼 무릎 위에 올려놓고 조심스럽게 아랫방향으로 누른다. 이때 양쪽 엉덩관절이 비틀려서는 안된다. 오른쪽도 반복해 본다.

결과. 여러분은 왼쪽 샅고랑 부위가 스트레칭되는 느낌을 느껴야 한다.

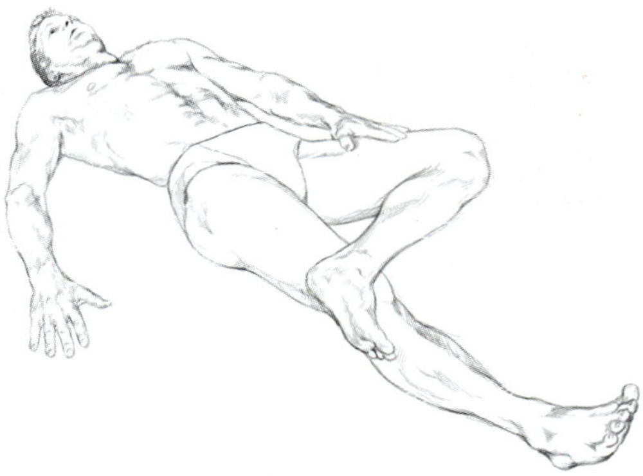

그림 5.28C

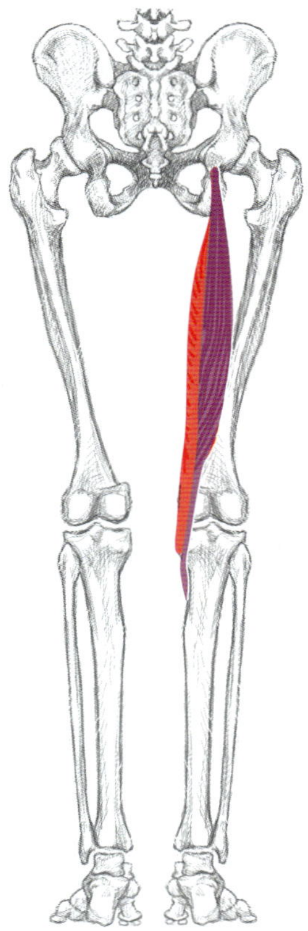

그림 5.28B

반막모양근(semimembranosus)
반힘줄모양근(semitendinosus)

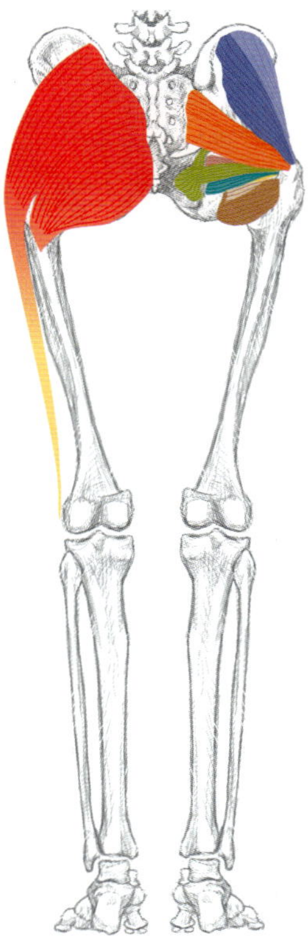

그림 5.29A

가쪽돌림 (External Rotation)

관련 근육. 궁둥구멍근, 큰볼기근, 중간볼기근, 아래쌍둥이근, 위쌍둥이근, 속폐쇄근, 바깥폐쇄근, 넙다리네모근 등의 엉덩관절 가쪽돌림근

자세. 누운 자세

스트레칭. 왼쪽 엉덩관절의 가쪽돌림근을 스트레칭하기 위해, 왼쪽 엉덩관절을 90° 로 굽힌다(그림 5.29). 그 다음, 오른 손으로 왼쪽 무릎을 오른쪽으로 당김으로써 왼쪽 엉덩관절을 모음한다. 여러분은 왼쪽 엉덩이/궁둥이가 약간 지면으로부터 떨어지게 한다. 오른쪽 엉덩관절도 반복해 본다.

결과. 여러분은 왼쪽 엉덩관절의 가쪽과 볼기 부위가 스트레칭되는 느낌을 느껴야 한다.

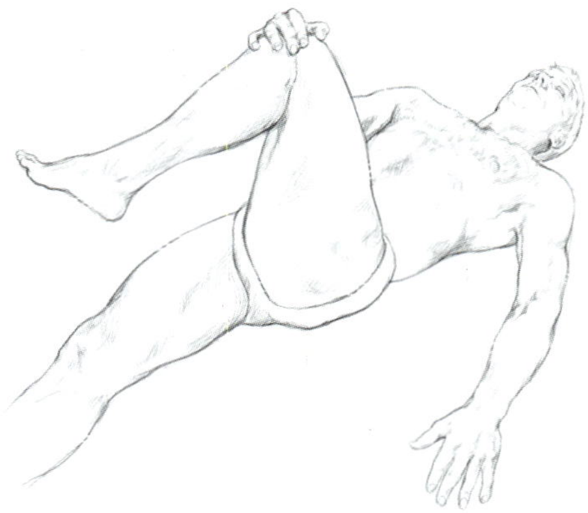

그림 5.29B

궁둥구멍근(piriformis)
큰볼기근(gluteus maximus)
중간볼기근(gluteus medius)
아래쌍둥이근(inferior gemelli)
위쌍둥이근(superior gemelli)
속폐쇄근(obturator internus)
바깥폐쇄근(obturator externus)
넙다리네모근(quadratus femoris)

무릎관절 (Knee)

아래의 내용은 무릎관절을 위한 스트레칭이다.

굽힘 (Flexion)

관련 근육. 반막모양근, 반힘줄모양근, 넙다리두갈래근, 오금근, 장딴지근 등의 무릎 굽힘근

자세. 선 자세

스트레칭. 왼쪽 다리의 무릎 굽힘근을 스트레칭하기 위해, 여러분이 편안하게 다리를 쭉 펼 수 있도록 의자를 마주 보고 서서, 발꿈치를 의자 위에 올려놓는다(그림 5.30). 다리를 올려놓고 척추를 곧게 펼 수 있을 정도의 의자나 그와 비슷한 높이의 물체를 선택한다(주 : 많은 사람들은 낮은 높이의 물체를 선택할 것이다). 척추를 곧게 하고 앞쪽으로 조심스럽게 몸을 숙인다.

결과. 여러분은 허벅지와 무릎의 뒤쪽이 스트레칭되는 느낌을 느껴야 한다. 주 : 훌륭한 다른 방법으로는, 엉덩관절을 90° 이상 굽히고 누운 자세에서, 무릎을 부드럽게 스트레칭한다. 스트레칭을 수행하기 위해, 무릎을 한 손을 펴고, 다른 손으로는 허벅지를 고정한다(만약 이 동작을 하기 어려우면, 벨트나 끈을 이용하여 종아리를 감싸고 이 동작을 수행할 수 있다). 그림 5.30C를 참고하기 바란다.

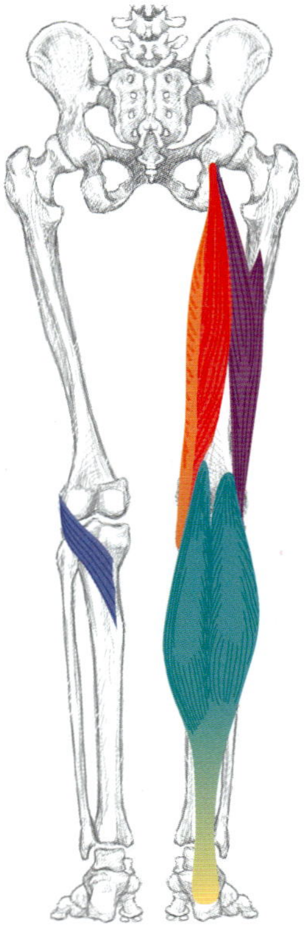

그림 5.30A

반막모양근(semimembranosus)
반힘줄모양근(semitendinosus)
넙다리두갈래근(biceps femoris)
오금근(popliteus)
장딴지근(gastrocnemius)

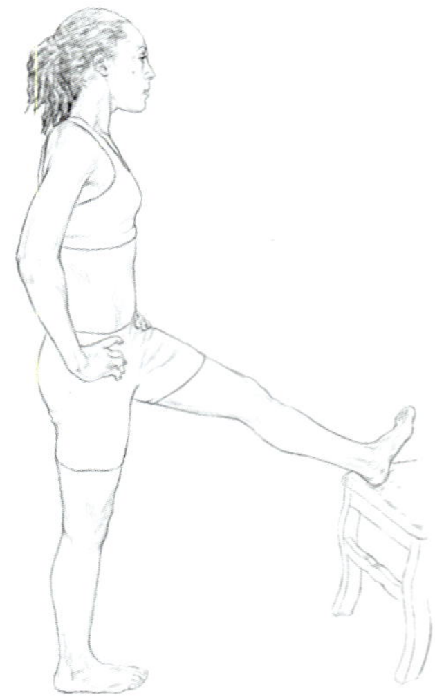

그림 5.30B

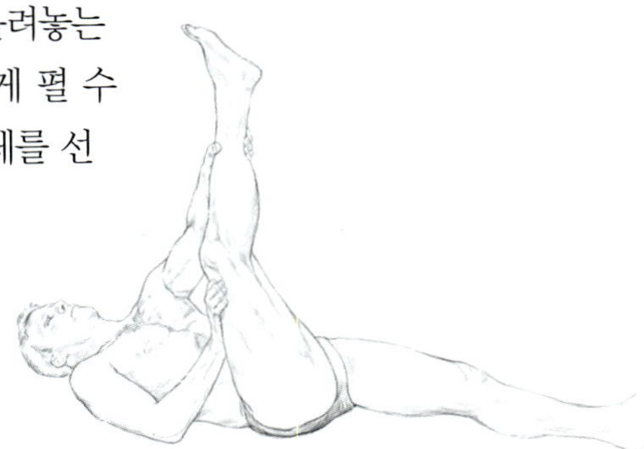

그림 5.30C

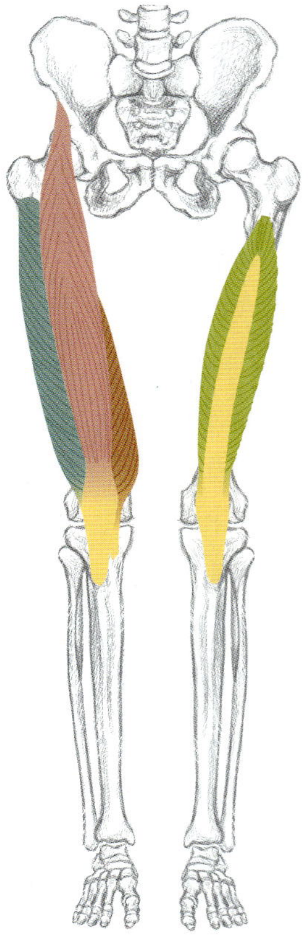

그림 5.31A

폄 (Extension)

관련 근육. 넙다리곧은근, 안쪽넓은근, 가쪽넓은근, 중간넓은근 등의 무릎 폄근

자세. 지지를 위해 왼손으로 의자나 다른 고정 물체를 잡고, 왼 다리를 잡고 선 자세.

스트레칭. 오른 무릎의 폄근을 스트레칭하기 위해, 오른 무릎을 굽히고, 오른 손으로 오른 발목 몸쪽 부위의 정강이를 잡는다(그림 5.31). 복부에 힘을 주고, 등을 곧게 유지한다. 오른 발목을 뒤쪽으로 당기고, 그 다음, 궁둥이 쪽으로 당긴다. 왼쪽 무릎도 반복해 본다.

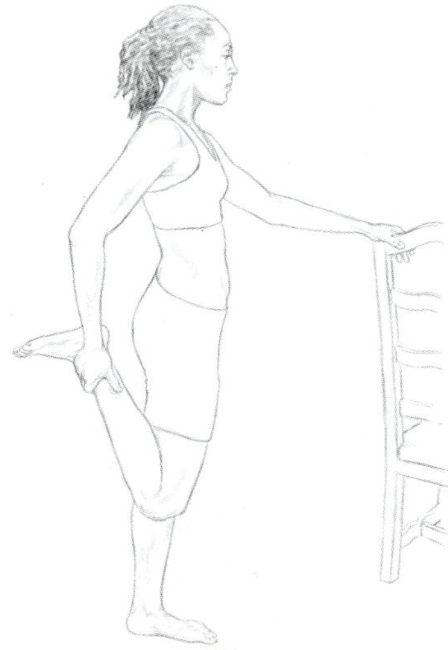

그림 5.31B

결과. 여러분은 오른 허벅지의 중간 부분이 스트레칭되는 느낌을 느껴야 한다.

발목과 발 (Ankle and Foot)

아래의 내용은 발목과 발을 위한 스트레칭이다.

폄(발등굽힘) (Extension (Dorsiflexion))

관련 근육. 앞정강근, 긴발가락폄근, 짧은발가락폄근, 긴엄지폄근, 짧은엄지폄근, 제 3 종아리근 등의 발목과 발의 폄근

자세. 선 자세

스트레칭. 오른 발목, 발, 그리고 발가락의 폄근을 스트레칭하기 위해, 오른 무릎을 굽히고, 오른 발과 발가락을 발바닥굽힘한다(그림 5.32). 오른 다리를 뒤쪽으로 약 18인치 정도 옮긴 후, 오른 발과 발가락의 등쪽을 지면 바닥에 놓는다. 왼쪽 무릎을 천천히 굽혀, 오른 발목, 발, 발가락에 부드러운 스트레칭을 적용하고, 발바닥굽힘을 더욱 증가시킨다. 왼쪽도 반복해 본다.

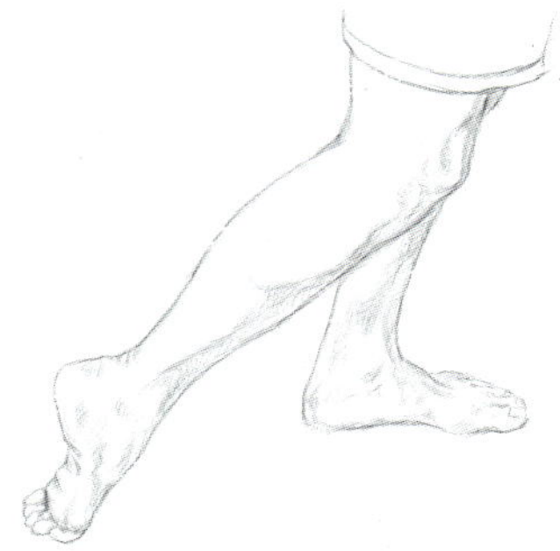

그림 5.32B

결과. 여러분은 오른 발과 발가락의 등쪽이 스트레칭되는 느낌을 느껴야 한다.

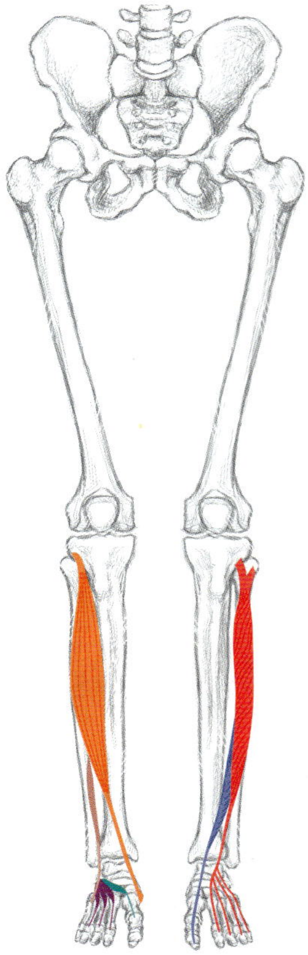

그림 5.32A

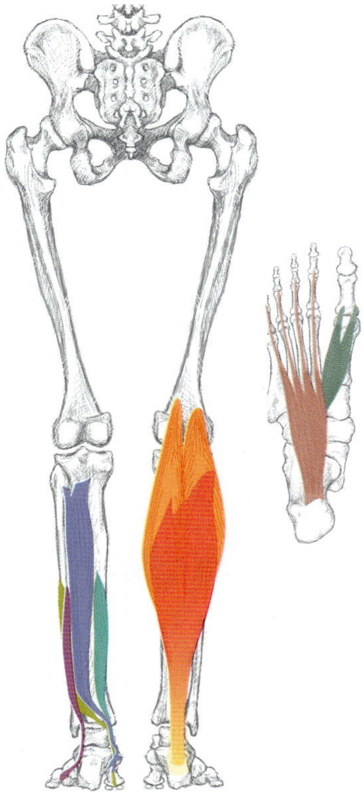

그림 5.33A

장딴지근(gastrocnemius)
가자미근(soleus)
짧은종아리근(peroneus brevis)
뒤정강근(tibialis posterior)
긴발가락굽힘근(flexor digitorum longus)
짧은발가락굽힘근(flexor digitorum brevis)
긴엄지굽힘근(flexor hallucis longus)
짧은엄지굽힘근(flexor hallucis brevis)

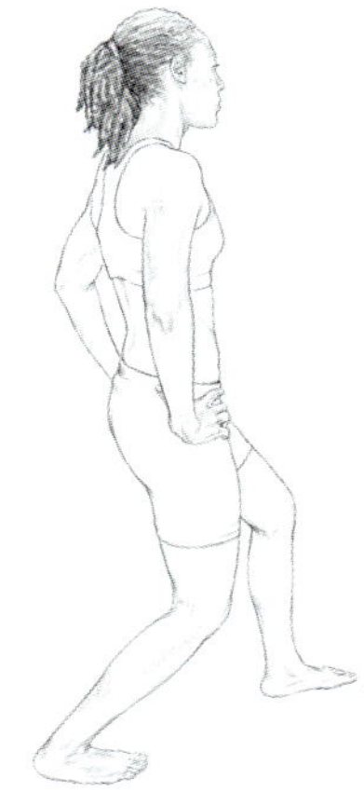

그림 5.33B

굽힘(발바닥굽힘) *(Flexion (Plantarflexion))*

관련 근육. 장딴지근, 가자미근, 짧은종아리근, 뒤정강근, 긴발가락굽힘근, 짧은발가락굽힘근, 긴엄지굽힘근, 짧은엄지굽힘근 등의 발목과 발의 굽힘근

자세. 선 자세

스트레칭. 왼 다리의 발목, 발, 발가락의 굽힘근을 스트레칭하기 위해, 왼 발을 앞쪽으로 약 18인치 내딛는다(그림 5.33A와 B). 양쪽 발꿈치를 지면에 붙인 상태에서, 양쪽 무릎을 굽힌다. 오른 발의 발고리(족궁)를 중립 위에서 높은 위치로 유지한다(이것은 약간의 오른 정강뼈의 가쪽돌림을 필요로 한다). 여러분은 자신의 몸을 왼발 위로 이동하기 위해 약간 앞쪽으로 움직일 수 있다. 왼쪽 발목, 발, 발가락도 반복해 본다.

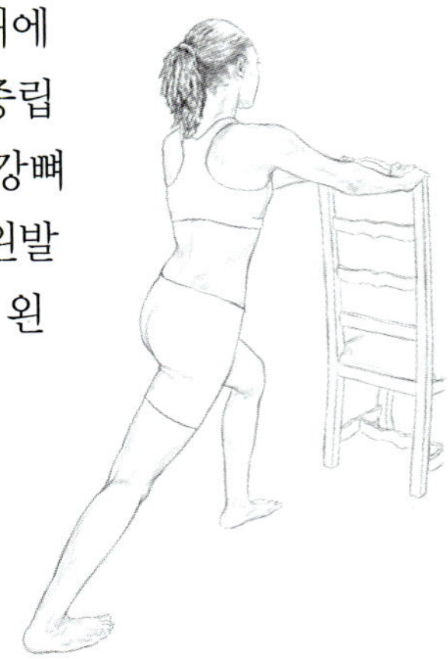

그림 5.33C

결과. 여러분은 오른쪽 종아리의 뒤쪽이 스트레칭되는 느낌을 느껴야 한다. 주 : 발목과 무릎관절을 모두 지나가는 장딴지근만 스트레칭하기 위해, 왼 발을 앞으로 내딛는 것은 똑같지만, 이 경우에서는, 몸을 왼 발 위로 이동할 때 오른 무릎을 펴고 있어야 한다(그림 5.33C). 여러분은 몸이 앞으로 숙여지는 것을 지지하기 위해, 양 팔을 뻗어 의자를 잡을 수도 있다.

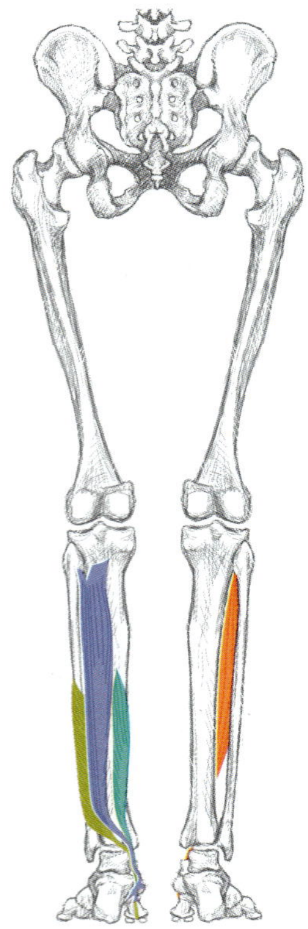

그림 5.34A

뒤정강근(tibialis posterior)
앞정강근(tibialis anterior)
긴발가락굽힘근(flexor digitorum longus)
긴엄지굽힘근(flexor hallucis longus)

안쪽번짐 *(Inversion)*

관련 근육. 뒤정강근, 앞정강근, 긴발가락굽힘근, 긴엄지굽힘근 등의 발목과 발의 안쪽번짐근

자세. 왼발을 오른 무릎 위에 올려놓고 앉은 자세를 취한다.

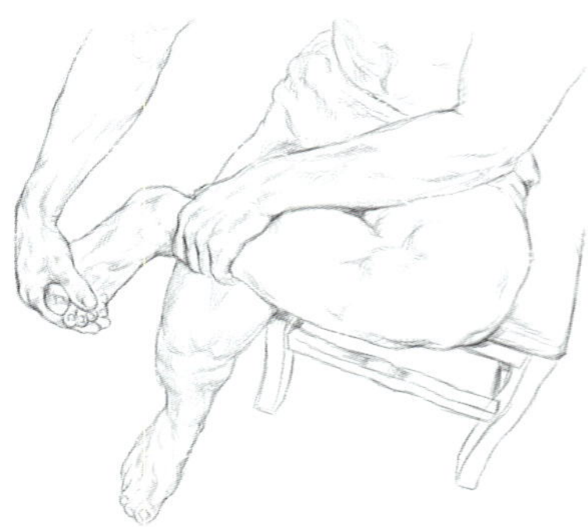

그림 5.34B

스트레칭. 왼쪽 발의 안쪽번짐근을 스트레칭하기 위해, 오른 손을 이용하여 왼 발가락을 발등굽힘하고, 그 다음, 왼쪽 발의 앞쪽부분을 발등굽힘과 가쪽번짐을 한다(발등이 여러분을 바라보도록). 오른 발도 반복해 본다.

결과. 여러분은 왼쪽 종아리와 발의 안쪽이 스트레칭되는 느낌을 느껴야 한다.

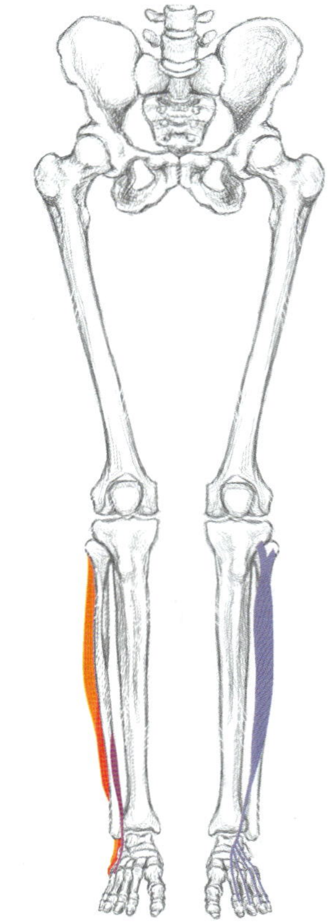

그림 5.35A

긴종아리근(peroneus longus)
짧은종아리근(peroneus brevis)
제 3 종아리근(peroneus tertius)
긴발가락폄근(extensor digitorum longus)

가쪽번짐 (Eversion)

관련 근육. 긴종아리근, 짧은종아리근, 제 3 종아리근, 긴발가락폄근 등의 발목과 발의 가쪽번짐근

자세. 선 자세

스트레칭. 오른 발의 가쪽번짐근을 스트레칭하기 위해, 왼 발을 오른 발의 오른 쪽으로 내딛는다. 조심스럽게 오른 발의 가쪽모서리만 지면에 닿고, 왼쪽모서리가 지면으로부터 떨어지조록 오른 발을 굴림한다(그림 5.35). 조심스럽게 오른 무릎을 굽혀, 그것을 앞쪽으로 움직인다.

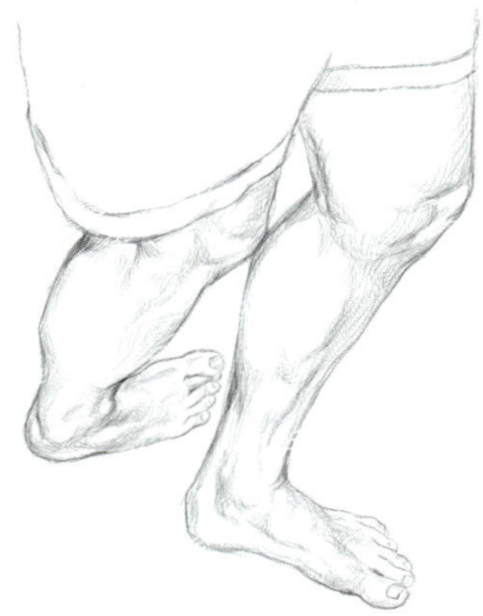

그림 5.35B

결과. 여러분은 발과 발가락의 바닥쪽이 스트레칭되는 느낌을 느껴야 한다.

발가락 (Toes)

아래의 내용은 발가락들을 위한 스트레칭이다.

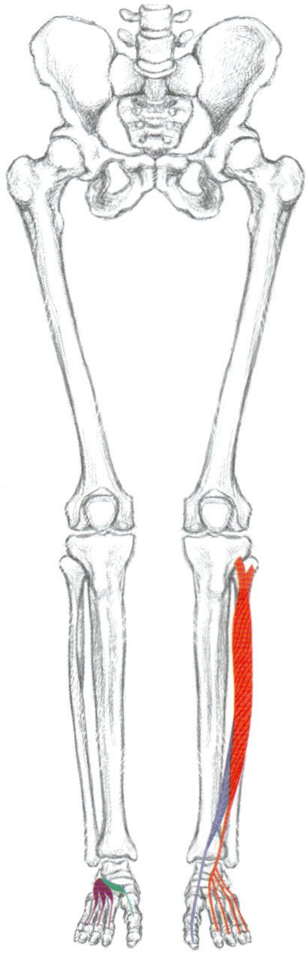

그림 5.36A

폄 (Extension)

관련 근육. 긴발가락폄근, 짧은발가락폄근, 긴엄지폄근, 짧은엄지폄근, 새끼발가락폄근 등의 발가락 폄근

자세. 왼발을 오른 무릎 위에 올려놓고 앉은 자세를 취한다.

스트레칭. 왼쪽 발과 발가락의 폄근을 스트레칭하기 위해, 왼 발가락의 등쪽에 오른 손을 올려놓는다(그림 5.36). 조심스럽게 모든 발가락을 여러분 쪽으로 굽힌다. 오른 발도 반복해 본다.

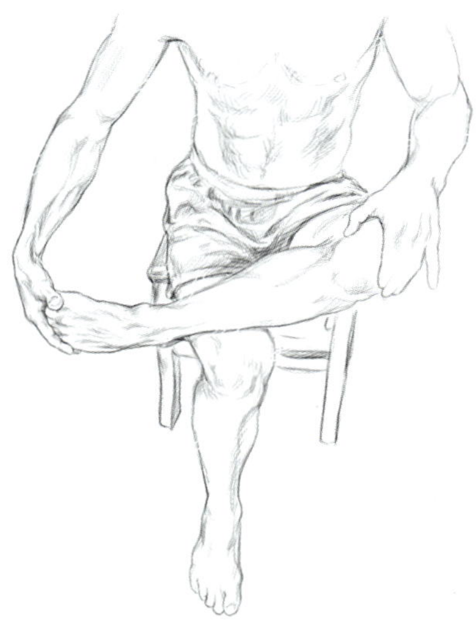

그림 5.36B

결과. 여러분은 발과 발가락의 등쪽이 스트레칭되는 느낌을 느껴야 한다.

긴발가락폄근(extensor digitorum longus)
짧은발가락폄근(extensor digitorum brevis)
긴엄지폄근(extensor hallucis longus)
짧은엄지폄근(extensor hallicus brevis)

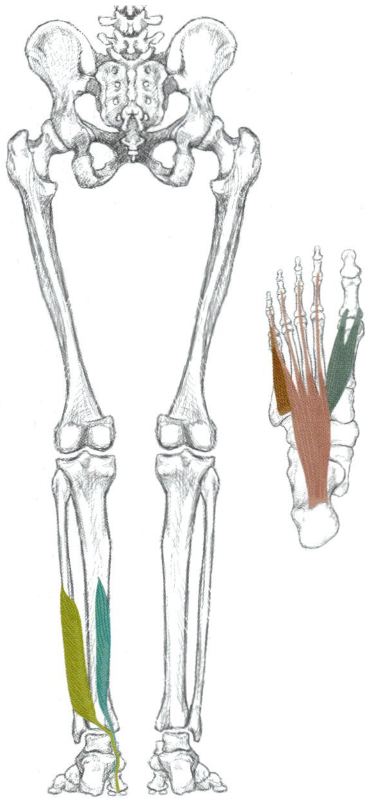

그림 5.37A

굽힘 (Flexion)

관련 근육. 긴발가락굽힘근, 짧은발가락굽힘근, 긴엄지굽힘근, 짧은엄지굽힘근, 짧은새끼발가락굽힘근 등의 발가락 굽힘근

자세. 왼발을 오른 무릎 위에 올려놓고 앉은 자세를 취한다.

스트레칭. 왼 발가락의 굽힘근을 스트레칭하기 위해, 오른 손가락과 손바닥으로 왼 발가락를 잡는다(그림 5.37). 발가락을 정강이 쪽으로 밀어 모든 발가락을 펴고, 발목을 발등굽힘한다. 오른 발도 반복해 본다.

결과. 여러분은 오른쪽 어깨와 위등세모근의 가쪽이 스트레칭되는 느낌을 느껴야 한다.

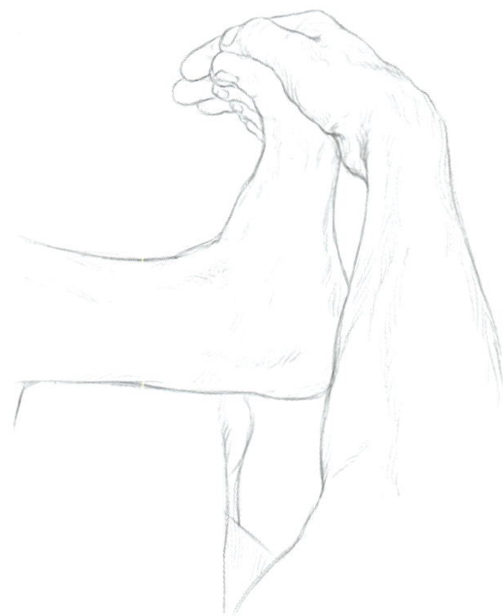

그림 5.37B

긴발가락굽힘근(flexor digitorum longus)
짧은발가락굽힘근(flexor digitorum brevis)
긴엄지굽힘근(flexor hallucis longus)
짧은엄지굽힘근(flexor hallucis brevis)
짧은새끼발가락굽힘근(flexor digiti minimi brevis)

요 약 (Summary)

본 장은 몇몇 주요 근육군들의 스트레칭을 보여주고 있다. 스트레칭의 구성은 신체 부위와 근수축에 따른 움직임으로 이루어졌다. 본 장은 클라이언트의 독특한 움직임에 맞는 프로그램의 개발을 돕도록 설계되었다.

제 6 장

전신을 위한 스트레칭 프로그램
Stretching Programs for the Whole Body

본 장은 3 종류의 기본적인 스트레칭 프로그램을 다루고 있는데, 이들 3 종류의 스트레칭 프로그램들 모두는 머리에서부터 발가락 까지 이르는, 주요 근육군을 다루고 있다. 이들 프로그램의 수행시간은 대략 각각 10분, 20분, 30분이 소요된다. 우리는 각 스트레칭 프로그램을 통해 관련 신체 부위, 손상된 움직임, 시작자세, 그리고 스트레칭 방법 등을 알 수 있다. 또 우리는 적절한 기법을 묘사하는 그림들을 제공한다.

본 장이 해부학 용어를 잘 알지 못하는 사람들을 대상으로 삼고 있기 때문에, 일상생활에서 사용하는 용어들로 각 스트레칭을 설명하고 있지만, 움직임에 대한 용어만은 굽힘/폄과 같은 전문 용어들을 사용한다. 여러분이 이들 용어를 다시 공부하고 싶으면, 2장을 참고하길 바란다.

본 장이 개별적인 안전한 가이드라인을 제공하고 있기 때문에, 우리는 전문적 감독을 요구하는 스트레칭이 아닌, 정상적인 움직임 패턴을 나타내는 스트레칭만 다루고 있다. 예를 들어, 우리는 목뼈에 있어, 폄 또는 폄-돌림의 복합 동작이 일어나는 많은 스트레칭 기법들을 배제하고 있는데, 그 이유는 이들 스트레칭 기법들이 목뼈 기능장애 환자에게 손상을 일으킬 수 있기 때문이다. 목뼈의 통증이나 불편함을 가진 클라이언트들은 목뼈 사이원반의 손상을 가질 수 있다. 목뼈 사이원반은 목뼈 굽힘 특히, 굽힘-돌림의 복합 동작에 의해 쉽게 악화될 수 있다. 이들 환자는 목뼈 관절면관절(facet joint)이나 인대에 과도한 스트레스를 초래할 수 있는 손상이나 기능장애를 가질 수도 있는데, 이것은 목뼈 폄(특히, 폄-돌림의 복합동작)에 의해 악화될 수 있다. 그리고 목의 폄-돌림 복합동작은 척추동맥으로 흘러가는 혈류 장애를 일으킬 수도 있는데, 어떤 사람에게는 이들 혈류 장애가 매우 위험할 수 있다. 이들 움직임이 건강하고 증상이 없는 사람에게는 아무런 문제가 되지 않지만, 가급적 이런 동작을 피하는 것이 바람직하다. 앞쪽 조직의 스트레칭을 통한 목뼈 폄을 증가시키는 스트레칭은 4장과 5장에서 자세히 설명되었다. 그리고 여러분이 특정 신체 부위에 대한 특별한 스트레칭을 자세히 알고 싶다면, 4장과 5장을 참고하기 바란다.

표 6.1은 3 종류의 스트레칭 프로그램을 보여주고 있는데, 이들 프로그램들은 모두 머리에서 발가락 까지 이르는 전신 스트레칭 프로그램으로써, 각각 10분용, 20분용, 30분용이다. 그림을 포함한, 각 프로그램에 대한 자세한 내용은 다음과 같다.

표 6.1 10분, 20분, 30분 스트레칭 프로그램

10분 유연성 프로그램	20분 유연성 프로그램	30분 유연성 프로그램
(1) 목의 앞쪽, 가슴, 복부	(1) 목과 어깨 : 굽힘	(1) 목과 어깨 : 옆굽힘과 돌림
(2) 목, 윗등과 중간등, 몸통 : 옆굽힘	(2) 목과 등	(2) 목과 어깨 : 굽힘과 돌림
(3) 목, 윗등과 중간등, 몸통 : 돌림	(3) 목 앞, 가슴, 복부	(3) 목과 어깨 : 굽힘
(4) 엉덩관절, 어깨, 등, 위 팔	(4) 목, 윗등과 중간등, 몸통 : 옆굽힘	(4) 목과 등
(5) 어깨의 뒤쪽, 윗등과 중간등	(5) 엉덩관절, 어깨, 등, 위 팔 : 돌림	(5) 목 앞, 가슴 및 복부
(6) 가슴과 어깨 앞쪽	(6) 엉덩관절, 어깨, 등, 위 팔	(6) 목, 윗등과 중간등, 몸통 : 옆굽힘
(7) 엉덩관절 모음근(샅고랑)	(7) 어깨의 뒤쪽과 윗등, 중간등	(7) 목, 윗등과 중간등, 몸통 : 돌림
(8) 엉덩관절, 넙다리네갈래근, 발목과 발	(8) 가슴과 어깨 앞쪽	(8) 목, 윗등과 중간등, 몸통
(9) 엉덩이와 장딴지	(9) 가슴과 어깨 앞쪽	(9) 중간등과 아래등, 엉덩관절
	(10) 어깨 앞쪽	(10) 어깨와 중간등 및 아래등
	(11) LATS(어깨)	(11) 몸통과 중간등 및 아래등
	(12) 팔꿈치	(12) 몸통, 복부, 중간등 및 아래등
	(13) 손목, 아래팔, 손가락 : 굽힘	(13) 엉덩관절, 어깨, 등, 위팔
	(14) 손목, 아래팔, 손가락 : 폄	(14) 어깨 뒤쪽, 위팔, 중간등
	(15) 엉덩 볼기	(15) 가슴과 어깨 앞쪽
	(16) 엉덩관절 굽힘근	(16) 가슴와 어깨 앞쪽
	(17) 엉덩관절 모음근	(17) 어깨 앞쪽
	(18) 엉덩관절 모음근(샅고랑)	(18) LATS(어깨)
	(19) 뒤넙다리근 : 선 자세	(19) 팔꿈치
	(20) 엉덩관절, 넙다리네갈래근, 발목과 발	(20) 손목, 아래팔, 손가락 : 굽힘
	(21) 엉덩관절과 장딴지	(21) 손목, 아래팔, 손가락 : 폄
	(22) 발과 발가락 : 굽힘	(22) 엉덩 볼기
	(23) 발과 발가락 : 폄	(23) 엉덩관절 굽힘근
		(24) 엉덩관절 모음근
		(25) 엉덩관절 모음근(샅고랑)
		(26) 뒤넙다리근 : 누운 자세
		(27) 뒤넙다리근 : 선 자세
		(28) 무릎관절과 넙다리 앞쪽
		(29) 엉덩관절, 넙다리네갈래근, 발목과 발
		(30) 엉덩관절과 장딴지
		(31) 종아리 바깥
		(32) 발과 발가락 : 굽힘
		(33) 발과 발가락 : 폄

10분 프로그램 (10-Minute Program)

10분 프로그램은 모든 주요 근육군과 기능적 움직임을 다루는 스트레칭 프로그램이다. 10분 프로그램이 더 긴 시간이 소요되는 다른 스트레칭 프로그램 보다는 덜 철저하겠지만, 짧은 시간 동안 수행할 수 있는 효율적인 전신 스트레칭 프로그램이다.

스트레칭의 유지시간은 표적 근육에 강한 스트레칭 느낌을 이끌어 낼 수 있는 충분한 강도로 30초 동안 이루어진다. 여러분은 표적 근육이나 관련 근육이나 관절에서 심한 통증을 느껴서는 안 된다. 통증은 손상이나 기능장애의 징후일 수 있기 때문에, 전문가의 평가를 받아야 한다. 이 프로그램을 1주에 3–4회 정도 반복한다.

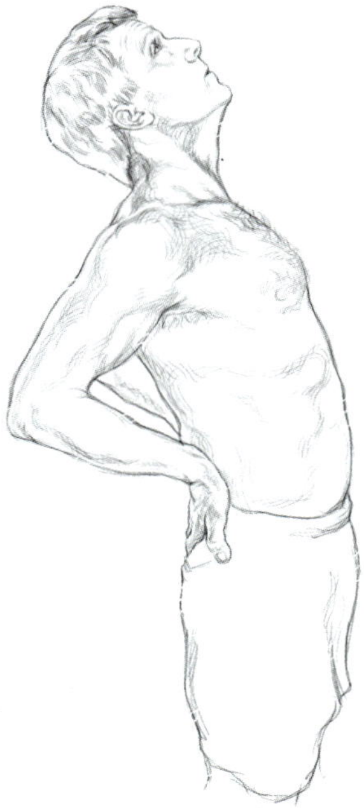

그림 6.1

상체 (Upper Body)

아래의 내용은 10분 프로그램 중에서 상체를 위한 스트레칭이다.

목의 앞쪽, 가슴, 복부 (Front of Neck, Chest, and Abdomen)

손상된 움직임. 목, 윗등, 그리고 아래등의 폄

자세. 선 자세에서 양 손을 엉덩이 뒤쪽에 짚는다.

스트레칭. 머리를 위쪽과 뒤쪽으로 움직이면서 조심스럽게 목을 편다(이때 목을 뒤로 젖혀서는 안 된다! 목 뒤쪽에 불편이 일어나서는 안 된다). 그런 다음, 윗등, 중간등, 아래등을 차례로 편다(그림 6.1). 양 손으로 엉덩이에 어느 정도 아랫방향으로 압박을 줌으로써, 척추에 부하를 줄여준다. 균형있는 스트레칭을 달성하려면, 가능하면 척추 전체에 따라 뒤쪽 굽이에 부하를 고르게 분포시킨다.

결과. 여러분은 목의 앞쪽, 가슴, 복부를 따라 스트레칭되는 느낌을 느껴야 한다.

> **주의!** 아래등의 통증은 아래등의 손상이나 기능장애의 징후이다. 이런 증상을 제거하기 위해서는 이 운동을 수정할 필요가 있다. 또한 통증은 의학적 검사의 필요성을 나타낸다. 만약 여러분이 목의 뒤쪽이나 윗등에서도 통증을 느낀다면, 아래등의 증상과 마찬가지로 의학적 검사를 받아야 한다.

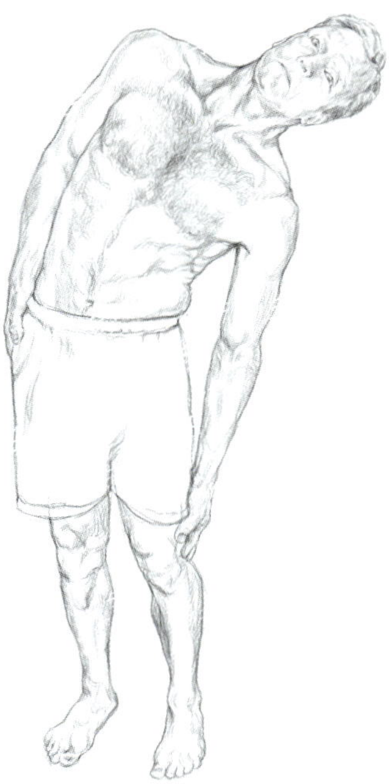

그림 6.2

목, 윗등과 중간등, 몸통 : 옆굽힘 (Neck, Upper and Middle Back, and Torso: Side-Bending)

손상된 움직임. 옆굽힘

자세. 선 자세에서, 양손을 몸통 옆에 늘어뜨린다.

스트레칭. 머리를 왼쪽으로 굽히고, 왼다리의 가쪽을 따라 왼손을 천천히 내린다(그림 6.2). 뒤쪽으로도 앞쪽으로도 움직이지 않고 똑바른

옆굽힘을 한다. 오른쪽도 반복해 본다.

결과. 여러분은 목과 어깨의 오른쪽, 그리고 몸통과 엉덩관절의 오른쪽이 스트레칭되는 느낌을 느껴야 한다.

목, 윗등과 중간등, 몸통 : 돌림

(Neck, Upper and Middle Back, and Torso: Rotation)

손상된 움직임. 돌림

자세. 앉은 자세

스트레칭. 머리를 오른쪽으로 돌리고, 어깨를 오른쪽으로 돌리며, 그 다음, 등 전체를 오른쪽으로 최대한 돌린다(그림 6.3A). 여러분은 돌림에 도움을 주기 위해 양 팔을 사용할 수 있다. 왼쪽으로도 반복해 본다. 이 스트레칭을 선 자세에서도 수행할 수 있다(그림 6.3B).

결과. 여러분은 목이나, 윗등과 중간등이 스트레칭되는 느낌을 느껴야 한다.

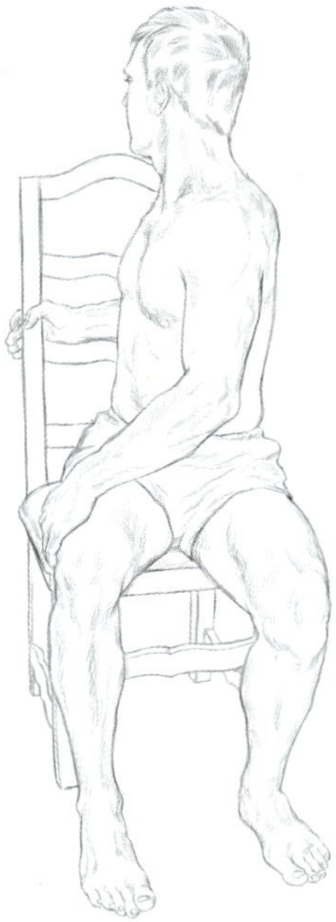

그림 6.3A

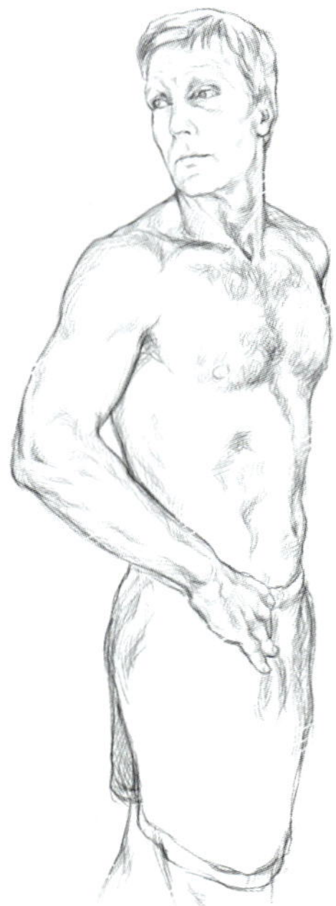

그림 6.3B

엉덩관절, 어깨, 등, 위팔

(Hips, Shoulders, Back, and Upper Arm)

손상된 움직임. 엉덩관절 모음, 척추와 몸통의 옆굽힘, 어깨의 벌림

자세. 런지(lunge position)자세로 서 있는다. 오른 발을 왼쪽으로 약 18인치 옮긴다.

스트레칭. 왼손을 머리 위로 올려, 오른쪽으로 원호를 그린다. 왼쪽의 갈비뼈, 몸통, 엉덩이가 당기도록 한다(그림 6.4). 왼쪽으로도 반복해 본다.

결과. 여러분은 왼쪽 엉덩이에서부터 위팔의 가쪽을 따라 스트레칭이 일어나는 느낌을 느껴야 한다.

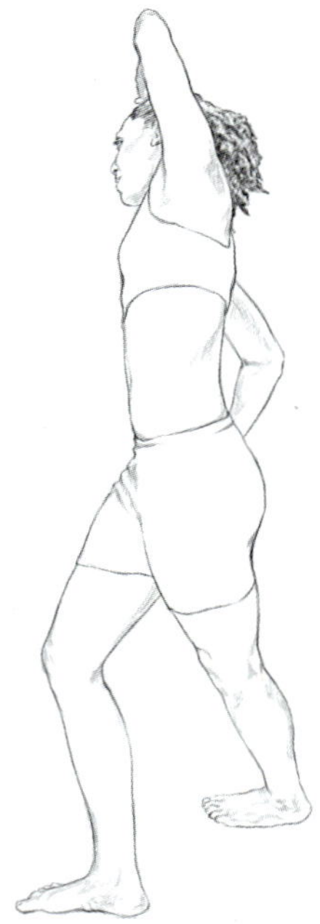

그림 6.4

어깨의 뒤쪽, 윗등과 중간등

(Back of Shoulders and Upper and Middle Back)

손상된 움직임. 가로모음(위팔과 어깨뼈가 가로면상에서 앞쪽으로 움직인다).

자세. 선 자세에서, 오른 팔을 몸통 앞쪽으로 움직여, 왼쪽 어깨에 갖다 놓는다.

스트레칭. 왼손을 이용하여, 오른 팔꿈치를 왼쪽 어깨쪽으로 당긴다(그림 6.5). 그 다음 몸통을 왼쪽으로 돌린다. 반대방향으로도 반복해 본다.

결과. 여러분은 오른 어깨 뒤쪽이 스트레칭되고, 윗등과 중간등이 비틀린다는 느낌을 느껴야 한다.

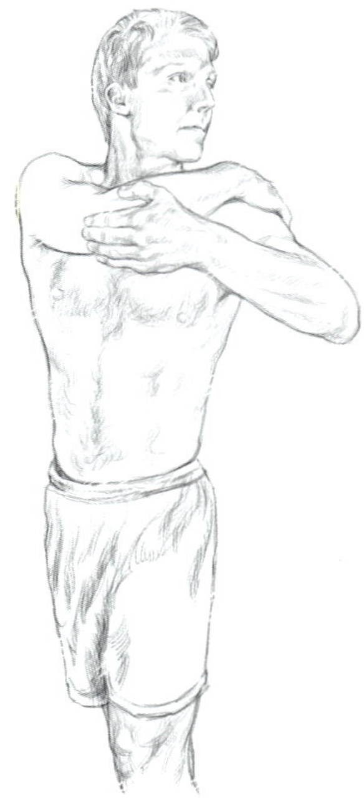

그림 6.5

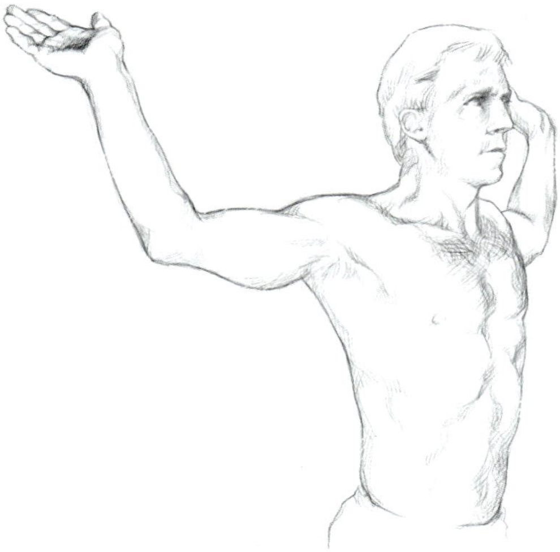

그림 6.6

가슴과 어깨 앞쪽 (Front of Chest and Shoulders)

손상된 움직임. 어깨의 가로벌림

자세. 선 자세에서, 양 팔을 벌려 팔꿈치를 90° 로 굽힌다.

스트레칭. 양쪽 팔꿈치를 뒤쪽으로 움직인다. 이때 양 손도 뒤쪽으로 움직인다(여러분은 어깨를 가쪽 돌림하고 있다)(그림 6.6). 자세를 똑바로 유지하고, 머리가 앞쪽으로 튀어나오지 않도록 한다.

결과. 여러분은 가슴과 어깨의 앞쪽이 스트레칭되는 느낌을 느껴야 한다.

하체 (Lower Body)

아래의 내용은 10분 프로그램 중에서 하체를 위한 스트레칭이다.

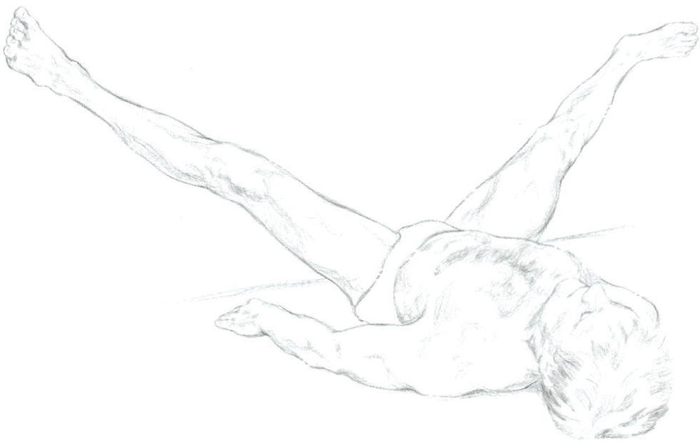

그림 6.7

엉덩관절 모음근(샅고랑) (Hip Adductors (Groin))

손상된 움직임. 엉덩관절 벌림

자세. 누운 자세에서, 쭉 편 양쪽 다리를 들어올려 궁둥이와 함께 벽에 붙인다. 아래등이 지면에 밀착되도록 복부를 수축한다. 이것은 골반을 고정시키고, 양쪽 다리의 스트레인으로부터 아래등을 보호해 줄 것이다.

스트레칭. 양 다리를 이완하고, 최대로 벌림이 일어나도록 벽을 타고 양 다리를 아래쪽으로 내린다(그림 6.7).

결과. 여러분은 허벅지 안쪽, 즉, 무릎에서 샅고랑까지 스트레칭되는 느낌을 느껴야 한다.

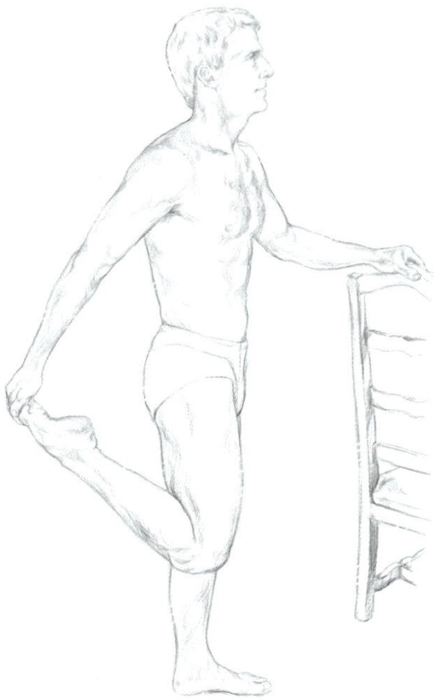

그림 6.8

엉덩관절, 넙다리네갈래근, 발목과 발 (Hip, Quadriceps, Ankle, and Foot)

손상된 움직임. 엉덩관절의 폄, 무릎관절의 굽힘, 그리고 발/발목의 발바닥굽힘

자세. 선 자세에서 지지를 위해 의자나 고정된 물체를 잡는다.

스트레칭. 왼발의 끝을 잡고 오른 무릎을 뒤쪽으로 굽힌다. 발과 종아리를 여러분의 궁둥이 쪽으로 당긴다(그림 6.8). 이때 복부 근육을 수축하고 등을 곧게 편다. 왼쪽 다리도 반복해 본다.

결과. 여러분 발과 발목, 그리고 허벅지 중간부위가 스트레칭되는 느낌을 느껴야 한다.

주의! 허벅지를 조심성 없게 스트레칭하면, 아래등의 젖힘이 쉽게 일어날 수 있다. 오른 발을 뒤쪽과 위쪽으로 당기기 전에, 복부 근육을 수축하고, 아래등을 곧게 함으로써 아래등의 젖힘이 일어나지 않도록 한다. 발과 허벅지 앞쪽에서 스트레칭되는 근육 크기의 차이 때문에, 발에 적용하는 스트레칭의 양을 주의깊게 고려해야 한다. 만약 여러분이 통증을 느낀다면, 스트레칭을 중단한다.

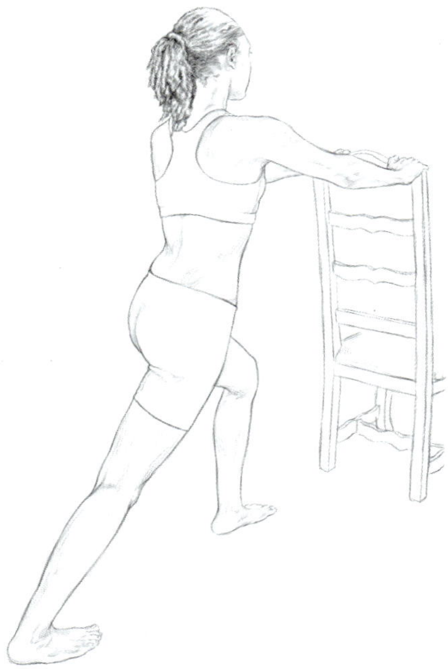

그림 6.9

엉덩이와 장딴지 (Hips and Calves)

손상된 움직임. 엉덩관절 폄과 발목의 발등굽힘

자세. 런지 자세로 선 자세를 취한다. 왼발을 약 24인치 앞으로 내딛고, 팔꿈치를 쭉 편 상태로 의자나 벽을 양 손으로 잡는다.

스트레칭. 왼쪽 무릎을 굽혀 몸을 앞쪽으로 숙이고, 양쪽 팔꿈치를 굽혀 의자나 벽 쪽으로 몸을 가져 간다. 이때 오른 무릎은 쭉 펴져 있어야 한다(그림 6.9). 오른쪽으로도 반복해 본다.

결과. 여러분은 엉덩관절 앞쪽(샅고랑 근처)과 장딴지가 스트레칭되는 느낌을 느껴야 한다.

20분 프로그램 (20-Minute Program)

이 프로그램은 모든 주요 근육군과 기능적 움직임을 다루는 20분용 스트레칭 프로그램이다. 만약 여러분에게 충분한 시간적 여유가 없거나 특별한 유연성 요구가 없다면, 본 프로그램이 여러분에게 효율적이고, 입문 스트레칭 프로그램으로 적당할 것이다.

스트레칭의 유지시간은 표적 근육에 강한 스트레칭 느낌을 이끌어낼 수 있는 충분한 강도로 30초 동안 이루어진다. 여러분은 표적 근육이나 관련 근육이나 관절에서 심한 통증을 느껴서는 안 된다. 통증은 손상이나 기능장애의 징후일 수 있기 때문에, 전문가의 평가를 받아야 한다. 이 프로그램을 1주에 3–4회 정도 반복한다.

10분 프로그램의 모든 스트레칭을 수행한 다음, 아래와 같은 스트레칭을 첨가시킨다.

상체 (Upper Body)

아래의 내용은 20분 프로그램 중에서 상체를 위한 스트레칭이다

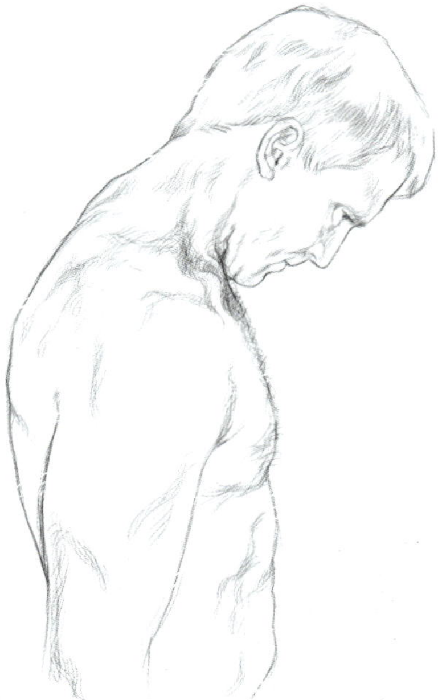

그림 6.10

목과 어깨 : 굽힘 (Neck and Shoulders: Flexion)

손상된 움직임. 목 굽힘

자세. 선 자세

스트레칭. 조심스럽게 턱을 당기고, 그런 다음, 머리를 가슴쪽으로 숙인다(그림 6.10).

결과. 여러분은 목 뒤와 윗등에서 부드러운 스트레칭을 느껴야 한다.

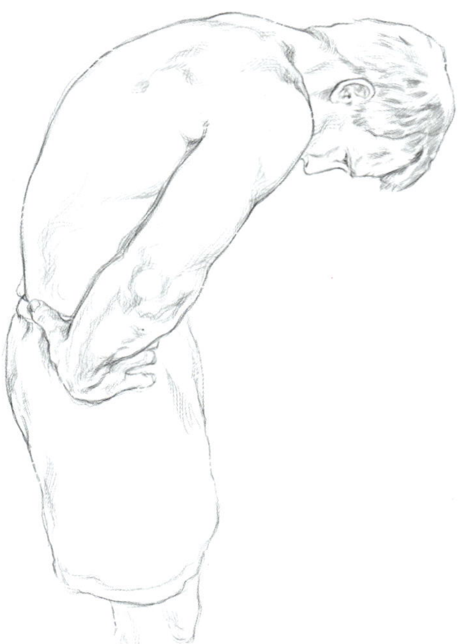

그림 6.11

목과 등 (Neck and Back)

손상된 움직임. 굽힘

자세. 양 손을 엉덩이에 짚고 선 자세

스트레칭. 조심스럽게 턱을 당기고, 먼저 머리를 숙이고, 그 다음 윗등과 갈비우리를 엉덩이쪽으로 가져간다(그림 6.11).

결과. 여러분은 목 뒤를 따라 중간등과 아래등까지 스트레칭되는 느낌을 느껴야 한다.

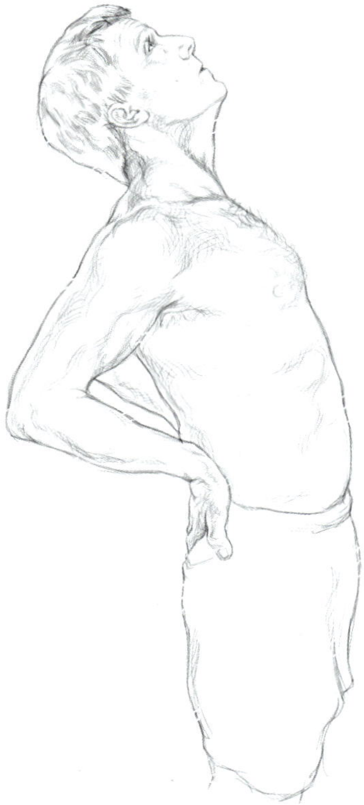

그림 6.12

목 앞, 가슴, 복부
(Front of Neck, Chest, and Abdomen)

손상된 움직임. 목, 윗등, 그리고 아래등의 폄

자세. 선 자세에서 양 손을 엉덩이 뒤쪽에 짚는다.

스트레칭. 머리를 위쪽과 뒤쪽으로 움직이면서 조심스럽게 목을 편다(이때 목을 뒤로 젖혀서는 안 된다! 목 뒤쪽에 불편이 일어나서는 안 된다!). 그런 다음, 윗등, 중간등, 아래등을 차례로 편다(그림 6.12). 양 손으로 엉덩이에 어느 정도 아랫방향으로 압박을 줌으로써, 척추에 부하를 줄여준다. 균형있는 스트레칭을 달성하려면, 가능하면 척추 전체에 따라 뒤쪽 굽이에 부하를 고르게 분포시킨다.

결과. 여러분은 목의 앞쪽, 가슴, 복부를 따라 스트레칭되는 느낌을 느껴야 한다.

> **주의!** 아래등의 통증은 아래등의 손상이나 기능장애의 징후이다. 이런 증상을 제거하기 위해서는 이 운동을 수정할 필요가 있다. 또한 통증은 의학적 검사의 필요성을 나타낸다. 만약 여러분이 목의 뒤쪽이나 윗등에서도 통증을 느낀다면, 아래등의 증상과 마찬가지로 의학적 검사를 받아야 한다.

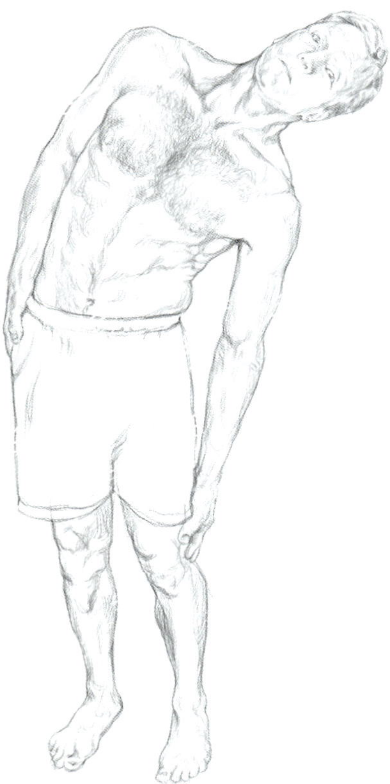

그림 6.13

목, 윗등과 중간등, 몸통 : 옆굽힘 (Neck, Upper and Middle Back, and Torso: Side-bending)

손상된 움직임. 옆굽힘

자세. 선 자세에서, 양손을 몸통 옆에 늘어뜨린다.

스트레칭. 머리를 왼쪽으로 굽히고, 왼다리의 가쪽을 따라 왼손을 천천히 내린다(그림 6.13). 뒤쪽으로도 앞쪽으로도 움직이지 않고 똑바른 옆굽힘을 한다. 오른쪽도 반복해 본다.

결과. 여러분은 목과 어깨의 오른쪽, 그리고 몸통과 엉덩관절의 오른쪽이 스트레칭되는 느낌을 느껴야 한다.

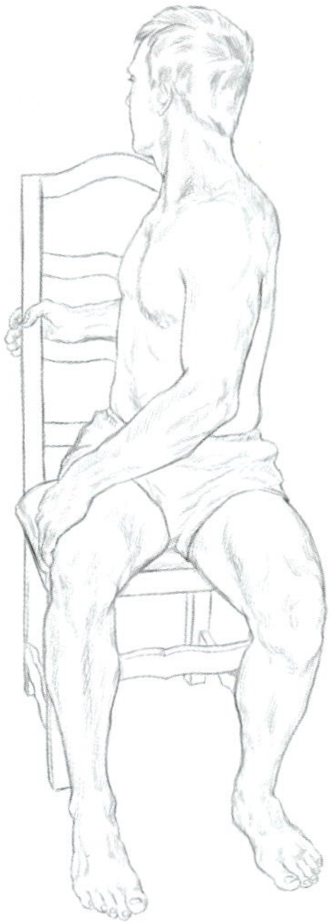

그림 6.14A

목, 윗등과 중간등, 몸통 : 돌림

(Neck, Upper and Middle Back, and Torso: Rotation)

손상된 움직임. 돌림

자세. 앉은 자세

스트레칭. 머리를 오른쪽으로 돌리고, 어깨를 오른쪽으로 돌리고, 그 다음, 등 전체를 오른쪽으로 최대한 돌린다(그림 6.14A). 여러분은 돌림에 도움을 주기 위해 양 팔을 사용할 수 있다. 왼쪽으로도 반복해 본다.

이 스트레칭을 선 자세에서도 수행할 수 있다(그림 6.14B).

결과. 여러분은 목이나, 윗등과 중간등이 스트레칭되는 느낌을 느껴야 한다.

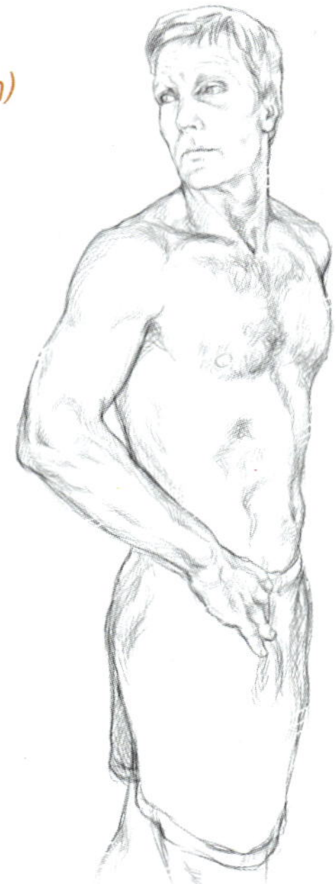

그림 6.14B

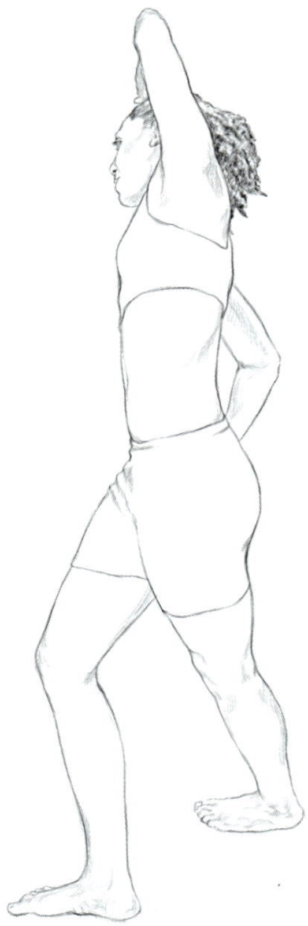

그림 6.15

엉덩관절, 어깨, 등, 위팔

(Hips, Shoulders, Back, and Upper Arm)

손상된 움직임. 엉덩관절 모음, 척추와 몸통의 옆굽힘, 어깨의 벌림

자세. 런지(lunge position)자세로 서 있는다. 오른 발을 왼쪽으로 약 18인치 옮긴다.

스트레칭. 왼손을 머리 위로 올려, 오른쪽으로 원호를 그린다. 왼쪽의 갈비뼈, 몸통, 엉덩이가 당기도록 한다(그림 6.15). 왼쪽으로도 반복해 본다.

결과. 여러분은 왼쪽 엉덩이에서부터 위팔의 가쪽을 따라 스트레칭이 일어나는 느낌을 느껴야 한다.

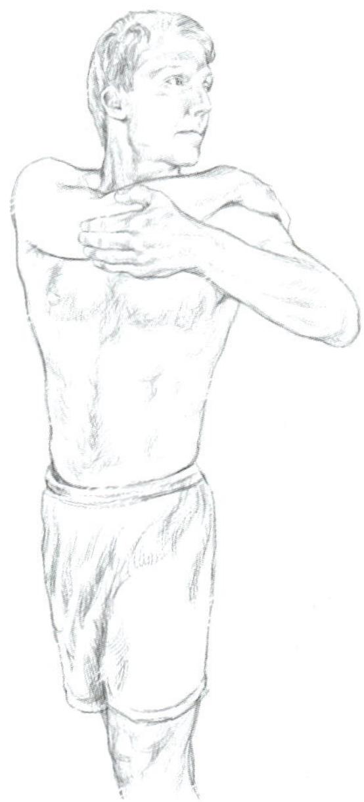

그림 6.16

어깨의 뒤쪽과 윗등, 중간등 (Back of Shoulders and Upper and Middle Back)

손상된 움직임. 가로모음(위팔과 어깨뼈가 가로면에서 앞쪽으로 움직인다).

자세. 선 자세에서, 오른 팔을 몸통 앞쪽으로 움직여, 왼쪽 어깨에 갖다 놓는다.

스트레칭. 왼손을 이용하여, 오른 팔꿈치를 왼쪽 어깨쪽으로 당긴다(그림 6.16). 그 다음 몸통을 왼쪽으로 돌린다. 반대방향으로도 반복해 본다.

결과. 여러분은 오른 어깨 뒤쪽이 스트레칭되고, 윗등과 중간등이 비틀린다는 느낌을 느껴야 한다.

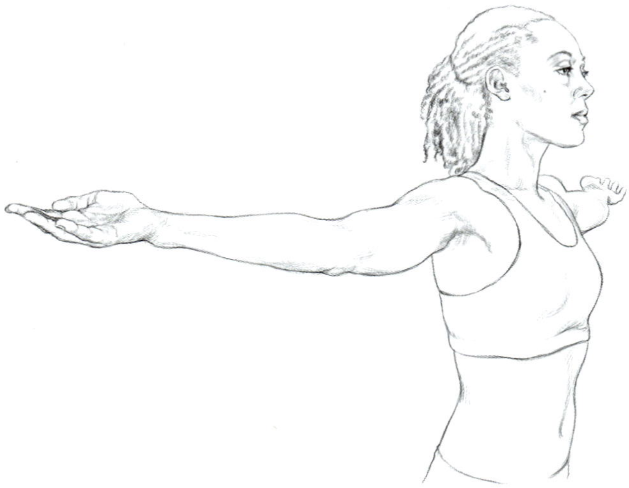

그림 6.17

가슴과 어깨 앞쪽 (Chest and Front of Shoulders)

손상된 움직임. 가로벌림

자세. 선 자세에서 양 팔을 벌리고, 손바닥이 위쪽을 향하도록 한다.

스트레칭. 팔과 손을 가로 뒤쪽으로 움직인다 (그림 6.17).

결과. 여러분은 가슴과 어깨의 앞쪽이 스트레칭되는 느낌을 느껴야 한다.

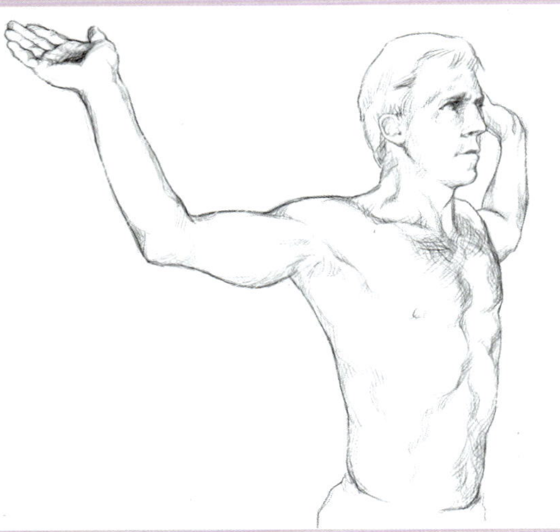

그림 6.18

가슴 앞쪽과 어깨 (Front of Chest and Shoulders)

손상된 움직임. 어깨의 가로벌림

자세. 선 자세에서, 양 팔을 벌려 팔꿈치를 90°로 굽힌다.

스트레칭. 양쪽 팔꿈치를 뒤쪽으로 움직인다. 이때 양 손도 뒤쪽으로 움직인다(여러분은 어깨를 가쪽돌림하고 있다)(그림 6.18). 자세를 똑바로 유지하고, 머리가 앞쪽으로 튀어나오지 않도록 한다.

결과. 여러분은 가슴 앞쪽과 어깨의 스트레칭되는 느낌을 느껴야 한다.

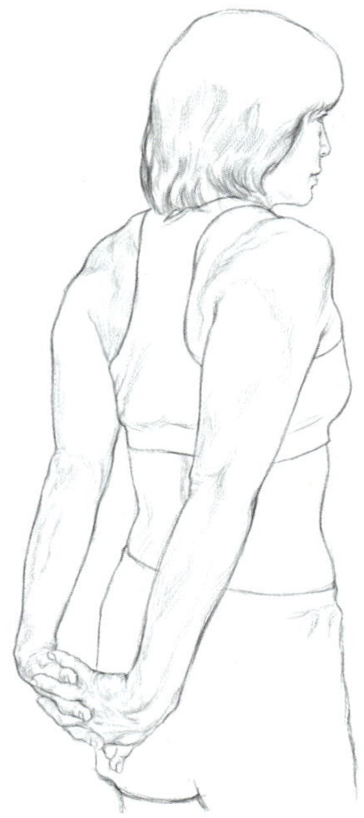

그림 6.19

어깨 앞쪽 (Front of Shoulders)

손상된 움직임. 폄

자세. 선 자세에서 양 손을 등 뒤로 하고, 팔꿈치를 편 채 깍지를 낀다.

스트레칭. 양 손을 등 뒤쪽에서 가능한 많이 들어올린다. 이때 팔꿈치를 펴야 하고 손목을 앞쪽으로 굽히지 않도록 주의한다(그림 6.19).

결과. 여러분은 어깨와 위팔의 앞쪽이 스트레칭되는 느낌을 느껴야 한다.

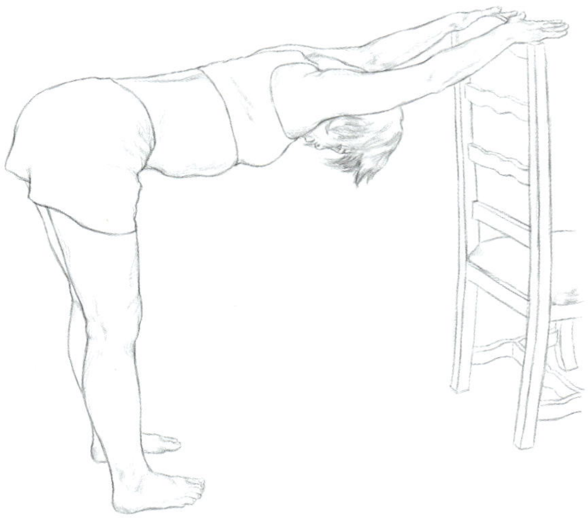

그림 6.20

LATS(어깨) [Lats (Shoulders)]

손상된 움직임. 굽힘

자세. 의자 등받이나 혹은 비슷한 높이의 물체를 양 팔을 쭉 펴서 잡고, 선 자세를 취한다.

스트레칭. 허리를 앞으로 숙이면서양팔을 머리 위로 올려, 의자등받이를 잡는다(그림 6.20). 이때 등을 곧게 펴야 하고, 겨드랑이 부위가 스트레칭될 때까지 허리를 앞쪽으로 숙인다.

결과. 여러분은 양쪽 겨드랑이가 스트레칭되는 느낌을 느껴야 한다.

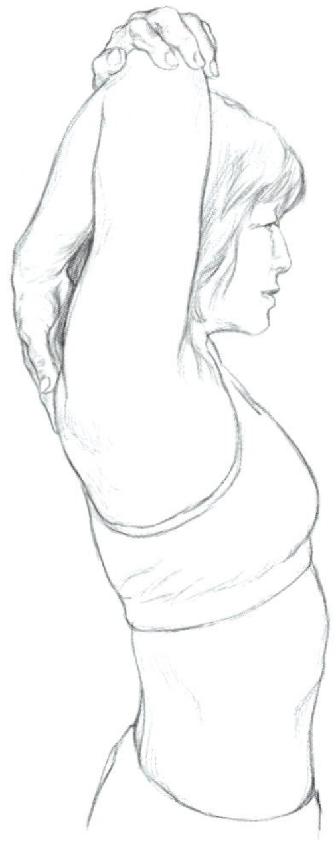

그림 6.21

팔꿈치 (Elbow)

손상된 움직임. 팔꿉관절 굽힘

자세. 선 자세에서 오른 팔꿈치를 머리 위로 올리고, 팔꿉관절을 최대로 굽힌다.

스트레칭. 왼손의 손바닥을 오른 팔꿈치 위에 올려놓는다(그림 6.21). 조심스럽게 팔꿈치를 뒤쪽으로 민다. 이때 팔꿈치는 최대로 굽혀되어야 한다. 왼 팔도 반복해 본다.

결과. 여러분은 오른 위팔의 뒤쪽이 스트레칭되는 느낌을 느껴야 한다.

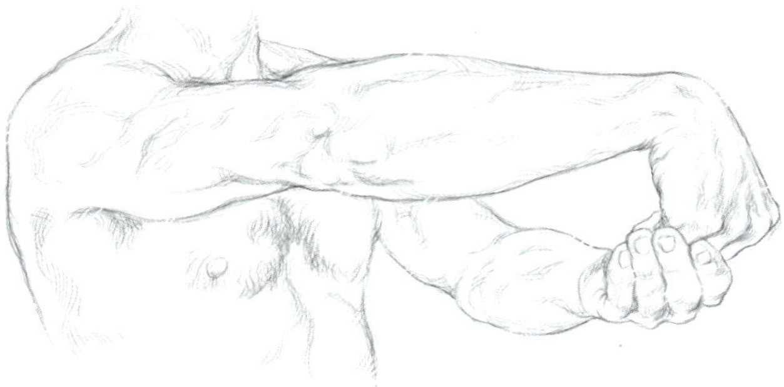

그림 6.22

손목, 아래팔, 손가락 : 굽힘

(Wrist, Forearm, and Fingers: Flexion)

손상된 움직임. 굽힘

자세. 선 자세에서 양팔을 앞쪽으로 뻗는다.

스트레칭. 왼손으로 오른손가락을 잡는다(그림 6.22). 조심스럽게 오른손의 손가락을 아랫방향과 뒤쪽으로 당긴다. 먼저 손가락을 굽힘하고, 그 다음 손목을 굽힘한다. 이때 오른 팔꿈치를 쭉 펴져 있어야 한다. 왼손도 반복해 본다.

결과. 여러분은 오른 아래팔과 손의 등쪽을 따라 스트레칭되는 느낌을 느껴야 한다.

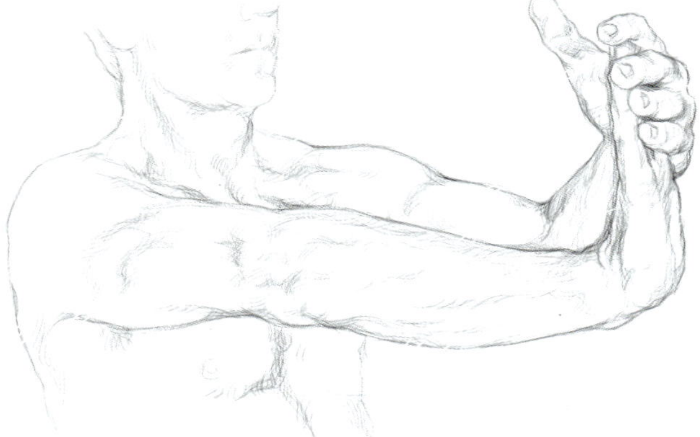

그림 6.23

손목, 아래팔, 손가락 : 폄

(Wrist, Forearm, and Fingers: Extension)

손상된 움직임. 폄

자세. 선 자세에서 양팔을 앞쪽으로 뻗는다.

스트레칭. 왼손의 손바닥을 오른손의 손바닥과 손가락에 놓는다(그림 6.23). 오른 손가락을 뒤쪽으로 민 다음, 손을 뒤쪽으로 민다. 왼손도 반복해 본다.

결과. 여러분은 오른 아래팔, 손 및 손가락의 바닥쪽을 따라 스트레칭되는 느낌을 느껴야 한다.

하체 (Lower Body)

아래의 내용은 20분 프로그램 중에서 하체를 위한 스트레칭이다.

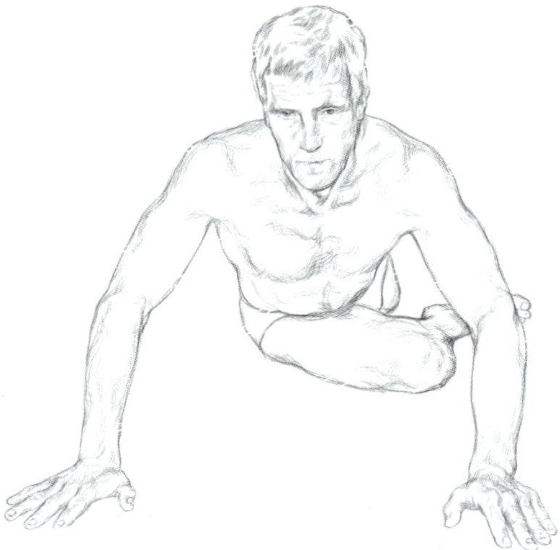

그림 6.24

엉덩 볼기 (Glutes)

손상된 움직임. 엉덩관절의 모음과 굽힘, 그리고 가쪽 돌림

자세. 엎드려 누운 자세를 취한다.

스트레칭. 마치 팔굽혀 펴기하듯이, 가슴과 어깨를 들어 올린다(그림 6.24). 오른 무릎을 약 100° 정도 굽혀, 왼 다리 앞쪽으로 교차시킨다. 만약 스트레스가 오른 무릎에 가해지는 것을 느낀다면, 이들 증상이 사라질 때까지 무릎 굽힘의 각도를 증가시킨다. 신체 왼쪽 밑에 있는 오른 무릎 쪽으로 조심스럽게 앉는다. 왼쪽 다리도 반복해 본다.

결과. 여러분은 오른 쪽 볼기가 스트레칭되는 느낌을 느껴야 한다.

주의! 스트레칭되는 느낌을 느끼는 순간, 여러분은 여러분의 목표를 달성한 것이다. 이런 스트레칭 초기에 스트레칭되는 느낌을 느꼈다면, 몸을 더 이상 아래쪽으로 내려서는 안 된다. 여러분이 인대성 불안정을 가지고 있거나, 무릎 병리가 의심된다면, 이 스트레칭을 수행하기 전에 전문가와 상담해야 할 것이다.

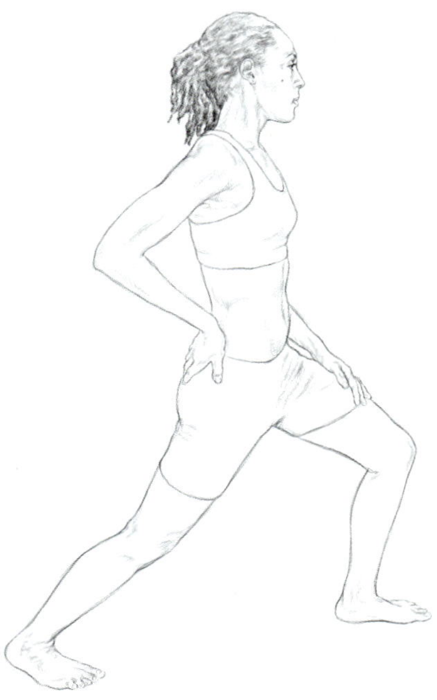

그림 6.25

엉덩관절 굽힘근 (Hip Flexors)

손상된 움직임. 엉덩관절의 폄

자세. 선 자세

스트레칭. 몸통과 상체를 앞쪽으로 유지하고, 왼발을 크게 한발짝 내딛는다(그림 6.25). 여러분의 상체가 왼발 위로 움직이는 동안, 조심스럽게 왼쪽 무릎을 굽힌다. 오른 무릎을 약간 굽혀 오른 다리를 이완시킨다. 오른 발꿈치를 지면으로부터 들어올린다. 오른 발을 앞으로 내딛고 반복해 본다.

결과. 여러분은 오른 허벅지/샅고랑의 앞쪽이 스트레칭되는 느낌을 느껴야 한다.

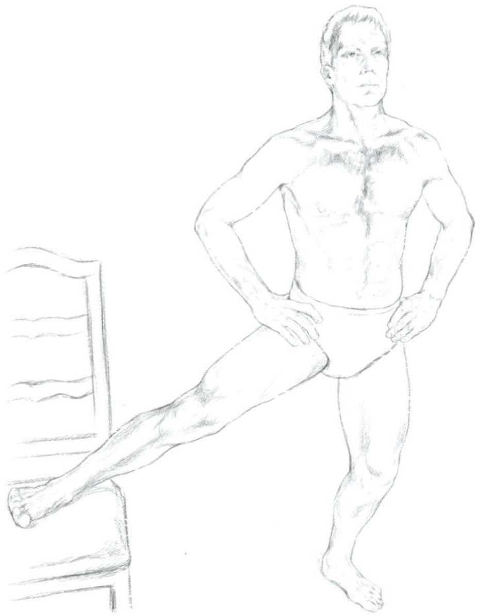
그림 6.26

엉덩관절 모음근 (Hip Adductors)

손상된 움직임. 엉덩관절의 벌림

자세. 선 자세에서 오른 다리를 의자 위에 올려놓는다. 의자 높이는 허리나 엉덩관절의 옆굽힘 없이, 다리를 쭉 옆으로 펴고 편안하게 올려놓을 수 있는 정도면 좋다. 만약 그렇지 않다면, 낮은 높이의 의자를 선택해야 한다.

스트레칭. 무릎을 쭉 편 채, 오른발의 안쪽면을 의자 위에 올려놓는다(그림 6.26). 오른 발을 오른쪽으로 뻗어야 하고, 정면을 바라보고 있는 몸과 수직을 이루어야 한다. 의자로 오른 다리를 지지하고, 엉덩이와 몸통이 앞쪽을 향하도록 한 후, 조심스럽게 오른 엉덩관절을 아래로 내린다. 왼 다리도 반복해 본다.

결과. 여러분은 오른 샅고랑이 스트레칭되는 느낌을 느껴야 한다.

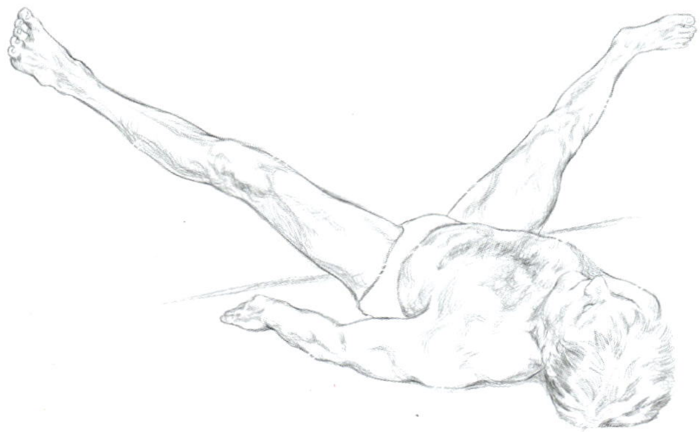
그림 6.27

엉덩관절 모음근(샅고랑) [Hip Adductors (Groin)]

손상된 움직임. 엉덩관절 벌림

자세. 누운 자세에서, 쭉 편 양쪽 다리를 들어올려 궁둥이와 함께 벽에 붙인다. 아래등이 지면에 밀착되도록 복부를 수축한다. 이것은 골반을 고정시키고, 양쪽 다리의 스트레인으로부터 아래등을 보호해 줄 것이다.

스트레칭. 양 다리를 이완하고, 최대로 벌림이 일어나도록 벽을 타고 양 다리를 아래쪽으로 내린다(그림 6.27).

결과. 여러분은 허벅지 안쪽, 즉, 무릎에서 샅고랑까지 스트레칭되는 느낌을 느껴야 한다.

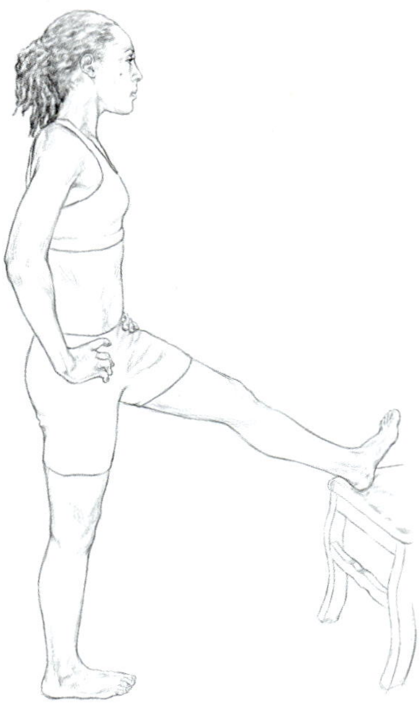
그림 6.28

뒤넙다리근 : 선 자세 (Hamstrings: Standinfg)

손상된 움직임. 무릎관절의 폄과 엉덩관절의 굽힘

자세. 선 자세에서 왼다리를 앞으로 쭉 뻗고 의자 위에 올려놓는다. 의자의 높이는 다리를 편안하게 올려놓을 수 있는 정도면 좋다. 많은 경우, 더 낮은 지지가 필요할 것이다.

스트레칭. 등을 곧게 유지하고, 엉덩관절을 앞쪽으로 숙인다(그림 6.28). 이 동작은 마치 북한 군인이 걷는 동작과 비슷하다. 즉, 아래 척추를 굽히지 않고 엉덩관절의 움직임만 일어나게 한다. 오른 다리도 반복해 본다.

결과. 여러분은 뒤넙다리의 근힘살에서 무릎의 뒤쪽까지, 왼쪽 허벅지의 뒤쪽을 따라 스트레칭되는 느낌을 느껴야 한다.

엉덩관절, 넙다리네갈래근, 발목과 발

(Hip, Quadriceps, Ankle, and Foot)

손상된 움직임. 엉덩관절의 폄, 무릎관절의 굽힘, 그리고 발/발목의 발바닥굽힘

자세. 선 자세에서 지지를 위해 의자나 고정된 물체를 잡는다.

스트레칭. 왼발의 끝을 잡고 오른 무릎을 뒤쪽으로 굽힌다. 발과 종아리를 여러분의 궁둥이 쪽으로 당긴다(그림 6.29). 이때 복부 근육을 수축하고 등을 곧게 편다. 왼쪽 다리도 반복해 본다.

결과. 여러분 발과 발목, 그리고 허벅지 중간부위가 스트레칭되는 느낌을 느껴야 한다.

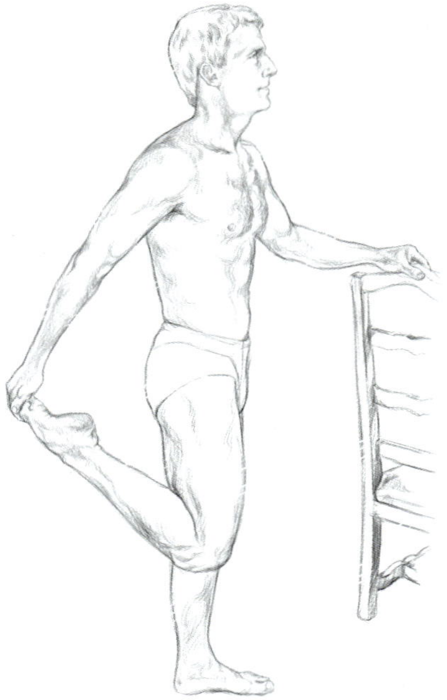

그림 6.29

주의! 허벅지를 조심성 없게 스트레칭하면, 아래등의 젖힘이 쉽게 일어날 수 있다. 오른 발을 뒤쪽과 위쪽으로 당기기 전에, 복부 근육을 수축하고, 아래등을 곧게 함으로써 아래등의 젖힘이 일어나지 않도록 한다. 발과 허벅지 앞쪽에서 스트레칭되는 근육 크기의 차이 때문에, 발에 적용하는 스트레칭의 양을 주의깊게 고려해야 한다. 만약 여러분이 통증을 느낀다면, 스트레칭을 중단한다.

엉덩이와 장딴지 (Hips and Calves)

손상된 움직임. 엉덩관절 폄과 발목의 발등굽힘

자세. 런지 자세로 선 자세를 취한다. 왼발을 약 24인치 앞으로 내딛고, 팔꿈치를 쭉 편 상태로 의자나 벽을 양 손으로 잡는다.

스트레칭. 왼쪽 무릎을 굽혀 몸을 앞쪽으로 숙이고, 양쪽 팔꿈치를 굽혀 의자나 벽 쪽으로 몸을 가져 간다. 이때 오른 무릎은 쭉 펴져 있어야 한다(그림 6.30). 오른쪽으로도 반복해 본다.

결과. 여러분은 엉덩관절 앞쪽(샅고랑 근처)과 장딴지가 스트레칭되는 느낌을 느껴야 한다.

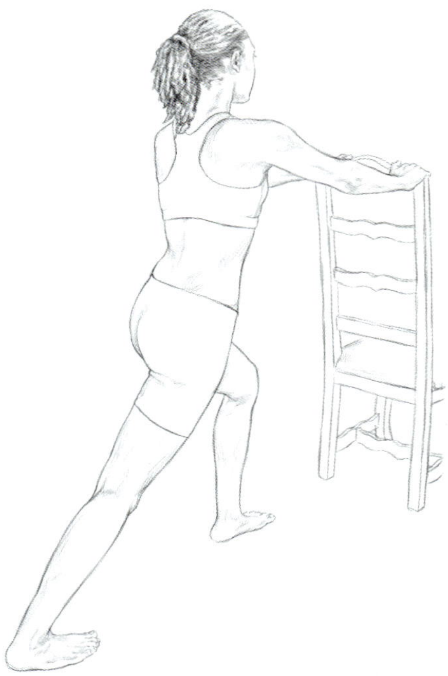

그림 6.30

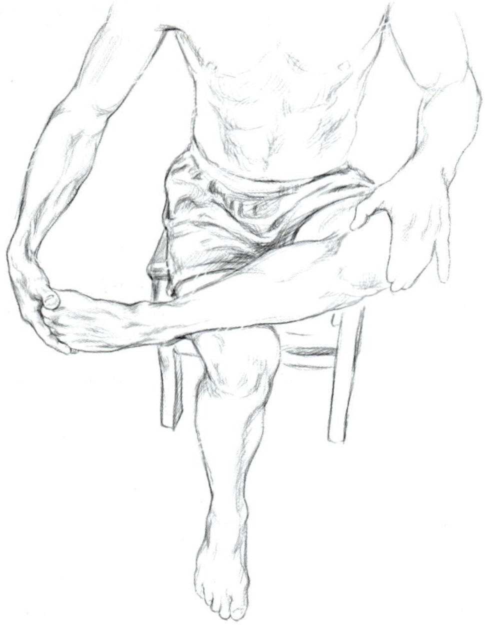

그림 6.31

발과 발가락 : 굽힘 (Feet and Toes: Flexion)

손상된 움직임. 발바닥굽힘

자세. 의자에 앉은 자세에서 왼발을 오른 무릎 위에 올려놓는다.

스트레칭. 오른 손을 왼쪽 발등 위에 올려놓는다(그림 6.31). 부드럽게 발가락을 잡아당기고, 그 다음,발을 뒤쪽으로 당긴다(발가락과 발이 펴된다). 오른 발도 반복해 본다.

결과. 여러분은 왼발과 발가락의 등쪽이 스트레칭되는 느낌을 느껴야 한다.

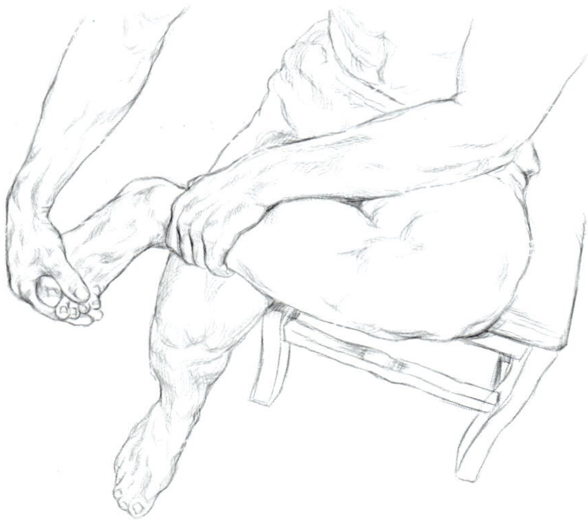

그림 6.32

발과 발가락 : 폄 (Feet and Toes: Extension)

손상된 움직임. 폄(발등굽힘)

자세. 의자에 앉은 자세에서 왼발을 오른 무릎 위에 올려놓는다.

스트레칭. 왼발의 발가락을 오른손을 잡는다(그림 6.32). 발가락과 발을 정강이쪽으로 민다. 오른발도 반복해 본다.

결과. 여러분은 발바닥이 스트레칭되는 느낌을 느껴야 한다.

30분 프로그램 (30-Minute Program)

이 프로그램은 모든 주요 근육군과 기능적 움직임을 다루는 스트레칭 프로그램이고, 약 30분 동안 수행된다. 그리고 특별한 움직임을 요구하지 않는 사람에게 적당하다.

스트레칭의 유지시간은 표적 근육에 강한 스트레칭 느낌을 이끌어낼 수 있는 충분한 강도로 30초 동안 이루어진다. 여러분은 표적 근육이나 관련 근육이나 관절에서 심한 통증을 느껴서는 안 된다. 통증은 손상이나 기능장애의 징후일 수 있기 때문에, 전문가의 평가를 받아야 한다. 이 프로그램을 1주에 3-4회 정도 반복한다.

20분 프로그램의 모든 스트레칭을 수행한 다음, 아래와 같은 스트레칭을 첨가시킨다.

상체 (Upper Body)

아래의 내용은 30분 프로그램 중에서 상체를 위한 스트레칭이다.

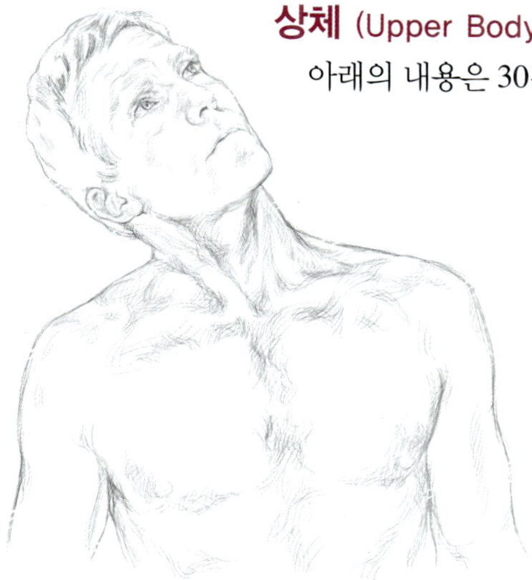

그림 6.33

목과 어깨 : 옆굽힘과 돌림

(Neck and Shoulders: Side-Bending with Rotation)

손상된 움직임. 옆굽힘과 돌림의 복합동작

자세. 선 자세나 앉은 자세

스트레칭. 먼저 머리를 오른쪽으로 옆굽힘하고(그림 6.33), 그 다음 머리를 왼쪽으로 돌림한다. 반대방향으로도 반복해 본다.

결과. 여러분은 목의 왼쪽에서 어깨 왼쪽까지 스트레칭되는 느낌을 느껴야 한다.

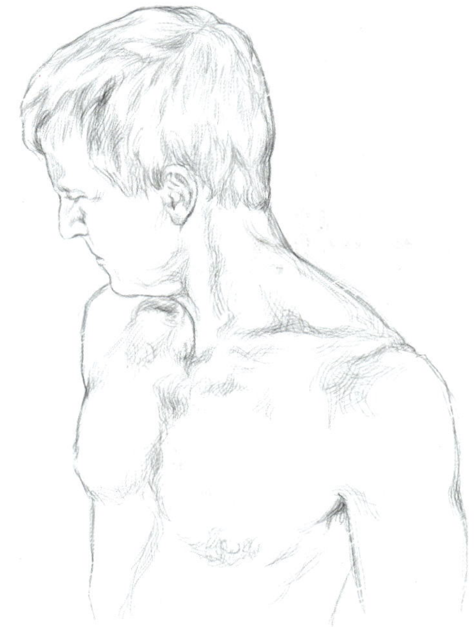

그림 6.34

목과 어깨 : 굽힘과 돌림

(Neck and Shoulders: Flexion with Rotation)

손상된 움직임. 굽힘과 돌림의 복합동작

자세. 선 자세나 앉은 자세

스트레칭. 조심스럽게 머리와 목을 끝까지 굽힘하고, 그 다음, 오른쪽으로 돌림한다(그림 6.34). 왼쪽도 반복해 본다.

결과. 여러분은 목과 윗등이 스트레칭되는 느낌을 느껴야 한다.

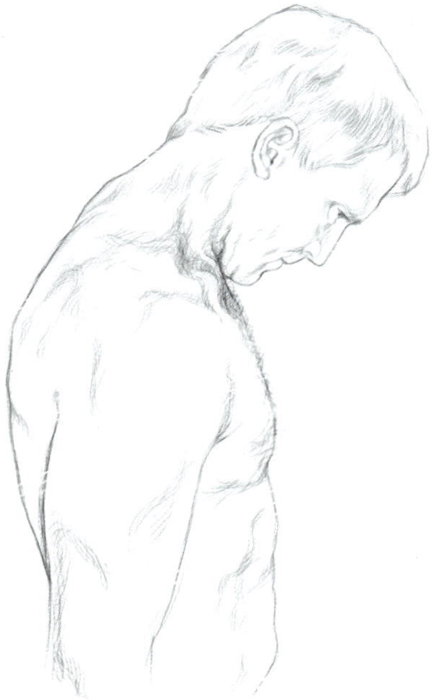

그림 6.35

목과 어깨 : 굽힘 (Neck and Shoulders: Flexion)

손상된 움직임. 목 굽힘

자세. 선 자세

스트레칭. 조심스럽게 턱을 당기고, 그런 다음, 머리를 가슴쪽으로 숙인다(그림 6.35).

결과. 여러분은 목 뒤와 윗등에서 부드러운 스트레칭을 느껴야 한다.

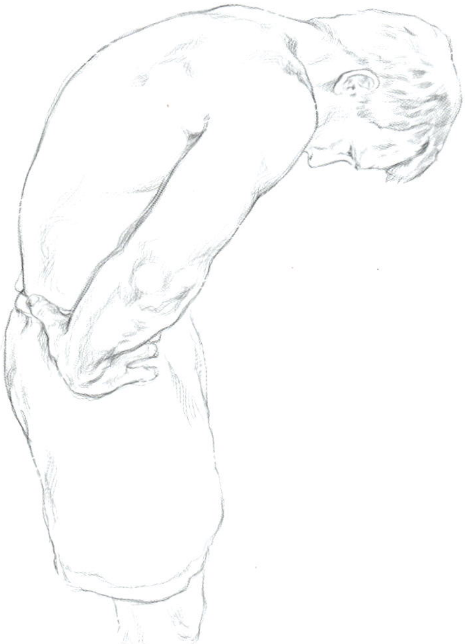

그림 6.36

목과 등 (Neck and Back)

손상된 움직임. 굽힘

자세. 양 손을 엉덩이에 짚고 선 자세

스트레칭. 조심스럽게 턱을 당기고, 먼저 머리를 숙이고, 그 다음 윗등과 갈비우리를 엉덩이쪽으로 가져간다(그림 6.36).

결과. 여러분은 목 뒤를 따라 중간등과 아래등까지 스트레칭되는 느낌을 느껴야 한다.

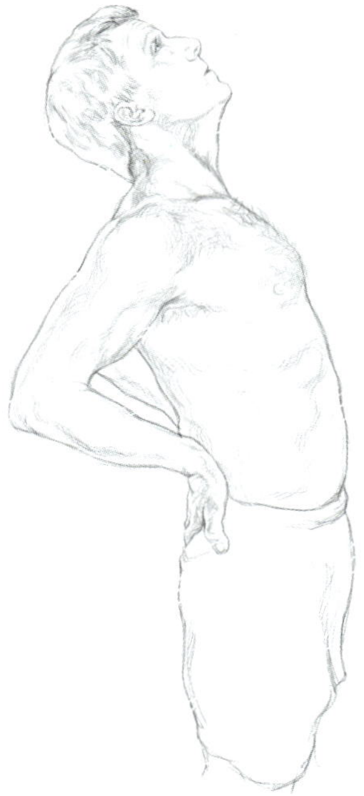

그림 6.37

목의 앞쪽, 가슴, 복부

(Front of Neck, Chest, and Abdomen)

손상된 움직임. 목, 윗등, 그리고 아래등의 폄

자세. 선 자세에서 양 손을 엉덩이 뒤쪽에 짚는다.

스트레칭. 머리를 위쪽과 뒤쪽으로 움직이면서 조심스럽게 목을 편다(이때 목을 뒤로 젖혀서는 안 된다!. 목 뒤쪽에 불편이 일어나서는 안 된다). 그런 다음, 윗등, 중간등, 아래등을 차례로 편다(그림 6.37). 양 손으로 엉덩이에 어느 정도 아랫방향으로 압박을 줌으로써, 척추에 부하를 줄여준다. 균형있는 스트레칭을 달성하려면, 가능하면 척추 전체에 따라 뒤쪽 굽이에 부하를 고르게 분포시킨다.

결과. 여러분은 목의 앞쪽, 가슴, 복부를 따라 스트레칭되는 느낌을 느껴야 한다.

주의! 아래등의 통증은 아래등의 손상이나 기능장애의 징후이다. 이런 증상을 제거하기 위해서는 이 운동을 수정할 필요가 있다. 또한 통증은 의학적 검사의 필요성을 나타낸다. 만약 여러분이 목의 뒤쪽이나 윗등에서도 통증을 느낀다면, 아래등의 증상과 마찬가지로 의학적 검사를 받아야 한다.

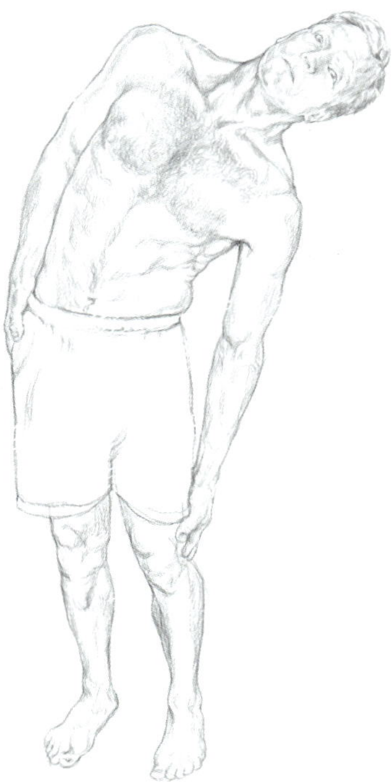

그림 6.38

목, 윗등과 중간등, 몸통 : 옆굽힘

(Neck, Upper and Middle Back, and Torso: Side-Bending)

손상된 움직임. 옆굽힘

자세. 선 자세에서, 양손을 몸통 옆에 늘어뜨린다.

스트레칭. 머리를 왼쪽으로 굽히고, 왼다리의 가쪽을 따라 왼손을 천천히 내린다(그림 6.38). 뒤쪽으로도 앞쪽으로도 움직이지 않고 똑바른 옆굽힘을 한다. 오른쪽도 반복해 본다.

결과. 여러분은 목과 어깨의 오른쪽, 그리고 몸통과 엉덩관절의 오른쪽이 스트레칭되는 느낌을 느껴야 한다.

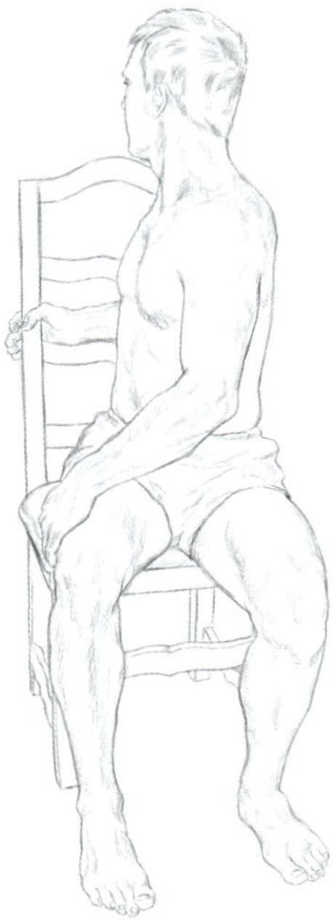

그림 6.39A

목, 윗등과 중간등, 몸통 : 돌림 (Neck, Upper and Middle Back, and Torso: Rotation)

손상된 움직임. 돌림

자세. 앉은 자세

스트레칭. 머리를 오른쪽으로 돌리고, 어깨를 오른쪽으로 돌리고, 그 다음, 등 전체를 오른쪽으로 최대한 돌린다(그림 6.39A). 여러분은 돌림에 도움을 주기 위해 양 팔을 사용할 수 있다. 왼쪽으로도 반복해 본다.
이 스트레칭을 선 자세에서도 수행할 수 있다(그림 6.39B).

결과. 여러분은 목이나, 윗등과 중간등이 스트레칭되는 느낌을 느껴야 한다.

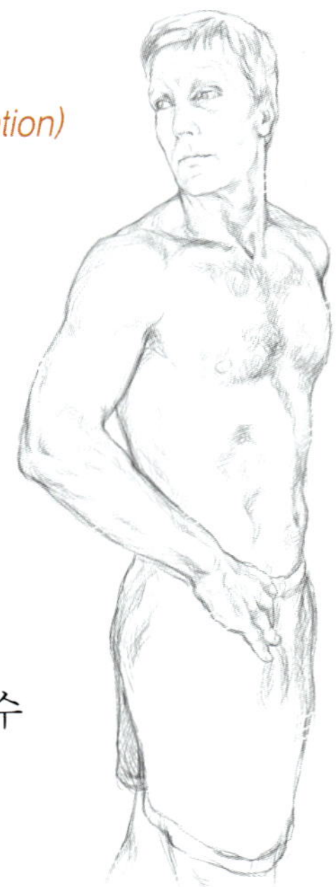

그림 6.39B

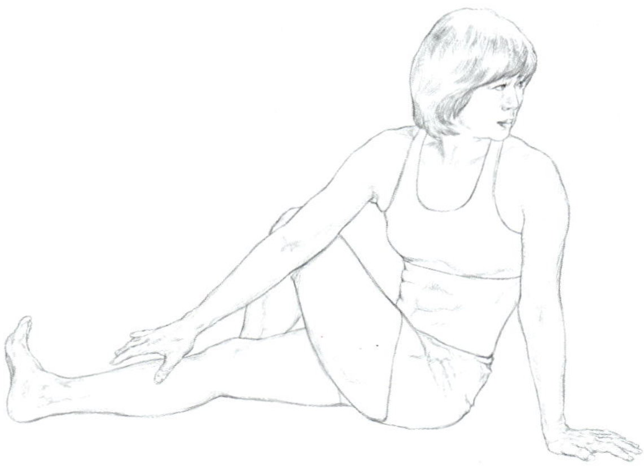

그림 6.40

목, 윗등과 중간등, 몸통 (Neck, Upper, Middle, and Lower Back, and Torso)

손상된 움직임. 돌림

자세. 양 다리를 쭉 펴고 앉은 자세

스트레칭. 왼쪽 무릎을 약 110°까지 굽힌 후, 왼발을 오른 무릎의 오른쪽 옆으로 옮긴다(그림 6.40). 가능한 척추를 곧게 편다. 머리와 어깨를 왼쪽으로 돌리고, 오른 팔꿈치를 왼쪽 무릎의 가쪽면에 붙인다. 왼쪽 방향으로 목, 어깨, 아래등을 계속적으로 스트레칭한다. 중간등과 아래등을 스트레칭하는 힘은 오른 팔꿈치로 왼쪽 무릎을 누르는 힘에 의해 이루어진다. 오른쪽도 반복해 본다.

결과. 여러분은 아래등, 중간등, 윗등과 어깨, 그리고 목의 오른쪽을 따라, 스트레칭되는 느낌을 느껴야 한다.

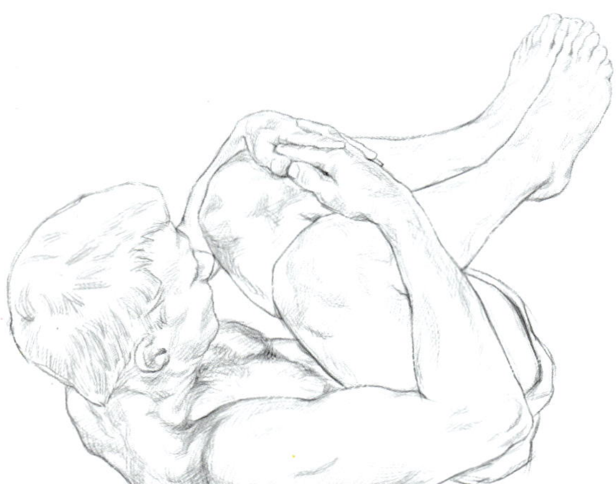

그림 6.41

중간등과 아래등, 엉덩관절 (Middle and Lower Back and Hips)

손상된 움직임. 굽힘

자세. 누운 자세

스트레칭. 양 팔과 양 손을 이용하여, 가슴쪽으로 한쪽 무릎을 먼저 굽힌 후, 나머지 무릎도 굽힌다(그림 6.41). 양 팔로 무릎을 감싸고, 조심스럽게 양쪽 무릎을 붙인다. 이때 머리와 목을 들어올린다.

결과. 여러분은 목 뒤쪽에서부터 아래등까지 스트레칭되는 느낌을 느껴야 한다.

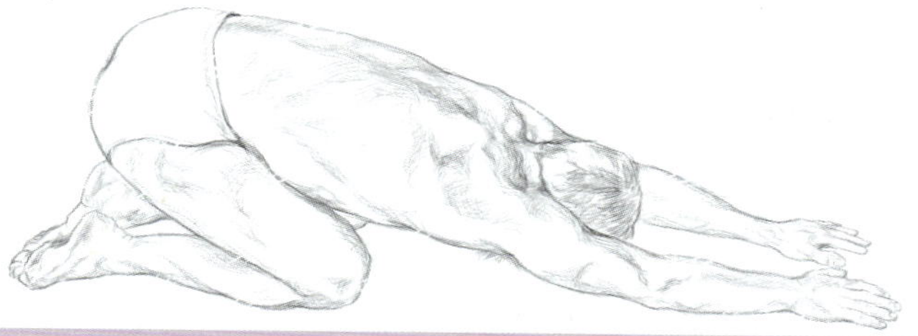

그림 6.42

어깨와 중간등 및 아래등
(Shoulders and Middle and Lower Back)

손상된 움직임. 어깨의 벌림과 굽힘, 그리고 척추의 옆굽힘

자세. 마루 바닥에서 발뒤꿈치 위에 궁둥이 붙이고 앉은 자세

스트레칭. 양 손바닥을 여러분 앞쪽의 지면바닥 위에 배치한다(그림 6.42). 양 팔이 완전하게 앞으로 활주되고 궁둥이가 발꿈치로부터 떨어지기 직전까지 양 손을 앞쪽으로 활주하고, 그 다음, 가슴과 어깨를 활주시킨다. 양 손을 조금 더 앞쪽으로 뻗고, 양 손을 고정하기 위해 충분한 아랫방향의 압박을 적용한다. 양 손을 그대로 고정한 채, 엉덩이와 궁둥이를 조심스럽게 뒤쪽으로 떨어뜨린다. 척추의 왼쪽 옆굽힘과 오른쪽 넓은등근의 스트레칭을 위해, 양 손을 왼쪽으로 약 12인치 움직인 후, 뒤쪽으로 다시 앉고, 그 자세를 유지한다. 오른쪽도 반복해 본다.

결과. 여러분은 겨드랑이가 스트레칭되어 위가슴에서부터 위팔까지 스트레칭되는 느낌을 느껴야 한다.

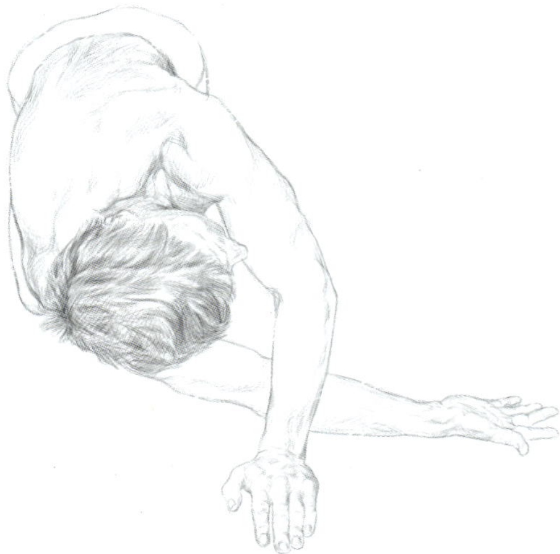

그림 6.43

몸통과 중간등 및 아래등 (Torso and Middle and Lower back)

손상된 움직임. 돌림

자세. 네발기기 자세. 양 손을 양쪽 어깨 바로 밑에 놓고, 양 무릎을 양 엉덩관절 밑에 바로 놓는다.

스트레칭. 왼손으로 계속 체중을 지지하는 동안, 오른 손등을 지면 바닥 위에 올려놓는다(그림 6.43). 오른손을 왼쪽으로 활주하여, 몸통과 왼손 밑으로 통과시킨다. 상체가 왼쪽으로 최대한으로 돌림할 때까지 계속 오른손을 활주시킨다. 이번에는 왼손을 이용해 오른쪽으로도 반복해 본다.

결과. 여러분은 중간등과 윗등의 측면을 따라 스트레칭되는 느낌을 느껴야 한다.

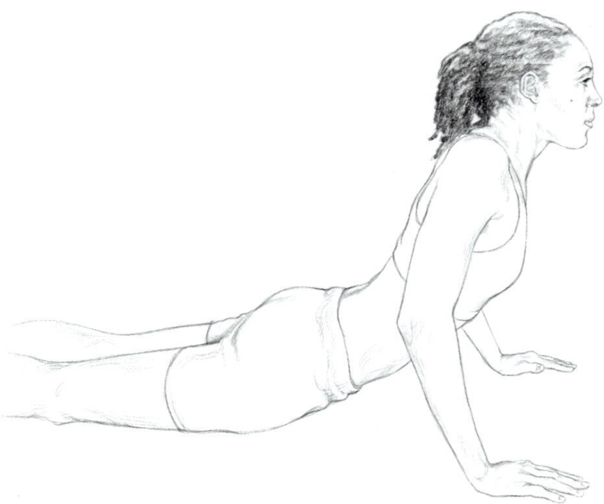

그림 6.44

몸통, 복부, 중간등 및 아래등
(Torso Abdominals, and Middle and Lower back)

손상된 움직임. 폄

자세. 엎드려 누운 자세

스트레칭. 양 손을 가슴과 어깨 앞쪽의 지면바닥에 놓는다(그림 6.44). 척추가 부드러운 뒤쪽 굽이(후방 만곡)를 형성할 수 있도록 가슴과 어깨를 위쪽과 앞쪽으로 들어올린다. 이때 아래등과 목이 젖힘되어서는 안된다. 그리고 엉덩뼈가 지면바닥과 붙어 있어야 한다.

결과. 여러분은 엉덩관절의 앞쪽, 복부 및 가슴이 스트레칭되는 느낌을 느껴야 한다.

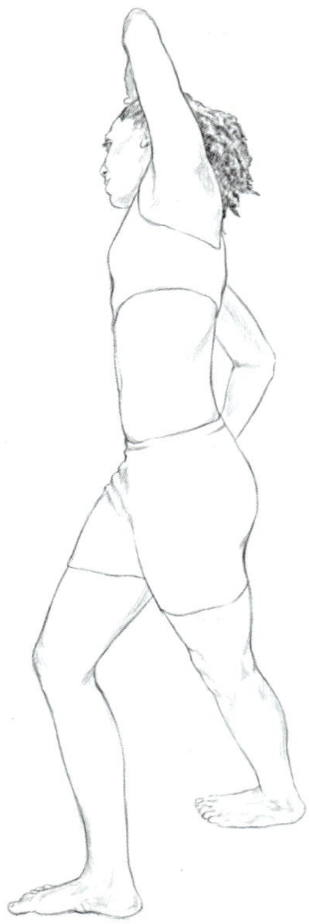

그림 6.45

엉덩관절, 어깨, 등, 위팔 (Hips, Shoulders, Back, and Upper Arm)

손상된 움직임. 엉덩관절 모음, 척추와 몸통의 옆굽힘, 어깨의 벌림

자세. 런지(lunge position)자세로 서 있는다. 오른 발을 왼쪽으로 약 18인치 옮긴다.

스트레칭. 왼손을 머리 위로 올려, 오른쪽으로 원호를 그린다. 왼쪽의 갈비뼈, 몸통, 엉덩이가 당기도록 한다(그림 6.45). 왼쪽으로도 반복해 본다.

결과. 여러분은 왼쪽 엉덩이에서부터 위팔의 가쪽을 따라 스트레칭이 일어나는 느낌을 느껴야 한다.

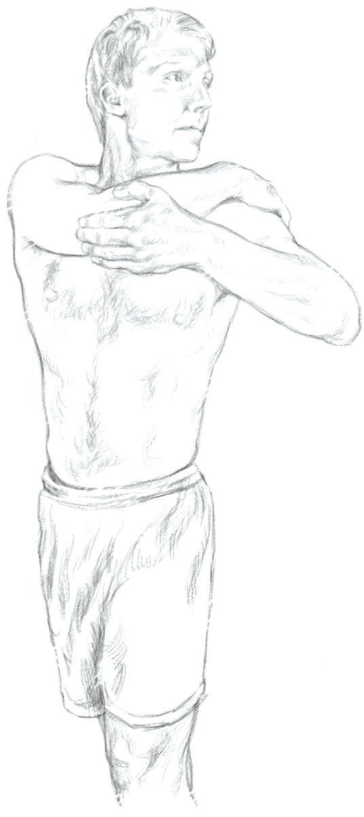

그림 6.46

어깨의 뒤쪽, 윗등과 중간등 (Back of Shoulders and Upper and Middle Back)

손상된 움직임. 가로모음(위팔과 어깨뼈가 가로면 상에서 앞쪽으로 움직인다).

자세. 선 자세에서, 오른 팔을 몸통 앞쪽으로 움직여, 왼쪽 어깨에 갖다 놓는다.

스트레칭. 왼손을 이용하여, 오른 팔꿈치를 왼쪽 어깨쪽으로 당긴다(그림 6.46). 그 다음 몸통을 왼쪽으로 돌린다. 반대방향으로도 반복해 본다.

결과. 여러분은 오른 어깨 뒤쪽이 스트레칭되고, 윗등과 중간등이 비틀린다는 느낌을 느껴야 한다.

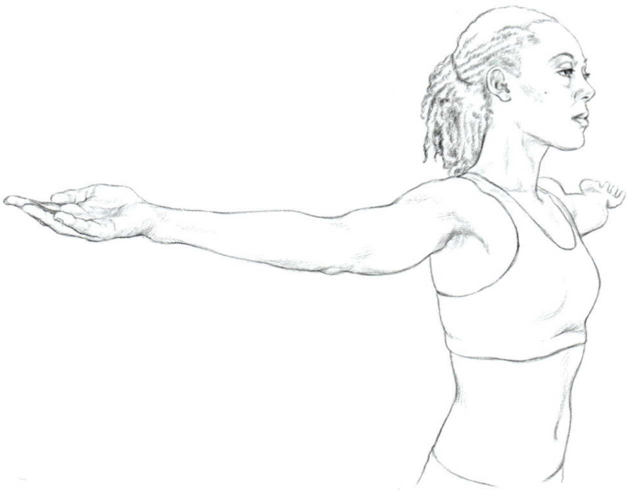

그림 6.47

가슴과 어깨 앞쪽 (Chest and Front of Shoulders)

손상된 움직임. 가로벌림

자세. 선 자세에서 양 팔을 벌리고, 손바닥이 위쪽을 향하도록 한다.

스트레칭. 팔과 손을 가로 뒤쪽으로 움직인다(그림 6.47).

결과. 여러분은 가슴과 어깨의 앞쪽이 스트레칭되는 느낌을 느껴야 한다.

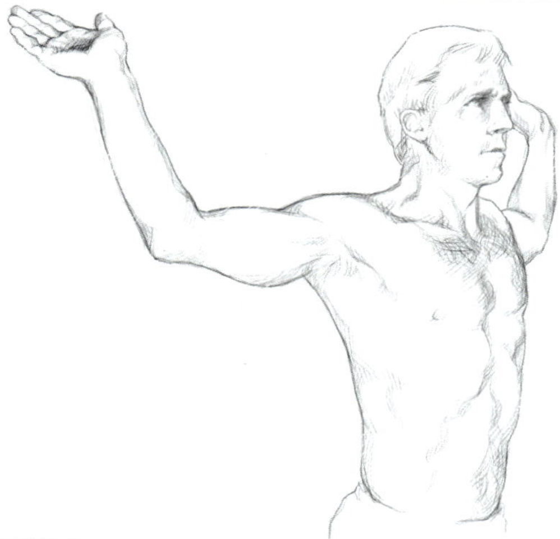

그림 6.48

가슴 앞쪽과 어깨 (Front of Chest and Shoulders)

손상된 움직임. 어깨의 가로벌림

자세. 선 자세에서, 양 팔을 벌려 팔꿈치를 90° 로 굽힌다.

스트레칭. 양쪽 팔꿈치를 뒤쪽으로 움직인다. 이때 양 손도 뒤쪽으로 움직인다(여러분은 어깨를 가쪽 돌림하고 있다)(그림 6.48). 자세를 똑바로 유지하고, 머리가 앞쪽으로 튀어나오지 않도록 한다.

결과. 여러분은 가슴 앞쪽과 어깨의 스트레칭되는 느낌을 느껴야 한다.

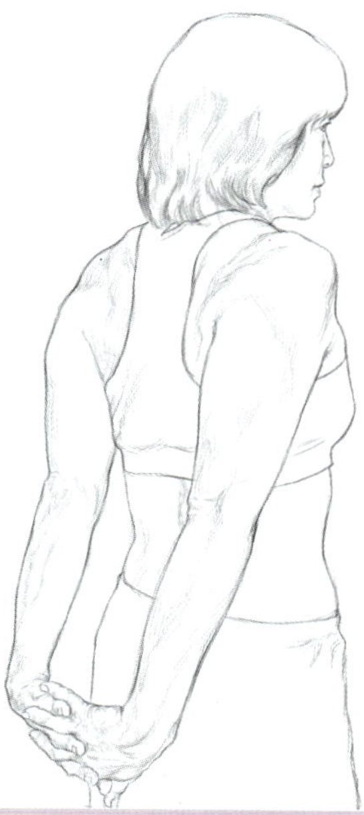

그림 6.49

어깨 앞쪽 (Front of Shoulders)

손상된 움직임. 폄

자세. 선 자세에서 양 손을 등 뒤로 하고, 팔꿈치를 편 채 깍지를 낀다.

스트레칭. 양 손을 등 뒤쪽에서 가능한 많이 들어올린다. 이때 팔꿈치를 펴야 하고 손목을 앞쪽으로 굽히지 않도록 주의한다(그림 6.49).

결과. 여러분은 어깨와 위팔의 앞쪽이 스트레칭되는 느낌을 느껴야 한다.

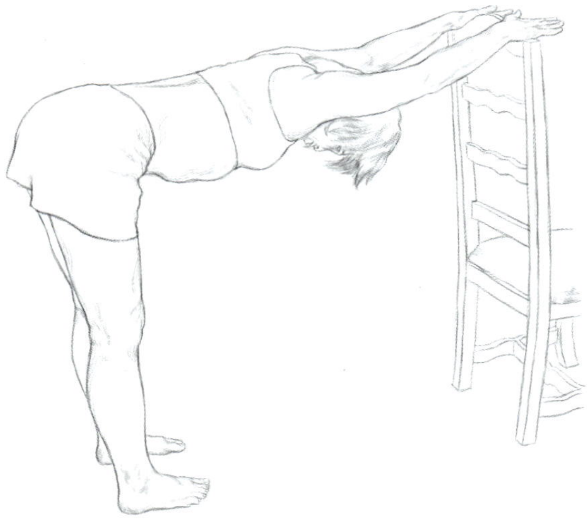

그림 6.50

LATS(어깨) [Lats(Shoulders)]

손상된 움직임. 굽힘

자세. 의자 등받이 또는 비슷한 높이의 물체를 양 팔을 쭉 펴서 잡고, 선 자세를 취한다.

스트레칭. 허리를 앞으로 숙이면서 양팔을 머리 위로 올려, 의자등받이를 잡는다(그림 6.50). 이때 등을 곧게 펴야 하고, 겨드랑이 부위가 스트레칭될 때까지 허리를 앞쪽으로 숙인다.

결과. 여러분은 양쪽 겨드랑이가 스트레칭되는 느낌을 느껴야 한다.

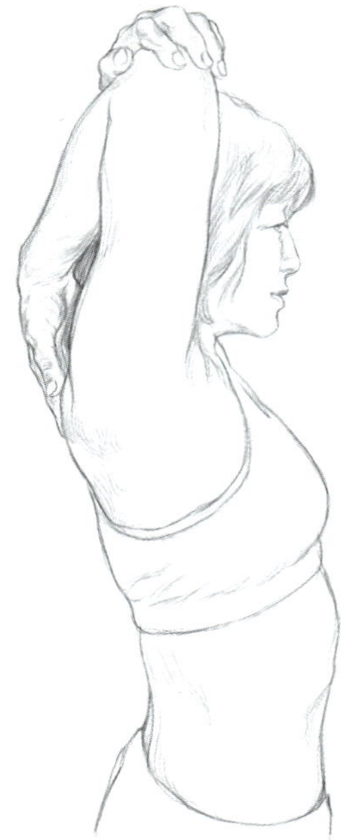

그림 6.51

팔꿈치 (Elbow)

손상된 움직임. 팔꿉관절 굽힘

자세. 선 자세에서 오른 팔꿈치를 머리 위로 올리고, 팔꿉관절을 최대로 굽힌한다.

스트레칭. 왼손의 손바닥을 오른 팔꿈치 위에 올려놓는다(그림 6.51). 조심스럽게 팔꿈치를 뒤쪽으로 민다. 이때 팔꿈치는 최대로 굽혀되어야 한다. 왼 팔도 반복해 본다.

결과. 여러분은 오른 위팔의 뒤쪽이 스트레칭되는 느낌을 느껴야 한다.

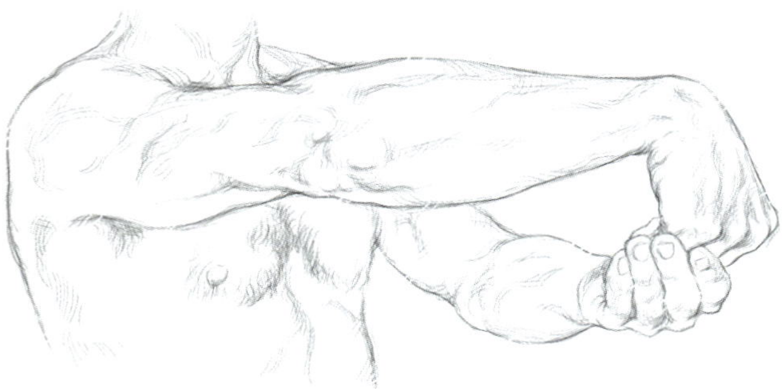

그림 6.52

손목, 아래팔, 손가락 : 굽힘

(Wrist, Forearm, and Fingers: Flexion)

손상된 움직임. 굽힘

자세. 선 자세에서 양팔을 앞쪽으로 뻗는다.

스트레칭. 왼손으로 오른손가락을 잡는다(그림 6.52). 조심스럽게 오른손의 손가락을 아랫방향과 뒤쪽으로 당긴다. 먼저 손가락을 굽힘하고, 그 다음 손목을 굽힘한다. 이때 오른 팔꿈치를 쭉 펴져 있어야 한다. 왼손도 반복해 본다.

결과. 여러분은 오른 아래팔과 손의 등쪽을 따라 스트레칭되는 느낌을 느껴야 한다.

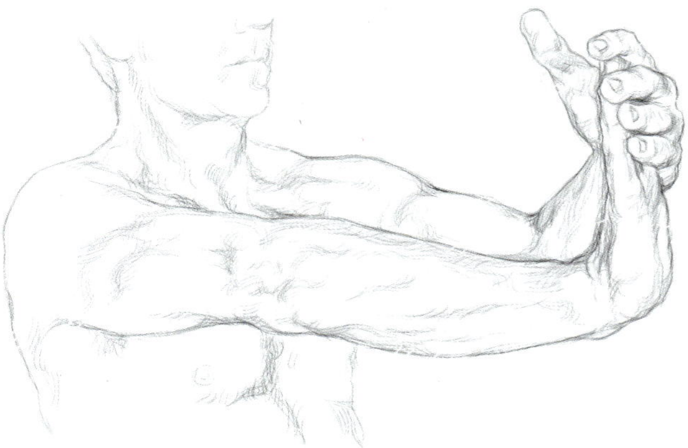

그림 6.53

손목, 아래팔, 손가락 : 폄
(Wrist, Forearm, and Fingers: Extension)

손상된 움직임. 폄

자세. 선 자세에서 양팔을 앞쪽으로 뻗는다.

스트레칭. 왼손의 손바닥을 오른손의 손바닥과 손가락에 놓는다(그림 6.53). 오른 손가락을 뒤쪽으로 민 다음, 손을 뒤쪽으로 민다. 왼손도 반복해 본다.

결과. 여러분은 오른 아래팔, 손 및 손가락의 바닥쪽을 따라 스트레칭되는 느낌을 느껴야 한다.

하체

아래의 내용은 30분 프로그램 중에서 하체를 위한 스트레칭이다.

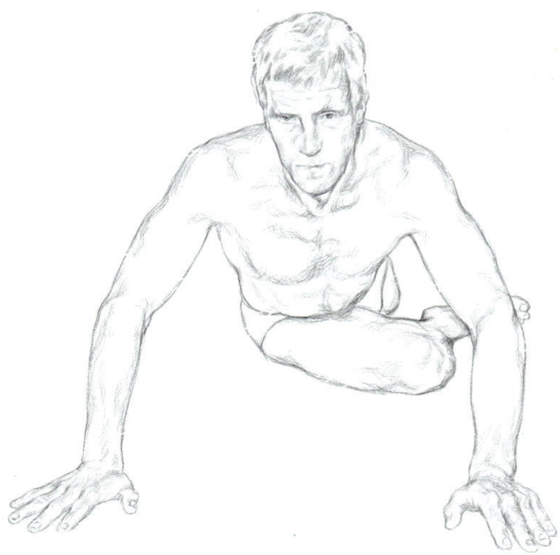

그림 6.54

엉덩 볼기 (Glutes)

손상된 움직임. 엉덩관절의 모음과 굽힘, 그리고 가쪽돌림

자세. 엎드려 누운 자세를 취한다.

스트레칭. 마치 팔굽혀 펴기하듯이, 가슴과 어깨를 들어올린다(그림 6.54). 오른 무릎을 약 100° 정도 굽혀, 왼 다리 앞쪽으로 교차시킨다. 만약 스트레스가 오른 무릎에 가해지는 것을 느낀다면, 이들 증상이 사라질 때까지 무릎 굽힘의 각도를 증가시킨다. 신체 왼쪽 밑에 있는 오른 무릎 쪽으로 조심스럽게 앉는다. 왼쪽 다리도 반복해 본다.

결과. 여러분은 오른 쪽 볼기가 스트레칭되는 느낌을 느껴야 한다.

주의! 스트레칭되는 느낌을 느끼는 순간, 여러분은 여러분의 목표를 달성한 것이다. 만약 여러분이 이런 스트레칭 초기에 스트레칭되는 느낌을 느꼈다면, 몸을 더 이상 아래쪽으로 내려서는 안 된다. 만약 여러분이 인대성 불안정을 가지고 있거나, 무릎 병리가 의심된다면, 이 스트레칭을 수행하기 전에 전문가와 상담해야 할 것이다.

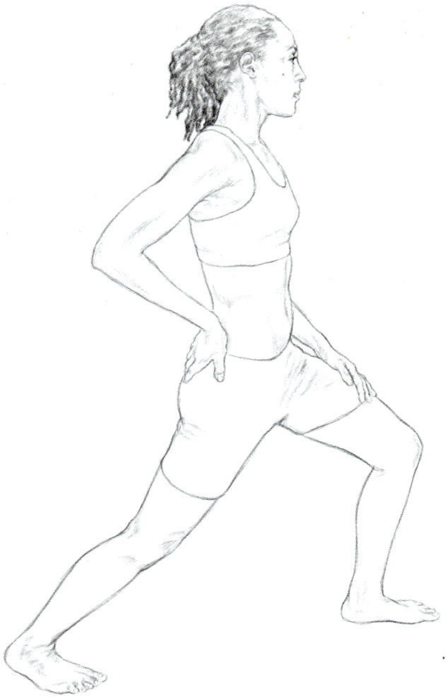

그림 6.55

엉덩관절 굽힘근 (Hip Flexors)

손상된 움직임. 엉덩관절의 폄

자세. 선 자세

스트레칭. 몸통과 상체를 앞쪽으로 유지하고, 왼발을 크게 한발짝 내딛는다(그림 6.55). 여러분의 상체가 왼발 위로 움직이는 동안, 조심스럽게 왼쪽 무릎을 굽힌다. 오른 무릎을 약간 굽혀 오른 다리를 이완시킨다. 오른 발꿈치를 지면으로부터 들어올린다. 오른발을 앞으로 내딛고 반복해 본다.

결과. 여러분은 오른 허벅지/샅고랑의 앞쪽이 스트레칭되는 느낌을 느껴야 한다.

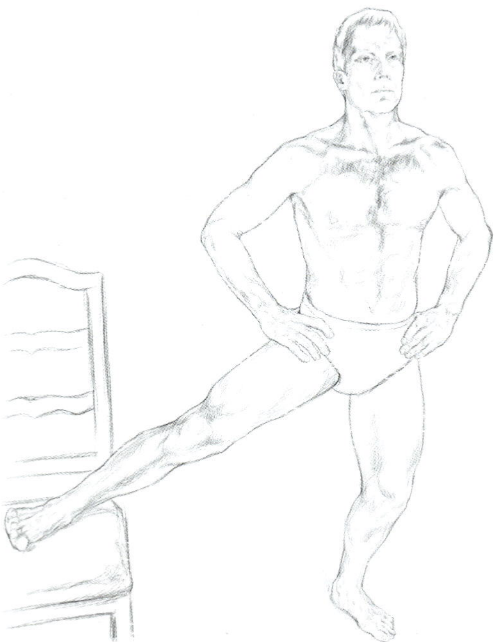

그림 6.56

엉덩관절 모음근 (Hip Adductors)

손상된 움직임. 엉덩관절의 벌림

자세. 선 자세에서 오른 다리를 의자 위에 올려놓는다. 의자 높이는 허리나 엉덩관절의 옆굽힘 없이, 다리를 쭉 옆으로 펴고 편안하게 올려놓을 수 있는 정도면 좋다. 만약 그렇지 않다면, 낮은 높이의 의자를 선택해야 한다.

스트레칭. 무릎을 쭉 편 채, 오른발의 안쪽면을 의자 위에 올려놓는다(그림 6.56). 오른 발을 오른쪽으로 뻗어야 하고, 정면을 바라보고 있는 몸과 수직을 이루어야 한다. 의자로 오른 다리를 지지하고, 엉덩이와 몸통이 앞쪽을 향하도록 한 후, 조심스럽게 오른 엉덩관절을 아래로 내린다. 왼 다리도 반복해 본다.

결과. 여러분은 오른 샅고랑이 스트레칭되는 느낌을 느껴야 한다.

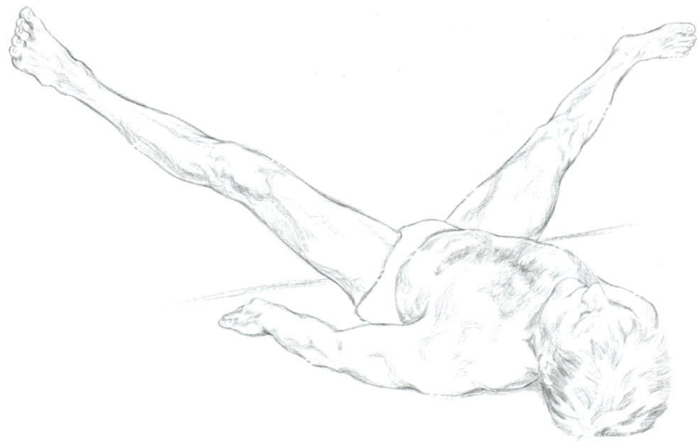

그림 6.57

엉덩관절 모음근(샅고랑) (Hip Adductors(Groin))

손상된 움직임. 엉덩관절 벌림

자세. 누운 자세에서, 쭉 편 양쪽 다리를 들어올려 궁둥이와 함께 벽에 붙인다. 아래등이 지면에 밀착되도록 복부를 수축한다. 이것은 골반을 고정시키고, 양쪽 다리의 스트레인으로부터 아래등을 보호해 줄 것이다.

스트레칭. 양 다리를 이완하고, 최대로 벌림이 일어나도록 벽을 타고 양 다리를 아래쪽으로 내린다(그림 6.57).

결과. 여러분은 허벅지 안쪽, 즉, 무릎에서 샅고랑까지 스트레칭되는 느낌을 느껴야 한다.

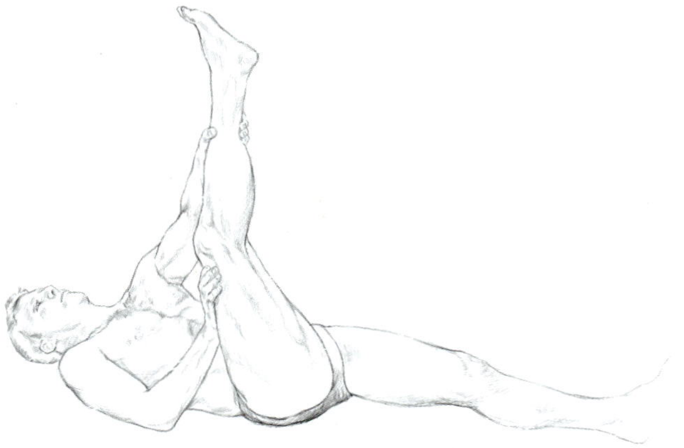

그림 6.58

뒤넙다리근 : 누운 자세 (Hamstring: Lying Supine)

손상된 움직임. 무릎관절의 폄과 엉덩관절의 굽힘

자세. 양 다리를 쭉 뻗고 누운 자세

스트레칭. 오른 다리를 수직으로 들어올리는데, 이때 무릎이 약간 굽혀져도 괜찮다(그림 6.58). 오른 손을 이용하여 오른 무릎을 고정하는 동안, 넙다리네갈래근을 수축하고, 또 왼손으로 오른 종아리를 앞쪽으로 당김으로써 오른 무릎을 펴도록 노력한다.

오른 무릎도 반복해 본다.

결과. 여러분은 오른 허벅지의 뒤쪽과 오른 무릎의 뒤쪽이 스트레칭되는 느낌을 느껴야 한다.

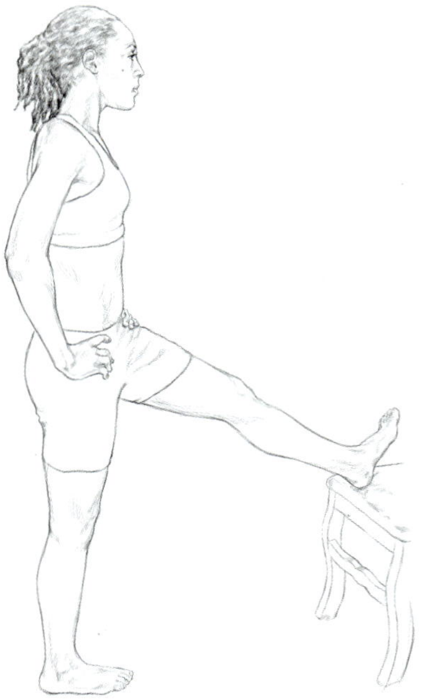

그림 6.59

뒤넙다리근 : 선 자세 (Hamstring: Standing)

손상된 움직임. 무릎관절의 폄과 엉덩관절의 굽힘

자세. 선 자세에서 왼다리를 앞으로 쭉 뻗고 의자 위에 올려놓는다. 의자의 높이는 다리를 편안하게 올려놓을 수 있는 정도면 좋다. 많은 경우, 더 낮은 지지가 필요할 것이다.

스트레칭. 등을 곧게 유지하고, 엉덩관절을 앞쪽으로 숙인다(그림 6.59). 이 동작은 마치 북한 군인이 걷는 동작과 비슷하다. 즉, 아래 척추를 굽히지 않고 엉덩관절의 움직임만 일어나게 한다. 오른 다리도 반복해 본다.

결과. 여러분은 뒤넙다리의 근힘살에서 무릎의 뒤쪽까지, 왼쪽 허벅지의 뒤쪽을 따라 스트레칭되는 느낌을 느껴야 한다.

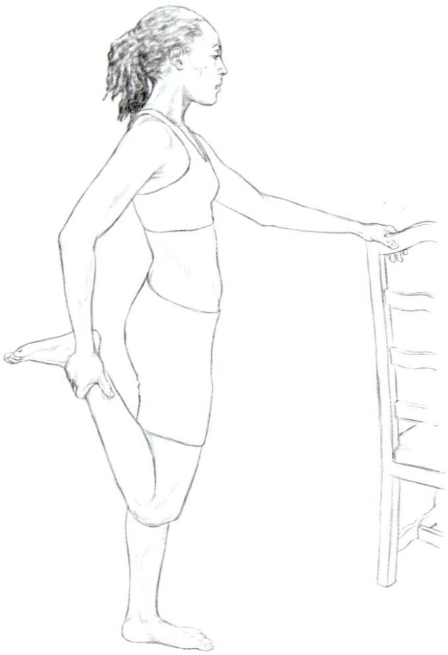

그림 6.60

무릎관절과 넙다리 앞쪽

(Knee and Front of Thigh)

손상된 움직임. 무릎의 굽힘과 엉덩관절의 폄

자세. 선 자세에서, 오른손으로 오른 발목을 잡고 오른 무릎을 굽힌다. 필요하다면, 여러분은 왼손으로 자신을 지지할 수 있다.

스트레칭. 등을 곧게 펴고 복부를 수축한 다음, 오른 허벅지의 앞쪽을 따라 스트레칭이 느껴질 때까지 오른 발을 뒤쪽으로 당기고, 그 다음 위쪽으로 당긴다 (그림 6.60). 왼쪽 다리로 반복해 본다.

결과. 여러분은 오른 허벅지의 앞쪽 중간 부위를 따라 스트레칭되는 느낌을 느껴야 한다.

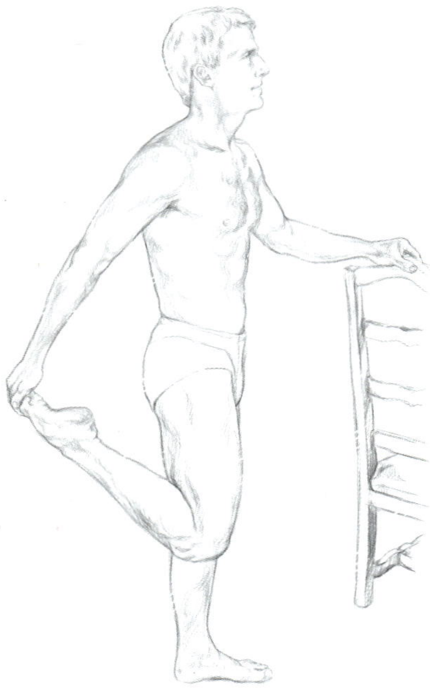

그림 6.61

엉덩관절, 넙다리네갈래근, 발목과 발

(Hip, Quadriceps, Ankle, and Foot)

손상된 움직임. 엉덩관절의 폄, 무릎관절의 굽힘, 그리고 발/발목의 발바닥굽힘

자세. 선 자세에서 지지를 위해 의자나 고정된 물체를 잡는다.

스트레칭. 왼발의 끝을 잡고 오른 무릎을 뒤쪽으로 굽힌다. 발과 종아리를 여러분의 궁둥이 쪽으로 당긴다(그림 6.61). 이때 복부 근육을 수축하고 등을 곧게 편다. 왼쪽 다리도 반복해 본다.

결과. 여러분 발과 발목, 그리고 허벅지 중간부위가 스트레칭되는 느낌을 느껴야 한다.

주의! 허벅지를 조심성 없게 스트레칭하면, 아래등의 젖힘이 쉽게 일어날 수 있다. 오른 발을 뒤쪽과 위쪽으로 당기기 전에, 복부 근육을 수축하고, 아래등을 곧게 함으로써 아래등의 젖힘이 일어나지 않도록 한다. 발과 허벅지 앞쪽에서 스트레칭되는 근육 크기의 차이 때문에, 발에 적용하는 스트레칭의 양을 주의깊게 고려해야 한다. 만약 여러분이 통증을 느낀다면, 스트레칭을 중단한다.

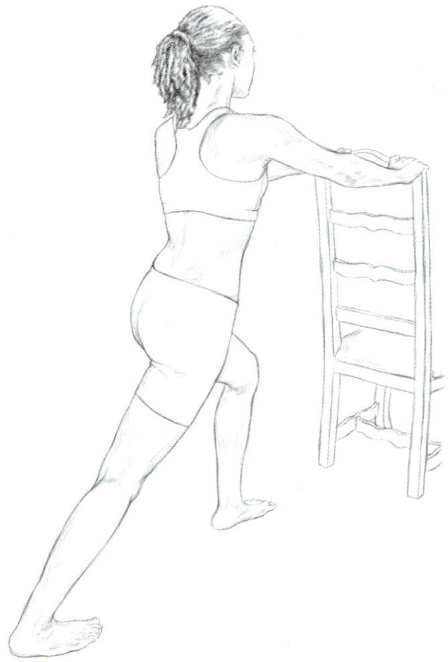

그림 6.62

엉덩이와 장딴지 (Hips and Calves)

손상된 움직임. 엉덩관절 폄과 발목의 발등굽힘

자세. 런지 자세로 선 자세를 취한다. 왼발을 약 24인치 앞으로 내딛고, 팔꿈치를 쭉 편 상태로 의자나 벽을 양 손으로 잡는다.

스트레칭. 왼쪽 무릎을 굽혀 몸을 앞쪽으로 숙이고, 양쪽 팔꿈치를 굽혀 의자나 벽 쪽으로 몸을 가져 간다. 이때 오른 무릎은 쭉 펴져 있어야 한다(그림 6.62). 오른쪽으로도 반복해 본다.

결과. 여러분은 엉덩관절 앞쪽(샅고랑 근처)과 장딴지가 스트레칭되는 느낌을 느껴야 한다.

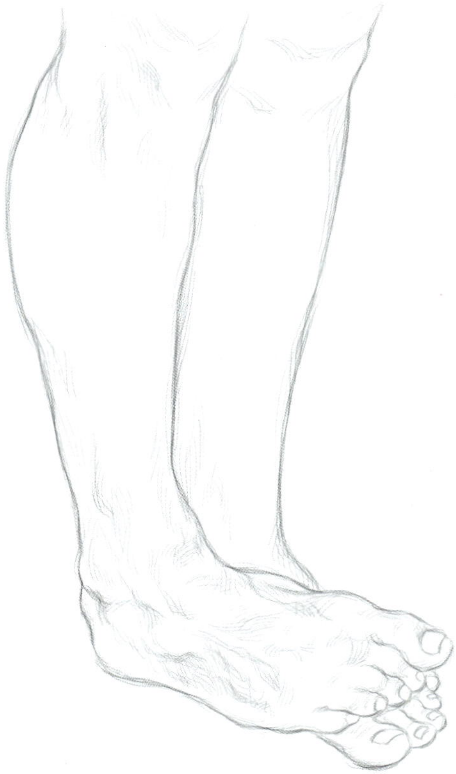

그림 6.63

종아리 바깥 (Outside of Lower Leg)

손상된 움직임. 안쪽번짐(발을 바깥으로 굴린다)과 발등굽힘(발을 정강이쪽으로 굽힘한다)

자세. 선 자세

스트레칭. 오른 발을 왼발의 발등 위에 올려놓고, 조심스럽게 오른발을 가쪽 모서리 쪽으로 굴린다. 조심스럽게 오른 무릎을 앞으로 움직여 굽힘을 한다(그림 6.63).

결과. 여러분은 오른 종아리(발목 바로 위)의 가쪽이 스트레칭되는 느낌을 느껴야 한다.

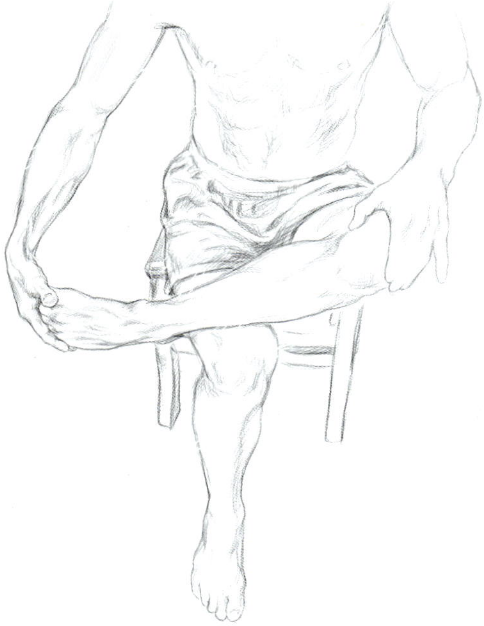

그림 6.64

발과 발가락 : 굽힘 (Feet and Toes: Flexion)

손상된 움직임. 발바닥굽힘

자세. 의자에 앉은 자세에서 왼발을 오른 무릎 위에 올려놓는다.

스트레칭. 오른 손을 왼쪽 발등 위에 올려놓는다(그림 6.64). 부드럽게 발가락을 잡아당기고, 그 다음, 발을 뒤쪽으로 당긴다(발가락과 발이 폄된다). 오른 발도 반복해 본다.

결과. 여러분은 왼발과 발가락의 등쪽이 스트레칭되는 느낌을 느껴야 한다.

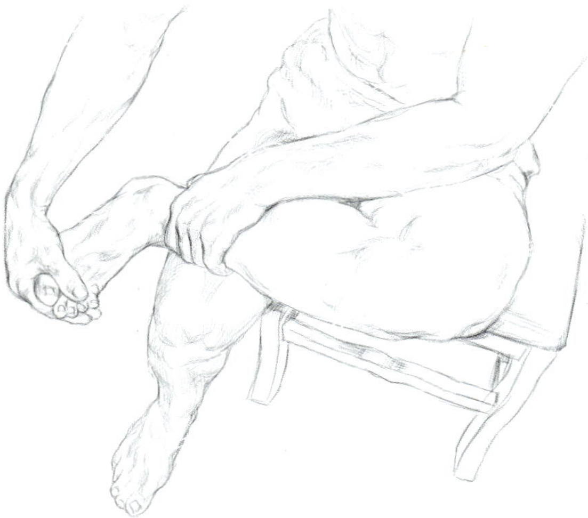

그림 6.65

발과 발가락 : 폄 (Feet and Toes: Extension)

손상된 움직임. 폄(발등굽힘)

자세. 의자에 앉은 자세에서 왼발을 오른 무릎 위에 올려놓는다.

스트레칭. 왼발의 발가락을 오른손을 잡는다(그림 6.65). 발가락과 발을 정강이쪽으로 민다. 오른발도 반복해 본다.

결과. 여러분은 발바닥이 스트레칭되는 느낌을 느껴야 한다.

요 약 (Summary)

클라이언트들이 시간적 제약을 가지고 있으면, 유연성 프로그램에 참여하지 못하게 되겠지만, 어떤 사람들은 1주에 3번 이상 단지 몇 분만 투자해도 스트레칭의 장점을 이끌어낼 수 있다. 위의 프로그램들은 기본적으로 10분에서 30분까지만 수행하는 전신 스트레칭 프로그램들이다. 10분 프로그램도 좋은 효과를 갖지만, 20분 프로그램과 30분 프로그램도 10분 프로그램 보다 각 신체 부위에 더 좋은 효과를 제공할 수 있다.

제 7 장

유연성을 통한 자세 향상
Improving Posture Through Flexibility

자세(posture)란 단순히 신체 부위들의 상호관계이다. 자세는 주로 한 척추분절의 위치와 다른 척추분절의 위치로부터 발생하지만, 실제로는 신체의 모든 관절의 상대적인 위치로 정의된다. 좋은 자세는 골격계의 균형을 통해 신체의 물리적 스트레스를 최소화시키는 자세로서, 감소된 부하 아래에서 신체를 작용하게 만든다. 그러므로 자세의 향상은 상당히 좋은 목표이고, 특히 장시간 동안 앉아 있거나 서 있는 사람에게 더욱 그러하다. 본 장은 좋은 자세를 정의하고, 그 다음 몇 가지 일반적인 자세 편위를 설명하고자 한다. 우리는 자세에 대한 평가를 다룰 것이고, 자세 향상을 위한 몇 가지 중재 방법들(교육, 근력강화 프로그램, 스트레칭 프로그램 등을 포함하는)에 대해 알아 볼 것이다.

좋은 자세 (Good Posture)

좋은 자세는 여러 신체 부위들의 관련성이 가장 효율적으로 작용하는 정렬로서 설명될 수 있다. 예를 들어, 척추는 3개의 굽이(목뼈와 허리뼈의 앞굽이와 등뼈의 뒤굽이)들을 잘 이용할 때 가장 효율적으로 작용한다. 신체가 해부학적 자세(2장 참고)를 취하고 있을 때, 허리뼈와 목뼈의 굽이는 뒤쪽으로 오목하고, 등뼈 굽이는 앞쪽으로 오목하다. 그림 7.1A는 이들 굽이들을 보여주는 척추를 측면에서 바라보는 그림이다.

좋은 서기 자세는 측면에서 바라봤을 때, 귀에서 시작되는 연추선이 어깨관절, 엉덩관절, 무릎관절을 통과하여, 발목의 앞쪽을 지나가야 한다(그림 7.1A). 머리 위치는 수평을 이루어야 하고, 척추의 3개 굽이가 나타나야 하고, 또 체중이 발의 중간 부분에 가해질 때, 무릎이 완전하게 잠겨지지 않아야 한다. 양쪽 엉덩관절과 발을 어깨넓이 보다 작게 벌린 상태로 서 있는 신체를 뒤쪽에서 바라볼 때, 양쪽 어깨높이가 같아야 하고, 이들 어깨 사이에 머리가 똑바로 놓여 있어야 한다(그림 7.1B). 머리 뒤쪽 중앙에서 시작되는 연추선이 척추를 그대로 따라 내려가야 한다. 좋은 앉은 자세는 8장에서 설명될 것이다.

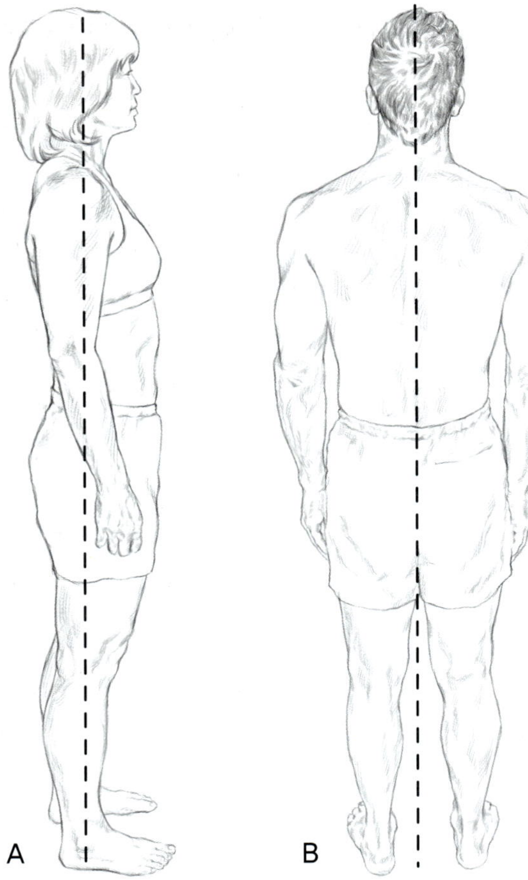

그림 7.1 좋은 서기 자세. **A**는 측면에서, **B**는 뒤쪽에서 바라본 모습

자세-기능의 상관관계 (Posture-Function Relationships)

Kendall과 McCreary는 그들의 책 *"Muscle Testing and Function"*에서 기능적 관계의 측면에서 자세를 다음과 같이 정의했다. "표준 자세란? 척추가 정상적인 굽이(만곡)를 가져야 하고, 다리의 뼈들이 체중부하를 잘 할 수 있는 이상적인 정렬을 가져야 한다. 골반의 중립 위치는 복부와 몸통의 좋은 정렬에 도움을 주어야 하고, 또 다리의 좋은 정렬에도 도움을 주어야 한다. 가슴과 윗등은 호흡기관들의 적절한 기능을 유지할 수 있는 자세이어야 하고, 머리는 목 근육의 스트레스를 최소화하는 균형적인 자세이어야 한다."

인체는 150개 이상의 뚜렷한 관절을 가지고 움직일 수 있도록 설계되어 있지만, 한 자세를 너무 오랫동안 유지하면, 불편함이 초래될 수 있다. 좋은 신체 역학이란 움직임 전반에 걸쳐 관절의 적절한 관계를 유지하는 것으로 정의될 수 있다. 좋은 신체 역학의 근본 원리는 정적 자세의 근본 원리와 동일하다: 안정된 척추 자세는 부하가 기저면 위에서 떨어진다. 우리가 공간에서의 움직임을 통해 척추 굽이를 유지할 수 있다면, 우리는 우리의 과제를 효율적으로 수행하면서 근골격계를 보호할 수 있다. 예를 들어, 그림 7.2A는 척추가 중립위 상태에서 이루어지는 기본적인 들기 동작을 보여주고 있다. 그림 7.2B는 똑같은 들기 동작이지만, 등뼈와 허리뼈의 과도한 굽힘이 일어나는 것을 보여 주고 있다. 그림 7.2B의 자세는 아래 등뼈 분절의 뒤쪽 구조물(척추뼈사이원반과 인대)에 과도한 부하가 가해지는 것을

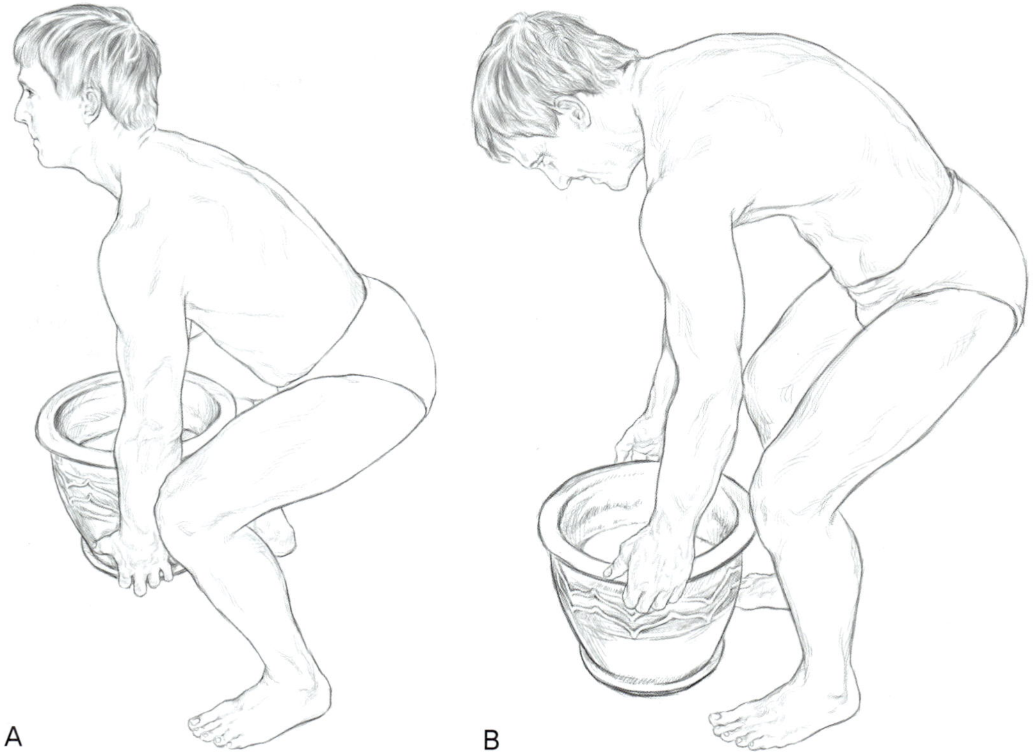

그림 7.2 들기 동작. **A**는 척추의 중립위를 유지하면서 들어올리는 동작이고, **B**는 A와 똑같은 들기 동작이지만, 과도한 등뼈와 허리뼈의 굽힘이 일어난다.

보여 주고 있다. 이 자세에서 척추의 부하는 큰 부하의 적용 직후 또는 반복적인 스트레스를 통해 조직의 손상을 초래할 수 있다.

작업장의 신체 역학은 8장에서 간략히 언급되어 있으며, 신체 역학에 대한 자세한 내용을 공부하고 싶으면, 부록 A를 참고하기 바란다.

자세에 영향을 주는 요소들 (Factors Affecting Posture)

자세는 직업, 취미, 생활양식, 건강, 동기화, 자각 등을 포함하는 많은 요소들의 결과이지만, 이들 요소에 제한되지 않는다. 이들 요소의 상대적인 기여 정도가 다르겠지만, 이들 요소는 사람의 자세를 결정하는데 도움을 준다.

직업은 자세에 영향을 주는 가장 큰 요소중의 하나이다. 왜냐 하면, 우리들의 대부분이 직업을 선택할 때, 작업시간의 대부분을 어떻게 보내는가를 중요시하기 때문이다. 예를 들어, 매일 몇 시간씩 책상에 앉아서 일을 한다면, 중력의 미묘한 작용으로 인해 머리가 앞으로 쏠리게 되고, 등이 굽어지고, 어깨가 둥글어지게 된다. 운동패턴과 자세에 영향을 미치는 직업의 효과는 직업의 종류에 따라 변화가 크다. 원예활동, 글쓰기, 도자기 만들기 등과 같이, 1주일에 단지 몇 시간만 소요되는 활동들은 자세에 영향을 줄 수 있는 정적 자세와 운동패턴의 특성을 가진다.

생활양식도 자세에 중요한 영향을 줄 것이다. 운동선수나 운동을 많이 하는 사람들은 일반 사람보다 더 좋은 자세를 유지해야 할 것이다. 왜냐하면, 그들은 더 큰 근력이나, 유연성 그리고 신체자각능력을 가져야 하기 때문이다. 특히 이것은 요가, 댄스, 다이빙, 그리고 체조 등과 같이 신체자각능력을 강조하는 활동에 참여하는 사람에게 더욱 그러하다.

활동의 선택이나, 휴식시간 동안의 활동 부족도 자세에 영향을 줄 것이다. 장시간 동안 등을 구부리고 컴퓨터 키보드 앞에 앉아 있거나, TV를 본다면, 이런 자세가 영구적으로 고착될 수 있다. 특히 신체 자각이나 운동으로 이런 자세를 교정하려는 노력을 하지 않을 때 더욱 그러하다.

클라이언트의 건강도 그들의 자세에 영향을 줄 수 있다. 뇌졸중이나 척수손상으로 인한 편마비, 하지마비 혹은 사지마비 등과 같은 심각한 쇠약 상태도 자세에 심각한 영향을 줄 수 있다. 퇴행성 관절염, 류마티스성 관절염, 강직성 척추염, 골다공증, 옆굽이증(측만증) 등과 같은 관절 문제도 클라이언트의 자세에 큰 영향을 줄 수 있다. 교육, 물리의학, 그리고 운동 등과 같은 중재들이 자세 문제를 감소하는데 도움을 줄 수 있다. 그리고 질병과 관련된 대다수의 자세 변화들도, 이들 중재를 통해 악화되는 것을 방지할 수 있다.

기능에 대한 자세의 효과 (Effects of Postures on Function)

위에서 언급했듯이, 좋은 자세는 보기 좋은 자세 그 이상이다. 좋은 자세란 인체가 가장 효율적으로 움직일 수 있는 자세이다. 척추 굽이의 정상적인 배열은 척추에 전달되는 힘들을 고르게 분배시키는 역할을 하고, 또 척추는 상지나 하지에 의해 들어 올려지거나, 유지되거나 조작되는 외적 하중과 인체 내에서 일어나는 내적 하중을 모두 지지해 준다. 또 척추

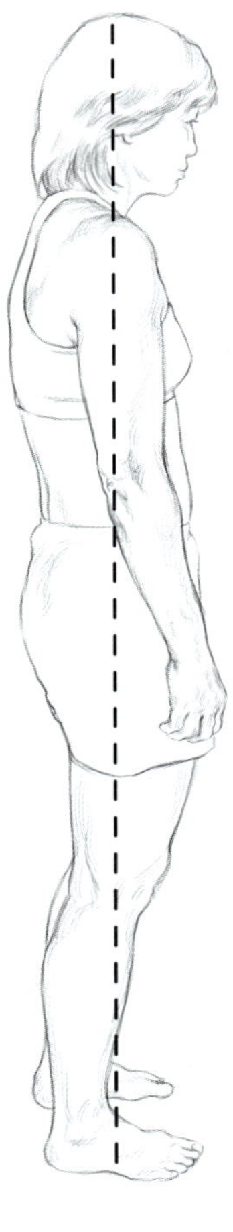

그림 7.3 흔한 나쁜 서기 자세. 머리가 앞으로 나오고, 어깨가 둥글어지고, 아래등이 편평해진다.

굽이는 내부 장기를 효율적으로 유지해 주고, 앞을 잘 볼 수 있거나 잘 들을 수 있도록 머리의 위치를 조절해 주고, 업무를 수행하는 기계장치에 운동기전을 연결하여 효율적인 이동의 전달을 제공해 준다.

우리들이 예상할 수 있듯이, 좋은 자세는 기능을 향상시키는 반면, 나쁜 자세는 손상의 원인이 될 수 있다. 나쁜 자세의 장기적 효과는 척추몸통과 척추뼈사이원반의 퇴행을 일으킬 수 있고, 또 인대, 근육 및 힘줄을 신장시킬 수 있고, 또 만성 근경련을 유발할 수 있다. 이들 변화는 퇴행성 관절, 척추사이원반, 척추협착증, 자세성 통증증후군, 근막통증증후군, 두통 등과 같은 통증성 쇠약 증후군의 시작을 촉진할 수 있다.

하나의 예로서, 흔히 볼 수 있는 좋지 못한 서기 자세의 효과를 들어보자: 머리가 앞으로 쏠리고, 어깨가 둥글고, 아래등이 평편한 모습(그림 7.3). 이런 자세를 가진 사람은 정면을 바라볼 수 있도록 머리를 들어올리기 위해 목뼈를 젖힘하게 된다. 이것은 특정 목뼈 분절의 만성적 과사용과 파손을 야기할 수 있다. 머리가 앞으로 쏠리면, 목뼈 뒤쪽의 인대와 근육이 과사용되어, 머리, 목, 어깨 등에서 통증이 유발될 수 있다.

둥근 어깨 자세는 어깨관절의 꼭대기를 아래로 처지게 만드는데, 이것은 어깨관절의 굽힘과 같은 활동을 하는 동안 위팔뼈머리와 봉우리돌기사이의 공간을 감소시킨다. 결과적으로, 봉우리돌기 아래의 조직들이 압박손상을 당할 수 있다.

팔다리 관절의 기능에 대한 척추 자세의 효과는 똑바른 척추 자세와 구부정한 척추 자세에서 행해지는 어깨관절 기능의 연구로 증명될 수 있다. Kebaetse 등에 따르면, 구부정한 자세가 어깨뼈의 뒤쪽 경사를 감소시켰고, 또 위팔뼈가 23° 정도 벌림되었다고 했다. 또 구부정한 자세는 수평 자세에서 발생하는 근육의 힘을 16% 감소시켰다. 다른 연구들도 등뼈 뒤굽음증의 증가를 동반하는 어깨뼈의 역학적 변화를 보였다.

우리는 직관적으로 단축된 근육이 자세 변화를 일으키고, 또 자세변화에 의해 근육의 단축이 발생된다는 것을 알 수 있을 것이다. Borstad 등에 따르면, 작은가슴근의 단축이 어깨뼈의 역학적 변화를 일으켜, 봉우리밑 충돌이나 위팔뼈머리의 위쪽 조직들의 염증을 일으킨다고 했다. 만성적으로 늘어난 근육들은 그 근육의 스트레칭성 약화를 초래할 수 있는데, Kendall과 McCreary는 "스트레칭성 약화"를 늘어난 상태로 인한 근육의 약화로 정의했지만, 이때 근육의 늘어남은 근육길이의 정상 범위를 초과한 것이 아니라, 신경생리학적 안정길이를 약간 초과한 정도라고 했다. 그러나 이 정도의 늘어남도 근육의 정상 기능에 악영향을 줄 수 있다.

목과 뒤통수밑에 있는 근조직의 위치와 기본적인 기능을 안다면, 나쁜 자세와 특정 두통 사이의 연결고리를 쉽게 상상할 수 있을 것이다. 머리가 앞으로 쏠린 자세는 위목뼈관절의 젖힘을 일으키고, 목 근육, 위쪽 등 근육, 그리고 허리 근육 등의 긴장을 증가시킬 것이다. 위쪽 목 근육의 만성적인 긴장 증가는 그들 관절의 젖힘과 결합하여 긴장성 두통의 원인이 될 수 있다. McDonnell 등은 목, 등, 허리 등의 자세 정렬과 운동이 몇몇 환자들의 두통 완화에 도움을 줄 수 있다고 했다.

턱관절(TMJ)의 기능에 대한 앞으로 쏠린 머리 자세의 효과는 뚜렷하지 않다. 즉, 이런 머리 자세가 턱관절 통증이나 두통을 일으킨다는 것을 확인할 수 없다. 앞으로 쏠린 머리 자세는 턱을 중립위로부터 앞으로 이동시켜, 아래 치아와 위 치아가 더욱 잘 맞물리도록 만든다.

미국 일반 치의학회(American Academy of General Dentistry)는 그들의 웹사이트를 통해, 이런 치아의 맞물림은 근육, 관절, 뼈 등에 더 많은 스트레스를 가하게 되고, 이런 상태가 교정되지 않으면, 입을 열고 다물 때 근육과 관절에서 통증이나 염증이 유발될 수 있다고 한다. 학회 대변인, Ludwig Leibsohn은 "좋은 자세는 매우 중요하지만, 많은 사람들이 자세가 그들의 구강 보건에 어떤 영향을 주는지를 알지 못한다고 했다".

척추뼈사이원반에 대한 위치와 자세의 효과는 최초로 1981년 Nachemson에 의해 정량화 되었다. 그는 여러 위치와 자세에 대한 척추뼈사이원반의 내압 변화를 연구했다. 그의 연구에 따르면, 선 자세와 비교해 볼 때 지지하지 않고 앉은 자세에서 40%의 내압 상승이 일어났고, 또 몸을 기대고 앉은 자세에서는 50–80%의 내압 감소가 일어났다. 척추뼈사이원반의 내압 변화에 대한 최근 연구들은 어느 정도 변화된 연구결과를 얻었다. 예를 들어, Wilke 등에 따르면, 선 자세에 비해 앉은 자세에서 내압의 감소가 일어났다. 그들의 다른 소견들은 Nachemson의 연구와 비슷했다. 그러나 척추뼈사이원반의 내압은 자세 변화에 따라 뚜렷하게 변화된다는 것은 틀림없는 사실이다.

폐와 다른 내부장기의 기능에 대한 나쁜 자세의 효과는 해부학적으로나 생리학적으로 아직 밝혀지지 않았다. 예를 들어, 폐는 똑바른 척추 자세에서 기능하도록 설계되었고, 과도한 등뼈 굽음증은 폐가 팽창하고 수축할 수 있는 공간을 감소시킨다. 연구에 따르면, 자세 변화는 호흡 기능을 변화시킬 수 있다고 한다. Kera 등은 자세 변화는 폐용적의 차이와 호흡근의 요구에 직접적으로 관련된다고 했다. 호흡근의 타이밍도 자세 변화에 영향을 받을 수 있다. Abe 등에 따르면, 자세 변화에 따라 4개의 주요 복부 호흡근의 타이밍도 변화된다고 했다. Yamashita 등은 자세 변화에 따라 문맥동맥과 간동맥의 혈류량 변화가 일어난다고 했다. 특정 근육과 장기들의 기능과의 여러 자세와의 관계를 상세히 알아 볼 수 있는 연구들이 더 많이 필요하겠지만, 근육과 장기의 기능이 악화된다는 사실은 무시할 수 없다.

척추 자체의 가동범위도 자세에 영향을 받을 수 있다. 척추에서부터 발까지 이르는 자세 변화를 목록한다(8장에서 언급된 앉은 자세에서의 편위).

비정상적인 자세 (Abnormal Postures)

비정상 자세는 좋은 자세로 정의되는 것과 현저하게 차이가 나는 자세로 정의될 수 있다. 실제로, 대부분의 사람들은 머리가 약간 앞으로 쏠린다고 왼쪽 다리가 약간 더 길다는 것과 같이, 어느 정도 자세 이상을 가지고 있다. 사실, 표준으로부터 편위를 어느 정도 예측할 수 있다. 예를 들어, 우성측 어깨의 레벨이 열성측 어깨보다 더 내려가 있다.

표준으로부터의 편위는 통증이나 기능장애를 초래하는 움직임 패턴에 변화를 줄 때 뚜렷해진다. 어떤 사람들은 눈으로 확인할 수 있지만 증상이 없는 자세 이상을 가질 것이다. 반대로, 다른 사람들은 도수검사로도 쉽게 찾을 수 없을 만큼 매우 작은 자세이상을 가지고 있지만, 통증과 기능장애로 고통받기도 한다.

궁극적으로, 자세 이상에 대한 신체 반응은 매우 다양하다. 몇몇 반응은 뚜렷하고 쉽게 설명될 수 있지만, 다른 반응들은 설명하기가 거의 불가능하다. 예를 들어, 1/4 인치의 다리길이 차이가 좌식생활하는 사람에게 증상이 나타나지 않을 수 있다는 것을 쉽게 증명할 수 있겠지만, 마라톤 훈련을 하는 달리기선수에게 매우 위험할 수 있다는 것을 증명하기가 쉽지 않다. 어떤 사람들은 신고 있는 신발의 종류에 따라 등과 목의 통증이 좋아진다고 하는데, 이것을 어떻게 설명할 것인가? 분명한 것은, 사람들이 여러 가지 스트레스에 따라 생리학과 반응을 달리 한다는 것이다.

비정상 자세는 주로 3개의 면에서 일어난다: 시상면, 전두면, 가로면(2장 참조). 그럼에도 불구하고 대부분의 비정상 자세는 정도 차이는 있겠지만, 3면 모두에서 일어난다. 왜냐하면, 대부분의 신체 관절은 공간적 움직임을 수행하기 때문이다. 예를 들어, 정상 척추에 있어, 돌림없이 옆굽힘만 일어나기 어렵다. 무릎관절도 비슷한 경우인데, 경첩관절처럼 시상면상에서만 일어나지 않고, 축회전도 함께 일어나는데 특히 폄을 할 때 더욱 그러하다. 한 운동면의 움직임만 일으키는 근육들은 거의 존재하지 않는다. 즉, 가슴근, 넓은등근, 빗근, 엉덩관절 굽힘근, 그리고 볼기근 등 모두는 대각선 방향으로 신체를 달리고 있어, 여러 면상의 움직임을 일으키고 또 움직임에 저항을 한다.

아래에서 설명되는 자세 편위는 3개의 면 모두에서 검사되어야 한다. 여러분이 이것을 이해한다면, 자세를 향상시킬 수 있는 스트레칭 프로그램을 설계할 수 있을 것이다. 각 자세 비틀림에 대한 스트레칭은 본 장의 후반부에서 설명될 것이다.

시상면 편위 (Sagittal Plane Deviations)

대부분의 일반적인 자세 편위는 시상면상에서 일어난다. 시상면은 사람을 측면에서 바라볼 때 관찰할 수 있는 면이다. 측면에서 바라보면, 앞으로 쏠린 머리자세, 둥근 어깨 자세, 과도한 혹은 부족한 목, 등, 허리의 굽이를 쉽게 관찰할 수 있다. 그리고 골반의 시상면 변화와 무릎의 젖힘도 쉽게 관찰할 수 있다.

근육의 측면에서 볼 때, 시상면 변화는 부적절하게 단축되거나 늘어난 근육의 결과이다. 예를 들어, 앞으로 쏠린 머리자세는 위쪽 목 폄근의 단축, 아래쪽 목 폄근의 늘어남, 그리고 목 굽힘근의 단축 등으로 일어난다. 둥근 어깨자세는 가슴근의 단축과, 어깨뼈 뒤쪽과 윗등 근육의 늘어남에 의해 일어난다.

등뼈 뒤굽음증의 증가는 등뼈의 늘어난 척주주위근과 단축된 복부근육에 의해 발생된다. 허리뼈 앞굽음증의 증가는 단축된 엉덩관절 굽힘근과 늘어난 복부근육에 의해 발생된다. 끝으로 무릎의 젖힘은 단축된 종아리근육들, 특히 가자미근에 의해 일어난다.

그림 7.4는 목의 앞쪽 근육, 가슴근, 허리뼈 척주주위근, 엉덩관절 굽힘근 및 종아리근육들의 단축을 보여주고 있다. 목 폄근, 어깨뼈 뒤당김근, 그리고 복부 근육이 과도하게 늘어난 것 같다. 앞으로 쏠린 머리자세, 둥근 어깨자세, 젖힘된 허리뼈, 그리고 젖힘된 무릎 등을 관찰할 수 있다.

전두면 편위 (Frontal Plane Deviations)

전두면상의 변화는 앞쪽이나 뒤쪽에서 바라볼 수 있고, 옆굽음증, 실제 혹은 기능적 다리길이 차이, 안쪽굽음과 가쪽굽음(엉덩관절, 무릎관절 및 발목관절(목말밑관절)), 그리고 과도한 엎침된 발 등과 같은 비정상을 관찰할 수 있다.

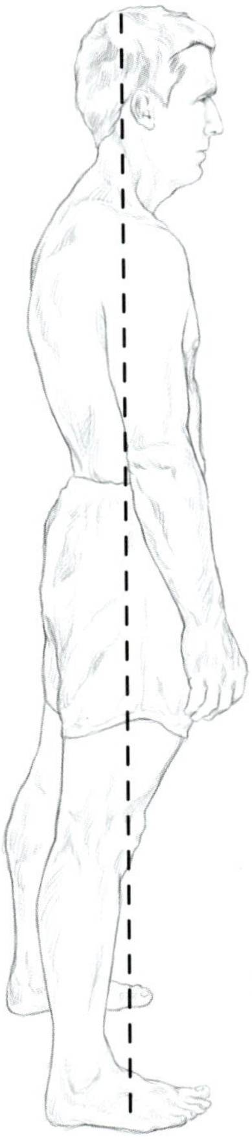

그림 7.4 시상면 편위. 목의 앞쪽 근육, 가슴근, 허리뼈 척주주위근, 엉덩관절 굽힘근 및 종아리근육들의 단축이 나타난다. 목 폄근, 어깨뼈 뒤당김근, 그리고 복부 근육이 과도하게 늘어나 있다. 앞으로 쏠린 머리자세, 둥근 어깨자세, 젖힘된 허리뼈, 그리고 젖힘된 무릎 등을 관찰할 수 있다.

머리와 목의 근육은 같은 쪽의 목 굽힘근/폄근에서 편측 단축된다. 척추의 전두면 편위는 척주주위근은 물론, 허리근과 허리네모근의 편측 단축에 의해 발생될 수 있다. 척추 자세는 골반 위치에 의해 아래쪽부터 영향을 받게 되고, 또 골반 위치는 다리와 골반에 붙어 있는 근육에 의해 영향을 받는다. 이런 예는 오른쪽 모음근들의 과도한 단축으로 일어나며, 이로 인해 왼쪽 골반이 아래쪽으로 내리게 되고, 오른쪽으로 오목해지는 허리뼈 옆굽음증이 일어난다.

비록 원인이 뼈나 인대에 의해 일어나겠지만, 무릎과 발의 전두면 편위는 엉덩관절 벌림근/모음근의 단축/늘어남에 의해, 그리고 발목과 발의 안쪽번짐근이나 가쪽번짐근에 의해 발생하거나 악화될 수 있다. 편측 변화는 기준점과 반대되는 쪽에서 일어난다. 예를 들어, 오른다리의 경우는 무릎의 가쪽굽음(gene valgum)과 발의 엎침이 일어나고, 이와 동시에 왼다리 쪽에서는 무릎의 안쪽굽음(gene varum)과 발의 뒤침이 일어난다.

그림 7.5는 목의 오른쪽 근육, 왼쪽 빗근과 허리네모근, 왼쪽 엉덩관절 모음근과 오른쪽 벌림근, 오른발의 가쪽번짐근 등의 단축을 보이고 있다. 오른쪽 목 옆굽힘, 왼쪽 허리 옆굽힘, 왼쪽 엉덩뼈능선 상승 등이 나타나고, 오른쪽에 비해 왼쪽 갈비뼈우리와 엉덩뼈능선이 더 가까워지고, 심한 오른발의 엎침이 나타난다.

가로면 편위 (Transverse Plane Deviations)

가로면의 비정상을 위쪽에서 아랫방향으로 바라보는 것이 가장 좋지만, 그렇게 하기 어렵기 때문에, 우리는 가로면의 편위를 잘 추정할 수 있도록 클라이언트를 앞, 뒤, 옆에서 바라

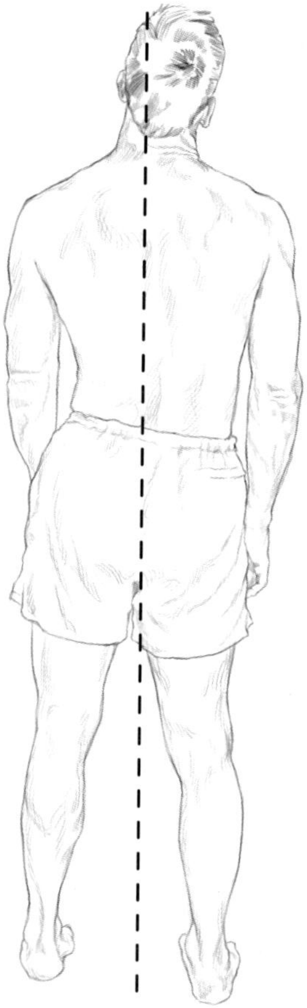

그림 7.5 전두면 편위. 목의 오른쪽 근육, 왼쪽 빗근과 허리네모근, 왼쪽 엉덩관절 모음근과 오른쪽 벌림근, 오른발의 가쪽번짐근 등의 단축을 보이고 있다. 오른쪽 목 옆굽힘, 왼쪽 허리 옆굽힘, 왼쪽 엉덩뼈능선 상승, 오른쪽에 비해 왼쪽 갈비뼈우리와 엉덩뼈능선이 더 가까워짐 등이 나타나고, 또 오른발의 과대엎침이 나타난다.

보도록 권장한다. 가로면 비정상은 일반적으로 축성 돌림이다. 목뼈에 있어, 가로면 불균형이 머리의 돌림으로 나타날 수 있다. 목뼈의 짧은 돌림 근육들이 잘못될 수 있다. 등뼈의 자세 이상은 "갈비뼈 혹"처럼 보일 수 있는데, 이것은 대개 그 사람이 발가락 쪽으로 몸을 앞으로 숙일 때 나타난다. 그 사람이 이런 동작을 취할 때, 갈비우리의 한쪽이 다른 쪽보다 높아진다.

가로면 편위의 다른 예는 이완된 자세에서 위팔뼈가 안쪽이나 가쪽으로 돌아가는 것이다. 중립자세일 때 손바닥이 같은 쪽의 엉덩관절을 마주보게 된다. 어깨관절의 안쪽돌림근이 단축되면, 손이 약간 뒤쪽으로 향하게 되고, 가쪽돌림근이 단축되면 손이 앞쪽으로 돌아가게 된다. 엉덩관절에서도 비슷한 현상이 일어나는데, 가쪽돌림근이 과도하게 단축되면, 무릎이 약간 바깥쪽을 향하게 된다. 한편, 가쪽돌림근이 지나치게 이완되거나 약해지면, 안쪽돌림근의 보상작용과 관계없이, 양쪽 무릎이 서로 마주보게 된다. 그러나 "넙다리 전염"이라는 선천성 뼈이상의 결과로 인해 넙다리뼈가 안쪽으로 돌아가게 된다. 넙다리 전염은 넙다리뼈 목이 표준보다 앞쪽으로 돌아간 것이다. 이런 자세를 스트레칭으로 변화시킬 수 없다. 비록 안쪽돌림된 자세가 변화될 수 있다하더라도, 절구에 대한 넙다리뼈머리의 각도가 변화되어, 엉덩관절의 안정성이 떨어지게 될 것이다.

그림 7.6은 가로면 편위의 예로서, 오른쪽 목 돌림근, 오목위팔관절의 안쪽돌림근, 오른쪽 엉덩관절 굽힘근, 왼쪽 몸통 돌림근, 엉덩관절 가쪽돌림근, 그리고 발목과 발의 가쪽번짐근 등의 단축이 나타난다.

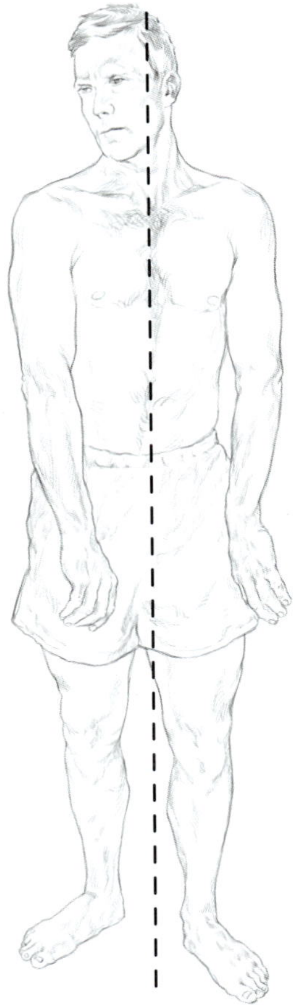

그림 7.6 가로면 편위. 오른쪽 목 돌림근, 오목위팔관절의 안쪽돌림근, 오른쪽 엉덩관절 굽힘근, 왼쪽 몸통 돌림근, 엉덩관절 가쪽돌림근, 그리고 발목과 발의 가쪽번짐근 등의 단축이 나타난다.

자세평가 (Assessing Posture)

자세평가는 앉은 자세, 선 자세, 그리고 걷는 자세 등을 관찰함으로써 시작되어야 하고, 전신 평가에서 국소 평가로 이루어져야 하고, 큰 편위 패턴을 먼저 결정한 다음, 이들 편위의 개별 구성요소를 나중에 확인해야 한다.

우리는 초기에 정상적이고 건강하고 좋은 자세로부터 편위가 있는지를 결정할 수 있다. 이들 편위에는 다음과 같은 특징들이 존재한다: 한쪽 엉덩이가 올라가고, 머리가 한쪽으로 기울어지고, 척추굽이의 모양이 정상과 확연하게 차이가 난다. 우리는 이들 편위를 앞쪽, 뒤쪽, 그리고 측면(좌우 모두)에서 관찰해야 한다.

종종 자세평가를 할 때 도움을 주는 사항들로는, 어깨 높이, 팔과 몸통 사이의 틈 간격, 엉덩관절, 무릎관절, 발목관절 등의 각도 등이다.

보다 특별한 정보들은 위의 육안 관찰을 통해 찾아내야 한다. 왜 오른쪽 엉덩이가 올라갔는가? 뚜렷한 다리길이 차이나 옆굽음증이 있는가? 이들 편위를 일으키거나 영향을 줄 수 있는 특정 근육의 길이 문제가 있는가? 3장은 근육 길이와 관절가동범위(ROM)에 대해 다루었고, 근육의 단축을 해결하는 스트레칭 기법을 설명했다. 자세 편위와 근육성 원인들에 대한 예들을 본 장의 "스트레칭" 단락에서 다루고 있다. 주된 제한이 일어나는 운동면을 기준으로 자세 편위들을 나누었지만, 실제로는 자세편위들이 하나의 운동면에서만 일어나지 않는다. 철저한 평가와 치료 프로그램은 3개의 운동면 모두에서 자세 편위들을 고려해야 한다.

자세 향상을 위한 중재 (Interventions to Improve Posture)

클라이언트의 자세를 변화시킬 수 있는가? 예 혹은 아니오. 우리는 앉은 자세나 선 자세를 똑바로 취하고, 어깨를 뒤쪽으로 이동시키고, 턱을 당길 수 있다. 우리는 조직의 실제 길이 변화와 뼈 분절들 간의 거리와 연관 관계에 영향을 주는 우리 몸의 구조를 실제로 변화시킬 수 있는가? 신체 부위들 사이의 실제적인 생리적 관계는 변할 수 있는가? 아직 이런 관계는 명확하게 밝혀지지 않았다.

아직까지, 운동이 자세 변화에 어떤 영향을 주는지를 결론내리지 못했다. 골반 위치와 허리자세를 향상시키고 허리 통증을 완화시킨다는 뒤넙다리근 스트레칭과 같이, 오랫동안 받아들여져 왔던 이론들도 문헌적 지지를 받지 못하는 것 같다. Li 등은 뒤넙다리근의 길이와 허리골반 자세와의 상관관계가 없음을 밝혀냈다. Hyrosomallis와 Goodman은 운동이 자세 편위를 교정할 수 있다는 것을 지지할 만한 문헌이 거의 없고, 문헌적 고찰의 신뢰성과 타당성이 부족하다는 것을 알아냈다. 이것처럼, 운동이 자세 향상을 이끌어낼 수 있는다는 객관적인 데이터가 부족하다. 스트레칭은 어떠한가? 1장에서 언급되었듯이, 적절한 유연성 프로토콜로 근육 길이와 관절 위치를 변화시킬 수 있다는 것이 인구역학적 연구로 밝혀졌기 때문에, 우리는 이런 프로그램이 자세 변화를 일으킬 수 있다는 것으로 결론낼 수 있지만, 아직까지 이런 결론을 확정할 수 없는데, 그 이유는 아직까지 프로토콜과 프로그램이 잘 정의되지 않았고, 그 연구로 자세 변화를 확정할 수 없기 때문이다.

자세 변화에 대한 스트레칭과 근력강화 프로그램의 효과를 다룬 문헌들은 다음과 같다. Wang 등은 어깨가 앞쪽으로 쏠린 20명의 무증상환자를 가슴근의 스트레칭 프로그램과 어깨뼈의 당김근과 올림근, 위팔뼈의 벌림근과 가쪽돌림근 등의 근력강화 프로그램에 참여시켰다. 주당 3회씩 6주간 프로그램을 적용한 결과, 안정시 어깨뼈 위치는 거의 변화되지 않았지만, 등뼈의 앞쪽 경사는 뚜렷하게 감소되었다(좋지 못한 등뼈 자세가 좋아졌음). Katzma 등은 증가된 뒤굽음증(50° 이상)을 가진 24명의 노인 그룹에게 12주간의 근력강화 중재를 적용한 결과, 뚜렷한 등뼈 뒤굽음증의 감소가 일어남을 알아냈다. Falla 등은 만성 목 통증 환자를 대상으로 6주간의 특별한 목 근력강화 프로그램을 적용한 결과, 장시간 앉기 자세 동안 목 중립자세를 유지할 수 있는 능력의 향상을 얻었다. Itoi 등은 등뼈 뒤굽음증이 뚜렷한 노인 여성을 대상으로 6주간 근력강화 프로그램을 적용한 결과, 등뼈 자세가 향상됨을 알아냈지만, 뒤굽음증이 경한 환자에게는 뚜렷한 변화가 일어나지 않았다고 했다.

비록 연구들이 부족하지만, 대다수의 건강관리전문가 또는 피트니스 전문가들은 자세 향상을 시도하는 노력의 일종으로서 단축된 근육에 대한 스트레칭의 효과와 약화된 근육에 대한 근력강화의 효과를 인정하고 있다. 실제적인 변화가 불가능할지 모르지만, 적절한 기능을 지지해 주기 위해, 손상의 가능성을 줄여주기 위해, 그리고 자세가 나빠지는 기회를 줄여주기 위해, 자세의 불완전성을 조절해 줄 필요가 있다. 자세를 향상시키는 3가지 중재 요소로는 교육, 근력강화, 스트레칭 등이 있다.

교육 (Education)

자세에 영향을 주는 가장 드라마틱한 자극은 교육을 통해 이루어진다. 서기, 앉기, 굽히기 및 들기 등을 포함한, 척추의 해부학, 기능 및 관리를 잘 이해하면, 드라마틱한 자세 변화를 이끌어낼 수 있다. 좋은 앉기 자세와 작업장에서의 신체 역학에 대한 정보는 8장에 수록되어 있다. 좋은 신체 역학에 대한 정보를 더 많이 알고 싶으면 부록 A를 참고하기 바란다.

근력강화 (Strengthening)

약한 근육을 강화시키는 것은 자세를 향상시키는데 있어 매우 중요한 일이다. 근육 약증은 전신 혹은 국소 탈컨디셔닝, 자세 습관, 손상, 질병 등에 의해 일어날 수 있고, 또 특정 근육을 강화하고 다른 근육을 약화시키는 활동들에 의해서도 일어날 수 있다. 그리고 근육 약증이 위에서 언급되었듯이 만성적으로 늘어난 근육(스트레칭성 약증)에 의해서도 일어날 수 있다.

적절한 근력강화 프로그램은 앞뒤, 좌우의 근력 균형을 향상시킴으로써 클라이언트로 하여금 그들의 자세를 향상시킬 수 있게 만든다. 근력강화 훈련은 전신 탈컨디셔닝 근골격계를 극복할 수 있게 돕는다. 특히 근력강화훈련은 약화된 핵심 근육(core muscles) 즉, 복부 근육, 볼기근, 척추고정근, 골반바닥근, 그리고 골반과 척추를 조절함으로써 안정성 효과를 주는 근육 등에 효과적이다. 약화된 핵심 근육의 근력강화는 좋은 자세를 유지하는데 도움을 줄 것이다. 특히 장시간 앉기, 서기, 굽히기, 들기, 혹은 장시간의 운동 경기 등과 같은 부하가 가해졌을 때 더욱 그러하다.

효율적인 근력강화 프로그램은 철저한 평가를 통해 이루어져야 하며, 철저한 평가는 여러분이 자세와 약화된 개별 근육 부위 둘 다에 반응하는 특정 훈련 욕구를 확인하는데 도움을 줄 것이다. 한 부위에 대한 소견이 다른 부위에 대한 귀중한 정보를 제공할 수 있기 때문에, 적절한 ROM/유연성의 평가(3장에서 설명되었듯이)와 함께 근력강화 훈련에 대한 욕구를 평가해 본다. 예를 들어, 가슴근과 어깨 앞쪽 근육이 단축되었음을 알게 되면, 이들 근육의 유연성 향상 뿐만 아니라 길항근(윗등 근육과 어깨 뒤쪽 근육)의 근력 강화가 필요하다는 것을 알게 될 것이다. 그리고 근력강화 프로그램 설계에 대한 일반적인 가이드라인은 10장에 제시되어 있다.

스트레칭 (Stretching)

스트레칭은 자세 향상의 목적으로 고안된 건강 및 피트니스 프로그램에 있어 꼭 필요한 요소이다. 특히, 단축된 근육군이 있는 경우에는, 스트레칭이 좋은 자세를 만들어 주는 주요 요소가 될 수 있다. 뒤넙다리근의 단축이 좋은 예이다. 앉은 자세는 뒤넙다리근의 만성적인 단축을 지속시킬 수 있다. 오랜 시간 동안 앉은 자세를 유지했으면, 근육 신장 활동을 하지 않고는 뒤넙다리근의 영구적인 단축을 막을 수 없을 것이다. 이런 뒤넙다리근의 단축은 앉은 자세 동안 골반의 안정시 위치를 변화시킬 것이다. 즉, 골반이 뒤쪽으로 기울어지게 되어, 똑바른 앉은 자세를 취하기가 더욱 어려워진다.

하루에 몇 시간 동안 앉은 자세를 취하는 사람에게서 단축된 뒤넙다리근이 확인되면, 뒤넙다리근의 스트레칭에 대한 적절한 프로그램을 설계해 본다(5장 참고). 지속적인 스트레칭은 뒤넙다리근의 길이를 증가시키고, 선 자세와 앉은 자세를 더욱 향상시킬 것이다.

본 단락은 시상면, 전두면, 가로면에서 일어나는 흔한 편위들에 대한 특별한 스트레칭을 설명하고 있다.

시상면 편위를 위한 스트레칭 (Stretches for Sagittal Plane Deviations)

위에서 언급되었듯이, 흔하게 단축되는 근육들로는, 목 굽힘근, 어깨 가로모음근, 복부근, 허리 폄근, 엉덩관절 굽힘근, 그리고 발바닥굽힘근 등이 있다. 이들 근육군에 대한 스트레칭은 5장에서 설명된다(주요 근육군을 위한 스트레칭). 실제로 이들 근육군이 긴장되었는지를 확인한 이후에만, 자세를 향상시키는 스트레칭을 해야 한다. 3장(유연성 평가하기)을 참고하기 바란다.

하나의 예로서, 머리가 앞으로 쏠리고, 어깨가 둥글고, 허리뼈가 젖힘되고 무릎이 젖힘된 사람을 생각해 본다(그림 7.4 참고). 각 자세 편위에 대한 스트레칭을 위해 표 7.1를 참고하기 바란다.

전두면 편위를 위한 스트레칭 (Stretches for Frontal Plane Deviations)

전두면에서 일어나는 일반적인 자세 편위로는, 머리의 옆굽힘, 등뼈와 허리뼈의 옆굽음증, 올라간 엉덩관절, 모음된 넙다리뼈, 혹은 과도하게 안쪽이나 가쪽으로 번짐된 발 등이 있다. 단축된 오른쪽 목 옆굽힘근, 단축된 왼쪽 허리뼈 척주주위근, 단축된 왼쪽 엉덩관절 모음근, 단축된 오른쪽 발목 가쪽번짐근 등을 가진 사람을 생각해 본다(그림 7.5 참고). 표 7.2는 이들 편위에 대한 스트레칭을 목록하고 있다.

가로면 편위를 위한 스트레칭 (Stretches for Transverse Plane Deviations)

가로면에서 일어나는 일반적인 자세 편위로는, 목뼈, 등뼈, 허리뼈의 돌림, 안쪽돌림된 위팔뼈, 안쪽이나 가쪽으로 돌림된 넙다리뼈, 골반 돌림, 혹은 안쪽으로 돌림된 정강뼈와 목말뼈, 그리고 심하게 엎침된 발 등이 있다.

목말뼈, 그머리의 옆굽힘, 등뼈와 허리뼈의 옆굽음증, 올라간 엉덩관절, 모음된 넙다리뼈, 혹은 과도하게 안쪽이나 가쪽으로 번짐된 발 등이 있다. 오른쪽 돌림된 목뼈, 안쪽돌림된 위팔뼈, 왼쪽으로 돌림된 골반, 가쪽으로 돌림된 넙다리뼈, 가쪽번짐 혹은 벌림된 발 등을 가진 사람을 생각해 본다(그림 7.6 참고). 표 7.3는 이들 편위에 대한 스트레칭을 목록하고 있다.

표 7.1 시상면 편위를 스트레칭

편위	스트레칭(5장으로부터)
머리 전방 쏠림	목뼈 굽힘근 (그림 5.2)
둥근 어깨	어깨 가로모음근 (그림 5.9)
허리뼈의 젖힘	몸통 폄근 (그림 5.20),
	엉덩관절 굽힘근 (그림 5.24)
무릎의 젖힘	발목 발바닥굽힘근 (그림 5.33B : 가자미근)

표 7.2 전두면 편위를 스트레칭

편위	스트레칭(5장으로부터)
목뼈 오른쪽 옆굽힘	목뼈 옆굽힘근 (그림 5.3) : 오른쪽
허리뼈 왼쪽 옆굽힘	몸통 옆굽힘근 (그림 5.22) : 왼쪽
모음된 왼쪽 엉덩관절(왼쪽 엉덩뼈의 높이가 높다)	엉덩관절 모음근 (그림 5.26) : 왼쪽
	엉덩관절 벌림근 (그림 5.27) : 오른쪽
	엉덩관절 굽힘근 (그림 5.24) : 오른쪽
가쪽번짐(과도한 엎침)된 오른발	발목과 발의 가쪽번짐근 (그림 5.35) : 오른쪽

표 7.3 가로면 편위를 스트레칭

편위	스트레칭(5장으로부터)
목뼈 오른쪽 돌림	목뼈 돌림근 (그림 5.4) : 오른쪽
안쪽 돌림된 위팔뼈	어깨 안쪽돌림근 (그림 5.11)
왼쪽으로 돌림된 골반	엉덩관절 굽힘근 (그림 5.24) : 오른쪽 몸통 돌림근 (그림 5.23) : 몸통을 왼쪽으로 돌림
가쪽으로 돌림된 넙다리뼈	엉덩관절 가쪽돌림근 (그림 5.29)
가쪽번짐과 가쪽 돌림된 발	발목과 발의 가쪽번짐근 (그림 5.35)

요 약 (Summary)

좋은 자세는 정적 환경이나 동적 환경 모두에 있어 적절한 기능에 필수적이다. 좋은 자세는 정의에 따르면, 근골격계는 물론 내부장기들의 적절한 기능을 허용하는 여러 관절들 사이의 위치 관계이다. 자세는 다음과 같은 많은 요소들에 의해 영향을 받는다 : 비정상적으로 단축되거나 늘어난 근조직, 관절과 골격의 이상, 직업, 취미, 생활양식, 질병, 유전적 요인, 그리고 신체자각능력 등이다.

비정상 자세는 시상면, 전두면, 가로면 등에서 일어날 수 있지만, 대부분의 비정상은 이들 면들이 복합된 여러 면상에서 일어난다. 자세를 향상시키는 프로그램은 여러 면을 고려하여 근골격계의 기능을 주의깊게 평가한 이후에 설계되어야 한다. 자세는 교육, 적절한 근력강화, 유연성 및 컨디셔닝 프로그램을 통해 교정될 수 있지만, 지속적이고 결정적인 노력을 하지 않는다면, 자세 교정의 효과를 얻을 수 없을 것이다.

자세와 신체 역학에 대한 정보가 더 필요하면, 부록 A를 참고하기 바란다.

참고문헌 (References)

1. Kendall HO, McCreary EK. Muscle Testing and Function. 3rd ed. Baltimore: Williams and Wilkins, 1993.
2. Kebaetse M, McClure P, Pratt NA. Thoracic position effect on shoulder range of motion, strength, and three-dimensional scapular kinematics. Arch Phys Med Rehabil August 1999;80(8):945–950.
3. Finley MA, Lee RY. Effect of sitting posture on 3-dimensional scapular kinematics measured by skin-mounted electromagnetic tracking sensors. Arch Phys Med Rehabil April 2003;84(4):563–568.
4. Borstad JD, Ludewig PM. The effect of long versus short pectoralis minor resting length on scapular kinematics in healthy individuals. J Orthop Sports Phys Ther April 2005;35(4):227–238.
5. McDonnell MK, Sahrmann SA, Van Dillen L. A specific exercise program and modification of postural alignment for treatment of cervicogenic headache: a case report. J Orthop Sports Phys Ther January 2005;35(1):3–15.
6. Academy of General Dentistry Website. 2007. Available at: http://www.agd.org/consumer/topics/tmj/posture.asp/. Accessed June 1, 2007.
7. Nachemson AL. Disc pressure measurements. Spine January–February 1981;6(1):93–97.
8. Wilke HJ, Neef P, Caimi M, et al. New in vivo measurements of pressures in the intervertebral disc in daily life. Spine April 15, 1999;24(8):755–762.
9. Wilke HJ, Neef P, Hinz B, et al. Intradiscal pressure together with anthropometric data–a data set for the validation of models. Clin Biomech 2001:16(Suppl)1:S111–126.
10. Kera T, Maruyama H. The effect of posture on respiratory activity of the abdominal muscles. J Physiol Anthropol Appl Human Sci July 2005;24(4):259–265.
11. Abe T, Yamada T, Tomita T, et al. Posture effects on timing muscle activity during stimulated ventilation. J Appl Physiol June 1999;86(6):1994–2000.

12. Yamashita H, Hachisuka Y, Kotegawa H, et al. Effects of posture change on the hemodynamics of the liver. Hepatogastroenterology November–December 2004;51(60):1797–1800.
13. Edmonston SJ, Aggerholm M, Eflfving S, et al. Influence of posture on the range of axial rotation and coupled lateral flexion of the thoracic spine. J Manipulative Physiol Ther March–April 2007;30(3):193–199.
14. Li Y, McClure PW, Pratt N. The effect of hamstring muscle stretching on standing posture and on lumbar and hip motions during forward bending. Phys Ther August 1996;76(8)836–845.
15. Hyrsomallis C, Goodman C. A review of resistance exercise and posture realignment. J Strength Cond Res August 2001;15(3):385–390.
16. Wang CH, McClure P, Pratt NE, et al. Stretching and strengthening exercises: their effect on three dimensional scapular kinematics. Arch Phys Med Rehabil August 1999;80(8):923–929.
17. Katzman WB, Sellmeyer DE, Stewart AL, et al. Changes in flexed posture, musculoskeletal impairments, and physical performance after group exercise in community-dwelling older women. Arch Phys Med Rehabil February 2007;88(2):192–199.
18. Falla D, Jull G, Russell T, et al. Effect of neck exercise on sitting posture in patients with chronic neck pain. Phys Ther April 2007;87(4)408–417.
19. Itoi E, Sinaki M. Effect of back-strengthening exercise on posture in healthy women 49 to 65 years of age. Mayo Clin Proc November 1994;69(11):1054–1059.

단원 Ⅲ

특별한 스트레칭과 스트레칭 프로그램 (Special Stretches and Stretching Programs)

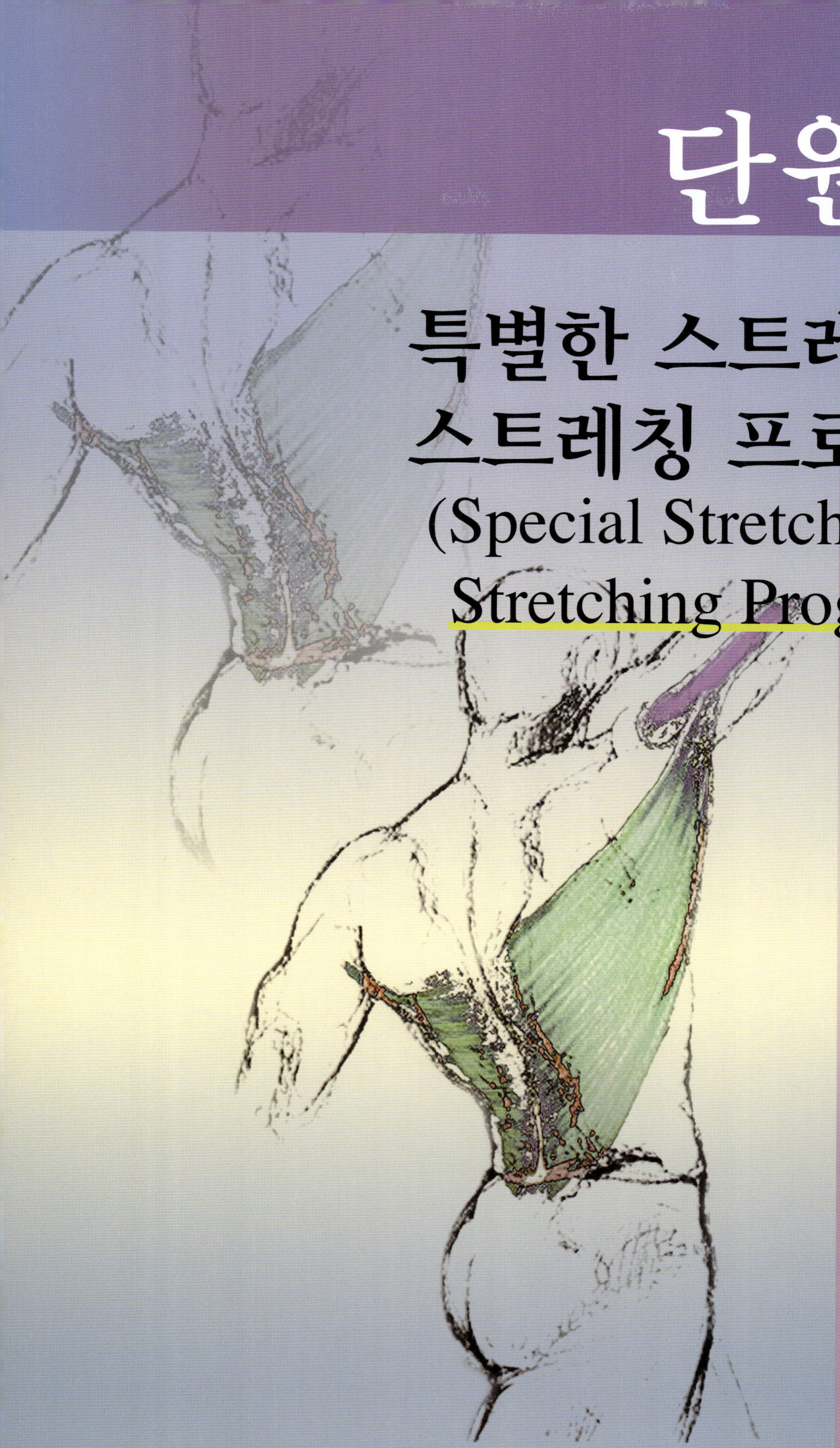

제8장

작업장을 위한 스트레칭 프로그램
Workplace Stretching Programs

2005년도 미국 노동성 산업안전보건부의 보고에 따르면, 4,000,000명 이상이 질병으로 고통을 받고 있다고 했다. 이중 503,000명은 염좌와 좌상으로 고통을 받았고, 270,000명 이상은 허리 손상으로 고생을 했다고 한다. 이 보고서는 작업장에서 발생하는 자세와 생체역학적 스트레스 사이의 상관관계와 산업재해 발생 비율을 제시하고 있다.

작업장에서의 인간공학의 중요성은 평가절하되어서는 안된다. 사실, 산업안전보건부는 인간공학에 대한 국가자문위원회를 포함하여, 작업장의 신체역학, 장비 혹은 환경 디자인 등에서 발생할 수 있는 문제를 기술하는 여러 단계의 전략을 제시했다.

Liberty Mutual 사의 2002년도 작업장 안전 지표는 인간공학과 관련된 손상을 설명하고, 작업장 손상의 주된 원인이 과로와 낙상이라고 했다. 과로가 모든 작업장 손상에 영향을 주는 정도는 26%이고, 낙상은 12.5%이다. 반복 움직임에 의한 손상은 전체의 5.7%을 차지한다. Stuebbe 등은 27개월 이상 제조업체에서 근무한 노동자를 대상으로 연구한 결과, 작업과 근골격계손상 비율에서 자세와 생체역학적 스트레스의 상관관계가 밀접하다는 것을 보였다.

장기간 앉아 있거나, 서 있거나, 과도한 반복적인 들기를 하거나, 혹은 만성적인 반복 등에 의해, 작업과 관련된 손상이 자주 발생한다. 본 장은 2 종류의 작업과 흔히 발생하는 손상들에 대해 설명하고 있고, 또 작업과 관련된 증상을 가진 클라이언트의 평가, 교육, 치료에 대한 일반적인 접근법도 간략하게 설명한다. 본 장은 작업장에서 일상적으로 수행하는 일반적인 전신 프로그램 뿐만 아니라, 작업 종류에 따른 스트레칭 프로그램을 제공하고 있다.

작업의 종류와 그와 관련된 손상 (Types of Work and Work-Related Injuries)

작업환경과 어려움이 매우 다양하지만, 모든 형태의 작업은 일반적으로 정적 작업과 동적 작업으로 나누어질 수 있다. 정적 작업은 특정한 위치나 자세로 장기간 이루어지는 것으로서, 한 장소에서 앉거나 선 자세로 수행하는 작업이고, 반면 동적 작업은 여러 시간 동안 반복적인 움직임을 요구하는 것으로서, 예를 들어, 건축 노동, 특정 제조 작업, 마사지치료 등이 여기에 속한다. 몇몇 종류의 작업은 정적 작업과 동적 작업의 위험과 장점을 모두 가지고 있어, 복합된 여러 여러움을 가지고 있다. 예를 들어, 현금출납원과 같은 가게 점원은 앉은 자세로 여러 시간을 보내고 있고, 다른 직원들은 많은 시간을 걷고 몸을 굽히고, 물건을 들어올리는데 시간을 보낸다. 제조 작업을 하는 사람은 반복적인 손 움직임을 앉은 자세에서 하루에 8시간을 하기도 한다. 모든 종류의 작업을 다루는 것은 무의미할 것이기 때문에, 정적 작업이나 동적 작업으로 흔히 발생하는 손상이나, 통증, 기능장애에 한정하여 설명할 것이다.

정적 작업 손상 (static Work Injuries)

정적 손상은 장기간 동안 특정 근골격계에 과도한 스트레스가 가해지는 자세에서 발생한다. 예를 들어, 머리와 어깨를 앞으로 내밀고 구부정한 자세로 장시간 앉아 있으면, 목과 등의 뒤쪽 구조물이 과도한 스트레스를 받게 된다. 장시간 동안 선 자세를 요구하는 작업환경에 의해서도 다른 관절구조물과 연부조직이 비슷한 정적 스트레스를 받을 수 있다.

앉은 자세 *(Sitting)*

지난 20년 동안 이루어진 컴퓨터기술의 놀라운 발달은 노동자들을 책상 업무(사무직) 쪽으로 이동시켰다. 이런 드라마틱한 작업의 변화는 장시간의 앉은 자세와 관련된, 척추와 팔의 만성 손상을 야기시켰다. 장시간 동안 앉은 자세를 요구하는 작업들은 만성적으로 늘어나거나 수축되는 근육, 긴장된 힘줄, 그리고 만성적으로 압박되는 관절 등에 통증을 발생시킨다.

예를 들어, 컴퓨터 프로그래머는 머리를 앞으로 내밀고, 어깨를 둥글게 하고, 또 허리를 굽힌 자세로 하루에 6–8시간 동안 컴퓨터 앞에 앉아 있는다. 이 자세의 경우, 목, 어깨, 등뼈, 그리고 허리뼈 등의 뒤쪽 근조직이 체중의 지지를 위해 만성적으로 늘어나게 된다. 또한 힘줄과 인대의 만성적 긴장도 관련조직의 통증과 기능장애를 야기시킬 수 있다. 이것이 목이나 등에서 어떻게 일어나는지를 알아보기 위해, 다른쪽 손가락을 이용해 반대쪽 손가락 하나를 그의 가동범위 끝까지 펴 본다. 처음에는 여러분이 어떤 불편함을 느끼지 못하겠지만, 수 분이 지나면 압박을 느끼기 시작하고, 결국에는 긴장된 조직에서 통증을 느끼게 될 것이다. 이제 우리는 몇 주, 몇 개월, 혹은 몇 년에 걸쳐 과도한 스트레스를 몇 시간 동안 받고 있는 등과 목의 근육들이 어떻게 느끼게 되는지를 상상해 본다.

선 자세 *(Standing)*

선 자세는 그 자체로 독특한 도전이며, 발에서 시작해 머리와 목 쪽으로 작용한다. 중력은 체중을 발 쪽으로 쏠리게 만들어, 그 발을 엎침시키고, 발바닥 구조물을 신장시킨다. 그리고 발허리뼈머리에 압박 스트레스를 가한다. 종종 장기간의 압박으로 인해 젖힘된 무릎에서 통증이 발생하고, 또 좋지 못한 자세와 핵심근육의 약화 때문에, 허리뼈도 젖힘에 의해 손상을 당할 수 있다. 앞으로 쏠린 머리, 둥근 어깨, 그리고 뒤굽이가 증가된 등뼈는 위와 같은 다리의 문제를 동반하여, 목과 어깨의 뻣뻣함을 초래한다.

동적 작업 손상 (Dynamic Work Injuries)

동적 작업 손상은 움직임의 결과로 일어난다. 움직임은 과도한 하중의 결과나 내성 하중(tolerable load)의 과도한 반복의 결과로서 손상을 일으킬 수 있다. 양쪽의 경우에 있어, 손상의 빈도와 심각도는 하중을 받는 자세에 좌우될 수 있다. 대부분의 경우에 있어, 가장 효율적인 자세와 신체 역학은 동적 작업 손상의 발생 기회를 줄여줄 수 있다.

반복적인 움직임 (Repetitive movement)

동적 환경에서 노동자, 혹은 특히 노동자의 한 개 이상의 근육이나 관절은 내성 하중이 매우 클 때 쉽게 손상될 수 있지만, 염증이나 통증을 초래하는 손상 조직이 파괴되기 시작할 때도 자주 일어난다. 스트레스가 계속 가해지면, 결국에는 이들 증상이 조직의 완전 혹은 부분 열상이나 연골의 파괴로 진행된다.

많은 종류의 작업들이 노동자들로 하여금 과사용 손상의 위험을 증가시키는 반복적인 업무 수행을 하게 만든다. 이들 작업으로는 공장의 조립 라인 업무, 출납업무, 전화 업무, 컴퓨터 관련 업무 등이 포함된다. 미국 노동부 산하 노동통계국에 따르면, 2002년 동안 반복적인 업무에 따른 손상으로 인해 하루 이상 일을 하지 못한 경우가 1,400,000 건이 발생했다고 한다. 또한 연구는 반복적인 작은 운동 업무(컴퓨터 마우스 사용과 같은)와 목과 어깨의 근활동 증가 사이에 연결고리가 있음을 보였고, 이들 근활동의 증가로 인해 손상이 초래될 수 있음을 제안했다. 그런 업무들이 신체 역학과 관련되면, 문제가 되는데, 그것은 많은 작업환경과 관련되기 때문이다.

반복적인 들기를 하는 사람이거나, 다른 반복적인 업무를 하는 사람들은 아래와 같은 두 가지 이유 때문에, 유연성의 향상을 통해 이득을 얻을 수 있다. 첫 번째 이유는 적절한 스트레칭의 적용이 근경련과 통증을 즉시 감소시키는데 도움을 주기 때문이고, 두 번째 이유는 단축된 근육에 장기간 스트레칭을 적용하면 보다 안전하고 효율적인 자세를 얻을 수 있고, 또 향상된 신체 역학의 적용을 얻을 수 있기 때문이다.

들기 (Lifting)

들기는 작업과 관련된 손상의 주된 원인이다. 들기 손상은 과도한 하중을 들 때 또는 최대 밑의 하중을 반복적으로 들 때 일어날 수 있다. 이들 손상의 발생은 나쁜 신체 역학, 근골격계 문제, 혹은 이들 요소의 결합에 영향을 받는다. 신체 역학에 대한 교육과 적절한 훈련, 그리고 적절한 근력과 유연성의 발달을 통해 대부분의 들기 손상을 줄여 줄 수 있다.

작업과 관련된 통증 환자를 위한 일반적인 접근법 (General Approach to Individuals with Work-Related Pain)

작업과 관련된 근골격계 손상 환자는 단기간의 통증 완화와 예방과 재활에 대한 장기간의 전략을 필요로 한다. 중재는 인간공학적 요구와 환자의 생리적 변화를 포함한 환자 사례에 대한 평가와 함께 시작한다.

대부분의 보건전문가들은 작업과 관련된 손상의 첫 번째 접근법으로써, 손상을 확인하고, 그 다음 손상을 초래할 수 있는 스트레스를 수정하고 제거한다는 것에 동의를 한다. 그리고 스트레스가 수정되고 제거되었다면, 실제로 치료와 재활을 시작한다.

손상의 원인이 정적 작업의 결과이든 동적 작업의 결과이든 간에, 중력과 다른 외부의 힘에 의해 근골격계에 가해진 과도한 정적 혹은 동적 스트레스를 평가할 수 있기 전에, 적절한 자세와 신체역학에 대한 이해가 필요할 것이다.

적절한 근력, 컨디셔닝, 유연성 프로그램에 대한 교육과 함께, 신체역학과 손상 예방에 대한 교육은 환자의 재활과 재손상의 기회를 감소시키는데 있어 필수 요소이다.

평가 (Assessment)

각 사람의 인간공학적 관점과 생리적 관점에서 손상을 초래하는 환경에 대한 이해를 향상시키는 것이 중요하다. 치료사와 클라이언트 사이의 간단한 인터뷰는 작업공간과 같은 물리적 제약, 예상되는 페이스, 혹은 반복적인 작업의 특징 등과 같은, 특별한 작업 상황을 알아내는데 도움을 준다. 그리고 인터뷰를 통해 병력과 손상과정, 신장, 체중, 근력 혹은 유연성 등과 같은 개인의 상황 등을 알아낸다. 자세와 움직임을 관찰하고, 임상 검사와 환자의 근력과 ROM을 평가함으로써, 작업 진단을 해야 한다. 그리고 대부분의 경우, 작업 진단은 의사에 의해 이루어진다.

그리고 필요하다면 특별한 사항에 대해서도 기술해야 한다. 인간공학적 사항은 특별한 작업의 종류에 익숙한 인간공학 전문가에 의해 기술되어야 하고, 의학적 사항은 적절한 의학 전문가에 의해 기술되어야 한다. 우리는 아래에서 신체역학 교육, 근력강화, 그리고 유연성 프로그램에 대해 토론할 것이다.

단축된 조직을 스트레칭하는 것 이외에, 이미 만성적으로 스트레스받은 조직의 과도한 스트레칭에 의해 좋지 못한 자세와 신체역학이 더욱 악화되지 않도록 부적절하게 늘어난 조직도 평가해야 한다. 그러므로 길항작용을 하는 근조직을 평가하는 것도 매우 중요하다. 3장은 이런 권고사항을 자세히 설명해 주고 있다. 예를 들어, 장시간의 앉기 자세에 있어, 뒤쪽의 인대와 근육힘줄조직에 가해진 과도한 스트레인을 평가하는 것 이외에, 엉덩관절 굽힘근, 복부근, 가슴 근육 등과 같은 길항근의 만성 단축도 평가해야 한다. 단축된 근육의 경우는 그들의 정상 길이와 ROM을 회복하기 위해 강하게 스트레칭해야 한다. 본 장의 후반부에서 설명되겠지만, 증상이 있고 늘어난 조직도 증상의 감소를 위해 스트레칭될 수 있다. 스트레칭 운동의 적용은 주의깊은 ROM 평가(움직임 평가에 대한 자세한 내용을 알고 싶으면, 3장을 참고하기 바람) 이후에 이루어져야 한다.

자세와 신체 역학에 대한 교육 (Education in Posture and Body Mechanics)

근골격계를 통한 보다 효율적인 힘의 분산으로 과도한 관절 스트레스와 그로 인한 통증 및 기능장애를 감소시킬 수 있다. 좋은 신체역학은 신체와 주어진 작업환경 둘 다에 대해 가장 효율적인 움직임을 일으킬 수 있다. 즉, 최소의 스트레스와 스트레인으로 작업을 수행할 수 있고, 최대의 효율을 일으킬 수 있다. 적절한 신체역학을 알면, 개인의 움직임 패턴을 변경할 수 있고, 또 작업장에 대해 생체역학적으로 장점을 갖는 움직임 패턴을 만들 수도 있다.

개인이 자신의 효율적인 신체역학을 안다면, 반복적인 운동이나 저항운동에서 발생하는 과도한 힘을 최소화시키면서 움직임을 시작할 수 있다.

앉은 자세 *(Sitting)*

위에서 언급했듯이, 앉은 자세는 목, 어깨, 아래 등, 그리고 엉덩관절에 스트레스를 증가시킨다. 장시간 동안 앉은 자세를 취하는 사람들은 종종 중력의 압박을 받게 되어, 머리를 앞으로 내밀고, 어깨를 둥글게 만들며, 목뼈, 등뼈, 허리뼈를 구부리게 된다. 이런 자세는 아래 목 폄근, 등뼈 폄근, 허리뼈 폄근 등과 주위 인대들의 만성적인 늘어남을 초래할 수 있다. 이런 자세는 뒤쪽 구조물에 점진적인 가중을 가하고 긴장을 더욱 증가시키는 반면, 앞쪽 구조물(그리고 뒤위쪽 목 구조물)은 단축된다. 이들에는 위쪽 목폄근, 가슴과 어깨의 앞쪽 근육, 복부근 및 엉덩관절 굽힘근 등이 포함된다. 그림 8.1A는 앉기 자세의 예를 보여 주고 있고, 이때 단축된 근조직과 늘어난 근조직이 무엇인지를 알려준다. 그림 8.1B는 보다 효율적인 자세를 보여주고 있다.

앉기 자세와 관련된 손상의 기회를 줄여주기 위해 적절한 앉기 자세와 작업장의 형태를 이해하고 고용하는 것이 클라이언트에게 중요하다.

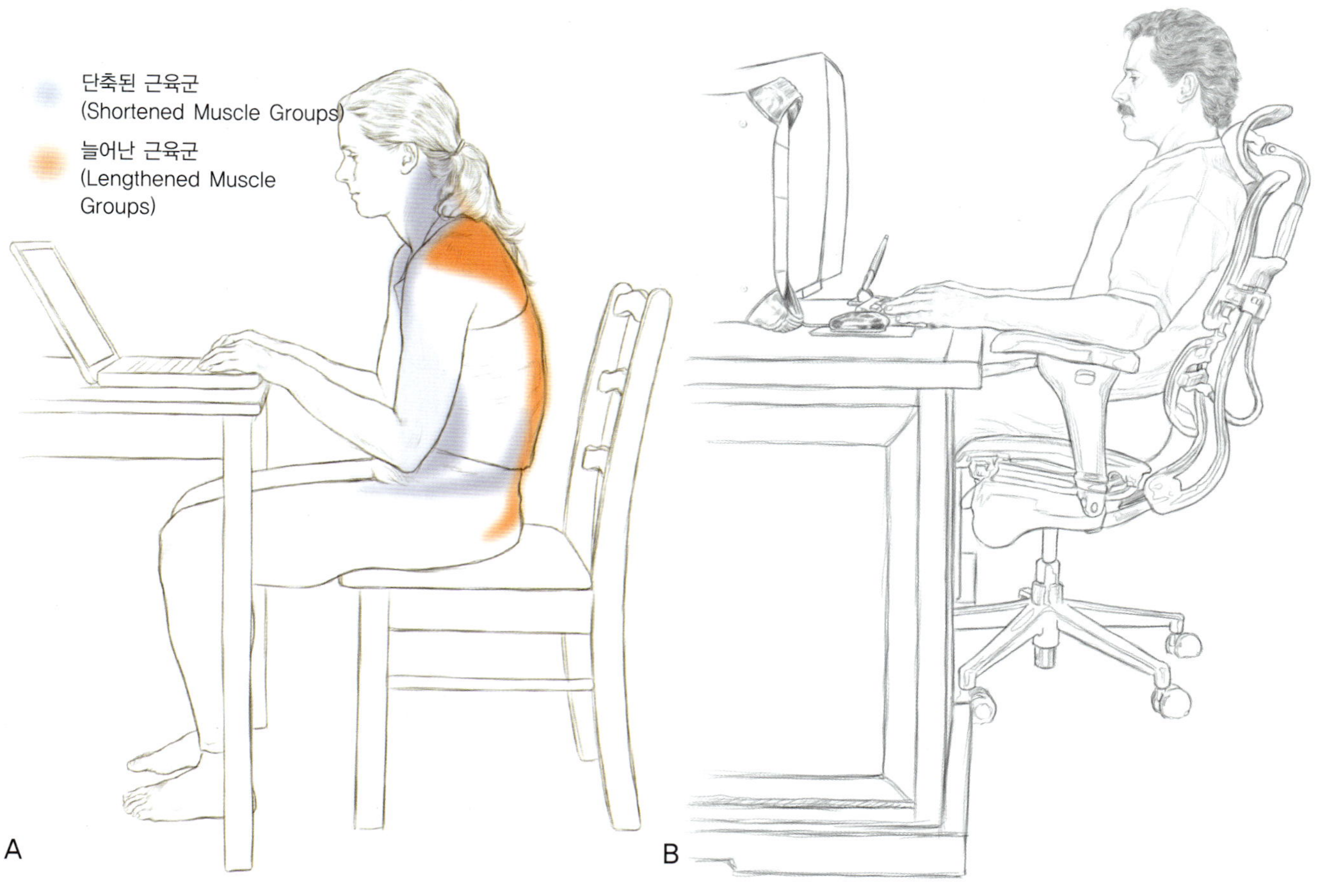

그림 8.1 앉은 자세. **A.** 일반적인 앉은 자세이지만, 나쁜 자세이다. 머리가 앞으로 나오고, 어깨가 둥글어지고, 등이 구부러져 있다. 그림은 늘어난 조직과 단축된 조직을 나타낸다. **B.** 인간공학적으로 볼 때, 효율적인 자세이다. 머리가 어깨 위에 위치하고, 목뼈와 허리뼈의 앞굽이가 적당한 편이다.

Marcus 등은 새롭게 고용된 632명의 컴퓨터 유저를 대상으로, 그들의 자세와 이에 관련된 목과 어깨의 증상, 혹은 팔과 손의 증상 발생 빈도를 연구했다. 그들의 결과에 따르면, 특별한 앉기 자세를 이용했을 때 손상율이 현저하게 감소되었음을 알 수 있었다.

인간공학적인 워크스테이션 이외에, 특별한 컴퓨터 스크린의 위치, 키보드, 마우스도 손상 감소의 중요한 요소이다. 직감적인 연결 같지만, 그 연구는 마우스의 사용과 손상을 일으킬 수 있는 위등세모근의 긴장 변화를 연결시킬 수 있다.

컴퓨터 워크스테이션 설치를 위한 다음과 같은 가이드라인은 미국 산업안전보건청(OSHA, 2005)에 의해 개발되었다. OSHA의 웹사이트(www.osha.gov/SLTC/etools/computerworkstations/)는 보다 특별하고 자세한 정보와 예를 제공해 주는 훌륭한 웹사이트이다.

- 손, 손목, 아래팔은 직선을 이루어야 하고, 바닥면과 거의 수평을 이루어야 한다.
- 머리는 수평을 이루어야 하고, 약간 앞쪽으로 굽혀져야 한다. 그리고 정면을 바라보고 균형을 이루어야 한다. 일반적으로 머리는 몸통과 일직선을 이루어야 한다.
- 어깨는 이완되어야 하고, 위팔은 몸 옆에 자연스럽게 매달려야 한다.
- 팔꿈치는 몸 옆에 붙어 있어야 하고, 약 90–120° 의 각도를 이루어야 한다.
- 발은 바닥 위에 완전히 놓이거나 발판 위에 올려져 있어야 한다.
- 등은 적절한 허리 지지대에 완전하게 지지되어야 한다. 즉, 허리를 수직으로 하거나 약간 뒤로 젖혀 앉아야 한다.
- 허벅지와 엉덩이는 잘 패딩된 좌석으로 지지를 받아야 하고, 일반적으로 바닥과 수평을 이루어야 한다.
- 양쪽 무릎은 엉덩이와 같은 높이를 이루어야 하고, 양 발을 약간 앞쪽으로 뻗는다.

OSHA의 또다른 훌륭한 제안은 다음과 같다: 아무리 좋은 작업자세라 하더라도, 같은 자세로 장시간 작업을 하면 건강에 좋지 못하다는 것이다. 여러분은 다음과 같은 방법으로 하루에 여러 번 작업자세를 바꾸어야 한다:

- 의자나 등받이를 조금씩 조절한다.
- 손가락, 손, 팔 및 몸통을 스트레칭한다.
- 반복적으로 몇 분간은 일어서서 걸어 다닌다.

앉은 자세에서 이루어지는 작업의 추천사항 이외에, 컴퓨터의 앉은 자세를 위한 특별한 OSHA 추천사항은 다음과 같다 :

- 모니터 높이를 눈높이에 맞추거나 눈높이보다 낮춘다.
- 손목과 손을 아래팔과 일직선되게 한다.
- 키보드와 마우스를 위한 적절한 공간을 확보한다.

OSHA의 제안 이외에, 다음과 같은 최소의 수정이 도움을 줄 수 있다. 마우스를 작용하기 위해 팔을 앞으로 뻗지 않아도 될 만큼 충분히 마우스를 몸통 가까이에 위치시킨다. 그러나 위팔은 이완되어야 하고, 어깨로부터 바로 내려가야 한다. 그리고 만성적인 편측 자세 변화를 피하기 위해 날마다 마우스를 왼손에서 오른손으로 그리고 다시 오른손에서 왼손으로 이동시키는 것도 좋은 생각이다.

또한 모니터의 높이를 눈높이에 맞추거나 눈높이 보다 낮게 하면, 머리와 목의 자세가 중립위를 유지하게 될 것이다. 스크린의 맨 위쪽과 맨 아래쪽사이의 길이는 10-12인치 될 것이고, 스크린의 맨 아래쪽을 볼 때는 목의 굽힘이 20-30° 정도 증가될 것이다. 그러므로 클라이언트들은 스크린의 맨 위쪽 부위에서 작업을 해야 할 것이다.

경험적으로 볼 때, 발을 지면바닥에 붙이는 것은 적절한 각도로 허벅지를 유지하는 것보다 덜 중요한 것 같다. 무릎 높이를 엉덩관절의 높이보다 아래쪽에 위치시키는 것이 허리뼈(등뼈와 목뼈)의 자세 유지에 도움을 줄 수 있다. 이것은 아래등/뒤넙다리근의 유연성이 제한된 사람에게 특히 중요하다.

선 자세 (Standing)

장시간 선 자세를 요하는 특히, 제한된 공간에서 이루어지는 작업은 근골격계에 상당한 스트레스를 가한다. 머리, 목, 어깨에 대한 중력의 효과는 장시간 앉은 자세를 취할 때 나타나는 것과 비슷하여, 머리가 앞으로 나오게 되고, 어깨가 둥글어진다. 그러나 중간 몸통 이하에 대한 효과는 앉은 자세의 것과 완전히 다르다. 예를 들어, 장기간 선 자세는 종종 노동자의 복부근육을 이완시키고, 골반을 앞쪽으로 경사지게 만든다. 비록 이런 자세가 아래등을 젖힘시킨다 하더라도, 짧은 기간 동안은 편안할 것이다. 왜냐하면, 국소 복부근의 작용 보다는 엉덩관절의 앞쪽 인대성 구조물이 몸통의 무게를 지지해 주기 때문이다. 그러나 복부근의 과도한 스트레칭과 아래 척추관절의 뒤쪽 압박은 이런 자세를 장기간 동안 더욱 나쁘게 만들 것이다. 그림 8.2A는 이런 자세를 보여주고 있고, 단축된 근조직과 늘어난 근조직을 잘 설명하고 있다.

좋은 서기 자세는 7장에서 설명되었다. 정상적인 목 굽음(경추만곡)은 오목하고, 등 굽음은 볼록하고, 허리 굽음은 오목하다(그림 8.2B). 최상의 기능을 위해, 여러분은 선 자세에서 작업을 할 때 이들 척추 굽음을 유지해야 한다. 예를 들어, 선 자세로 작업하는 노동자는 다음과 같은 것들을 수행해야 한다 :

- 양 발을 어깨넓이 만큼 벌리고 선 자세를 취한다. 이때 체중이 각의 발 두덩(ball)과 발꿈치 사이에 균등하게 분배되어야 하고, 양쪽 무릎을 약간 굽힌다.
- 머리가 어깨 위에 놓이도록 머리를 조절해야 한다. 그리고 중력선이 양쪽 엉덩뼈, 무릎의 중간 부위와 발목관절의 약간 앞쪽을 지나가야 한다.
- 머리, 목 및 어깨가 앞으로 나오고 둥글어지는 것을 감소시키기 위해, 가능하면 몸 쪽에 붙여서 작업을 한다.
- 아래등의 젖힘을 줄여주기 위해 약간 높은 지면(3-6인치) 위에 한 발을 놓는다.
- 자주 자세를 바꾸어 한다.

반복적인 움직임 (Repetitive Movement)

물리적 장벽으로 제한된 공간에서 빠르게 작업을 해야 할 때, 많은 노동자는 손상을 당한다. 이런 여건은 적절한 신체역학을 이용할 수 없게 만든다. 그러나 아래와 같은 기본적인 원칙을 명심하면 손상의 위험을 줄일 수 있다. 모든 작업 상황에 대한 자세와 움직임의 요구를 모두 고려하는 것이 불가능하기 때문에, 우리는 다음과 같은 기본적인 원칙들을 제공한다 :

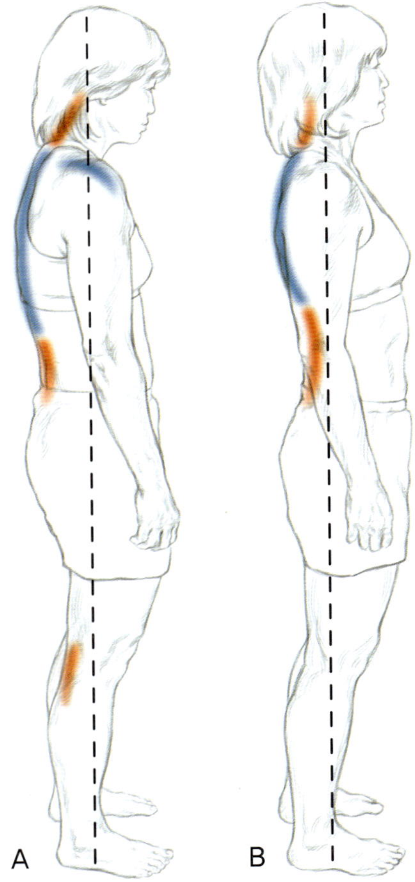

그림 8.2 선 자세. **A.** 자주 볼 수 있는 나쁜 서기 자세이다. 머리가 앞으로 나오고, 어깨가 둥글고, 앞굽이가 심하고, 무릎관절이 잠겨져있다(뒤젖힘). **B.** 인간공학적으로 볼 때, 효율적인 자세로서, 정상적인 척추 굽이를 가지고 있다.

- 작업의 특정 요구에 의해 신체에 가해진 특정 스트레인을 알아야 하고, 또 가능하면 자세나 움직임을 수정하거나 자세를 완전히 바꾸어줌으로써 손상의 정도를 줄일 수 있도록 노력한다. 예를 들어, 여러분의 작업이 앉은 자세를 원하고, 앞쪽으로 굽혀진 느낌을 느끼게 되면, 불편이나 통증이 나타나기 전에 일정한 간격으로 일어서서 폄 운동을 한다.
- 가능하면 안전하고 인간공학적으로도 좋은 워크스테이션을 확보한다. 고용주는 여러분의 장점 중의 하나로서 중재와 인간공학적인 조언을 해 줄 것이다. 조직 내의 도움을 이용할 수 없다면, 다음과 같은 유용한 인터넷 자원을 이용한다: 미국산업안전보건부(www.cdc.gov/niosh/topics/ergonomics), 미국질병관리본부(www.cdc.gov), 코넬대학교(www.ergo.human.cornell.edu) 등이다.
- 질질 끌어서는 안된다. 특별한 불편을 경험했다면, 자세 조절, 신체역학, 워크스테이션을 조기에 조절함으로써 그것을 기술한다. 이런 변화들이 여러분의 증상을 경감시킬 수 없다면, 그 문제가 악화되기 전에 가능하면 빨리 전문가의 도움을 구한다.

들기의 신체 역학 *(Body Mechanics for Lifting)*

어떤 구조적 문제가 들어났을 때는, 나쁜 들기 동작도 하나의 기준이 될 수 있다. 무거운 물건을 들 때는 어깨를 둥글게 하고, 허리뼈와 등뼈를 뒤로 젖혀야 한다. 심지어 굽혀진 무릎이 안전하다는 주장도 있다. 척추 굽음을 유지하는 것은 들기 동작을 할 때 손상의 위험을 감소시킬 수 있다. 완벽한 척추의 역학을 항상 이룰 수 없기 때문에, 가능할 때 좋은 역학을

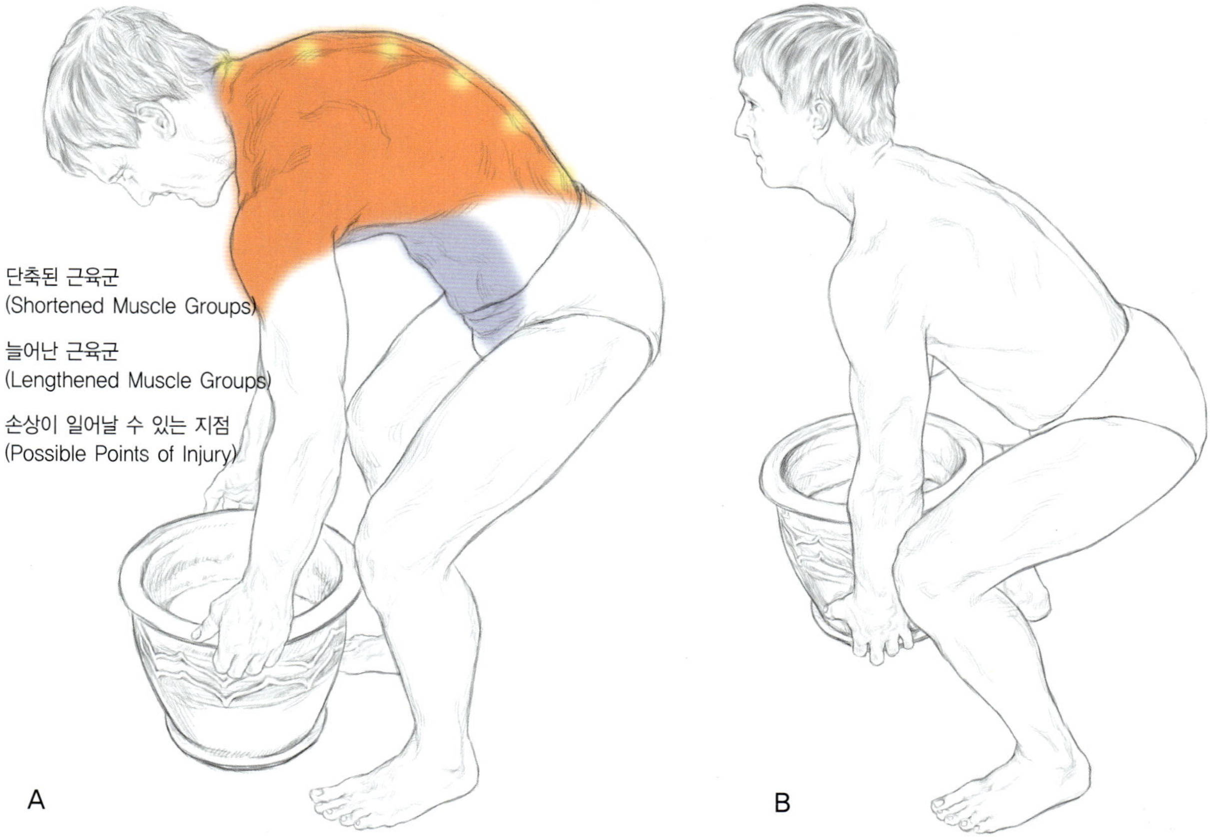

그림 8.3 들기 자세. **A.** 나쁜 들기 자세. 머리가 앞으로 나오고, 어깨가 둥글어지고, 목뼈, 등뼈, 허리뼈가 과도하게 굽혀져 있다. **B.** 정상적인 들기 자세. 척추뼈가 중립위를 유지한다.

사용하도록 클라이언트에게 조언해야 한다.

그림 8.3A는 나쁜 들기 자세를 보여준다. 머리가 앞으로 나오고, 어깨가 둥글어지고, 목뼈, 등뼈 및 허리뼈가 과도하게 굽어진다. 이런 자세는 과도하고 강한 손상의 힘이 목뼈, 등뼈 및 허리뼈의 뒤쪽 근육과 인대 구조물로 전달된다. 그리고 척추 굽힘이 척추사이원반 내의 압력을 증가시켜, 관련된 구조물의 손상을 초래할 수 있다.

안전하고 효율적인 들기 동작을 촉진하는 몇 가지 일반적인 가이드라인을 아래에 제공한다. 더 많은 자료를 원한다면 부록 A를 참고하기 바란다.

- 들기를 하는 동안, 척추의 중립위를 유지한다. 이런 중립위는 신체 나머지 체중의 내적 하중과 손과 팔에 의해 전달되는 외적 하중을 지지할 수 있게 만든다(그림 8.3B).
- 들기를 할 때 허리의 근력을 이용하는 것이 아니라, 양쪽 다리의 근력을 이용한다. 대부분의 들기 손상은 지면으로부터 물건을 들어올리는 순간에 일어난다. 그러므로 다리를 이용하면 척추를 보호할 수 있을 것이다. 여러분은 척추 굽음을 유지하는 방법을 반드시 찾아야 한다. 그림 8.3B처럼 여러분은 양쪽 무릎을 굽히고 엉덩관절을 앞쪽으로 굽힘으로써 이와 같은 척추 굽음을 유지할 수 있고, 또 한쪽 무릎을 꿇고 물체 가까이에 자신의 몸을 가져감으로써 척추 굽음을 유지할 수 있다(그림 8.4A). 이런 자세는 골반을 앞쪽 경사

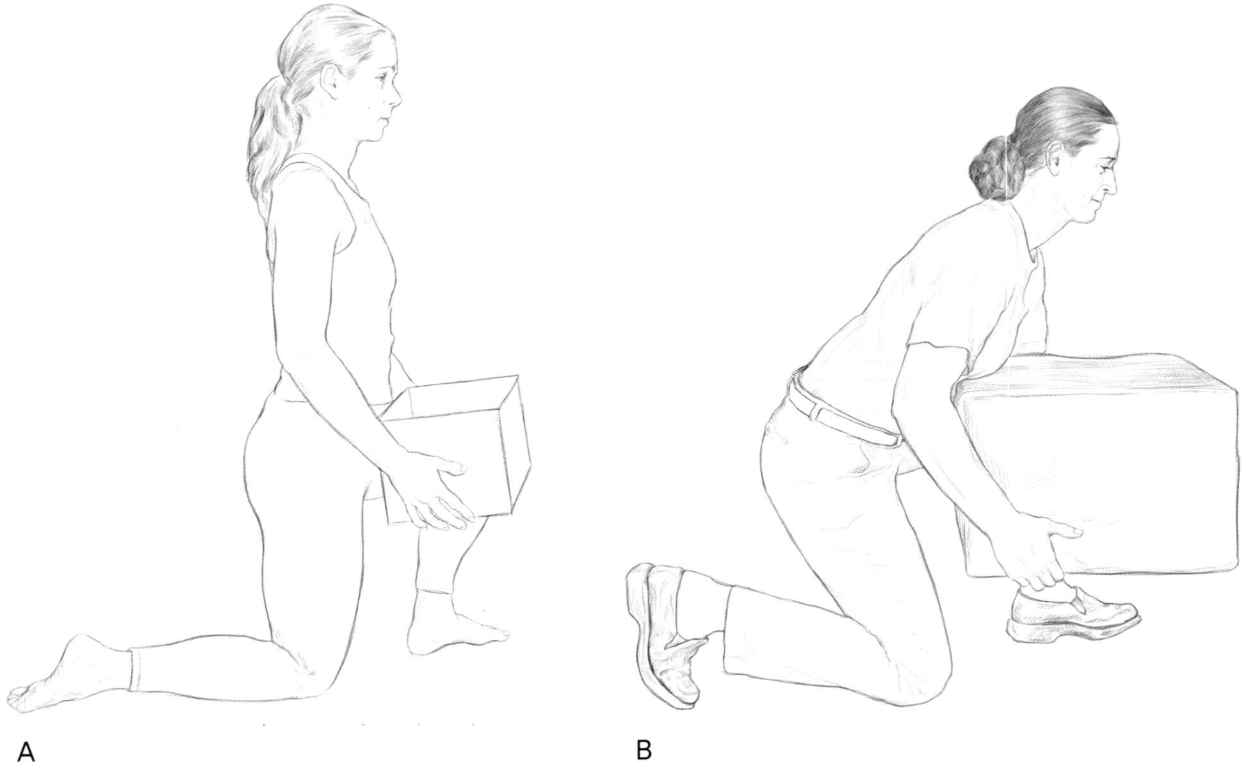

그림 8.4 바닥으로부터 물체를 들어올리기. **A.** 반무릎 꿇기 자세를 취하고, 바닥으로부터 물건 들어올리기. **B.** 바닥으로부터 큰 물건 들어올리기. 주. 척추뼈를 곧게 하고, 엉덩관절을 굽힌다.

(중립위)지게 만들어, 보호성 허리 굽음을 유지할 수 있다.

- 바닥에 놓인 물건을 들 때나 양쪽 무릎 사이에 물건을 옮길 때, 반무릎 자세가 유용하다. 그림 8.4A와 그림 8.4B에서 척추가 어떻게 중립위를 유지하는지를 관찰한다.
- 몸 가까이에에 물건을 가져 온다. 척추에 대한 하중은 지레팔의 길이가 증가함에 따라 드라마틱하게 증가한다. 이런 경우, 지레팔은 들어올려지는 물건과 척추사이의 수직거리이다. 그리고 가능하면 중력의 중심 쪽으로 물건을 가져간다. 남성의 경우, 중력 중심은 대략 두 번째 허리뼈높이에 있고, 여성의 경우는 대략 엉치뼈 레벨에 위치한다. 여러분은 중력 중심의 높이로 물건을 들고 움직여야 할 뿐만 아니라, 물건을 들고 일어서기 전에도 중력중심 쪽으로 물건을 이동시켜야 한다. 이것은 쭈그려 앉기 자세나 반무릎자세로부터 중력 중심 쪽으로 물건을 들어올린다는 것을 의미한다.
- 먼저 발을 움직인다. 한쪽에서 다른 쪽으로 상자를 이동하듯이 물건을 이동할 때, 허리가 비틀리는 것을 막기 위해 발을 먼저 움직인다.
- 머리 위로 물건을 들어올릴 때는, 척추가 과도하게 젖혀지는 것에 주의를 해야 한다. 머리 위로 물건을 들어 올릴 때 너무 뒤쪽으로 몸이 젖혀진다는 느낌이 들면, 척추를 지지하고 중립위를 유지하기 위해 복부에 힘을 주고 무릎을 약간 굽힌다. 그림 8.5A는 복부에 힘을 주지 않고 또 무릎을 굽히지 않고 머리 위로 물건을 들어올리는 모습이다. 그림 8.5B는 보다 효율적인 들기 자세를 보여준다.

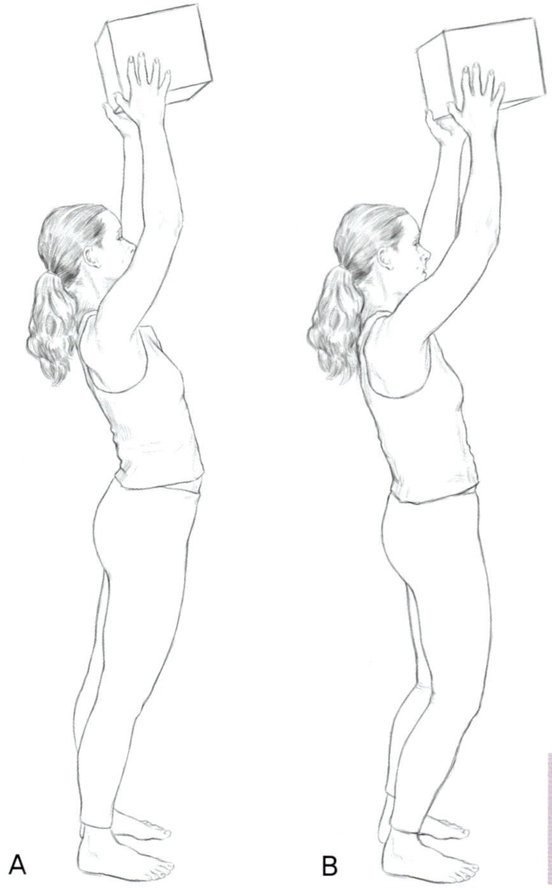

A B

그림 8.5 머리 위로 들기. **A.** 과도한 허리뼈 앞굽이가 일어나는 머리 위로 들기. **B.** 복부 수축으로 허리뼈가 중립위로된 상태에서 머리 위로 들기

컨디셔닝 (Conditioning)

적절한 신체역학을 이해하고 수행하는 것은 손상 예방에 있어 매우 중요한 요소이다. 컨디셔닝도 작업장의 손상을 감소시키는데 있어 매우 중요한 역할을 한다. 여러 연구들에 따르면, 컨디셔닝이 작업장의 손상 빈도를 줄여준다는 것이다. Knapik 등의 연구에 따르면, 신병 훈련시 신체 훈련 프로그램을 했을 때, 일반적으로 과사용 손상과 손상이 감소되었다고 한다. Biering-Sorensen의 연구에 따르면, 허리근육의 좋은 등척성 지구력이 허리의 일차적인 문제를 예방하는데 도움을 줄 수 있다고 했고, 또 재발성 혹은 영구적인 허리 문제를 가진 사람에 있어서는 잔존 징후로써 유연성과 근력의 감소가 있음을 보여주었다고 한다. DeWeese는 매일 이루어지는 스트레칭 중재가 Macedon(NY)의 포장 공장 노동자에게 나타난 보고된 손상의 OSHA 수치를 감소하는데 도움을 줄 수 있다고 했다. Cady 등은 3년에 걸쳐 1,652명을 대상으로 연구한 결과, 소방관들의 신체 피트니스와 컨디셔닝이 허리 손상을 예방한다고 결론을 내렸다. Moore는 36회의 스트레칭 중재가 유연성을 향상시켰고, 손상 비율을 감소시켰다고 했다.

컨디셔닝은 적절 심혈관 피트니스의 수준, 신체 근력, 지구력 및 유연성을 유지하고 향상시킨다. 본 교재에서 우리는 이들에 대해 자세한 내용을 다루지 않고, 아래와 같은 것들을 설명할 것이다.

심혈관 컨디셔닝 (Cardiovascular Conditioning)

심혈관 피트니스는 전반적인 건강을 유지하고 작업장의 손상을 감소하는데 중요한 역할을 한다. 심혈관 피트니스 프로그램은 전반적인 건강과 피트니스에 대한 프로그램과 작업과 관련된 부가적인 훈련을 포함한다. 심혈관 컨디셔닝에 대한 기본 사항은 10장에서 설명될 것이다.

근력강화 (Strength Training)

근골격계 강화는 작업장 손상의 감소와 작업 수행 능력의 향상에 있어 매우 중요한 요소이다. 클라이언트는 상체 근육, 하체 근육, 그리고 핵심 근육 등을 포함한 전반적인 근력강화를 위해 노력해야 한다. 핵심 근육은 척추와 골반을 안정화시키는 근육으로써, 복부근, 빗근, 허리폄근 및 돌림근, 그리고 골반바닥근 등이 핵심 근육에 포함된다. 특별한 근력강화는 클라이언트의 특별한 신체 요구와 작업 요구에 맞게 이루어져야 한다. 본 교재는 근력강화에 대해 자세히 설명하지 않고 있으며, 기본적인 근력강화 원칙은 10장에서 자세히 설명될 것이다.

유연성 증가 (Increasing Flexibility)

좋은 자세와 신체역학에 대한 지식은 손상 예방과 재활의 필수 지식이지만, 그 사람들은 효율적인 생체역학을 달성할 수 있도록 기능적 유연성도 가져야 한다. 스트레칭은 여러분의 ROM을 증가시켜 최상의 신체역학을 만들어 주어, 효율적인 작업 자세를 취할 수 있도록 돕고, 안전하게 작업을 수행할 수 있게 만든다. 그리고 스트레칭은 근육과 관절의 통증과 강직을 즉각 감소시킬 수도 있다.

근육 길이의 영구적인 변화를 원하는 사람들은 일반적으로 중등도의 강도로 30초간 스트레칭을 유지해야 하고, 또 몇 주에서 몇 개월간 이들 스트레칭을 지속적으로 수행해야 한다. 반대로, 즉각적인 통증과 강직의 감소를 원하는 사람들은 약한 스트레칭 강도로 5–30초 간 짧게 스트레칭을 적용해야 한다. 이미 과도하게 스트레칭되어 영구적으로 늘어난 조직들은 감소시키려고 시도한 상태를 더욱 악화시킬 수 있음을 명심해야 한다. 하루에 8시간씩 컴퓨터 작업을 하는 사람의 목 폄근을 예를 들면, 비록 그 사람이 이들 근육에 통증이나 강직을 경험하고 있다하더라고, 만성적으로 머리가 앞으로 나온 자세는 장기간에 걸쳐 아래 목의 폄근을 실제로 늘어나게 만든다. 과도한 스트레칭을 통해 이들 근육을 더욱 늘이는 것은 역효과를 낼 수 있고, 앞뒤 근육의 균형을 깨뜨리게 되어 문제를 더욱 악화시킬 수 있다. 좋은 해결책은 늘어나고 통증이 있는 근육에 과도한 스트레칭과 같은 치료를 하지 않는 것이다. 즉, 유지시간을 줄이고, 적용 강도를 줄이는 것이 좋다. 그리고 통증은 없지만 단축된 앞쪽 근육의 경우는 유지시간을 늘이고 강한 강도를 적용하는 것이 좋다.

이런 이유 때문에, 본장의 다음 단락에서 추천되는 스트레칭은 두 가지 범주를 가지고 있다 : 하나는 단축된 조직에 대한 것이고, 다른 하나는 늘어난 조직에 대한 것이다. 단축된 근조직을 위해, 앞쪽에서 자세하게 설명된 일반적인 추천사항을 따른다 : 강한 스트레칭의 느낌이 일어날 수 있도록 30초간 스트레칭을 유지해야 하고, 이때 통증이 느껴져서는 안된다. 그리고 적어도 하루에 한번 이상 적용해야 하고, 1주일에 4번 이상 적용한다. 늘어나고,

강직되고 압통이 있는 근조직의 치료 목적은 증상을 감소하는 것이지, 근육의 길이를 증가시키는 것이 아니다. 그러므로, 이런 프로토콜은 감소된 강도, 단기간의 강한 스트레칭, 그리고 감소 유지시간으로 이루어진다. 유지시간은 클라이언트에 따라 다르겠지만, 대개 5–30초간 이루어진다. 이들 스트레칭은 필요하다면 자주 적용될 수 있다(하루에 5–10회 정도).

본 장의 아래 단락에 목록된 많은 스트레칭 방법은 본 교재의 단원 2에서 선택된 것들이다. 스트레칭의 수행방법을 자세히 알고 싶으면, 인용된 그림 숫자를 참고하기 바란다.

정적 작업을 위한 스트레칭 (Strecthes for Static Work)

다음 단락은 앉은 자세와 선 자세에서 일하는 사람들을 위한 기본적인 스트레칭 프로그램을 제공한다. 적절할 때, 자신의 요구에 꼭 맞는 프로그램의 설계를 돕기 위해 특별한 유연성 요구(3장 참고)를 위한 완전한 평가를 수행해야 한다.

앉은 자세에서 이루어지는 작업 (Seated Work)

하루 종일 앉아서 작업하는 사람들을 위한 최고의 권장사항은 자주 선 자세를 취하게 하는 것이다. 덧붙여, 여러분은 아래의 스트레칭을 선 자세 만큼 자주 수행해야 한다. 아래의 빠른 스트레칭 방법은 장시간 앉아서 작업하는 사람들을 위한 방법이다. 이들 빠른 스트레칭은 5장과 6장에서 자세히 설명되어 있고, 신중하게 선택된 특별한 프로그램이다.

앉은 자세에서 옆굽힘 (Seated Side Bend)

자세. 앉은 자세

스트레칭. 왼손을 가능한 높이 들어올린 후, 오른쪽으로 넘긴다. 그 다음 머리와 목을 오른쪽으로 움직인다(그림 8.6). 오른손으로 의자를 잡을 수도 있다. 왼쪽으로도 반복해 본다.

결과. 여러분은 목, 겨드랑이와 갈비뼈우리의 왼쪽이 스트레칭되는 느낌을 느껴야 하고, 또 왼쪽 엉덩이쪽도 스트레칭되는 느낌을 느껴야 한다.

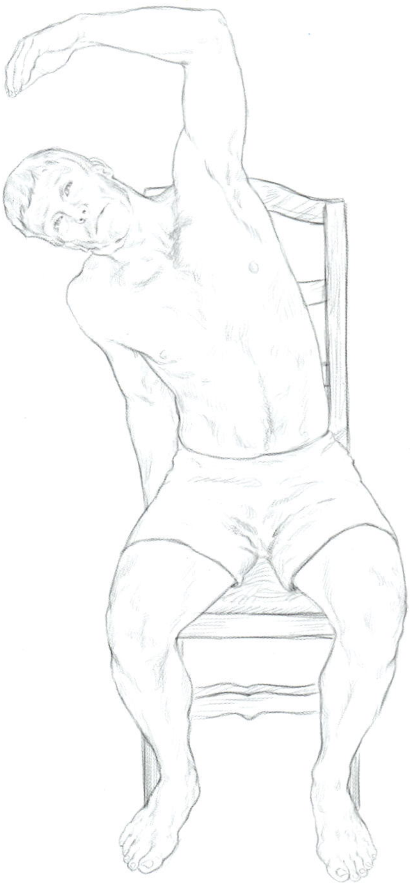

그림 8.6 앉은 자세에서 옆굽힘

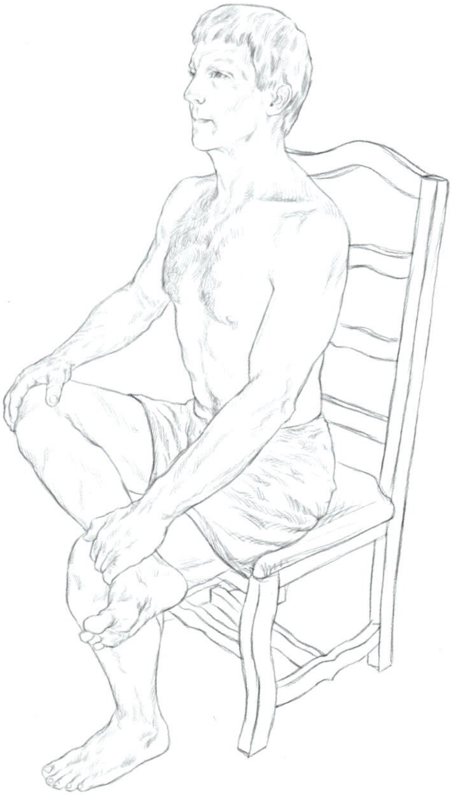

그림 8.7 앉은 자세에서 엉덩이 스트레칭

앉은 자세에서 엉덩이 스트레칭 (Seated Hip Stretch)

자세. 앉은 자세

스트레칭. 오른 발목을 왼쪽 무릎 위에 올려놓는다. 오른손으로 오른 무릎을 잡고, 왼손으로 오른 발목을 잡는다(그림 8.7). 오른 무릎을 부드럽게 아래쪽으로 누른다. 중간등과 아래등을 팽창하면서 가슴과 어깨를 들어올린다. 반복쪽도 반복한다.

결과. 여러분은 오른 엉덩이의 앞쪽에서 옆쪽으로 스트레칭되는 느낌을 느껴야 한다.

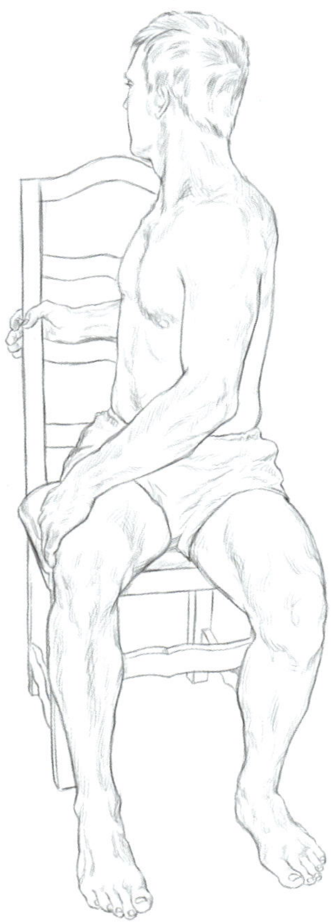

그림 8.8 앉은 자세에서 돌림

앉은 자세에서 돌림 (Seated Rotation)

자세. 앉은 자세

스트레칭. 중간등과 아래등을 팽창하면서 머리와 어깨를 들어올린다. 양 손으로 의자를 잡을 수 있도록 오른쪽으로 머리와 어깨를 돌린다. 그리고 오른쪽으로 천천히 조금 더 돌림 스트레칭을 적용하고, 그 다음 머리를 돌림시킨다. 왼쪽도 반복한다.

결과. 여러분은 아래등, 중간등, 윗등, 그리고 목이 스트레칭되는 느낌을 느껴야 한다.

주의! 여러분은 목이나 아래등에서 날카로운 통증을 느껴서는 안된다. 만약 이런 통증을 경험했다면, 스트레칭의 강도를 감소시키거나 스트레칭을 적용해서는 안된다.

단축된 조직을 위한 일반적인 스트레칭 프로그램 (General Stretching Program for Shortened Tissues)

단축된 조직에 적용되는 일반적인 스트레칭 프로그램은 다음과 같다 :

- 위쪽 목폄근(그림 5.1 참고)
- 어깨 가로 모음근(그림 5.9 참고)
- 어깨 굽힘근(그림 5.5 참고)
- 척추 굽힘근(그림 8.10, 아래 참고)
- 엉덩관절 굽힘근(그림 5.24 참고)
- 무릎관절 굽힘근(그림 5.3 참고)
- 발목 발등굽힘근(그림 5.32 참고)

이들 스트레칭이 단축된 조직을 늘리기 위해 적용되기 때문에, 그들은 중등도의 강도로 30초간 유지되어야 하고, 적어도 하루에 한번 이상 적용되어야 한다.

늘어난 조직을 위한 일반적인 스트레칭 프로그램 (General Stretching Program for Lengthened Tissues)

목뒤 근육, 등뼈 근육, 허리뼈 근육 등의 늘어난 조직에 적용하기 위해, 그리고 통증, 긴장, 혹은 강직 등을 감소하거나 이완하기 위해, 우리는 다음과 같은 간단한 스트레칭 프로그램을 추천한다:

- 아래 목폄근(그림 5.1 참고)
- 어깨 폄근(그림 5.6 참고)
- 어깨 가로벌림근(그림 5.10 참고)
- 어깨 안쪽돌림근과 굽힘근(그림 6.6 참고)
- 척추 폄근(그림 4.64A,B 참고)

또다시 이들 스트레칭이 통증과 강직의 완화를 위해 적용되기 때문에, 그들은 5-30초간 약하게 적용되어야 하고, 하루 중 필요할 때마다 자주 적용되어야 한다.

컴퓨터 작업이나 다른 반복 작업으로 인해 오랫동안 앉은 자세를 취해야 한다면, 아래와 같은 방법으로 아래팔과 손을 스트레칭해야 한다:

- 손목, 손가락, 손의 폄근(그림 5.17 참고)
- 손목, 손가락, 손의 굽힘근(그림 5.18 참고)
- 손의 안근(그림 5.19 참고)

타이핑, 컴퓨터 마우스의 작동, 그리고 비슷한 반복 움직임이 조직의 단축을 초래하기 때문에, 이들 스트레칭을 중등도로 강도로 30초 동안 유지해야 하고, 하루에 적어도 한 번 이상 적용해야 한다.

선 자세에서 이루어지는 작업 (Standing Work)

하루 종일 서서 작업하는 사람들을 위한 최상의 권장사항은 자세를 자주 변화시켜 주는 것이다. 아래의 빠른 스트레칭 방법은 장시간 서서 작업하는 사람들을 위한 방법이다. 이들 빠른 스트레칭은 5장과 6장에서 자세히 설명되어 있고, 신중하게 선택된 특별한 프로그램이다.

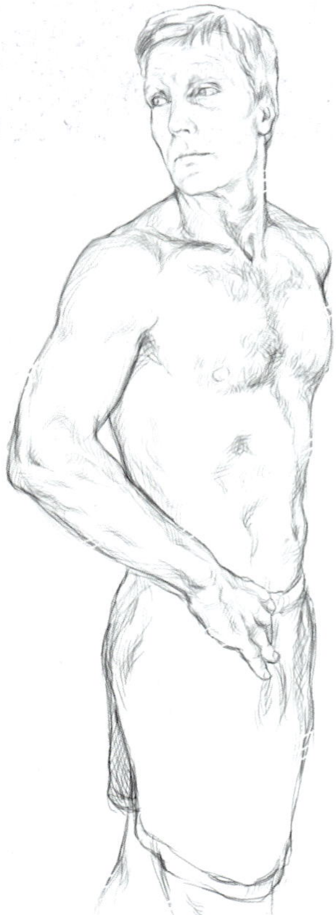

그림 8.9 목, 윗등, 중간등, 몸통

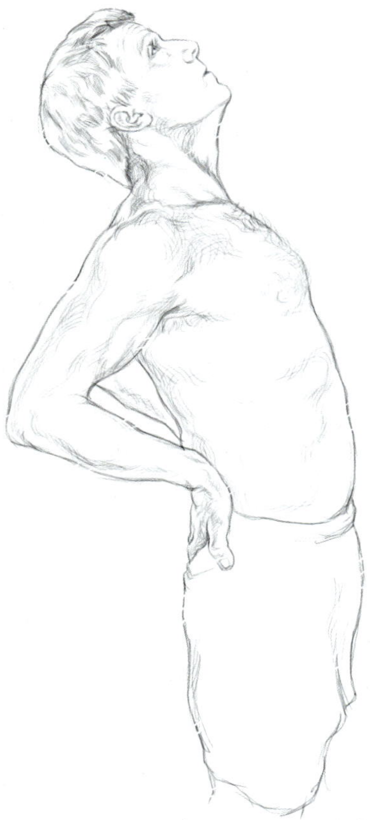

그림 8.10 선 자세에서 등의 폄

목, 윗등, 중간등, 몸통

(Neck, Upper and Middle Back, and Torso)

자세. 선 자세

스트레칭. 머리를 돌린 후, 어깨와 몸통을 차례대로 최대한 오른쪽으로 돌린다(그림 8.9). 여러분은 돌림을 돕기 위해 양 팔을 이용할 수도 있다. 왼쪽 돌림도 반복한다.

결과. 여러분은 목, 윗등, 중간등, 아래등이 스트레칭되는 느낌을 느껴야 한다.

선 자세에서 등의 폄 *(Standing Back Extension)*

자세. 선 자세

스트레칭. 양 손을 각각의 엉덩관절에 배치하고, 조심스럽게 목뼈에서부터 시작하여 등뼈, 허리뼈로 내려가면서 뒤쪽으로 굽힌다(그림 8.10). 목뼈나 허리뼈에서 과도한 젖힘이 일어나지 않도록 주의한다.

결과. 여러분은 목, 가슴, 그리고 복부 및 양쪽 엉덩이의 앞쪽이 스트레칭되는 느낌을 느껴야 한다.

주의! 여러분은 목이나 아래등에 과도한 압박을 느껴서는 안된다. 만약 이들 부위에 과도한 압박이 느껴지면 스트레칭의 강도를 줄이고, 쉽게 스트레칭해야 한다.

여러분이 아래 단락에서 보게 되겠지만, 앉아서 일하는 사람들을 위한 많은 스트레칭 방법들이 선 자세로 일하는 사람들에게도 유용할 수 있다.

단축된 조직을 위한 일반적인 스트레칭 프로그램

(General Stretching Program for Shortened Tissues)

단축된 조직에 적용될 수 있는 일반적인 스트레칭 프로그램은 다음과 같고, 선 자세로 작업하는 사람에게도 유용하다 :

- 위쪽 목폄근(그림 5.1 참고)
- 어깨 가로 모음근(그림 5.9 참고)

- 어깨 굽힘근(그림 5.5 참고)
- 척추 굽힘근(그림 8.10 참고)
- 엉덩관절 굽힘근(그림 5.24 참고)
- 무릎관절 굽힘근(그림 5.3 참고)
- 발목 발바닥굽힘근(그림 5.33B, C 참고)
- 발목 발등굽힘근(그림 5.32 참고)

단축된 조직을 신장할 목적으로 이들 스트레칭기법을 사용하고자 할 때, 적어도 하루에 한 번씩 중등도 강도(상세한 내용은 3장을 참고하기 바람)로 30초간 스트레칭을 유지해야 한다.

늘어난 조직을 위한 일반적인 스트레칭 프로그램 (General Stretching Program for Lengtened Tissues)

목뒤 근육, 등뼈 근육, 허리뼈 근육 등의 늘어난 조직에 적용하기 위해, 그리고 통증, 긴장, 혹은 강직 등을 감소하거나 이완하기 위해, 우리는 다음과 같은 간단한 스트레칭 프로그램을 추천한다 :

- 아래 목폄근(그림 5.1 참고)
- 어깨 폄근(그림 5.6 참고)
- 어깨 가로벌림근(그림 5.10 참고)
- 어깨 안쪽돌림근과 굽힘근(그림 6.6 참고)
- 등뼈와 허리뼈의 폄근(그림 5.20 참고)

또다시 이들 스트레칭이 통증과 강직의 완화를 위해 적용되기 때문에, 그들은 5-30초간 약하게 적용되어야 하고, 하루 중 필요할 때마다 자주 적용되어야 한다.

동적 작업을 위한 스트레칭 (Stretches for Dynamic Work)

다음 단락은 반복적인 움직임/들기를 하는 사람들을 위한 기본적인 스트레칭 프로그램을 제공한다. 적절할 때, 개인에 꼭 맞는 프로그램의 설계를 돕기 위해 특별한 유연성 요구(3장 참고)를 위한 완전한 평가를 수행해야 한다.

반복적인 움직임을 요구하는 작업 (Work Requiring Repetitive Movements)

반복 작업의 종류가 매우 많아서, 그것들을 모두 언급하기란 불가능하다. 그래서 우리는 여기에서 목, 어깨, 아래팔 및 손, 척추, 그리고 허벅지 등에 초점을 맞출 것이다.

손상된 목, 어깨, 아래팔에 적용할 수 있도록, 중등도 강도로 5-30초간 유지하는 다음과 같은 간단한 프로그램을 이용해 본다 :

- 아래 목폄근(그림 5.1 참고)
- 어깨 가로벌림근(그림 5.10 참고)
- 손목, 손가락, 손의 폄근(그림 5.17 참고)
- 손목, 손가락, 손의 굽힘근(그림 5.18 참고)

목앞 근육, 가슴 근육, 어깨근육, 그리고 엉덩관절 굽힘근 등과 같은, 자세에 관련된 단축 근육에 적용하기 위해, 다음과 같은 표준 프로토콜을 이용해 본다 :

- 목 굽힘근(그림 5.2 참고)
- 어깨 가로모음근(그림 5.9 참고)
- 엉덩관절 굽힘근(그림 5.24 참고)

들기 동작을 요구하는 작업 (Work Requiring Lifting)

대부분의 들기 동작이 윗등 근육, 중간등 근육, 아래등 근육, 허벅지근육, 그리고 어깨근육 등의 작용을 필요로 하기 때문에, 이들 근육군들의 스트레칭을 여기에서 다룬다. 중등도의 강도로 5-30초간 유지되는 간단한 스트레칭 프로그램이 다음을 위해 이용되어야 한다 :

- 어깨 가로벌림근(그림 5.10 참고)
- 어깨 굽힘근(그림 5.5 참고)
- 척추 폄근(그림 6.12 참고)
- 무릎관절 폄근(그림 5.31 참고)

들기 동작을 수행하기 위해서는, 앞가슴근, 복부근, 엉덩관절 굽힘근 등에 특별히 신경을 집중해야 한다. 강한 스트레칭 느낌을 이끌어내기 위해, 30초간 유지되는 표준 프로토콜로 단축된 조직을 스트레칭해야 한다 :

- 어깨 굽힘근/가로모음근(그림 5.9 참고)
- 척추 굽힘근(그림 8.10 참고)
- 엉덩관절 굽힘근(그림 5.24 참고)
- 엉덩관절 가쪽돌림근/폄근(그림 5.25 참고)
- 발목 발바닥굽힘근(그림 5.33B 참고)

전신 작업장 스트레칭 프로그램 (Whole-Body Workplace Stretching Program)

다음은 신체 전반에 걸쳐 발생하는 작업장의 긴장을 줄여주는 간단하고 일반적인 스트레칭 프로그램이다. 중등도의 강도로 30초간 스트레칭을 유지한다.

- 목과 몸통의 돌림(그림 8.9 참고)
- 척추의 옆굽힘(그림 6.2 참고)
- 척추의 폄(그림 8.10 참고)
- 등과 어깨(그림 5.6 참고)
- 손목과 아래팔의 굽힘(그림 6.16 참고)
- 손목과 아래팔의 폄(그림 6.17 참고)
- 뒤넙다리근(그림 5.30A 참고)
- 종아리근(그림 5.33B 참고)

요 약 (Summary)

여러분은 작업장의 통증, 기능장애, 손상 등의 추가적인 부담없이 작업을 할 수 있어야 한다. 인간의 근골격계와 환경에 대한 그들의 기본적인 상호작용을 아는 것이 손상을 예방하고 치유를 촉진하는 첫 단계이다. 작업과 관련된 통증이나 강직을 가진 클라이언트를 치료할 때는, 작업 환경을 알아내기 위해 인터뷰를 먼저 시작해야 하고, 생체역학적 관점에서 작업을 분석해야 한다. 그 다음, 자세와 신체역학, 그리고 현재의 ROM에 대한 전반적인 평가를 수행해야 한다. 물론, 여러분은 클라이언트의 과거 손상과 전반적인 병력을 고려해야 한다. 여러분이 수집한 데이터들은 적절한 작업 환경을 설계하는데 도움을 줄 것이고, 또 작업 수행능력을 향상시키고 손상의 위험을 감소시킬 수 있는 컨디셔닝 프로그램을 만드는데 도움을 줄 것이다.

적절하게 설계된 유연성 프로그램은 컨디셔닝 프로그램의 중요한 요소이다. 유연성 프로그램은 즉각적이고 단기간에 통증과 강직을 줄여주어야 하고, 또 적절한 자세와 움직임 패턴을 장기간에 걸쳐 달성하게 해주어야 한다. 이런 결과로 작업장의 안팎에 관계없이 노동자의 근로수명을 증가시키고 손상의 위험을 감소시킨다.

참고문헌 (References)

1. US Department of Labor, Bureau of Labor Statistics Website. 2004. Available at: http://www.bls.gov/iif/oshwc/osh/case/ostb1258.pdf. Accessed June 15, 2007.
2. Liberty Mutual Workplace Safety Index Website. 2007. Available at: http://www.libertymutual.com/omapps/ContentServer?cid=1078439448036&pagename=ResearchCenter%2FDocument%2FShowDoc&c=Document. Accessed June 15, 2007.
3. Stuebbe P, Genaidy A, Karwowski W, et al. The relationships between biomechanical and postural stresses, musculoskeletal injury rates, and perceived body discomfort experienced by industrial workers: a field study. Int J Occup Saf Ergon 2002;8(2):259–280.
4. US Department of Labor, Bureau of Labor Statistics Website. 2007. Available at: http://www.bls.gov/iif/home.htm. Accessed June 15, 2007.
5. Zennaro D, Laubli T, Krebs D, et al. Trapezius muscle motor unit activity in symptomatic participants during finger tapping using properly and improperly adjusted desks. Hum Factors Summer 2004;46(2):252–266.
6. Jensen C, Finsen L, Hansen K, et al. Upper trapezius muscle activity patterns during repetitive manual material handling and work with a computer mouse. J Electromyogr Kinesiol October 1999;9(5):317–325.
7. Marcus M, Gerr F, Monteilh C, et al. A prospective study of computer users: II. Postural risk factors for musculoskeletal symptoms and disorders. Am J Ind Med April 2002;41(4):236–249.
8. Knapik JJ, Hauret KG, Arnold S, et al. Injury and fitness outcomes during implementation of physical readiness training. Int J Sports Med July 2003;24(5):372–381.
9. Biering-Sorensen F. Physical measurements as risk indicators for low-back trouble over a one-year period. Spine 1984;9(2):106–119.
10. DeWeese C. How multiple interventions reduced injuries and costs in one plant. Work 2006;26(3):251–253.
11. Cady LD, Bischoff DP, O'Connell ER, et al. Strength and fitness and subsequent back injuries in firefighters. J Occup Med April 1979;21(4):269–272.
12. Moore TM. A workplace stretching program. Physiologic and perception measurements before and after participation. AAOHN J December 1998;46(12):563–568.

제 9 장

스포츠를 위한 스트레칭
Stretching for Sports

스트레칭은 전 세계적으로 운동 컨디셔닝 프로그램 중의 한 분야로서 인식되고 있다. 그러나 비록 평판이 좋은 대다수의 스포츠 프로그램들이 전반적인 컨디셔닝 계획에 있어 여러 형태의 스트레칭을 가지고 있겠지만, 스트레칭의 종류, 빈도, 기간, 강도 및 적용 방법은 특별한 사용을 지지하는 이론들 처럼 매우 다양하다. 1장에서 언급했듯이, 이벤트 이전에 수행되는 스트레칭의 유용성에 대한 연구는 결론이 나지 않았다. 그러므로 스트레칭 프로그램을 수행하기 전에 각 클라이언트에 대한 동기화, 계획 및 적용을 주의깊게 고려하는 것은 매우 중요하다.

본 장은 스포츠 활동을 하는 클라이언트를 위한 스트레칭 프로그램을 제공하고 있다. 본 책이 설명하는 모든 스트레칭 프로그램(목적이 근육 길이를 증가시키는 것)과 마찬가지로, 우리는 클라이언트들이 중등도의 강도로 30초간 스트레칭을 유지하도록 권장하고, 또 주당 3회 이상 스트레칭을 하도록 권장한다. 본 장이 여러분께 안전하고 효율적인 스트레칭을 어떻게 선택하는지에 대한 가이드라인을 제공하고 있지만, 완전한 유연성 평가를 통해 개별 정보들을 찾는 책임은 여러분께 있음을 명심해야 한다. 그리고 여러분은 여러분의 처방을 따로따로 구분할 수 있어야 할 것이다. 모든 스포츠들이 다르기 때문에, 특히 스포츠의 유연성 문제를 다루는 훌륭한 자료를 통해 각 스포츠에 적합한 정보를 찾는 것이 중요하다. 여러분이 현존 유연성 프로그램을 조절할 수 있도록 최근의 정보 즉, 수행 경향이나 손상에 대한 연구 등을 확보해야 한다. 스트레칭이 특정 근육군에 직접적인 영향을 주는가? 수행의 강도가 너무 크거나 작지 않는가? 또 수행의 기간은 어떠한가? 훈련이나 경기의 이전, 도중, 이후에 스트레칭을 수행해야 하는가? 이렇듯 안전하고 효율적인 유연성 프로그램을 확보하려면, 위와 같이 많은 의문을 해결해야 한다.

본 장이 인기 있는 스포츠의 스트레칭 프로그램을 제공하고 있지만, 여러 여건상, 사람들이 좋아 하는 모든 스포츠를 다루지 못한다. 여러분이 아래의 프로그램을 보충하길 원한다면, 우리는 주요 근육군의 스트레칭을 다룬 5장을 참고하도록 권장한다. 여러분이 본 책이 다루지 않았던 스포츠의 정보를 원하거나, 혹은 다루었던 스포츠이지만 더 많은 정보를 원한다면, 우리는 개별 스포츠의 전문가에게 조언을 구했으면 한다. 많은 경우에 있어, 특정 스포츠에 관련된 근육이나 움직임 패턴에 대한 기본적인 지식을 가지고 있으면, 여러분은

5장을 이용하여 효율적인 프로그램을 설계할 수 있을 것이다. 여러분이 선택된 스포츠와 관련된 손상을 가지고 있다면, 기본 스트레칭 프로그램의 수정을 다룬 10장을 참고해야 한다.

본 장에서 다루는 스포츠는 다음과 같다 :

- 야구
- 농구
- 사이클링
- 풋볼
- 골프
- 체조
- 하이킹
- 하키
- 카약
- 암반등반
- 달리기
- 스케이팅
- 스키(알파인)
- 스키(노르딕)
- 스노우보딩
- 축구
- 수영
- 테니스
- 트랙과 필드경기
- 배구
- 역도

다음은 위의 목록된 스포츠에 추천하는 스트레칭 프로그램이다. 우리는 스포츠의 효율적인 수행을 위해 스트레칭이 가장 필요할 것 같은 근육군을 강조해 왔다. 가동범위(ROM)의 목표는 클라이언트에 따라 결정되어야 하고, 운동선수의 요구를 고려해야 하고, 또 스포츠의 종류와 자세를 고려해야 한다. 3장은 유연성 평가에 도움을 줄 것이다. 각 스트레칭 프로그램을 다루기 전에, 각각의 스포츠에 대한 신체적 요구를 간단하게 다룰 것이다.

야구 (Baseball)

던지기 동작은 돌림소매를 포함한, 강하고 유연한 어깨관절과 위팔을 필요로 한다. 효율적인 던지기를 하려면, 몸통, 어깨, 아래팔, 손목 등이 유연해야 한다. 필드 동작과 베이스

러닝은 빠르게 달리고 빠른 방향 전환을 필요로 한다. 즉, 엉덩관절, 무릎관절, 발목관절, 몸통의 유연성이 필수적이다.

아래는 야구선수들에게 추천되는 스트레칭이다 :

- 어깨 가로벌림근(그림 5.10)
- 어깨 가로모음근(그림 5.9)
- 어깨 모음근(그림 5.8)
- 돌림소매근 : 어깨 안쪽돌림근(그림 5.11), 어깨 가쪽돌림근(그림 5.12), 아래팔 뒤침근(그림 5.15)
- 아래 엎침근(그림 5.16)
- 손목과 손가락 굽힘근(그림 5.18)
- 손목과 손가락 폄(그림 5.17)
- 몸통 돌림근(그림 5.23)
- 엉덩관절 굽힘근(그림 5.24)
- 엉덩관절 폄근(그림 5.25)
- 엉덩관절 벌림근(그림 5.27)
- 엉덩관절 모음근(그림 5.26)
- 무릎관절 굽힘근(그림 5.30)
- 무릎관절 폄근(그림 5.31)
- 발목관절 발등굽힘(그림 5.32)
- 발목관절 가쪽번짐(그림 5.35)
- 발목관절 안쪽번짐(그림 5.34)

농구 (Basketball)

빠른 피봇(pivoting) 동작, 머리에서 발가락까지의 방향 전환, 달리기, 점핑, 착지 등과 같은 모든 빠른 다리의 동작은 척추, 엉덩관절, 무릎관절, 발목관절 등의 유연성을 필요로 하고, 한편, 슛팅, 드리블링, 블로킹, 리바운드 다툼 등과 같은 동작은 상체의 유연성을 필요로 한다.

아래는 농구선수들에게 추천되는 스트레칭이다 :

- 목뼈 굽힘근(그림 5.2)
- 목뼈 폄근(그림 5.1)
- 목뼈 돌림근(그림 5.4)
- 척추 폄근(그림 5.20)
- 척추 굽힘근(그림 5.21)
- 척추 돌림근(그림 5.23)

- 엉덩관절 굽힘근(그림 5.24)
- 엉덩관절 폄근(그림 5.25)
- 무릎관절 굽힘근(그림 5.30)
- 무릎관절 폄근(그림 5.31)
- 발목관절 발등굽힘근(그림 5.32)
- 발목관절 발바닥굽힘근(그림 5.33)
- 발목관절 가쪽번짐근(그림 5.35)
- 어깨 가로모음근(그림 5.9)
- 어깨 굽힘근(그림 5.5)
- 어깨 폄근(그림 5.6)
- 팔꿉관절 폄근(그림 5.14)
- 손목과 손가락 굽힘근(그림 5.18)
- 손목과 손가락 폄(그림 5.17)

사이클링 (Bicycling)

사이클링 선수는 다리의 ROM이 클 필요가 없지만(ROM은 일정하고, 사이클의 설정에 따라 결정된다), 목, 윗등, 엉덩관절, 허벅지 및 종아리의 스트레칭이 필요하다. 굽힘된 상체와 몸통은 복부 근육의 스트레칭 뿐만 아니라, 가슴과 어깨 앞쪽 근육의 스트레칭으로 좋아질 것이다. 그리고 사이클 핸들에 대한 상체 지지는 위팔, 아래팔, 그리고 손의 사용을 필요로 한다.

아래는 사이클링선수들에게 추천되는 스트레칭이다 :

- 목뼈 돌림근(그림 5.4)
- 목뼈 굽힘근(그림 5.2)
- 목뼈 폄근(그림 5.1)
- 어깨 굽힘근(그림 5.5)
- 어깨 폄근(그림 5.6)
- 어깨 벌림근(그림 5.7)
- 척추 폄근(그림 5.20)
- 척추 굽힘근(그림 5.21)
- 엉덩관절 굽힘근(그림 5.24)
- 엉덩관절 폄근(그림 5.25)
- 엉덩관절 벌림근(그림 5.27)
- 엉덩관절 모음근(그림 5.26)
- 무릎관절 폄근(그림 5.31)
- 무릎관절 굽힘근(그림 5.30A)

- 발목관절 발바닥굽힘근(그림 5.33B)
- 발목관절 발등굽힘근(그림 5.32)
- 어깨 폄근(그림 5.6)
- 어깨 가로벌림근(그림 5.10)
- 팔꿉관절 굽힘근(그림 5.13)
- 팔꿉관절 폄근(그림 5.14)
- 손목과 손가락 굽힘근(그림 5.18)
- 손목과 손가락 폄(그림 5.17)
- 척추 돌림근(그림 5.23)

풋볼 (Football)

풋볼선수들의 포지션에 따라 요구도가 크게 달라지겠지만, 대부분의 선수들은 목, 어깨, 팔, 손, 그리고 몸통, 엉덩이, 허벅지 및 종아리의 유연성을 필요로 한다. 다른 선수들과의 접촉으로 발생하는 큰 하중은 이들 부위가 이겨내려면, 충분한 유연성이 필요하다.

아래는 풋볼선수들에게 추천되는 스트레칭이다 :

- 목뼈 굽힘근(그림 5.2)
- 목뼈 폄근(그림 5.1)
- 목뼈 돌림근(그림 5.4)
- 목뼈 옆굽힘근(그림 5.3)
- 어깨 굽힘근(그림 5.5)
- 어깨 폄근(그림 5.6)
- 어깨 가로모음근(그림 5.9)
- 팔꿉관절 굽힘근(그림 5.13)
- 팔꿉관절 폄근(그림 5.14)
- 손목과 손가락 굽힘근(그림 5.18)
- 손목과 손가락 폄(그림 5.17)
- 척추 돌림근(그림 5.23)
- 척추 굽힘근(그림 5.21)
- 척추 폄근(그림 5.20)
- 척추 옆굽힘근(그림 5.22)
- 엉덩관절 굽힘근(그림 5.24)
- 엉덩관절 폄근(그림 5.25)
- 엉덩관절 벌림근(그림 5.27)
- 엉덩관절 모음근(그림 5.26)
- 무릎관절 폄근(그림 5.31)

- 발목관절 발바닥굽힘근(그림 5.33B)
- 발목관절 발등굽힘근(그림 5.32)

골프 (Golf)

골프는 빠르고 강한 몸통 돌림을 필요로 한다. 즉 엉덩이로부터, 위쪽으로 몸통, 어깨, 팔, 손의 순서로, 그리고 아래쪽으로 무릎, 발, 발목의 순서로 돌림을 한다. 이런 동작할 때 작용하는 가속근육과 감속근육의 유연성이 중요하다.

아래는 골프선수들에게 추천되는 스트레칭이다 :

- 엉덩관절 벌림근(그림 5.27)
- 엉덩관절 모음근(그림 5.26)
- 엉덩관절 안쪽돌림근(그림 5.28)
- 엉덩관절 가쪽돌림근(그림 5.29)
- 척추 돌림근(그림 5.23)
- 어깨 굽힘근(그림 5.5)
- 어깨 가로벌림근(그림 5.10)
- 어깨 폄근(그림 5.6)
- 어깨 모음근(그림 5.8)
- 팔꿉관절 굽힘근(그림 5.13)
- 팔꿉관절 폄근(그림 5.14)
- 아래팔 엎침근(그림 5.16)
- 아래팔 뒤침근(그림 5.15)
- 손목과 손가락 굽힘근(그림 5.18)
- 손목과 손가락 폄(그림 5.17)
- 무릎관절 굽힘근(그림 5.30A)
- 발목관절 발바닥굽힘근(그림 5.33B)
- 발목관절 가쪽번짐근(그림 5.35)

체조 (Gymnastics)

체조선수들은 모든 방향에서 극단적인 뻗기 동작을 해야 하기 때문에, 모든 관절에서 특히, 어깨관절, 척추관절, 엉덩관절에서 큰 ROM을 가져야 할 것이다. 매우 큰 유연성 때문에, 체조선수들이 강한 근력과 신경근조절을 가지지 못한다면, 불안정해 질 수도 있다.

아래는 체조선수들에게 추천되는 스트레칭이다 :

- 어깨 굽힘근(그림 5.5)
- 어깨 폄근(그림 5.6)
- 어깨 벌림근(그림 5.7)
- 어깨 모음근(그림 5.8)
- 어깨 가로모음근(그림 5.9)
- 어깨 안쪽돌림근(그림 5.11)
- 어깨 가쪽돌림근(그림 5.12)
- 팔꿉관절 굽힘근(그림 5.13)
- 팔꿉관절 폄근(그림 5.14)
- 아래팔 뒤침근(그림 5.15)
- 아래팔 엎침근(그림 5.16)
- 손목과 손가락 굽힘근(그림 5.18)
- 손목과 손가락 폄(그림 5.17)
- 척추 굽힘근(그림 5.21)
- 척추 폄근(그림 5.20)
- 척추 돌림근(그림 5.23)
- 척추 옆굽힘근(그림 5.22)
- 엉덩관절 굽힘근(그림 5.24)
- 엉덩관절 폄근(그림 5.25)
- 엉덩관절 벌림근(그림 5.27)
- 엉덩관절 모음근(그림 5.26)
- 무릎관절 굽힘근(그림 5.30)
- 무릎관절 폄근(그림 5.31)
- 발목관절 발바닥굽힘근(그림 5.33B)
- 발목관절 발등굽힘근(그림 5.32)

하이킹 (Hiking)

평탄하지 않고 중등도 이상의 급한 경사면을 오르고 내려오는 것은 다리의 ROM에 특별한 요구를 가한다. 중등도 이상의 무거운 짐을 싣고 하이킹하게 되면 어깨, 목, 등뼈, 허리뼈 등에 부가적인 스트레스가 가해지고, 다리에도 하중이 증가된다.

아래는 하이킹선수들에게 추천되는 스트레칭이다 :

- 척추 굽힘근(그림 5.21)
- 척추 폄근(그림 5.20)
- 엉덩관절 벌림근(그림 5.27)
- 엉덩관절 모음근(그림 5.26)

- 엉덩관절 굽힘근(그림 5.24)
- 엉덩관절 폄근(그림 5.25)
- 무릎관절 굽힘근(그림 5.30A)
- 무릎관절 폄근(그림 5.31)
- 발목관절 발등굽힘근(그림 5.32)
- 발목관절 발바닥굽힘근(그림 5.33B)
- 어깨 굽힘근(그림 5.5)
- 어깨 폄근(그림 5.6)
- 어깨 벌림근(그림 5.7)
- 목뼈 굽힘근(그림 5.2)
- 목뼈 폄근(그림 5.1)
- 목뼈 옆굽힘근(그림 5.3)
- 척추 굽힘근(그림 5.21)
- 척추 폄근(그림 5.20)

하키 (Hockey)

빠른 달리기와 갑작스런 방향 전환은 엉덩관절, 허벅지, 무릎관절, 발목관절 등에 극심한 스트레스를 가하게 되고, 상체와 몸통의 격한 움직임은 척추, 어깨, 팔, 손 등의 유연성을 필요로 한다.

아래는 하키선수들에게 추천되는 스트레칭이다 :

- 엉덩관절 모음근(그림 5.26)
- 엉덩관절 벌림근(그림 5.27)
- 엉덩관절 굽힘근(그림 5.24)
- 엉덩관절 폄근(그림 5.25)
- 무릎관절 폄근(그림 5.31)
- 무릎관절 굽힘근(그림 5.30A)
- 발목관절 발바닥굽힘근(그림 5.33B)
- 발목관절 발등굽힘근(그림 5.32)
- 척추 굽힘근(그림 5.21)
- 척추 폄근(그림 5.20)
- 척추 돌림근(그림 5.23)
- 척추 옆굽힘근(그림 5.22)
- 어깨 굽힘근(그림 5.5)
- 어깨 폄근(그림 5.6)
- 어깨 벌림근(그림 5.7)

- 어깨 모음근(그림 5.8)
- 어깨 안쪽돌림근(그림 5.11)
- 어깨 가쪽돌림근(그림 5.12)
- 팔꿉관절 굽힘근(그림 5.13)
- 팔꿉관절 폄근(그림 5.14)
- 손목과 손가락 굽힘근(그림 5.18)
- 손목과 손가락 폄(그림 5.17)

카약 (Kayaking)

급류 카약과 바다 카약의 적절한 조절은 직립된 몸통, 굽힘된 엉덩관절과 폄된 무릎관절을 필요로 한다. 엉덩관절의 유연성은 상체의 적절한 기능에 중요한 역할을 한다. 카누용 노(paddle)로 전달되는 대부분의 파워는 몸통에서 나오고, 미세한 조절은 팔과 손에서 나온다. 아래팔, 손, 손가락의 유연성도 매우 중요하다.

아래는 카약선수들에게 추천되는 스트레칭이다 :

- 엉덩관절 굽힘근(그림 5.24)
- 엉덩관절 폄근(그림 5.25)
- 엉덩관절 벌림근(그림 5.27)
- 엉덩관절 모음근(그림 5.26)
- 무릎관절 굽힘근(그림 5.30A)
- 무릎관절 폄근(그림 5.31)
- 발목관절 발등굽힘근(그림 5.32)
- 발목관절 발바닥굽힘근(그림 5.33)
- 척추 돌림근(그림 5.23)
- 척추 옆굽힘근(그림 5.22)
- 척추 폄근(그림 5.20)
- 어깨 굽힘근(그림 5.5)
- 어깨 폄근(그림 5.6)
- 어깨 벌림근(그림 5.7)
- 어깨 모음근(그림 5.8)
- 어깨 안쪽돌림근(그림 5.11)
- 어깨 가쪽돌림근(그림 5.12)
- 아래팔 뒤침근(그림 5.15)
- 아래팔 엎침근(그림 5.16)
- 손목과 손가락 굽힘근(그림 5.18)
- 손목과 손가락 폄(그림 5.17)

암반등반 (Rock Climbing)

성공적인 암반등반에는 척추, 어깨관절, 팔꿉관절, 손목관절, 손 등의 ROM이 충분해야 하고 또 엉덩관절, 무릎관절, 발 및 발목 등의 ROM도 충분해야 한다. 유연성이 매우 좋지 않다면, 무수히 많은 동작과 신체 자세가 불가능할지도 모른다.

아래는 등반가들에게 추천되는 스트레칭이다 :

- 목뼈 굽힘근(그림 5.2)
- 목뼈 폄근(그림 5.1)
- 목뼈 옆굽힘근(그림 5.3)
- 목뼈 돌림근(그림 5.4)
- 척추 굽힘근(그림 5.21)
- 척추 옆굽힘근(그림 5.22)
- 척추 돌림근(그림 5.23)
- 어깨 폄근(그림 5.6)
- 어깨 벌림근(그림 5.7)
- 어깨 가로모음근(그림 5.9)
- 어깨 가쪽돌림근(그림 5.12)
- 팔꿉관절 굽힘근(그림 5.13)
- 팔꿉관절 폄근(그림 5.14)
- 손목과 손가락 굽힘근(그림 5.18)
- 손목과 손가락 폄(그림 5.17)
- 손의 안근(그림 5.19)
- 엉덩관절 굽힘근(그림 5.24)
- 엉덩관절 폄근(그림 5.25)
- 엉덩관절 벌림근(그림 5.27)
- 엉덩관절 모음근(그림 5.26)
- 무릎관절 굽힘근(그림 5.30A)
- 무릎관절 폄근(그림 5.31)
- 발목관절 발바닥굽힘근(그림 5.33B)
- 발목관절 발등굽힘근(그림 5.32)
- 발목관절 안쪽번짐근(그림 5.34)
- 발목관절 가쪽번짐근(그림 5.35)

달리기 (Running)

단거리 달리기선수는 엉덩관절, 무릎관절, 발목 및 발의 유연성이 필요하고, 또 몸통과 상지의 유연성도 필요하다. 중장거리 달리기선수는 엉덩관절, 무릎관절, 발목 및 발 등에 가해지는 만성 스트레스에도 불구하고, 유연성을 유지할 필요가 있다.

준-엘리트 중장거리 달리기선수를 대상으로 연구한 Craib 등에 따르면, 몇몇 근육군의 유연성 부족이 수행에 효과적일 수 있다는 것이다. 이런 정보는 참여 직전에 적용된 근육의 스트레칭이 달리기, 점핑, 근수축 등의 수행을 방해할 수 있다는 다른 연구자들의 연구 결과와 일치한다. 적절한 수행에 필요한 ROM에 대해서는 약간 논란이 있다. 우리는 스트레칭, 근력 훈련, 컨디셔닝 훈련 등의 처방이 유행하고 가치있도록, 치료사들에게 특정 스포츠와 관련된 최근 연구 결과를 따라가도록 권장한다. 스트레칭의 장점과 한계점을 더 자세히 알고 싶으면, 1장을 참고하기 바란다.

아래는 달리기선수들에게 추천되는 스트레칭이다 :

- 척추 돌림근(그림 5.23)
- 척추 폄근(그림 5.20)
- 어깨 굽힘근(그림 5.5)
- 어깨 폄근(그림 5.6)
- 어깨 가로모음근(그림 5.9)
- 팔꿉관절 굽힘근(그림 5.13)
- 엉덩관절 굽힘근(그림 5.24)
- 엉덩관절 폄근(그림 5.25)
- 엉덩관절 벌림근(그림 5.27)
- 엉덩관절 모음근(그림 5.26)
- 무릎관절 굽힘근(그림 5.30A)
- 무릎관절 폄근(그림 5.31)
- 발목관절 발바닥굽힘근(그림 5.33B)
- 발목관절 발등굽힘근(그림 5.32)

스케이팅 (Skating)

교대적인 한 발 서기는 엉덩관절과 허벅지에 힘을 가하게 되고, 스케이트의 부가적인 높이도 무릎과 종아리에 부가적인 스트레스를 가한다. 몸통의 오랫동안 굽힘은 척추 폄근과 엉덩관절 폄근에 부가적인 하중을 가하게 되고, 어깨와 팔의 율동적인 스윙동작은 전방 모멘텀에 영향을 준다.

아래는 스케이트선수들에게 추천되는 스트레칭이다 :

- 엉덩관절 벌림근(그림 5.27)
- 엉덩관절 모음근(그림 5.26)
- 엉덩관절 굽힘근(그림 5.24)
- 엉덩관절 폄근(그림 5.25)
- 무릎관절 굽힘근(그림 5.30A)
- 무릎관절 폄근(그림 5.31)
- 발목관절 발바닥굽힘근(그림 5.33B)
- 발목관절 안쪽번짐근(그림 5.34)
- 발목관절 가쪽번짐근(그림 5.35)
- 척추 돌림근(그림 5.23)
- 척추 굽힘근(그림 5.21)
- 척추 폄근(그림 5.20)
- 어깨 굽힘근(그림 5.5)
- 어깨 가로모음근(그림 5.9)

스키(알파인) [Sking(Alpine)]

알파인 스키는 스키어의 몸통과 종아리는 물론, 엉덩관절과 무릎관절에도 뚜렷한 스트레스를 가한다. 회전의 종류, 형태, 직경, 그리고 회전할 때 발생하는 힘들이 이들 부위의 유연성을 중요하게 만든다.

아래는 알파인 스키선수들에게 추천되는 스트레칭이다 :

- 엉덩관절 폄근(그림 5.25)
- 엉덩관절 굽힘근(그림 5.24)
- 엉덩관절 벌림근(그림 5.27)
- 엉덩관절 모음근(그림 5.26)
- 엉덩관절 안쪽돌림근(그림 5.28)
- 엉덩관절 가쪽돌림근(그림 5.29)
- 무릎관절 굽힘근(그림 5.30A)
- 무릎관절 폄근(그림 5.31)
- 척추 폄근(그림 5.20)
- 척추 돌림근(그림 5.23)
- 척추 옆굽힘근(그림 5.22)
- 발목관절 발바닥굽힘근(그림 5.33B)
- 발목관절 안쪽번짐근(그림 5.34)

- 발목관절 가쪽번짐근(그림 5.35)

스키(노르딕) (Sking(Nordic))

크로스-컨츄리 스키의 전통적인 방식과 스케이팅 방식 둘 다는 다리 전체 특히, 엉덩이와 종아리의 유연성을 필요로 한다. 스키 막대를 추진하려면, 핵심근육과 상지 근육을 사용해야 하고, 특히 어깨, 팔 및 몸통의 적절한 유연성이 요구된다.

아래는 노르딕 스키선수들에게 추천되는 스트레칭이다 :

- 엉덩관절 굽힘근(그림 5.24)
- 엉덩관절 폄근(그림 5.25)
- 엉덩관절 벌림근(그림 5.27)
- 엉덩관절 모음근(그림 5.26)
- 엉덩관절 가쪽돌림근(그림 5.29)
- 무릎관절 굽힘근(그림 5.30A)
- 무릎관절 폄근(그림 5.31)
- 발목관절 발바닥굽힘근(그림 5.33B)
- 발목관절 발등굽힘(그림 5.32)
- 어깨 굽힘근(그림 5.5)
- 어깨 폄근(그림 5.6)
- 어깨 벌림근(그림 5.7)
- 어깨 모음근(그림 5.8)
- 어깨 가로모음근(그림 5.9)
- 어깨 안쪽돌림근(그림 5.11)
- 어깨 가쪽돌림근(그림 5.12)
- 팔꿉관절 폄근(그림 5.14)
- 손목과 손가락 굽힘근(그림 5.18)
- 손목과 손가락 폄(그림 5.17)
- 척추 굽힘근(그림 5.21)
- 척추 폄근(그림 5.20)
- 척추 돌림근(그림 5.23)

스노우보딩 (Snowbiarding)

활강의 구피방식(goofy)과 레귤러(regular) 방식은 상체 활강을 열 수 있는 몸통의 가동성을 필요로 한다. 회전의 수행을 완전하게 하기 위해서는 하지의 굽힘, 폄, 그리고 돌림이 일어나야 하기 때문에, 엉덩관절, 무릎관절, 발목관절 등의 유연성이 매우 중요하다. 회전을 할 때 상체의 균형을 유지하기 위해서는 가슴과 어깨의 가동성이 중요하다.

아래는 스노우보드선수들에게 추천되는 스트레칭이다 :

- 척추 돌림근(그림 5.23)
- 척추 옆굽힘근(그림 5.22)
- 척추 굽힘근(그림 5.21)
- 척추 폄근(그림 5.20)
- 엉덩관절 폄근(그림 5.25)
- 엉덩관절 굽힘근(그림 5.24)
- 무릎관절 굽힘근(그림 5.30A)
- 무릎관절 폄근(그림 5.31)
- 발목관절 발바닥굽힘근(그림 5.33B)
- 발목관절 발등굽힘(그림 5.32)
- 발목관절 가쪽번짐근(그림 5.35)
- 어깨 굽힘근(그림 5.5)
- 어깨 가로벌림근(그림 5.10)
- 어깨 가로모음근(그림 5.9)

축구 (Soccer)

공을 강하게 차는 동작은 물론, 빨리 달리기와 방향 전환도 몸통, 엉덩관절, 무릎관절, 발목 등에 특별한 요구를 원한다. 헤딩과 드로우-인은 목과 상지의 충분한 ROM을 필요로 한다.

아래는 축구선수들에게 추천되는 스트레칭이다 :

- 척추 돌림근(그림 5.23)
- 척추 굽힘근(그림 5.21)
- 척추 폄근(그림 5.20)
- 척추 옆굽힘근(그림 5.22)
- 엉덩관절 굽힘근(그림 5.24)
- 엉덩관절 폄근(그림 5.25)
- 엉덩관절 벌림근(그림 5.27)
- 엉덩관절 모음근(그림 5.26)
- 엉덩관절 안쪽돌림근(그림 5.29)
- 엉덩관절 가쪽돌림근(그림 5.29)
- 무릎관절 굽힘근(그림 5.30A)
- 무릎관절 폄근(그림 5.31)

- 발목관절 발등굽힘(그림 5.32)
- 발목관절 발바닥굽힘근(그림 5.33B)
- 발목관절 안쪽번짐근(그림 5.34)
- 발목관절 가쪽번짐근(그림 5.35)
- 목뼈 굽힘근(그림 5.2)
- 목뼈 폄근(그림 5.1)
- 목뼈 돌림근(그림 5.4)
- 목뼈 옆굽힘근(그림 5.3)
- 어깨 굽힘근(그림 5.5)
- 어깨 폄근(그림 5.6)
- 어깨 모음근(그림 5.8)

수영 (Swimming)

정확한 신체적 요구는 영법에 따라 달라지겠지만, 어깨관절의 ROM은 매우 중요하다. 특히 자유형, 배영, 접영에 있어 더욱 그러하다. 수영의 파워와 효율성은 몸통에서 나오는데, 이들 대부분은 목과 등의 적절한 척추 유연성이 없으면 불가능할 수 있다. 엉덩관절과 발목관절은 효율적인 킥(kick) 동작에 중요한 역할을 한다.

아래는 수영선수들에게 추천되는 스트레칭이다 :

- 어깨 가로모음근(그림 5.9)
- 어깨 폄근(그림 5.6)
- 어깨 모음근(그림 5.8)
- 어깨 굽힘근(그림 5.5)
- 어깨 안쪽돌림근(그림 5.11)
- 어깨 가쪽돌림근(그림 5.12)
- 목뼈 굽힘근(그림 5.2)
- 목뼈 돌림근(그림 5.4)
- 척추 굽힘근(그림 5.21)
- 척추 폄근(그림 5.20)
- 척추 돌림근(그림 5.23)
- 엉덩관절 굽힘근(그림 5.24)
- 엉덩관절 폄근(그림 5.25)
- 발목관절 발등굽힘(그림 5.32)
- 발목관절 발바닥굽힘근(그림 5.33B)
- 엉덩관절 모음근(그림 5.26)

테니스 (Tennis)

테니스는 어깨, 팔꿈치, 아래팔, 손목 등의 충분한 가동성 이외에, 특별히 몸통의 가동성과 근력을 필요로 한다. 빠르고 반복적인 멈춤과 출발, 그리고 방향 전환은 모든 운동면에서 하지에 스트레스를 가하기 때문에, 하지 전체의 적절한 유연성을 필요로 한다.

아래는 테니스선수들에게 추천되는 스트레칭이다 :

- 어깨 가로모음근(그림 5.9)
- 어깨 모음근(그림 5.8)
- 어깨 가쪽돌림근(그림 5.12)
- 어깨 안쪽돌림근(그림 5.11)
- 어깨 굽힘근(그림 5.5)
- 손목과 손가락 굽힘근(그림 5.18)
- 손목과 손가락 폄(그림 5.17)
- 아래팔 뒤침근(그림 5.15)
- 아래팔 엎침근(그림 5.16)
- 척추 돌림근(그림 5.23)
- 척추 굽힘근(그림 5.21)
- 척추 폄근(그림 5.20)
- 척추 옆굽힘근(그림 5.22)
- 엉덩관절 모음근(그림 5.26)
- 엉덩관절 벌림근(그림 5.27)
- 엉덩관절 굽힘근(그림 5.24)
- 엉덩관절 폄근(그림 5.25)
- 무릎관절 굽힘근(그림 5.30A)
- 무릎관절 폄근(그림 5.31)
- 발목관절 발바닥굽힘근(그림 5.33B)
- 발목관절 발등굽힘(그림 5.32)
- 발목관절 안쪽번짐근(그림 5.34)
- 발목관절 가쪽번짐근(그림 5.35)

트랙과 필드경기 (Track and Field)

높이뛰기에서 포환던지기에 이르기 까지, 허들에서 장거리 달리기에 이르기 까지, 육상경기의 종류에 따라 신체에 가해지는 요구의 다양성은 끝이 없다. 던지기 선수들은 어깨, 손목, 아래팔 등의 높은 유연성을 필요로 하고, 달리기 선수와 점프 선수들은 엉덩관절, 허벅지 및 종아리 등의 유연성을 필요로 한다. 모든 트랙경기와 필드경기 선수들은 척추와 몸통의 유연성을 필요로 한다. 운동선수들은 상황에 따라 다양한 요구들을 필요로 하기 때문에, 유능한 코치와 스태프들의 조언을 구해야 한다.

아래는 트랙과 필드 운동선수들에게 추천되는 스트레칭이다 :

- 어깨 굽힘근(그림 5.5)
- 어깨 폄근(그림 5.6)
- 어깨 가로모음근(그림 5.9)
- 어깨 안쪽돌림근(그림 5.11)
- 어깨 가쪽돌림근(그림 5.12)
- 손목과 손가락 굽힘근(그림 5.18)
- 손목과 손가락 폄(그림 5.17)
- 아래팔 뒤침근(그림 5.15)
- 아래팔 엎침근(그림 5.16)
- 엉덩관절 굽힘근(그림 5.24)
- 엉덩관절 폄근(그림 5.25)
- 엉덩관절 벌림근(그림 5.27)
- 엉덩관절 모음근(그림 5.26)
- 무릎관절 굽힘근(그림 5.30A)
- 무릎관절 폄근(그림 5.31)
- 발목관절 발바닥굽힘근(그림 5.33B)
- 발목관절 발등굽힘(그림 5.32)
- 목뼈 굽힘근(그림 5.2)
- 목뼈 돌림근(그림 5.4)
- 목뼈 옆굽힘근(그림 5.3)
- 척추 굽힘근(그림 5.21)
- 척추 폄근(그림 5.20)
- 척추 돌림근(그림 5.23)
- 척추 옆굽힘근(그림 5.22)

배구 (Volleyball)

탄력적인 도약과 착지, 빠른 방향 전환, 그리고 강한 상지 움직임 등을 수행하려면, 전신이 유연해야 한다. 어깨, 위팔, 아래팔, 손목, 손, 목, 몸통, 엉덩관절, 무릎관절, 발목 및 발 등의 근육을 스트레칭하는 특별한 관리가 주어야 한다.

아래는 배구선수들에게 추천되는 스트레칭이다 :

- 어깨 굽힘근(그림 5.5)

- 어깨 폄근(그림 5.6)
- 어깨 벌림근(그림 5.7)
- 어깨 모음근(그림 5.8)
- 어깨 가로모음근(그림 5.9)
- 어깨 안쪽돌림근(그림 5.11)
- 어깨 가쪽돌림근(그림 5.12)
- 팔꿉관절 굽힘근(그림 5.13)
- 팔꿉관절 폄근(그림 5.14)
- 아래팔 엎침근(그림 5.16)
- 아래팔 뒤침근(그림 5.15)
- 손목과 손가락 굽힘근(그림 5.18)
- 손목과 손가락 폄(그림 5.17)
- 목뼈 굽힘근(그림 5.2)
- 목뼈 돌림근(그림 5.4)
- 척추 굽힘근(그림 5.21)
- 척추 폄근(그림 5.20)
- 척추 돌림근(그림 5.23)
- 엉덩관절 굽힘근(그림 5.24)
- 엉덩관절 폄근(그림 5.25)
- 엉덩관절 모음근(그림 5.26)
- 엉덩관절 벌림근(그림 5.27)
- 무릎관절 굽힘근(그림 5.30A)
- 무릎관절 폄근(그림 5.31)
- 발목관절 발바닥굽힘근(그림 5.33B)
- 발목관절 발등굽힘(그림 5.32)

역도 (Weightlifting)

좋은 역도 프로그램은 좋은 유연성 프로그램을 필요로 한다. 역도 프로그램과 마찬가지로, 스트레칭 프로그램은 앞뒤의 균형, 위아래의 균형, 좌우의 균형을 고려해야 한다. 스트레칭 프로그램은 또한 가슴이나 어깨 앞쪽의 근육과 같은, 자세 변화에 집중되어야 한다. 이런 자세 변화는 이 부위의 스트레칭을 부가적으로 강조해야 한다. 예를 들어, 종아리 부위와 같이, 특정 부위의 근력강화 프로그램을 수행하는 클라이언트들은 적절한 발목관절의 ROM을 유지할 수 있도록 종아리 부위의 스트레칭을 강조해야 한다. 아래의 스트레칭 프로그램은 전반적으로 균형이 잘 잡혀 있지만, 역도 프로그램에서 자주 발생하는 일반적인 불균형을 고려해야만 한다. 이런 불균형으로는 가슴과 앞쪽 어깨, 위팔의 앞쪽, 몸통의 앞쪽, 허벅지의 앞쪽, 종아리 등의 긴장이다. 대부분의 역도는 잡기(grip)와 관련되어 있기 때문에,

손목과 손가락의 스트레칭이 중요하다. 특별한 유연성 평가에 대한 정보를 더 알고 싶으면, 3장을 참고하기 바란다. 그리고 자세는 7장에서 이루어진다.

아래는 역도선수들에게 추천되는 스트레칭이다 :

- 목뼈 굽힘근(그림 5.2)
- 목뼈 폄근(그림 5.1)
- 목뼈 옆굽힘근(그림 5.3)
- 척추 굽힘근(그림 5.21)
- 척추 폄근(그림 5.20)
- 척추 돌림근(그림 5.23)
- 척추 옆굽힘근(그림 5.22)
- 어깨 굽힘근(그림 5.5)
- 어깨 폄근(그림 5.6)
- 어깨 벌림근(그림 5.7)
- 어깨 모음근(그림 5.8)
- 어깨 가로모음근(그림 5.9)
- 어깨 안쪽돌림근(그림 5.11)
- 팔꿉관절 굽힘근(그림 5.13)
- 팔꿉관절 폄근(그림 5.14)
- 아래팔 엎침근(그림 5.16)
- 아래팔 뒤침근(그림 5.15)
- 손목과 손가락 굽힘근(그림 5.18)
- 손목과 손가락 폄(그림 5.17)
- 손의 안근(그림 5.19)
- 엉덩관절 굽힘근(그림 5.24)
- 엉덩관절 폄근(그림 5.25)
- 엉덩관절 모음근(그림 5.26)
- 엉덩관절 벌림근(그림 5.27)
- 엉덩관절 가쪽돌림근(그림 5.29)
- 무릎관절 굽힘근(그림 5.30A)
- 무릎관절 폄근(그림 5.31)
- 발목관절 발바닥굽힘근(그림 5.33B)
- 발목관절 발등굽힘(그림 5.32)
- 발목관절 안쪽번짐근(그림 5.34)
- 발목관절 가쪽번짐근(그림 5.35)

요 약 (Summary)

적절한 ROM을 얻고, 손상의 위험을 줄이고, 또 손상 이후에 정상 움직임으로의 회복를 돕도록 설계된 특별한 유연성 프로그램은 스포츠-컨디셔닝 프로그램 중에서도 중요한 부분이다. 프로그램 설계는 스포츠의 특정 요구는 물론, 클라이언트의 요구도 고려해야 한다. 유연성 평가에서 나타나듯이, 클라이언트의 병력, 목표, 세부 내용도 고려해야 한다. 치료사들은 적절한 연구를 빠르게 확장해 나가야 하고, 연구에 의해 지지를 받지 못하는 스트레칭의 적용을 배제해야 한다. 목표를 설정하고 스트레칭 프로그램을 수행한 이후, 치료사들은 특별한 프로그램의 특이성과 유용성을 강화하기 위해 필요한 수정을 할 수 있도록 클라이언트의 진전을 모니터해야 한다.

참고문헌 (References)

1. Craib MW, Mitchell VA, Fields KB, et al. The association between flexibility and running economy in sub-elite male distance runners. Med Sci Sports Exerc June 1996;28(6):737–743.

제 10 장

손상재활을 위한 스트레칭

Stretching for Rehabilitation of Injuries

미국 노동통계국에 따르면, 2005년에 270,890명이 허리손상을 당했고, 503,530명이 좌상, 염좌 및 열상을 입었다고 한다. 이들 손상의 원인은 낙상과 다른 사고, 아동의 놀이, 작업과 관련된 외상, 폭행, 스포츠 활동으로 인한 손상 등이다. 여가 스포츠의 활동도 손상의 흔한 원인이다. Requa 등에 따르면, 12년 동안 여가 스포츠 프로그램에 참여한 986명 중 475명이 손상을 당했다고 한다. 풋볼과 축구와 같은 팀 스포츠의 손상도 흔하게 일어난다 : 무엇보다도 많은 미국인이 참여하는 달리기가 전반적으로 가장 많은 손상을 일으킨다. 특히 마라톤 훈련과 같은 높은 수준의 달리기는 빈번한 과사용 손상의 원인이 된다. Bovens 등에 따르면, 18개월간 이루어진 73명 마라톤 선수들의 훈련 동안 적어도 한 번 이상 손상을 당한 사람이 그들 중 85%를 차지했다고 한다. Maughan 등은 497명 중 58%가 마라톤을 준비하는 도중에 손상을 당했다고 한다. Fredericson 등의 최근 연구에 따르면, 마라톤 훈련을 받던 사람의 거의 90%가 손상을 입었다고 한다.

그들의 원인에 관계없이, 많은 손상은 재활을 필요로 한다. 우리는 재활을 적절한 ROM, 근력 및 기능을 회복하는 것으로 정의한다. 심한 손상은 뚜렷한 기능의 소실을 초래하게 되어, 전문적인 재활 프로그램을 통한 치료를 필요로 한다. 손상이 광범위하지 않고 경한 기능소실에서 중등도의 기능소실을 초래한다면, 전문적 중재의 종류와 그들의 선택은 다양할 것이다. 만약 의뢰가 필요하다고 생각되면, 즉시 의사에게 환자를 의뢰해야 한다. 일반적으로, 클라이언트를 일차 관리제공자에게 보여주고, 필요하다면 재활전문가에게 의뢰해야 한다. 비록 많은 클라이언트들이 실제의 치료를 받지 않으려고 하지만, 대부분은 초기 평가와 재활 전문가의 모니터로 통해 좋은 결과를 얻을 것이다. 그리고 재활전문가들은 그들의 프로그램을 수정할 것이다.

최선의 의학은 예방이다. 궁극적으로, 예방은 노출된 위험을 감소시키는 것이다. 손상의 위험은 신체 컨디셔닝, 안전과 신체역학에 대한 교육, 작업장소의 수정, 그리고 적절한 도구의 사용 등을 통해 감소될 수 있다. 신체 컨디셔닝은 유연성, 근력, 컨디셔닝, 그리고 업무 숙련도의 수준을 향상시켜야 할 것이다.

최상의 노력에도 불구하고, 손상은 불피하게 일어난다. 이들 손상은 적절한 재활을 필요로 한다. 성공적인 재활에는 정상 ROM과 근력과 기능의 회복이 포함된다. 일반적으로 정상적인 기능이란 손상 이전의 업무 수행 숙련도(스포츠나 일상생활동작)를 달성하는 것으로 정의된다. 본 장은 전체 재활 중에서 스트레칭과 유연성의 역할을 다룬다.

손상에 대한 초기 접근법 (Initial Approach to Injury)

손상은 반복적인 스트레스, 외상, 그리고 장기간의 정적 스트레스에 의해 발생하는 것으로 설명될 수 있다. 반복적 스트레인 손상은 종종 작업과 관련된 움직임의 결과로 일어나며, 8장에서 자세히 설명되었다. 이런 반복 손상은 컴퓨터 키보드의 타이핑이나 파워 드릴(power drill)과 같은, 과도한 반복적인 움직임에 의해 발생된다. 반대로, 외상성 손상은 사람이 미끄러지거나 넘어지는 것과 같은 한 번의 강한 힘에 의해 발생한다. 그리고 장기간의 트럭운전과 같이, 오랫동안 한 자세를 취하면, 장기간의 정적 스트레스 손상을 일으킬 수 있다. 위와 같이 트럭운전수의 경우는 허리뼈사이원반이나 뒤쪽 인대에서 정적 스트레스 손상이 일어날 수 있다. 위와 같은 이런 손상들을 재활할 때 매우 조심스럽게 접근해야 한다.

손상 기전 (Addressing the Mechanism of Injury)

손상기전을 명확하게 알아야 한다. 이런 조언은 특히, 클라이언트의 손상이 외상의 결과일 때 더욱 그러하다. 그러나 반복적인 손상이나 정적 스트레스 손상인 경우에는, 손상 기전을 정확히 알 수 없기 때문에, 손상 기전을 알아내기 위해 조사를 해야 할 것이다. 테니스가 팔꿈치 통증의 원인일 수 있지만, 테니스의 어떤 측면 때문인가? 테니스 라켓을 잘못 사용했기 때문인가? 아니면, 공을 칠 때마다 라켓 중심에 맞추지 못해서, 팔꿈치에 과도한 토크를 일으켰기 때문인가? 그립(grip)의 크기가 원인일 수 있는가? 아니면, 단순히 너무 장시간 테니스 경기를 했기 때문인가?

달리기 손상도 많은 원인들에 의해 일어날 수 있다. 달리기 손상이 너무 많이 달렸기 때문인가, 혹은 너무 빠르게 달렸기 때문인가? 혹은 달리기 손상이 좋지 못한 역학으로부터 발생하여, 특정 근골격계, 즉, 관절이나 인대에 너무 과도한 스트레스를 가했는가? 클라이언트의 역학에 운동화가 적절했는가?, 그 신발을 적절하게 맞추었는가?

원인이 무엇이든간에, 손상 기전을 알아내서, 그것을 수정하거나 제거해야 한다. 치료적 중재 동안, 사람들이 테니스, 달리기, 혹은 다른 활동 등을 일정기간 동안 중단하는 것은 선택사항이지만, 대부분의 사람들은 그들 활동을 계속 하려고 할 것이다. 가장 효율적인 중재를 얻기 위해서는, 먼저 활동을 중단하고, 그 다음 스트레인이나 손상의 원인과 손상 기전을 확인해야 한다. 만약 그렇게 하지 못하면, 단지 심각한 손상을 지연시킬 뿐일 것이다.

여러분이 손상 기전을 결정하고 과도한 스트레스를 완화하는 활동으로 필요한 수정을 했다면, 그 다음 여러분은 재활과정 동안에 그 활동에 알맞는 적절한 ROM, 컨디셔닝, 협응의 회복과 관리에 초점을 맞출 수 있다. 원인이 되는 활동의 적절한 수정은 그 활동에 참여하는 코치나 전문가에 의해 처방될 수 있다. 이것이 불가능하거나 성공할 수 없다면, 그 활동에 친숙한 보건전문가에게 도움을 구해야 할 것이다.

물론, 활동을 중단하는 것이 최상의 방법일 것이다. 이들 경우에 있어, 대체 활동을 처방할 수 있는데, 그것은 공통된 움직임 패턴과 근육군을 공유해야 하고, 활동 증상의 악화 없이 참여할 수 있어야 한다. 이런 대체 활동의 좋은 예는 달리기로 인한 손상을 위해 타원형 스텝퍼(elliptical trainer)의 사용이다. 무릎 굽힘이 제한된 상호 움직임에 있어, 다리의 완전 체중부하는 좋은 대체 활동이지만, 손상의 악화 없이 대체 활동이 수행되었을 때만 그러하다.

손상이 매우 심각하다면, 모든 활동을 중단해야 할 것이다. 활동의 중단은 손상의 심각도에 따라 몇 주나 몇 개월 동안 지속될 수 있다. 일반적으로 만약 그것이 이런 경우라면, 클라이언트는 의사의 관리를 받아야 하고, 의사나 재활전문가에 의해 활동 중단 기간이 결정될 것이다.

손상 조직의 스트레칭 (Stretching Injured Tissues)

여러분은 사람들이 손상 부위를 스트레칭하고 있다는 것을 몇 번 들었던 적이 있는가? 예를 들어, 사람들은 허리가 아플 때 긴장을 완화하기 위해 몸을 앞으로 혹은 옆으로 숙이거나, 혹은 뒤넙다리근이 손상되었을 때, 그 근육을 스트레칭하기 위해 다리를 의자 위에 올려놓고 몸을 앞으로 숙인다.

손상 부위의 스트레칭은 유익한가 아니면 해로운가? 대개 그것은 상황에 따라 달라진다. 우리의 몸은 본능적으로 무엇이 좋고 무엇이 나쁜 지를 안다. 특별한 교육을 받지 않더라도, 우리는 본능적으로 특정 관절의 스트레스를 줄이는 자세를 취할 것이다. 특정 관절이나 근육의 긴장을 줄이는 스트레칭이 여러 상황에서 도움을 주겠지만, 어떤 경우는 손상을 더욱 악화시키거나 치유를 지연시킬 수도 있다.

손상 부위의 스트레칭을 추천할 것인지 아니면, 추천하지 않을 것인지에 대한 결정은 손상의 타이밍과 기전, 그리고 클라이언트의 증상 둘 다에 상당한 관련성이 있다. 만약 클라이언트가 상자를 들어 올릴 때 손상 입은 뒤넙다리근의 좌상이나, 달리기할 때 손상 입은 발목 염좌 등과 같은, 긴장과 관련된 손상을 가지고 있다면, 그 조직을 더욱 늘이는 스트레칭의 방법은 옳은 방법이 아닐 것이다. 이런 방법 대신에, 능동관절가동범위 운동을 통해 클라이언트의 ROM을 유지하고, 손상전의 상태로 점차적으로 진행하는 것이 바람직할 것이다("ROM/유연성의 향상을 위한 능동관절가동범위" 단락 참고).

한편, 종종 만성 통증과 강직도 스트레칭에 즉각적이고 적절하게 반응한다. 통증이나 강직 완화될 때까지 근육을 조심스럽게 스트레칭한다. 이때 스트레칭은 통증을 재발시키거나 악화시켜서는 절대로 안 된다. 우리가 책의 전반에 걸쳐 강조했듯이, 조직에 문제가 있을 때 통증의 발생이 일어난다. 2장은 근육, 인대, 관절 등의 조직에 과도한 스트레스를 주지 않고 효율적으로 스트레칭할 수 있는 가이드라인을 제공하였다.

안정, 냉, 압박 및 거상(RICE)의 적용 (Applying Rest Ice Compression Elevation (RICE))

손상의 심각도에 따라, 치료의 첫 단계는 염증을 멈추는 것이다. 특히 심한 통증, 부종, 그리고 발적이 있는 외상성 손상일 때는, 부종과 염증 때문에 통증을 관리하고 손상의 진행을 막아주는 냉의 적용이 최고의 방법이다. 심한 출혈, 의식상실, 발작, 혹은 척수손상 등을 포함하는 외상성 손상을 당하면 즉각적인 의학적 처치가 이루어져야 한다.

통증과 염증이 있지만, 응급상황이 아닌 외상이나 급성 과사용 손상의 경우에는, 대부분의 운동선수들과 보건전문가들은 RICE의 사용을 권장할 것이다.

*RICE*는 *Rest*(*안정*), *Ice*(*냉*), *Compression*(*압박*), *Elevation*(*거상*)의 머리글자이다 (그림 10.1) :

- 손상부위를 안정시킨다. 손상의 심각도에 따라, 클라이언트는 유해한 활동을 중단하거나, 적어도 활동을 수정해야 할 것이다. 대부분의 경우는, 클라이언트들이 손상 조직과 관련된 모든 활동을 중단해야 한다. 손상 조직을 다루는데 가장 많이 사용되는 방법이 안정을 취하는 것이다. 특히, 활동 중단을 원하지 않는 운동선수나 다른 사람들에게 있어 더욱 그러하다.
- 손상부위에 냉을 적용한다. 비록 많은 변인이 존재하고 더 많은 연구들이 필요하겠지만, 냉치료의 가치에 대한 일반적인 의견은 냉치료가 통증을 감소시킨다는 것이다. Hubbard 등은 55편의 관련 논문을 연구한 결과, 일관되게 손상 이후에 적용된 냉치료가 통증을 감소시킨다는 것을 발견했다. 냉치료는 얼음조각들, 젤 팩, 그리고 냉마사지를 통해 적용될 수 있다. 또 Cryo-Cuff과 같은, 여러 종류의 냉치료 장비들이 이용되고 있다. 실제로, 냉치료의 적용 형태는 냉의 효과와 상대적으로 관련성이 적다. 조직 냉각의 일차 목표는 염증을 감소시키는 것이다. MacAuley에 따르면, 목표 온도는 대략 10–15°(50–60°F)의 감소이다.

  최근의 연구들이 짧은 기간 동안 냉을 간헐적으로 적용할 때 더 효과적이라고 했지만, 일반적으로 냉의 적용시간은 15–20분인 것으로 받아들여지고 있다. Bleakley 등은 10분 적용–10분 휴식–10분 적용의 방법으로 2시간 마다 적용한 방법이 2시간마다 20분간 연속적으로 적용한 표준 프로토콜에 비해 통증 완화 효과가 더 컸음을 알아냈다. MacAuley는 논문들을 재조명한 결과, 10분간의 반복적인 냉적용이 표준 프로토콜 보다 더 효과적이었다는 결론을 내렸다.
- 손상조직을 압박한다. 부종이 있는 경우, 압박이 부종의 정도를 완화하거나 줄여주는데 도움을 줄 수 있다. 랩이나 압박스타킹을 이용해 압박을 적용할 수 있다. Kraemer 등은 압박의 효과와 최대 원심성 운동으로 손상된 근조직의 회복을 연구했다. 또 그들은 압박이 염증 감소, 통증 완화, creatine kinase의 수준 감소(DOMS의 정도를 의미하는), 그리고

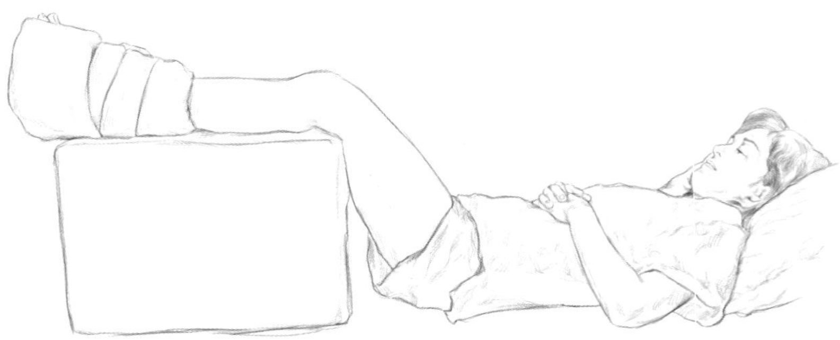

그림 10.1 손상 후 RICE 적용하기. 환자는 손상된 다리를 거상하기 위해, 90/90 자세로 눕고, 냉을 적용하고 있다.

힘 생산을 도왔다는 것을 알아냈다. 국소 압박의 한 예로서, 종아리 형태에 알맞게 압박을 주기 위해 발목 염좌가 있는 가쪽복사뼈에 말굽모양의 패드를 적용하는 것이다.

- 손상부위를 높이 들어올린다. 염증은 손상 부위에 체액이 축적되는 것으로써, 과도한 체액의 축적은 통증을 증가시키고, 또 조직 치유에 악영향을 줄 수 있다. 손상된 신체 분절의 거상은 부종의 양을 줄여주고, 손상 조직의 적절한 치유를 돕는다.

손상의 장기 재활 (Long-term Rehabilitation of Injury)

본 장의 서론 단락에서 언급했듯이, 완벽한 재활이란 근력과 ROM을 손상전 레벨로 회복시키는 것뿐만 아니라, 균형, 협응 및 과제에 적합한 숙련성을 얻게 하는 것이다. 이런 목표를 안정하고 적절한 시간에 달성하는 것은 매우 어려운 일이다. 관련된 조직이 바람직한 목적(즉, 근력 및 ROM의 향상 등)을 얻을 수 있도록 충분한 물리적 자극을 치유 조직에 제공할 필요가 있다. 이런 물리적 자극은 근수축이나 스트레칭에 의해 발생하는 힘의 장력 성분이나 압박 성분일 수 있다. 부적절한 치료는 신체가 활동으로 안전하게 돌아갈 수 없을 만큼 치유를 촉진할 수 없거나 충분한 적응을 이룰 수 없게 한다. 저항, 주파수 혹은 기간의 관점에서 운동 스트레스는 조직 치유를 방해하거나, 손상을 더욱 악화시킬 수 있다.

손상 이후의 부적절한 재활은 재손상을 일으킬 수 있다. 많은 사람들은 발목 염좌나 발과 다리의 골절 이후에, ROM의 부적절한 회복을 경험하게 된다. 많은 경우의 클라이언트들은 몇 년 후에, 아마 다른 손상을 평가하다가 부적절한 회복을 발견하게 될 것이다. 예를 들어, 본래 손상이후, 몇 년 동안 발목의 발등굽힘이나 목말밑관절의 안쪽번짐-가쪽번짐 등의 소실이 계속 지속되는 것은 흔한 일이다. 이런 움직임의 제한은 클라이언트의 신체역학을 변화시키고, 시간이 경과함에 따라 무릎 통증, 엉덩관절 통증 및 허리 통증 등을 초래할 것이다. 적절한 기능적 근력의 불완전한 회복도 몇 개월 혹은 몇 년 이후에 손상을 일으키는 요소가 될 것이다. 6주 동안의 발목 고정과 비체중부하를 경험한 환자는 엉덩관절 모음근의 근력 회복 실패로 인해 조기 활동 복귀를 할 수 없을 것이다. 그러나 약증으로 인해 하지의 생체역학이 변화되었기 때문에, 무릎-넙다리 통증, 엉덩관절 통증, 허리통증 등이 초래될 수 있다. 종종 이들 클라이언트들은 치료나 다른 전문적 가이드가 필요없다고 말하고, 또 전문적 중재 없이도 정상 움직임과 기능이 회복될 수 있다고 주장한다.

몇몇 치료사는 근력 회복을 시도하기 전에 정상 ROM의 완벽한 회복을 먼저 주장한다. 비록 의견이 다양하겠지만, 각 경우는 그들의 목적에 맞게 되고, 치료사는 유연성, 근력, 컨디셔닝, 균형, 협응, 기능적 숙련성을 동시에 얻어야 한다. 일반적으로 근력이 초기의 목적일 이유는 없다. 그러나 저항은 제한될 수 있다. 몇몇 경우에 있어, 저항이 신체 분절의 무게보다 적을 것이다. 이런 경우, 신체 분절의 무게를 줄여주거나 제거하기 위해 클라이언트의 건측 분절이나 치료사의 보조와 같은, 외적 힘이 필요할 것이고, 이런 외적 힘에 의한 보조 운동이 필요할 것이다. 저항이 적용되지 말아야 하는 경우도 있는데, 일반적으로 이들은 의학적 중재를 필요로 한다. 손상이 매우 심하거나, 더 이상의 진전을 확신할 수 없다면, 의사에게 의뢰를 해야 한다.

가동범위와 유연성의 향상 (Increasing Range of Motion and Flexibility)

ROM의 회복은 재활의 필수 과정이다. 대부분의 경우, 재활의 목표는 손상전의 ROM으로 회복하는 것이다. 그러나 심각한 손상을 당하거나 수술을 받은 경우는 정상 ROM으로 회복할 수 없지만, 기능적 ROM를 달성할 수 있어, 클라이언트가 원하는 활동에 안전하게 참여할 수 있도록 만든다. 예를 들어, 완전 무릎관절 대치술을 받은 환자는 120°의 무릎 굽힘을 얻게 되어, 계단 오르기를 할 수 있게 되고(Livingston 등), 정상 ROM인 140°로 회복될 수 없을 것이다(White 등).

ROM에 대한 이야기를 계속하기 전에, 두 종류의 ROM를 구분하는 것이 중요하다 : AROM과 PROM. AROM은 특정 관절을 움직이는 근육에 의한 움직임이고, 반면 PROM은 관절 밖에서 발생하는 힘에 의해 유도되는 움직임이다.

능동관절가동범위 (Active Range of Motion)

AROM 운동은 몇 가지 장점을 갖는데, 그 중의 한 점은 근육의 사용으로, 조직 치유에 꼭 필요한 혈류의 증가를 일으킨다. 근육의 이런 역학적 작용은 혈류 증가와 결합하여 국소 염증을 줄여줄 수 있다. AROM의 또다른 장점은 안전하다는 것이다. 손상된 주동근의 움직임을 안전하게 일으키기 위해 길항근을 능동적으로 수축하면, 안전 범위와 진전 둘다를 얻을 수 있다. 손상된 주동근의 재활을 돕기 위한 길항근의 능동 수축에 대해서는 아래에서 자세히 설명할 것이다.

클라이언트가 손상 부위에 대한 감각을 가지고 있으면, 재활 프로그램의 초기 단계에서부터 AROM 운동을 시작할 수 있다. 손상된 근육-힘줄 단위로 인해 능동운동 시 통증이 있으면, 손상된 주동근의 수동운동을 일으키기 위해 길항근으로 능동운동을 시작할 수 있다. 예를 들어, 손상된 위팔세갈래근은 능동 수축을 할 수 없을 만큼 통증이 심할 것이다. 그러나 길항근인 위팔두갈래근의 수축은 아래팔을 위팔쪽으로 가져갈 것이다(선 자세에서). 이런 결과로, 위팔세갈래근은 수동적으로 늘어나게 된다(그림 10.2A 참고). 위팔두갈래근이 이완되고 원심성 수축을 할 때는 아래팔이 중력방향으로 내려가게 되어, 위팔세갈래근이 짧아지게 될 것이다(그림 10-2B 참고). 이런 경우, 손상된 위팔세갈래근은 수축을 하지 않고 통증없이 움직이게 된다. 손상된 조직이 치유되면, 통증없는 범위가 더욱 증가할 것이고, 이런 향상은 완전한 범위를 얻을 때까지 매일 계속 진행될 것이다.

AROM에 있어 길항근의 참여는 아주 간단하지만, 미리 생각할 필요가 있다. 신체는 중력에 저항하고, 길항근이 늘어날 수 있도록 설정되어야 한다. 위의 예에서(그림 10.2A 참고), 주동근인 위팔세갈래근은 중력에 저항하지 않고, 그 대신, 위팔두갈래근이 중력에 저항을 한다. 손상된 근육이 위팔두갈래근이라면, 이런 자세는 변화되어야 한다. 이런 경우, 우리는 팔을 머리 위로 쭉 뻗은 후, 위팔세갈래근이 이완하도록 위팔뼈를 그대로 유지한 채로, 팔꿈치를 굽혀야 한다. 위팔세갈래근은 저항을 이겨고 아래팔을 들어올리고 내렸다하지만, 위팔두갈래근은 작용을 하지 않는다.

손상 근육을 수축해도 더 이상 통증이 발생하지 않으면, 능동운동으로 근력 강화를 시작할 수 있다. 근력강화는 낮은 하중으로 시작하여 조심스럽게 진행한다. 근력강화에 대해서는 본 장의 후반부에서 다시 거론할 것이다.

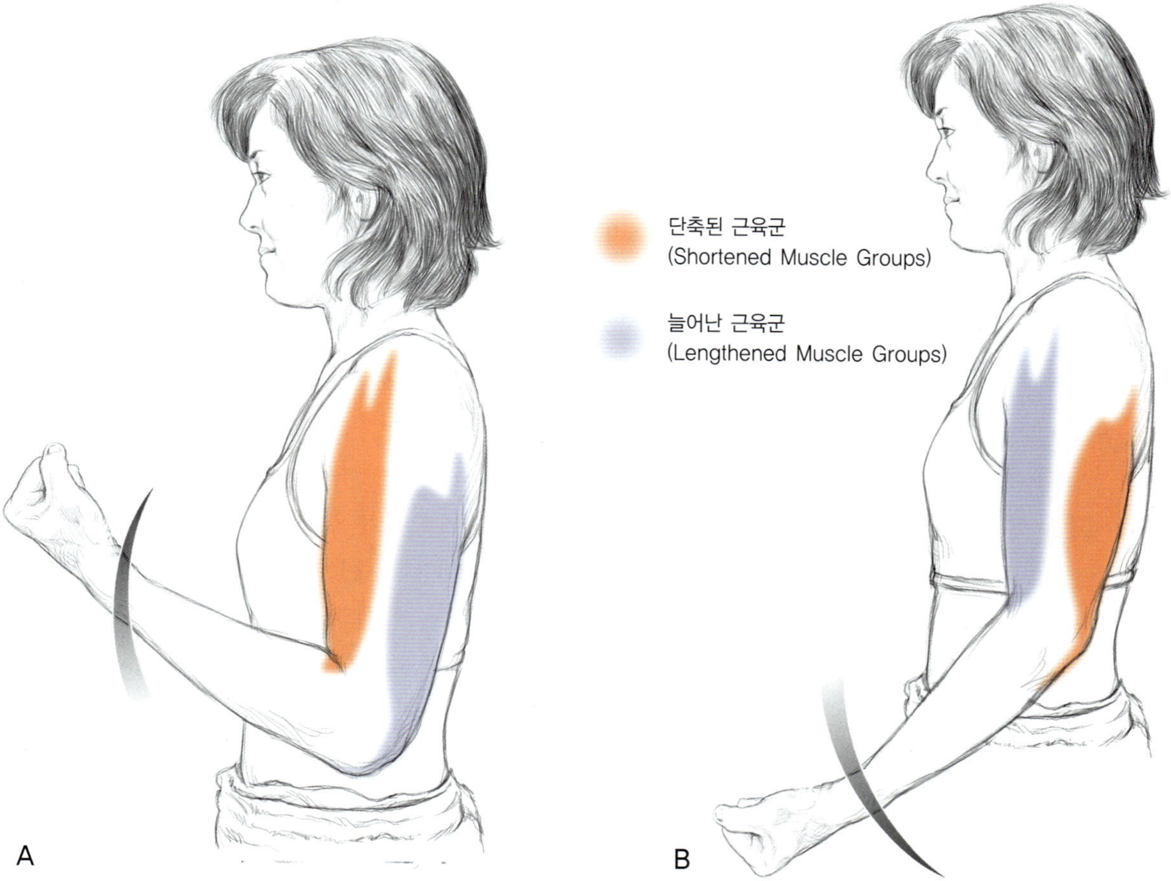

그림 10.2 위팔세갈래근. **A.** 위팔두갈래근을 수축함으로써 위팔세갈래근을 늘인다. **B.** 위팔두갈래근을 원심성 수축함으로써 위팔세갈래근을 단축시킨다.

주의! 며칠 또는 몇 주가 지나서도 ROM이 회복되지 않는다면, 일차 의료진에게 클라이언트를 의뢰해야 한다.

수동관절가동범위와 정적 스트레칭 *(Passive Range of Motion and Static Stretchng)*

능동 ROM이 더 이상 효과를 나타내지 못할 때는, PROM을 적용할 수 있다. 관절을 지나가는 근육의 수축으로써 AROM이 달성되는 것과 달리, PROM은 외적 힘에 의해 획득된다.

AROM과 PROM의 차이점은 다음의 예를 통해 알 수 있다. 그림 10.3A에서, 넙다리네갈래근의 능동수축(AROM)은 뒤넙다리근의 수동 스트레칭(PROM)을 일으킨다. AROM은 치료사의 손, 중력, 혹은 다른 부위의 근육과 같은, 외적 힘을 사용하는 PROM과는 반대이다. 그림 10.3B는 치료사에 의해 적용되는 PROM의 예를 보여주고 있다. 그림 10.3C는 클라이언트가 자신의 몸을 앞쪽으로 숙여서 적용되는 PROM을 보여준다.

치료사가 클라이언트의 도움 없이 특정 ROM으로 클라이언트의 관절을 움직이는 것을 일반적으로 PROM이라 한다. 스트레칭할 때 적용되는 힘의 크기와 기법의 종류는 매우 다양하기 때문에, 제대로 훈련받은 치료사에 의해서만 PROM이 적용되어야 한다. 우리는

PROM의 또다른 형태인 정적 스트레칭을 고려할 수 있다.

정적 스트레칭은 조직 움직임을 일으키고 가동성을 향상시키기 위해 외적 힘으로 적용하는 방법이기 때문에, 초기에 조심스럽게 적용해야 한다. 클라이언트가 스트레칭 이후나 스트레칭 도중에 통증 증가를 경험하지 않았다면, 표준 스트레칭 프로토콜에 따라 스트레칭할 수 있다 (자세한 내용을 알고 싶으면, 2장과 3장을 참고하기 바람).

주의! 심각하고 만성적인 관절 통증이 PROM할 때 일어나면, PROM에 대한 경고를 의미한다. 이런 통증에 대한 이유를 알아내고, 그 다음 스트레칭의 힘을 수정하거나 제거한다. 원인이 불투명할 때는 의사에게 의뢰해야 한다.

근력 회복 (Regaining Strength)

근력 회복은 손상전에 들어올렸던 무게와 동일한 무게를 들어올릴 수 있다는 것 이상의 의미를 갖는다. 또 근력 회복이란 손상전 레벨의 강도, 저항 및 숙련성으로 특별한 활동을 수행할 수 있다는 것을 의미한다. 정상 근력의 회복은 특정 스포츠나 활동의 수행 뿐만 아니라, 손상의 재발 방지에도 매우 중요하다. 그러나 몇몇 경우에 있어서는, 근력의 완전한 회복이 이루어기 전에, 점진적으로 활동 복귀를 준비하기도 한다.

손상조직을 강화하는 운동의 목표 (Goals of Strengthening Injured Tissues)

무엇보다 손상 관절과 그에 관련된 조직에 대한 운동은 유해하지 않아야 한다. 이들 운동으로 인해 더 심한 손상이 초래되지 않아야 하고, 또 치유과정을 방해하지 않아야 한다. 그리고, 치유를 촉진하는 운동이어야 한다. 부가적으로, 새로운 연골조직의 성장을 자극할 수 있도록, 그리고 새로운 힘줄 조직이 올바른 방향으로 생성할 수 있도록 적절한 하중으로 운동이 이루어져야 한다.

주의! 근력강화운동은 손상된 조직에 통증을 발생시켜서는 안된다. 손상된 조직의 통증 발생은 일반적으로 운동을 수정하거나 제거해야 하는 원인이 된다. 그것이 바로 치료사와 클라이언트가 운동 수행동안 경험된 다양한 감각에 익숙해야 한다는 이유이다. 심지어 운동하는 동안 통증이 일어나지 않고 운동후 몇 시간이나 며칠 지나서 통증이 발생했을 때도 그러하다.

손상조직의 강화 운동 (Exercises for Strengthening Injured Tissues)

저항 훈련은 근력 회복을 위한 방법으로써 자주 선호되고, 또 잘 설계되었을 때는 훌륭한 방법으로 손색이 없을 것이다. 다양한 종류의 저항훈련이 존재하며, 그들은 각자의 장점과 단점을 모두 가지고 있다.

저항운동기구는 기구 자체에 의해 클라이언트의 움직임이 가이드되고 제한될 수 있는 만큼 안전과 편리성을 가지고 있다. 이런 저항운동기구는 클라이언트로 하여금 특정 움직임 패턴에 집중하도록 만들어 주고, 또 무게의 낙하와 손상의 위험을 감소시켜 준다. 한편,

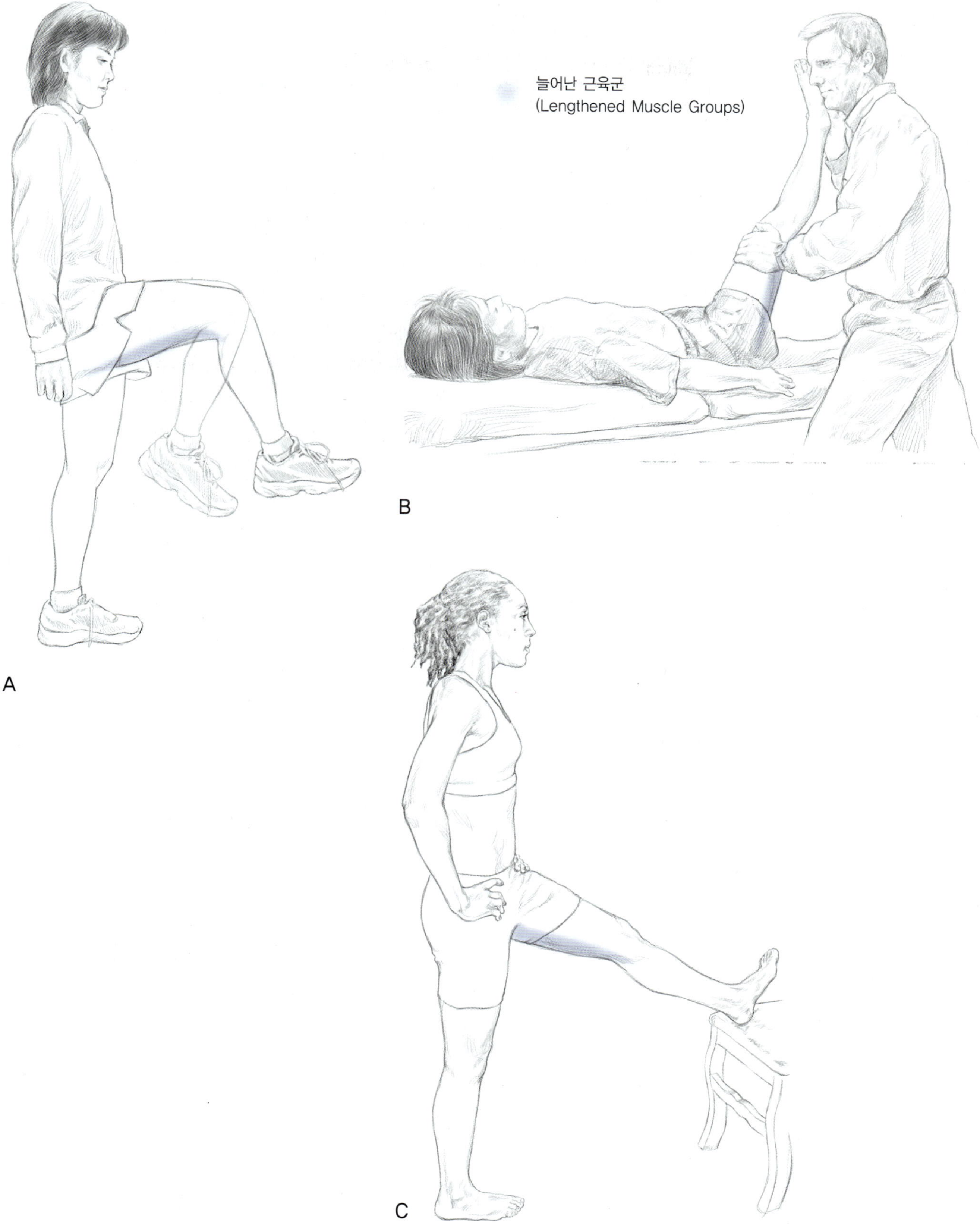

그림 10.3 위팔세갈래근. **A.** 뒤넙다리근의 AROM : 엉덩관절을 90°로 굽히고 선 자세에서 무릎을 편다. **B.** 뒤넙다리근의 PROM : 치료사에 의해 뒤넙다리근이 신장된다. **C.** 뒤넙다리근의 PROM : 클라이언트는 정적 스트레칭을 이용하여 뒤넙다리근을 스트레칭하고 있다.

클라이언트가 아령과 같은 자유추를 이용할 때는, 더 좋은 균형과 협응이 필요할 것이고, 또 일차 하중 이외에, 고정근의 사용을 필요로 할 것이다. 클라이언트를 위한 가장 적절한 프로그램을 설계하기 위해서는, 신중한 치료사는 여러 종류의 모달리티를 결합할 수 있을 것이다.

강화 프로그램을 점차 진행함에 따라, 우리는 일반적인 운동을 활동이나 스포츠에 필요한 움직임패턴 쪽으로 바꿔 주어야 할 것이다. 저항의 면을 변화시키기 위해, 비슷한 활동을 하기 위해, 그리고 특정 운동 약화를 좋게 하기 위해 우리는 스포츠 코드, 케이블 풀리, 튜빙 등을 사용할 수 있다. 점프(체중부하 상태에서 무릎을 굽히는 자세)할 때, 과도한 엉덩관절 모음과 안쪽돌림을 하는 배구선수의 예를 들어보면(그림 10.4), 이런 경향을 줄이기 위해서는, 엉덩관절의 벌림근과 가쪽돌림근의 강화를 고려해야 할 것이다. 이런 강화 운동을 하기 위해, 우리는 스포츠 코드를 운동선수 발의 앞쪽에 묶은 후, 한 발로 선 자세에서 엉덩관절의 벌림을 하도록 시킨다(그림 10.5). 이때 스포츠 코드는 발과 종아리를 통해 넙다리뼈를 안쪽돌림과 모음하게 만든다. 이때 엉덩관절 가쪽돌림근의 작용이 필수적이다. 또한 스포츠 코드가 엉덩관절의 벌림에도 이용될 수 있다.

재활 프로그램에는 전신을 위한 강화 훈련 뿐만 아니라, 손상 관절을 위한 강화훈련이 포함되어 있다. 전신 프로그램은 균형을 조화롭게 이루기 위해, 모든 관절의 굽힘근과 폄근을

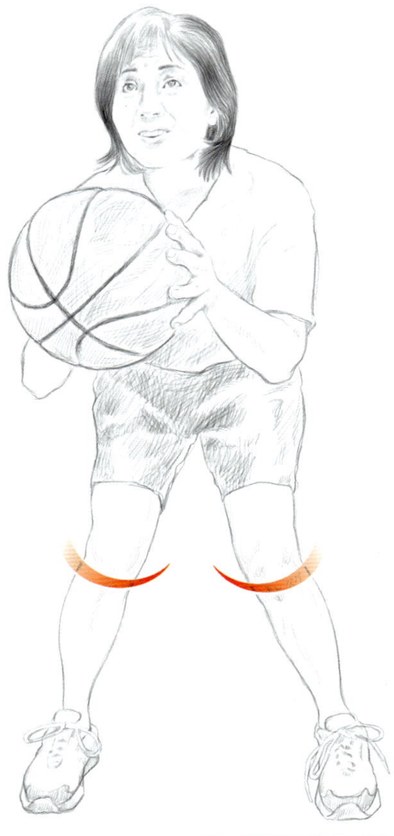

그림 10.4 농구선수가 쭈그린 자세에서 점프하는 동작. 이때 과도한 엉덩관절의 모음과 안쪽돌림, 그리고 무릎 바깥굽힘(genu valgus)이 일어난다.

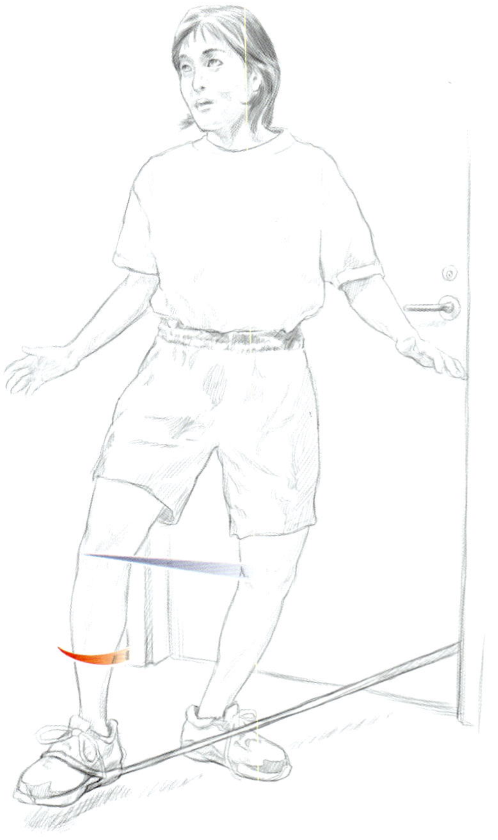

그림 10.5 운동선수가 줄(sport cord)을 이용해 엉덩관절의 벌림과 가쪽돌림에 대한 저항운동을 실시하고 있다.

모두 포함시켜야 한다. 일반적으로, 균형적인 근력 발달을 위해 반대방향의 관절움직임도 설계한다. 균형적인 근력 발달은 길항근의 움직임을 위한 운동을 통해 쉽게 달성될 수 있다. 예를 들어, 앉은 자세의 체스트 프레스(seated chest press)나 벤치 프레스(bench press)와 같은 푸쉬(push) 운동은 로잉(rowing) 운동에 의해 쉽게 균형이 맞추어질 것이다. 이와 마찬가지로, 오버헤드 프레스(overhead press)는 래트 풀 다운(lat pul down)에 의해 균형이 맞춰질 수 있다 : 다리의 폄 운동은 다리의 굽힘 운동에 의해 균형이 맞추어질 것이다.

저항과 반복 *(resistance and Repetitions)*

손상 조직의 운동은 낮은 하중과 비교적 많은 반복횟수로 조심스럽게 수행되어야 한다. 대부분의 경우, 20-30번 들 수 있는 무게로 클라이언트가 운동하면, 거의 손상을 당하지 않을 것이다. 그러므로 손상된 근육이나 관절을 운동시킬 때 유익한 프로토콜로는, 통증없이 25회 반복할 수 있는 가벼운 하중으로써, 하루에 1-2회, 그리고 1주일에 4-6회 실시하는 방법이다. 운동 도중이나 운동 이후에 통증이 발생해서는 절대로 안된다. 통증이 발생하면, 운동을 바꾸어주거나 중단해야 한다. 손상이 치유되면, 손상전 프로토콜을 만족시키기 위해, 저항을 점진적으로 증가해야 한다. ACSM(Haskell 등)은 건강한 사람을 대상으로 8-12회 들 수 있는 저항의 무게로 수행되는 8-10회의 저항운동을 매주 2회 이상 권장한다.

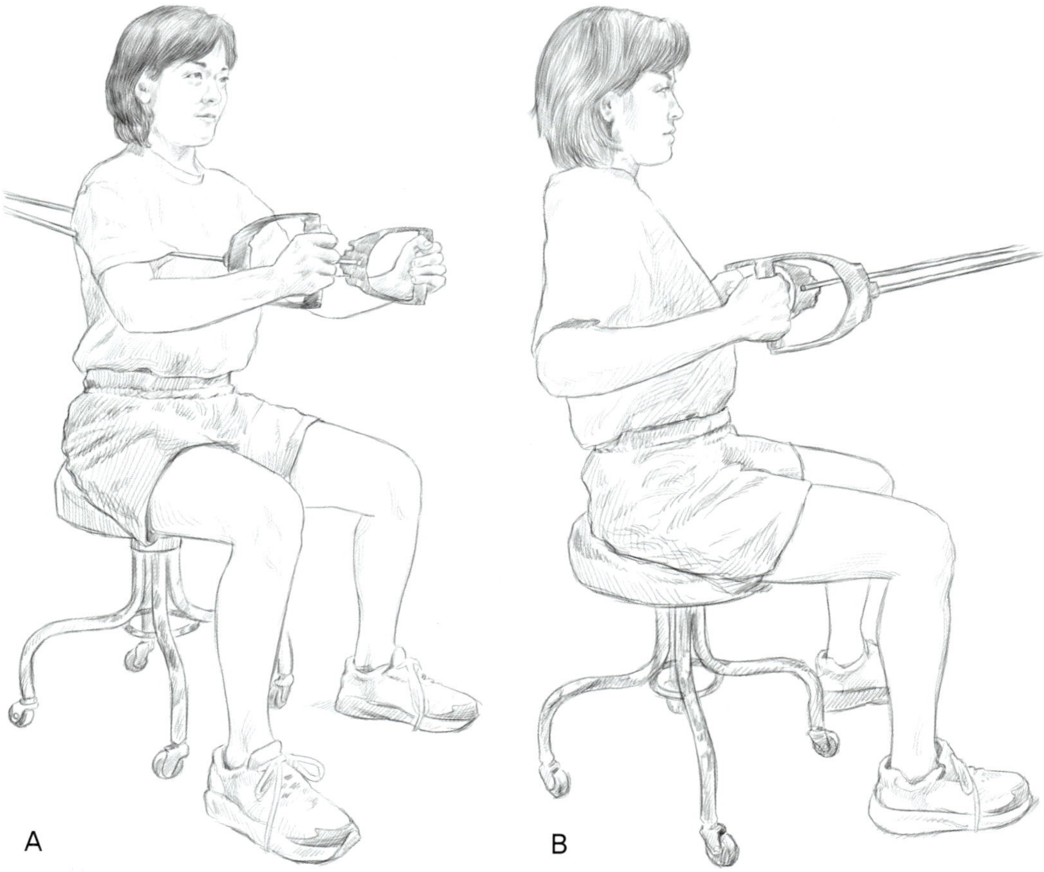

그림 10.6 A. 앉은 자세에서 체스트 프레스(chest press)하기. **B.** 앉은 자세에서 로우(row)하기

클라이언트가 발전함에 따라, 목표 수정은 물론, 근력과 협응의 향상을 달성하기 위해 저항을 조절해야 한다. 4–6주 이후, 클라이언트의 근골격계는 저항 운동에 적응되어야 한다. 그리고 저항운동이 보다 점진적인 프로그램으로 진행하기 위해서는 안전하게 수행되어야 한다(즉, 저항을 크게 하고, 반복 횟수를 낮추고, 가능하면 운동세트의 수를 증가시킨다). 일반적으로, 스포츠나 활동 동안 요구되는 근력이 크면 클수록, 저항이 커지고 반복횟수가 작아진다. 예를 들어, 역도선수나 풋볼 라인맨은 최대 저항에 가까운 하중으로 적어도 3–6회의 반복 운동을 한다. 그러나 달리기 선수나 사이클 선수는 낮은 하중으로 12–15 반복하는 운동 프로그램을 수행한다.

그러나 일반적으로 재활 프로그램은 상대적으로 가벼운 저항으로 많은 운동을 한다. 20–30번 들 수 있는 무게의 선택은 절대로 과도한 저항량이 아니고, 조직 치유에 유익한 혈류의 증가를 촉진시킬 수 있다. 하나의 운동을 여러 세트로 하기 보다는 여러 종류의 운동을 이용하는 것이 근육과 관절에 다양한 자극과 저항을 제공할 수 있고, 또 이런 방법이 실제 생활에서 사용되는 근육과 관절의 작용에 더 가까운 것이다. 이런 방법으로 강화 훈련을 하면, 선택된 방향에서의 근력 향상 보다는 기능적 근력강화를 촉진할 수 있다. 트레이닝과 컨디셔닝에 대한 부가적인 정보는 부록 A에 수록되어있다.

빈도 (Frequency)

저항훈련에 적합한 운동빈도는 매우 다양하고, 손상의 종류, 재활 단계, 저항훈련의 종류, 원하는 결과, 그리고 이론 등에 영향을 받는다. 일반적으로, 저항이 작을 수록, 빈도의 횟수를 증가시킨다. 입원한 초기 단계의 재활환자는 같은 날에 두 가지 물리치료 지시사항을 가질 것이다. 왜냐하면, 그들이 견뎌낼 수 있는 하중이 상대적으로 매우 가볍고, 또 운동 수행 사이의 휴식을 원하지 않기 때문이다. 반대로, 역도선수들은 1주일에 한번만 운동을 수행할 수 있는 매우 무거운 하중을 들 것이다. 대부분의 클라이언트들은 1주일에 4–5회의 재활과 관련된 운동을 해야 하고, 또 1주일에 2–3회의 근력강화운동을 수행해야 한다.

컨디셔닝 (Conditioning)

컨디셔닝에는 심혈관계 컨디셔닝과 근골격계 컨디셔닝이 모두 포함되며, 근골격계의 변화 없이는 심혈관 기능의 향상이 이루어질 수 없을 것이다. 위에서 근골격계에 대한 훈련을 이미 다루었기 때문에, 여기에서 우리의 초점은 심혈관계의 컨디셔닝이다. 본 책은 심혈관계 하중으로 인한 근골격계 적응에 대한 내용은 언급되지 않는다.

심혈관 피트니스는 여러 가지 이유로 재활 프로그램에 있어 매우 중요한 요소이다. 첫 번째 이유는, 심혈관 피트니스가 심장질환, 암, 당뇨병(typeⅡ), 비만 등을 예방하는 것으로 증명되었다. 무엇보다 심혈관 기능의 강화는 혈액공급을 증가시키고, 치유를 촉진하는 것이다. 대부분의 경우에 있어, 심혈관 기능은 걷기, 달리기, 마라톤 등과 같은 활동의 참여에 꼭 필요한 요소이다.

미국대학스포츠의학(ACSM)에 따르면, 심혈관 컨디셔닝은 다음과 같은 가이드라인을 충족하는 운동들로 구성되어야 한다 : 1주일에 5일, 하루에 30분간 중등도의 강도로 신체 활동을 수행해야 한다. 중등도 강도의 신체 활동은 심박동수를 증가시키고 땀을 배출시킬 만큼 충분히 힘든 일이다. 체중 소실이나 체중 소실의 유지를 위해서는 60-90분의 신체 활동을 해야 한다. 건강한 사람이 자신의 건강을 유지하고 만성 질환의 위험을 줄이기 위해서는 30분간의 운동을 해야 하는데, 이들 운동은 걷기, 자전거타기, 달리기, 수영, 크로스컨츄리 스키, 에어로빅 댄스 등과 같이, 큰 근육군을 사용하는 지속적인 유산소 운동이어야 한다. 심장 질환과 같은 특별한 문제를 가진 사람들은 의사와 반드시 상담해야 한다. 다른 부가적인 정보를 알고 싶으면, ACSM의 웹사이트(http://www.acsm.org/)를 참고하기 바란다.

이들 가이드라인과 관련된 의견들 만큼, 다양한 요구가 존재한다. 대부분의 전문가들은 비록 전략이 다르다할지라도, 재활 단계 동안 심혈관 피트니스의 유지가 매우 중요하다는 것에 동의를 한다. 대부분의 경우에서 처럼, 최상의 방법은 클라이언트 개인의 보건전문가나 트레이너 전문가로부터 조언을 구하는 것이다. 일반적인 가이드라인은 아래와 같다.

개인의 현재 피트니스 상태와 수행을 위한 목표 수준을 서로 비교함으로써 컨디셔닝을 시작한다. 그리고 매주 마다 얻어지는 작은 이득으로, 이들 간격을 연결할 수 있는 점진적인 프로그램을 설계한다. 그들 손상의 입장에서 볼 때, 클라이언트는 손상을 입기 전까지 운동을 해야 한다. 왜냐하면 그 프로그램은 통증 역치 아래의 강도와 기간에서 성공적인 운동이 이루어질 수 있도록 설계되어야 하기 때문이다. 훈련 프로그램은 클라이언트가 *손상 이전*에 했던 활동과 비슷해야 하고, 위에 목록된 가이드라인을 고려해야 한다.

심혈관 수행에 크게 영향을 받지 않는 활동에 참여하는 사람들에게서는, 심혈관 건강이 여전히 중요하다. 이들은 위에서 언급된 가이드라인을 충족시키는 심혈관 훈련 프로그램을 개발하기 위해, 걷기, 수영, 자전거타기, 스텝퍼, 단계 오르기 등을 고려해야 한다.

기능적 숙련과 균형의 발달 (Development of Functional Skills and Balance)

정상 ROM, 근력, 심혈관 컨디셔닝 등을 회복하는 것이 충분하지 않다. 이들 모든 구성요소는 개인의 기능적 수행 능력을 향상시키는 쪽으로 발달되어야 한다. 손상 전의 수준으로 운동조절능력을 회복시키는 것도 기능적 수행에 포함시켜야 한다. 운동조절은 과제를 수행하는 신체의 최종 능력으로 간주될 수 있으며, 균형과 협응 등이 여기에 포함된다. 그리고 운동조절은 충분한 근력과 ROM을 이용한다.

균형은 시각, 전정감각, 체성감각, 고유수용성 감각 등의 입력 정보에 의해 영향을 받는다. 고유수용성 감각이란? 신체 분절이 공간의 어디 부위에 위치하는지를 알아내는 신체 감각으로 정의된다. 여러분은 눈을 감고 팔꿈치를 굽힐 때, 팔꿈치의 움직임을 눈으로 보지 않아도, 팔꿈치가 굽혀지는 것을 알게 된다. 이런 현상은 관절과 힘줄, 인대 등에 위치한 복잡한 신경수용기의 복잡한 시스템 때문에 가능하다. 이들 수용기는 관절 위치와 관절 움직임, 움직임 속도에 대한 정보를 수집하여, 그 정보를 중추신경계로 중계한다. 힘줄과 인대의 손상은 고유수용성 기능을 파괴할 수 있고, 이로 인해 균형이 깨어지고 기능적 과제를 수행할 수 없게 된다. 바로 이런 이유 때문에, 불안정한 지면이나 복잡한 과제와 같은, 고유수용성 감각/균형의 훈련을 기능적 훈련에 포함시킨다.

고유수용성 감각/균형을 향상시키기 위해 흔들림용 판 그리고 스펀지 같은 폼롤 위에서 운동을 수행할 수 있다. 이것은 적절한 근력강화 과제가 조기에 재활 과정에서 수정될 수 있다. 이들 운동은 움직임의 모든 운동면에서 일어나야 하고, 재활의 최종 단계로 계속 진행되어야 한다.

가능하면 근력 훈련을 조기에 기능적 움직임 패턴에다 맞추어야 한다. 왜냐하면, 적절한 균형과 협응 없이 근력 강화 운동에만 초점을 맞춘다면, 최상의 수행 결과를 이끌어내지 못하기 때문이다. 재활이 진행됨에 따라, 실제 활동에 가까운 운동들이 더 많은 비중을 차지해야 한다. 운동선수에 있어, 가장 이상적인 심화 훈련은 그들의 스포츠와 똑같은 방식으로 이루어져야 한다. 운동선수가 아닌 경우의 심화 훈련은 손상 때문에 제한되었던 활동과 비슷한 방식으로 이루어져야 한다. 예를 들어, 의자에서 일어서기를 제대로 할 수 없는 환자의 경우는 의자에서 일어서는 동작과 비슷한 쭈그리기 운동을 수행해야 한다.

요 약 (Summary)

우리는 교육이나 적절한 신체 컨디셔닝을 통해 손상의 위험을 줄일 수 있다. 즉, 신체적 요구와 선천적 위험 요소 등을 포함한 특정 활동에 대한 교육과, 일상생활활동이나 스포츠에 대한 교육을 통해 손상의 위험을 감소시킬 수 있다. 근력, 심혈관 컨디셔닝, 유연성 그리고 특정 과제의 숙련성 등을 향상시키도록 특별히 고안된 프로그램은 이들 클라이언트의 손상 위험을 더욱 감소시킬 것이다.

불가피하게 손상은 발생하게 되고, 우리는 완벽한 재활을 통해 클라이언트를 완전하고 생산적인 삶으로 복귀시키고, 또 새로운 발생하는 손상이나 손상 재발을 막아 주어야 한다. 완전한 재활 프로그램은 ROM의 회복, 전신 혹은 국소 근력 강화, 전신 혹은 국소 컨디셔닝, 그리고 기능적 숙련성 회복 등을 적어도 손상 이전의 수준으로 회복시켜야 한다. 유연성 프로그램은 손상의 종류에 따라 AROM이나 PROM으로 시작될 수 있고, 그 다음 정적 스트레칭으로 진행한다. 근력강화 훈련은 ROM을 완전히 회복한 이후에 시작하고, 처음에는 가벼운 저항과 많은 반복으로 실시한다. 가능하면, 조기에 특정 스포츠나 활동과 비슷한 운동으로 시작하여, 기능적 숙련성을 회복한다. 그리고 재활 프로그램의 전반에 걸쳐 실제적인 활동의 복귀 쪽으로 진행되어야 한다.

참고문헌 (References)

1. Bureau of Labor Statistics. Injuries, Illnesses and Fatalities. 2005. Available at: http://www.bls.gov/iif/home.htm. Accessed August 28, 2007.
2. Requa RK, DeAvilla LN, Garrick JG. Injuries in recreational adult fitness activities. Am J Sports 1993;21:461–467
3. Bovens AM, Janssen GME, Vermeer HGW, et al. Occurrence of running injuries in adults following a supervised training program. Int J Sports Med 1989;10:S18.
4. Maughan RJ, Miller JD. Incidence of training-related injuries among marathon runners. Br J Sports Med September 1983;17(3):162–165.
5. Fredericson M, Misra AK. Epidemiology and aetiology of marathon running injuries. Sports Med 2007;37(4–5):437–439.
6. Hubbard TJ, Denegar CR. Does cryotherapy improve outcomes With soft tissue injury? J Athl Train September 2004;39(3):278–279.
7. MacAuley DC. Ice therapy: how good is the evidence? Int J Sports Med July 2001;22(5):379–384.
8. Bleakley CM, McDonough SM, MacAuley DC, et al. Br J Sports Med August 2006;40(8):700–705:discussion 705. Epub 2006 Apr 12.

9. Kraemer WJ, Bush JA, Wickham RB, et al. Influence of compression therapy on symptoms following soft tissue injury from maximal eccentric exercise. J Orthop Sports Phys Ther June 2001;31(6):282–290.
10. Wilkerson GB, Horn-Kingery HM. Treatment of the inversion ankle sprain: comparison of different modes of compression and cryotherapy. J Orthop Sports Phys Ther May 1993;17(5):240–246.
11. Livingston LA, Stevenson JM, Olney SJ. Stair climbing kinematics on stairs of differing dimensions. Arch Phys Med Rehabil May 1991;72(6):398–402.
12. White DJ, Norkin CC. Measurement of Joint Motion. A Guide to Goniometry. 3rd Ed. Philadelphia: FA Davis Company, 2003.
13. Haskell WM, Lee I, Pate RR, et al. Physical Activity and Public Health: Updated Recommendation for Adults from the American College of Sports Medicine and the American Heart Association. Med Sci Sports Ex 2007; Special Reports.
14. American College of Sports Medicine (ACSM). Physical Activity and Public Health Guidelines. 2007. Available at: http://www.acsm.org/AM/Template.cfm?Section=Home_Page&TEMPLATE=/CM/HTML Display.cfm&CONTENTID=7764. Accessed August 29, 2007.

제 11 장

스트레칭의 심화기법

Advanced Stretching

With Contributions by Tamara Hlava

스트레칭의 심화기법에 대해 처음 들었을 때, 많은 사람들은 나쁜 트위스터 게임에서처럼, 스트레칭에 참여하는 사람이 비틀린 자세를 취하는 것으로 생각했을 것이다. 다행하게도, 여기에서 정의하는 스트레칭의 심화기법은 매우 복잡한 기법도 아니고, 매우 큰 유연성을 요구하지도 않는다. 그 대신, 여기에서 "심화"라는 단어의 의미는 일단 클라이언트가 신체 자각을 어느 수준 달성하면, 쉽게 할 수 있는 스트레칭의 형태이다. 신체 자각은 경험, 해부생리학적 지식의 향상, 그리고 자신의 자세, 움직임, 균형, 편안함이나 통증 등으로부터 유도된다. 자신의 신체 자각을 발달시키고 향상시킴으로써, 클라이언트는 매우 다양한 종류의 스트레칭을 할 수 있고, 또 다양한 움직임을 원하는 복합 스트레칭을 할 수 있을 것이다.

ROM의 향상을 통해 특정 움직임의 수행을 강화하든지 아니면, 스트레칭으로 특정 증상을 감소시키든지 간에, 치료사는 종종 클라이언트의 요구에 맞는 스트레칭을 개발하는데 힘을 쓰고 있다. 치료사는 동시에 두 관절을 스트레칭하는 운동방법이나, 신경과 관절주머니와 같은, 비근육성 구조물의 스트레칭 방법을 원하기도 한다. 그리고 치료사는 피지오테라피볼이나 튜빙 밴드와 같은, 스트레칭 도구가 유익한 지를 결정하기도 하고, 또 하타 요가(Hatha Yoga)나 PNF와 같은 대체 분야의 스트레칭을 전통 스트레칭 프로그램 원리에 통합시킬 것인지를 결정하기도 한다. 본 장은 PNF와 다른 심화 스트레칭 기법을 개별화된 스트레칭 프로그램으로 통합하는데 도움을 줄 수 있는 정보들을 제공하고 있다.

복합 스트레칭 (Combination Stretches)

2장에서 언급된 스트레칭의 기본 원리를 잘 이해하고 있는 사람이나, 신체 자각과 스트레칭의 강도를 정확하게 알고 있는 사람은 여러 근육군을 동시에 스트레칭하여 더 많은 장점을 이끌어낼 수 있을 것이다.

주의! 치료사와 클라이언트는 항상 스트레칭 동안 느껴지는 감각에 집중해야 한다. 운동을 할 때 관절 통증이 발생해서는 안되고, 관절 통증이 발생했다면, 그 통증을 감소시키거나 없애 주어야 한다. 특히 관절 통증이 심하면, 클라이언트는 주치의와 상담을 해야 한다.

복합 스트레칭의 장점 (Benefits of Combination Stretching)

전반적인 기능에서 볼 때, 2관절 근육을 동시에 스트레칭하는 것이 유익할 수 있다. 거의 대부분의 활동이나 스포츠가 두 관절 이상을 동시에 활용하고 있기 때문에, 한 번 스트레칭할 때 두 개의 근육군을 동시에 스트레칭하는 것이 유익할 수 있다. 예를 들어, 한쪽 다리의 발바닥굽힘근과 엉덩관절 굽힘근을 동시에 스트레칭하는 것이 그 사람의 보행에 더욱 유익할 것이다. 왜냐하면, 입각기 중 발바닥 닿기의 끝지점에서, 발목의 발등굽힘과 엉덩관절의 폄이 가동범위의 끝범위에 도달하기 때문이다(그림 11.1). 본 예를 자세히 살펴 보고, 아래 단락에 제시된 다른 예들을 살펴 보자.

복합 스트레칭의 예 (Example of Combination Stretches)

엉덩관절 굽힘근과 발바닥굽힘근의 복합 스트레칭을 고려해 본다. 위에서 언급했듯이, 정상 보행의 역학에서 볼 때, 발등굽힘과 엉덩관절의 폄이 같은 보행 단계에서 가동범위의 끝지점에 도달한다. 이 단계는 오른 발꿈치가 지면으로부터 떨어지기 직전의 단계이다. 이들 움직임을 동시에 스트레칭하기 위해서는, 클라이언트가 장딴지근이 스트레칭되는 자세를 취해야 한다(그림 4.91 참고). 즉, 양 팔을 뻗어 벽이나 의자 등받이를 잡고 서서, 오른 발(본 사례에서는)을 뒤쪽으로 한발짝 움직인다. 클라이언트는 왼발을 그대로 고정시키고, 오른 다리의 발꿈치를 지면에 닿게 한 후, 무릎을 편다. 그리고 오른 종아리에 스트레칭의 느낌이 느껴질 때까지 골반을 앞쪽으로 움직인다. 끝으로, 골반을 뒤쪽 경사(허리뼈의 편평함이나 굽힘)시키면서, 허리근도 동시에 스트레칭한다(그림 11.2).

클라이언트가 이들 근육군의 스트레칭을 동시에 느끼려면, 몇 번 시도해야 되겠지만, 그런 느낌은 연습이나 신체 자각의 향상을 통해 쉽게 얻어질 수 있다. 엉덩관절의 폄으로 인해 허리뼈가 젖힘될 수 있기 때문에, 허리근을 스트레칭하려면 골반을 뒤쪽 경사시켜야 한다. 이런 동작은 부가적인 집중과, 협응, 신체 자각을 필요로 한다. 몇몇 클라이언트들이 분리된 관절에서 일어나는 움직임들을 분리시키기 어려워 할 수 있겠지만, 대부분의 사람들은 쉽게 성공할 수 있다.

다른 예는 허들 스트레칭이다(그림 11.3). 여기에서, 클라이언트는 주의하면서, 왼다리의 뒤넙다리근과 오른 다리의 엉덩관절 모음근을 동시에 안전하게 스트레칭한다. 이때 주의해야 할 것은 오른 발을 발바닥굽힘해야 한다는 것이다. 이렇게 발바닥굽힘을 하면, 정강뼈로 인한 무릎의 가쪽돌림 스트레스를 피할 수 있다. 오른 무릎에 가해지는 과도한 힘의 가능성 때문에, 클라이언트는 뛰어난 감각을 가져야 하고, 또 스트레칭하는 동안 무릎에 통증이나 불편함이 있을 때는 스트레칭을 수정하거나 중단해야 한다. 통증의 상태를 정확하게 알지 못할 때는 전문가와 상담해야 한다.

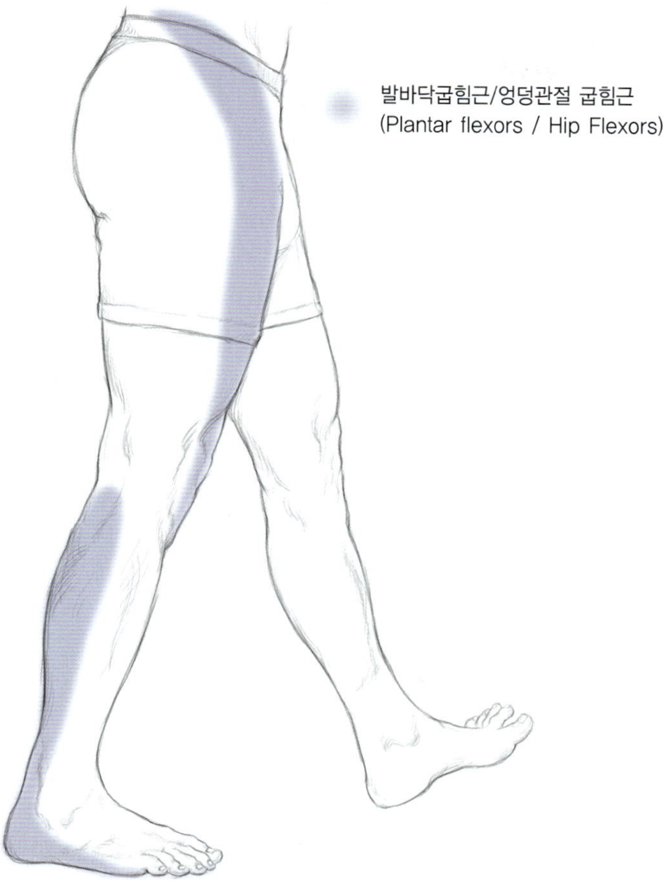

그림 11.1 오른쪽 다리를 발등굽힘의 끝범위까지 이르게 하고, 동시에 엉덩관절을 편다.

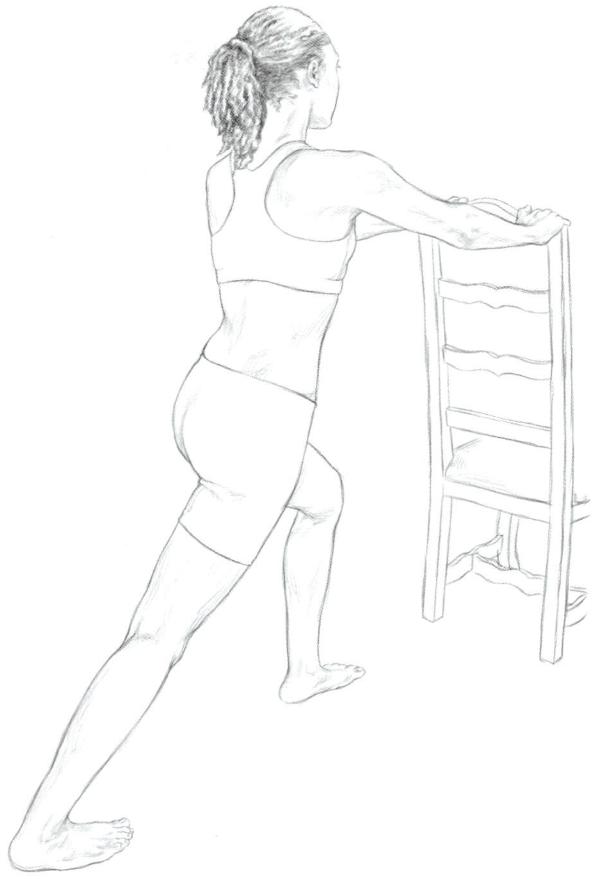

그림 11.2 발바닥굽힘근과 엉덩관절 굽힘근을 동시에 스트레칭한다.

이런 관점에서 볼 때, 여러분은 클라이언트가 원하는 움직임 패턴에 맞는 스트레칭을 설계할 수 있다. 예를 들어, 투구속도의 향상을 원하는 투수의 경우, 여러분은 어깨관절의 가쪽돌림 뿐만아니라, 어깨의 가로벌림, 등뼈의 폄과 돌림, 그리고 같은 쪽 엉덩관절의 폄 등의 스트레칭을 설계할 수 있을 것이다(그림 11.4).

복합 스트레칭은 스트레칭의 조합에 따라 무수히 많을 수 있다. 여러분은 과제 수행에 필요한 동작들을 구분시켜 봄으로써 유용한 복합 스트레칭을 설계할 수 있다. 안전하고 유용한 복합 스트레칭을 만들기 위해서는, 주의 깊은 힘의 적용과 집중을 필요로 한다.

비근육성 구조물의 스트레칭 (Stretching Nonmuscular Structures)

척추나 다른 관절과 같이, 근육 이외의 다른 조직도 스트레칭할 수 있다. 사실, 스트레칭 기법은 근육힘줄단위만 스트레칭하는 것이 아니라, 그 이외의 다른 조직도 스트레칭하고 있다. 우리가 스트레칭을 특정 근육이나 근육군에 맞춰 수행하더라도, 인대, 신경, 혈관 및 림프관, 피부 등과 같은, 국소 결합조직과 관절의 다른 구조물도 어느 정도 스트레칭되고 있다.

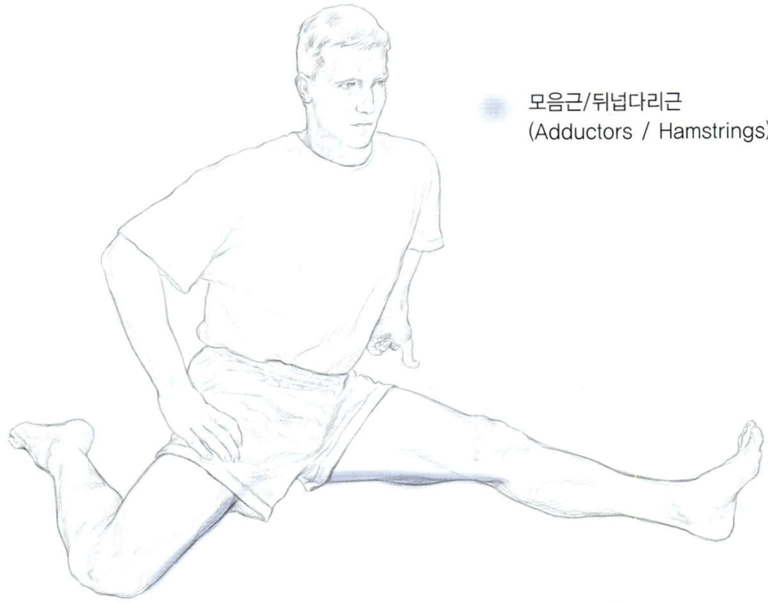

그림 11.3 "허들 스트레칭".
오른 다리의모음근과 왼다리의 뒤넙다리근을 스트레칭한다. 이때 왼발을 발바닥굽힘한다.

우리는 특정 근육군 보다는 등이나 목, 무릎이나 발목 등의 스트레칭을 선택할 수 있다. 사실 뼈조직의 스트레칭은 불가능하지만, 관절을 둘러싸고 있는 인대나 관절주머니의 스트레칭은 충분히 가능하고, 또 어떤 경우에서는 많은 장점을 가질 수도 있다. 치료사는 자세를 위해 척추를 스트레칭하도록 클라이언트에게 지시하거나 혹은 정상적인 무릎 폄을 위해 무릎을 스트레칭하도록 클라이언트에게 지시할 수 있다. 어떤 경우에 있어, 관절의 스트레칭 시도는 매우 조심스럽게 이루어져야 한다. 관절이 손상되면, 먼저 의사의 진료와 치료를 받아야 하고, 그 다음 필요하다면, 물리치료사나 마사지치료사, 정골의사, 카이로프랙터, 그리고 운동트레이너 등과 같은, 숙련된 전문가의 치료를 받아야 한다. 이들 관절 제한이 치료되거나 의학적으로 완치되면, 클라이언트는 조심스럽게 자가-스트레칭을 해야 한다.

손상이 발생했을 때, 인대나 근육만 손상되는 경우는 드물다. 오히려 여러 조직이 복합적으로 손상된다. 스트레칭에 있어 관련되는 조직의 정도는 손상에 의해 영향을 받을 수 있다. 손상의 종류나 손상된 조직에 따라서, 근육힘줄단위에 의해 약해지는 스트레칭의 정도가 감소될 수 있다. 근육 좌상으로 인해 반흔 조직이 침착될 수 있는데, 이런 조직을 스트레칭할 때 일차적으로 저항하는 조직은 근육힘줄단위의 근막이 아니라, 반흔조직일 수 있다. 또다른 예는 관절이 손상되는 경우이며, 이런 경우는 관절주머니나 인대성 구조물이 관절 제한의 주된 원인이기 때문에, 스트레칭의 주된 대상은 이들 조직이다. 이들 예의 경우, 반흔조직을 늘이는 것이 스트레칭 프로그램의 일차 목표일 수 있다.

주의! 조직이 일차 스트레칭 상태에 있음을 깨닫는 것이 중요하다. 위의 거론된 예에서, 반흔 조직의 스트레칭은 관련된 움직임 제한을 제거하기 때문에 매우 유용할 수 있다. 그러나 만약 반흔 조직의 지속적인 스트레칭이 통증을 지속적으로 증가시킨다면 (특히, ROM의 감소와 함께), 스트레칭을 수정하거나 중단해야 한다.

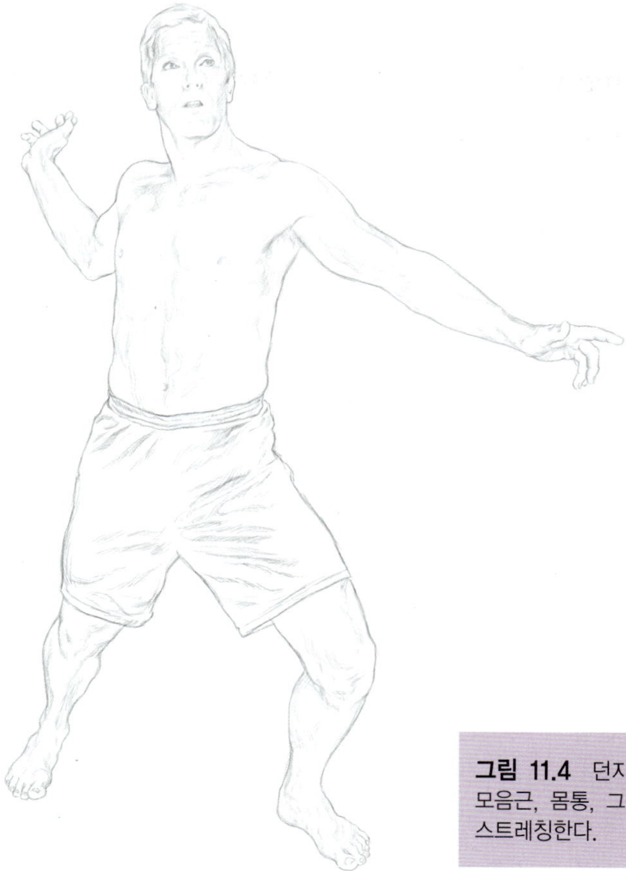

그림 11.4 던지기 자세. 오른 어깨의 가쪽돌림근과 가로모음근, 몸통, 그리고 오른쪽 엉덩관절의 굽힘근을 동시에 스트레칭한다.

비근육성 구조물 스트레칭의 장점 (Benefits of Stretching Nonmuscular Structures)

등, 팔꿈치, 혹은 무릎과 같은, 관절의 스트레칭은 해당 관절의 정상 범위를 회복하는데 유익할 것이다. 관절구조물이나 그 근처에 손상이 발생하면, 관절이 일차적인 제한을 받을 수 있다. 관절의 일차적인 제한은 작업장에서의 좋지 못한 인간공학적 문제나 나쁜 자세 습관으로 인해 장기적인 특정 자세 문제를 초래할 수 있다. 정상 움직임의 회복은 관절 제한이 정상 움직임에 악영향을 주는 사람에게 있어 매우 중요하다. 예를 들어, 발목관절의 제한은 보폭 길이를 감소시키고, 무릎관절 굽힘의 제한은 단계를 오르내릴 때 나쁜 영향을 준다. 눈에 띄지 않지만, 중요한 것은 등뼈 폄의 향상이나 회복이다. 이것은 머리의 자세를 좋게 만들고, 목부위의 증상을 감소시킬 수 있다.

일반적으로 신경조직의 스트레칭은 매우 숙련된 전문가에 의해서만 수행되어야 한다. 신경 스트레칭의 적용은 신경과 관련된 통증이나 다른 관련 기능장애를 감소시키는데 유익할 것이다.

주의! 신경과 관련된 통증을 악화시키는 스트레칭은 특히 반복 적용을 할 때, 반드시 수정되거나 중단되어야 한다. 만약 통증의 원인을 정확히 알 수 없다면, 클라이언트는 주치의와 상담을 해야 한다.

비근육성 구조물 스트레칭의 예 (Examples of Nonmuscular Stretches)

스트레칭 운동이 관절 구조물에 일차적인 스트레스를 적용하는 경우는 수행과 관련된 감각에 대해 갑작스런 자각을 책임져야 한다. 클라이언트는 운동 수행동안 일어나는 감각 뿐만 아니라, 운동직후나 심지어 1-2일이 지난 후의 증상에 알고 있어야 한다. 관절, 근육힘줄단위, 신경, 혹은 다른 결합조직 등 어떤 조직을 스트레칭하든지 간에, 스트레칭 감각을 느낄 수 있을 것이다. 일반적으로 대부분의 사람들은 어떤 조직이 신장되거나 압박되고 있다고 말한다. 예를 들어, "근육이 아니라, 신경의 압박으로 통증이 발생한다"고 말하거나, "관절이 차단되는 것 같다" 말한다. 비록 스트레칭할 때 실제로 어떤 조직이 스트레칭되는지를 정확하게 알지 못하지만, 관절이 스트레칭되는 것으로 느꼈다면, 아마 그럴 수도 있을 것이다.

주의! 관절 내부에서 무슨 일이 일어났는지를 확실히 알기 전에는, 관절 통증을 그대로 방치해서는 안되며, 이것은 스트레칭을 수행해야 하는 매우 좋은 이유가 된다.

척추는 스트레칭으로부터 많은 이점을 갖는 비근육성 구조물의 좋은 예이다. 많은 사람들은 척추 관절에 영향을 주는 척추의 움직임 제한을 경험한다. 실제로 뼈는 스트레칭되지 않을 것 같고, 연골이나 인대 조직은 적절한 스트레칭의 힘에 의해 변화될 수 있을 것이다. 그러나 여러분이 명심해야 할 것은 특정 척추분절의 저가동성은 다른 분절의 과가동성으로 인해 일어난다는 사실이다. 이런 사실은 척추 뿐만 아니라, 많은 관절에서도 그러하다. 과가동성 척추관절의 과도한 스트레칭이 손상이나 기능장애를 일으킬 수 있기 때문에, 등, 목, 기타 관절 부위의 통증을 호소하거나 관절의 기능장애를 호소하는 클라이언트가 있다면, 그를 보건전문가에게 의뢰해야 한다.

특별한 척추 스트레칭의 예에서 처럼, 등뼈가 과도하게 굽힘되거나 둥글어진 환자가 있다고 생각해 보자. 이런 자세가 시간이 경과하면 만성 자세로 변하게 되어, 등뼈 뒤쪽의 관절주머니와 인대 구조물이 늘어나고, 앞쪽 구조물이 짧아지는 것과 같은, 구조적 변화를 초래하게 된다. 조심스럽게 스트레칭의 힘을 적용하면, 이런 변화를 완화시킬 수 있다. 이런 경우에서, 등뼈의 폄은 타올, 베개, 혹은 테라피볼 위에 누운 자세를 취함으로써 이루어질 수 있다. 적어도 이런 자세를 30초간 유지해야 등뼈의 폄에 유익할 것이다. 테라피볼 위에서 수행되는 이런 스트레칭의 예는 아래에서 볼 수 있고, 아래 단락인 "스트레칭 도구의 이용"에서 설명될 것이다(그림 11.5).

다른 예가 강직된 발목인데, 이 경우는 스트레칭의 적용을 관절구조물에 맞출 수도 있고, 또 근육힘줄단위에 초점을 맞출 수도 있다. 발등굽힘의 뚜렷한 제한은 대개 단축된 관절구조물과 관련된다. 이때 무릎 굽힘을 이용한 스트레칭으로 발목의 ROM을 향상시킬 수 있다. 뚜렷한 통증이나 관절병리가 있을 때는 이와 같은 스트레칭을 절대로 수행되어서는 안된다.

참고 : 위의 스트레칭 방법은 가자미근의 스트레칭 방법과 동일하다(4장 참고). 발목관절이 강직된 경우에는, 가자미근을 스트레칭할 수 있을 만큼 발목관절이 충분한 가동범위를 가져야 하는데, 그렇지 못하면 스트레칭의 힘이 발목관절에 제대로 전달되지 않을 것이다.

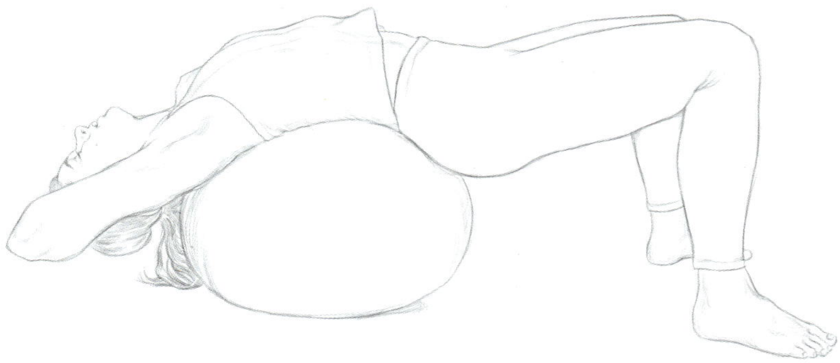

그림 11.5 공 위에서 등뼈를 편다. 이때 양 손으로 목을 지지하고, L/S를 중립위로 유지한다.

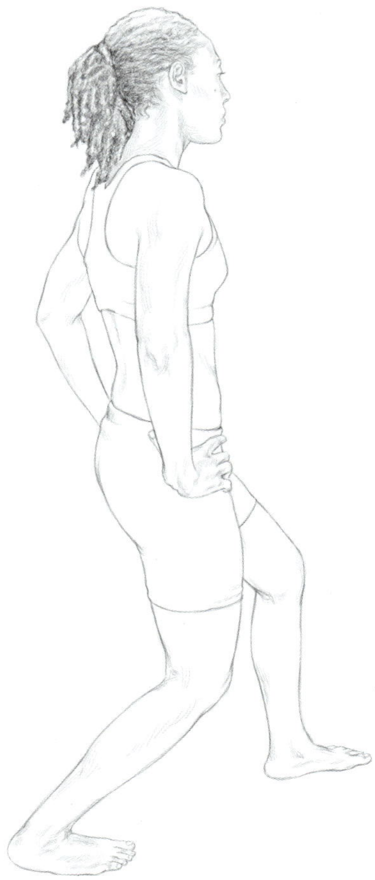

그림 11.6 가자미근 스트레칭

비근육성 구조물로 인한 관절 ROM의 제한을 향상시키려면, 조심스럽게 스트레칭해야 한다. 그러나 근육 스트레칭과 마찬가지로, 이 스트레칭도 표적 조직에만 영향을 주지 않는다. 한편, 의학적 관리가 필요한 손상/수술 이후의 초기 재활 단계를 제외하고는, 특정 관절과 관련된 구조물만을 스트레칭할 수 없을 것이다. 이 시기의 스트레칭은 관절 구조물을 분리시키기 보다는 강조할 것이다. 이런 이유 때문에, 치료사는 기능적 단위로서 근육힘줄 구조물과 관절구조물 둘 다의 움직임 능력을 발달시킬 시도를 해야 한다. 무엇보다, 궁극적인 목표는 적절의 기능을 허용하는 움직임 능력의 달성이나 회복이다.

스트레칭 도구의 이용 (Use of Stretching Aids)

많은 도구들이 클라이언트가 스트레칭하는데 도움을 줄 수 있다. 스트레칭 도구로는 벨트, 밴드, 쐐기, 볼스터 등이 있으며, 이들 도구는 역학적 이점을 증가시키고, 스트레칭의 편의성과 효율성을 향상시킬 수 있도록 고안되었다. 이들 도구 중 극소수만이 도구 없이 할 수 없는 스트레칭에 스트레칭의 기회를 제공해 준다. 여전히 도구를 조심스럽게 사용해야 하고, 조심스럽게 사용하면, 스트레칭에 많은 도움을 줄 수 있다.

주의! 도구를 이용했을 때, 나타나는 감각에 집중해야 한다. 왜냐하면 그 도구가 도움을 주기보다는 위험을 초래할 수 있기 때문이다.

이들 도구를 이용할 때, 2장의 스트레칭 원리를 기억해야 한다. 그리고 중요한 고려사항은 다음과 같다 :

- 운동 빈도, 운동 기간, 운동 강도 등의 기본적인 매개변수는 스트레칭 도구를 사용할 때도 중요하다. 이것은 운동 동안 일어나는 감각과 특히 관련된다.
- 많은 도구들은 역학적 이점을 이용하여 스트레칭 힘을 증가시킨다. 사용자는 강화된 힘의 분포와 위치를 잘 알고 있어야 한다.
- 표적 근육에 적용된 힘 뿐만 아니라, 다른 관절이나 근육에 적용된 힘도 고려해야 한다. 조심스런 적용으로 대부분의 도구를 안전하게 사용할 수 있어야 한다. 스트레칭과 마찬가지로, 통증이 발생하면 도구의 사용을 중단하고, 전문가에게 자문을 구해야 한다. 스트레칭 부위가 아닌, 다른 부위에 통증이나 불편함이 발생해도 마찬가지다.

피지오테라피 볼 (Physiotherapy Ball)

이용할 수 있는 여러 보조 도구 중, 가장 안전하고, 다양하고, 가격이 적당한 것이 바로 피지오테라피 볼이다. 피지오테라피 볼*(피지오볼, 테라피 볼, 짐볼)*은 전세계적으로 널리 이용되고 있고, 또 운동 트레이닝과 물리치료 프로그램에 많이 이용된다. 피지오테라피 볼은 기능적 근력강화와 균형의 프로그램 뿐만 아니라, 유연성 프로그램에도 매우 유용할 것이다.

유연성 프로그램에 있어, 피지오테라피 볼은 수행될 스트레칭에 알맞게 자신의 형태를 단계적으로 변화시킬 수 있다. 이것은 특히 척추를 스트레칭할 때 유용하다. 예를 들어, 등뼈의 폄을 향상시키는 스트레칭을 시도하고자 할 때, 그 볼은 스트레칭에 알맞은 곡선을 제공하고, 유해한 젖힘이나 축을 형성하지 않고 척추를 지지해 준다(그림 11.5). 클라이언트는 볼 위에 누운 후, 양 손으로 머리와 목을 지지한다. 이때 허리뼈의 젖힘을 막아주기 위해 복부근육을 수축하도록 지시한다. 이때 등뼈가 볼 위에서 펴질 수 있도록 이완되어야 한다. 유용한 스트레칭이 되기 위해서는 이런 자세를 적어도 30초간 유지해야 한다.

테라피 볼로 할 수 있는 또다른 척추 스트레칭은 등뼈와 허리뼈의 굽힘을 위한 스트레칭

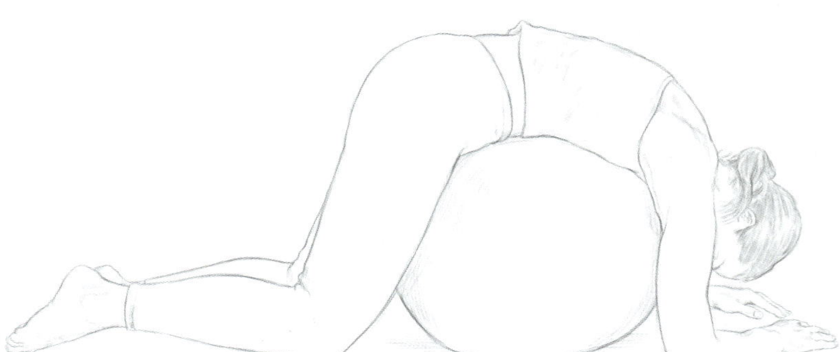

그림 11.7 테라피 볼 위에 엎드려 네발기기 자세를 취한다.

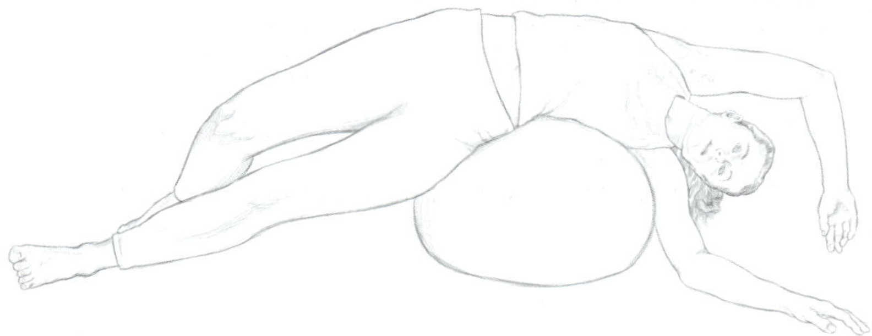

그림 11.8 테라피 볼 위에서 옆굽힘한다.

이다(그림 11.7). 이 스트레칭은 볼 위에 엎드린 자세로 이루어지고, 목과 윗등, 중간등, 어깨의 이완과 부드러운 스트레칭이 일어나야 한다. 이런 자세에서 클라이언트가 앞쪽으로 약간 움직이면, 아래등 쪽에서도 부드러운 스트레칭이 일어날 것이다. 이때 클라이언트의 무릎을 약간 지면으로부터 들어올린다. 이런 자세를 적어도 30초간 유지한다.

피지오 볼을 이용해 등뼈와 허리뼈의 옆굽힘을 증가시키는 스트레칭을 하려면, 클라이언트가 볼 위에 옆으로 누워야 한다. 이때 안정을 얻기 위해, 한쪽 다리를 앞쪽으로 뻗고, 다른 다리를 뒤쪽으로 뻗는다(그림 11.8). 균형이 달성되면, 클라이언트는 위쪽 팔을 머리 위로 뻗어야 하고, 볼 위의 몸이 이완되어야 한다. 이런 스트레칭을 적어도 30초간 유지한다.

이런 스트레칭을 변형하면, 등뼈와 허리뼈의 돌림도 향상시킬 수 있다. 클라이언트는 양발을 제자리에 고정한 후, 위쪽 팔을 머리 위쪽과 앞쪽으로 뻗어 몸을 앞쪽으로 돌림하거나, 혹은 위쪽 팔을 위쪽과 뒤쪽으로 뻗어 몸을 뒤쪽으로 돌림한다(그림 11.9). 이들 운동을 할 때, 허리뼈의 젖힘이 발생해서는 안된다. 복부근의 수축과 골반의 뒤쪽 경사를 이용해 허리뼈의 젖힘을 막을 수 있다.

피지오 볼이 기능적 근력강화훈련에 많은 영향을 줄 것이다. 피지오 볼을 적절하게 사용한다면, 운동과 관련된 주동근은 물론, 많은 고정근도 활성화시켜, 운동의 질을 향상시킬 수 있을 것이다. 기능적 근력강화 훈련을 의미하는 하나의 예를 아래에 제공한다. 간단한 예는 볼을 이용한 교각자세이다(그림 11.10). 교각운동은 볼기근과 허리뼈 폄근, 넙다리네갈래근의 작용을 필요로 한다. 그러나 피지오 볼 위에서 교각운동을 수행하려면, 볼이 굴러가지

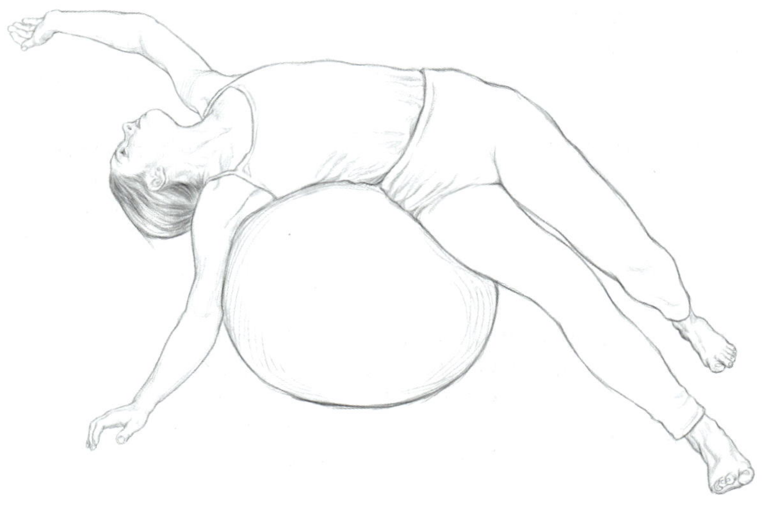

그림 11.9 테라피 볼 위에서 옆굽힘한 후, 오른쪽으로 돌림한다.

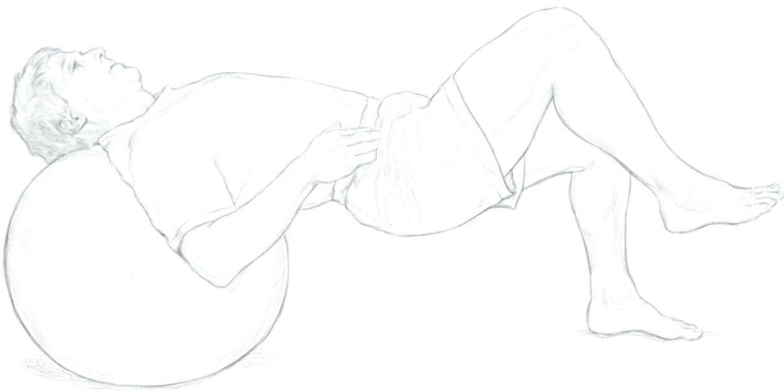

그림 11.10 테리피 볼을 이용해 교각자세를 취한다.

않도록 노력해야 하기 때문에, 배빗근과 짧은 척추돌림근, 그리고 엉덩관절, 무릎관절, 발 및 발목관절 등을 고정하는 고정근들의 작용이 필수적이다.

벨트, 밴드, 스트랩, 그리고 볼스터 (Belts, Bands, Straps, and Bolsters)

시중에 판매되고 있는 많은 스트레칭 도구들은 스트레칭하기 어려운 동작을 안전하고 쉽게 스트레칭할 수 있도록 돕는다. 그러나 대부분의 경우, 벨트와 스트랩, 밴드 등은 거의 동등한 효과를 가진다. 아래에 밴드를 이용하는 두 가지 예를 제시하고 있다.

넙다리네갈래근(특히 넙다리곧은근)의 스트레칭은 타이트한 넙다리네갈래근을 가진 사람에게는 매우 중요한 일이다. 그림 11.11A의 클라이언트는 넙다리네갈래근을 스트레칭하기 위해, 허리뼈를 뒤로 젖힌다. 벨트나 유연성이 좋은 밴드를 이용하면 허리뼈의 젖힘을 일으키지 않고도 넙다리네갈래근을 효율적으로 스트레칭할 수 있다(그림 11.11B).

벨트나 밴드를 이용하면 뒤넙다리근의 스트레칭을 더욱 쉽게 할 수 있다(그림 11.12).

왼쪽 어깨의 안쪽돌림근과 오른쪽 어깨의 가쪽돌림근을 스트레칭한다(그림 11.13).

폄의 향상을 도와주는 등뼈 스트레칭은 그림 11.14에서 처럼, 간단한 타올 롤의 이용으로 달성될 수 있다(쐐기와 볼스터와 같은 무수히 많은 도구들이 시중에 판매되고 있지만).

고유수용성신경근촉진법(PNF) [Proprioceptive neuromuscular Facilitation (PNF)]

PNF 스트레칭은 근육을 스트레칭하고 ROM을 향상시키는 효율적인 방법이다. 비록 PNF 기법이 ROM을 향상시키는데 효율적인 것으로 알려져 왔지만, ROM을 변화시키는 기전에 대해서는 논란이 남아 있다. PNF 기법은 한 개 이상의 신경근 반사의 자극에 의해 유발되는 반사성 이완의 장점을 갖고 있는 것으로 생각된다. 이들 반사는 스트레칭을 적용하기 이전이나 적용 도중, 근수축에 의해 일어난다.

PNF에는 많은 기법들이 존재하지만, 가장 인기가 있는 기법은 최대 근수축을 일으킨 이후에, 스트레칭을 적용하는 것이다. 이론적으로, 근육의 최대 수축이 골지힘줄기관을 자극하여, 근육의 반사적 이완을 일으키겠지만, 최근 연구는 이에 대한 효율성을 문제삼고 있다. Chalmers와 Mitchell 등은 스트레칭에 대한 내성의 증가는 보다 유망한 기전인 것 같다고 했다.

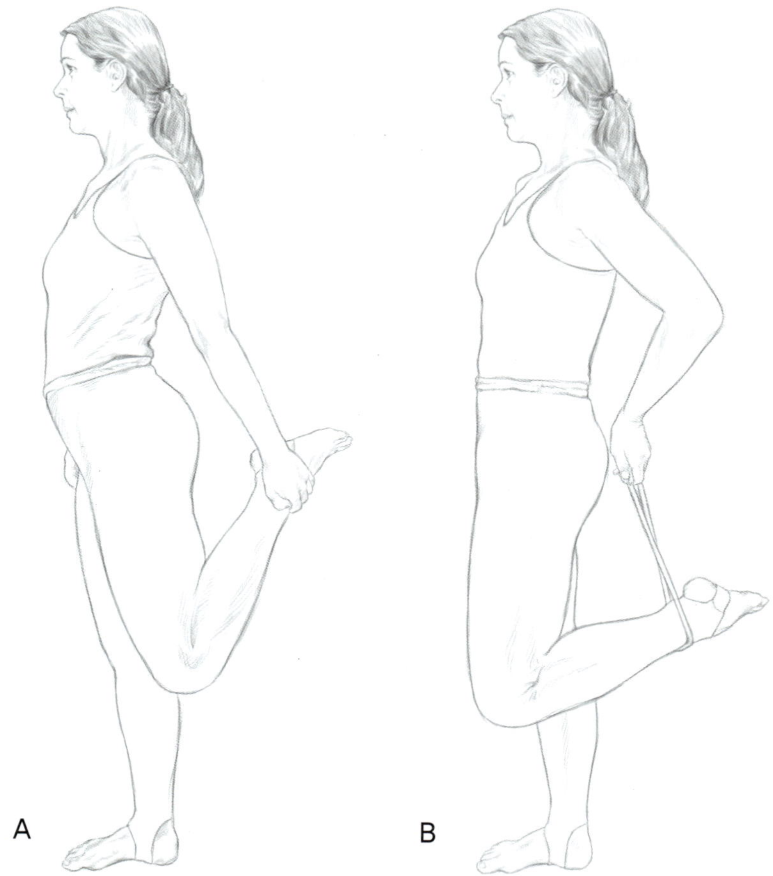

그림 11.11 넙다리네갈래근 스트레칭하기. **A.** 도구를 이용하지 않고 스트레칭하기. 이때 허리뼈의 과도한 젖힘이 일어난다. **B.** 밴드를 이용해 스트레칭하기, 이때는 허리뼈가 중립위를 유지한다.

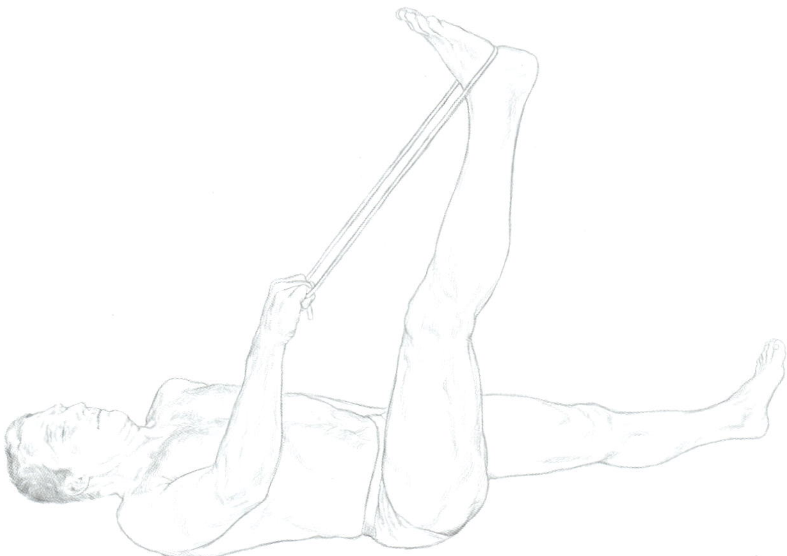

그림 11.12 튜빙을 이용해 뒤넙다리근을 스트레칭하기

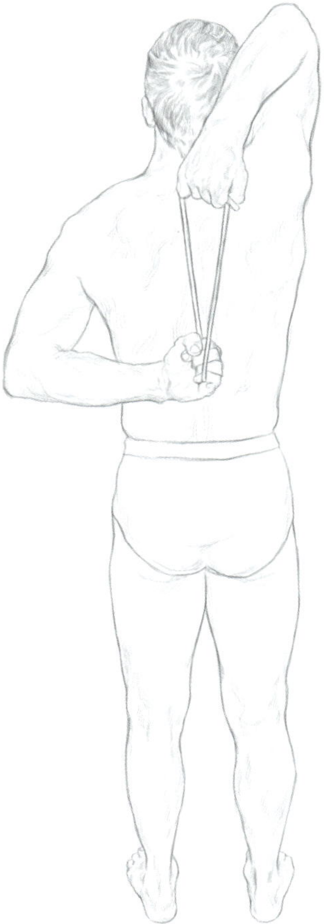

그림 11.13 어깨의 안쪽돌림근(왼쪽팔)과 가쪽돌림근(오른쪽 팔)을 스트레칭하기.

일반적으로 PNF 기법은 수축에 대한 저항과 스트레칭의 힘을 제공해 줄 수 있는 치료사나 파트너를 필요로 한다. PNF가 정적 스트레칭 만큼 효율적이라는 것에 대해 논란이 있다. 몇몇 연구들은 PNF가 정적 스트레칭보다 효율적이라고 했고, 최근의 다른 연구는 정적 스트레칭이 더 효율적이라고 했다. Davis 등은 4주간의 연구를 통해 정적 스트레칭이 PNF 스트레칭보다 더 효율적이었음을 알아냈다.

PNF가 광범위하게 사용되고, 또 스트레칭 기법으로써 인정받고 있기 때문에, 우리는 아래 단락을 통해 PNF를 간략하게 설명할 것이다. 많은 책들이 PNF 스트레칭을 자세히 설명하고 있기 때문에, 우리는 특별한 스트레칭 기법 보다는 기본적인 개념에 대해 설명할 것이다. 그리고 추천자료는 부록 A에다 기술하였다.

PNF 스트레칭의 장점과 위험 (Benefits and Risks of PNF Stretching)

PNF 스트레칭은 ROM을 향상시켜 왔고, 불충분한 진전이 있을 때는 정적 스트레칭을 대신하여 적용되었다.

일반적으로 PNF 스트레칭은 근수축에 대한 저항을 제공하고, 또 스트레칭 힘을 적용할 수 있도록 파트너나 치료사를 필요로 한다. 그러므로 우리는 기법의 효율성과 손상 위험의 견지에서 클라이언트의 경험과 숙련성을 반드시 고려해야 한다. PNF 기법이 상대적으로 복잡하고 최대 등척성 수축을 이용하기 때문에, 손상의 위험이 정적 스트레칭 보다 높을 수 있다. 치료사(혹은 파트너)가 스트레칭의 힘을 느낄 수 없기 때문에, 치료사와 클라이언트 사이의 의사소통이 매우 중요하다. PNF의 또다른 위험성은 과도한 힘의 적용이나 부적절한 기법으로 인해 혈압이 상승될 수 있고, 또 손상의 가능성이 증가될 수 있다는 점이다.

주의! 근육 통증과 힘줄통증, 관절통증을 절대로 방치해서는 안된다. 이것이 바로 스트레칭 기법을 적용하는 이유이며, 스트레칭은 클라이언트 이외의 다른 누군가에 의해 적용되는 힘이다. 치료사는 적절한 감각과 부적절한 감각을 클라이언트에게 확실하게 교육시켜야 하고, 그들로부터 피드백을 받아야 한다.

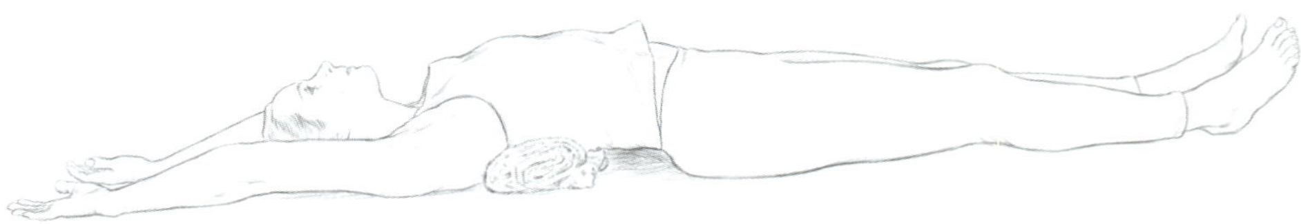

그림 11.14 타올 롤 위에 눕는다 : 등뼈 펴기

정적 스트레칭와 마찬가지로, PNF 스트레칭에 의해서도 몇 가지 수행 변수가 방해를 받을 수 있다. 2장은 정적 스트레칭과 관련된 이들 변수들을 자세히 다루고 있다. Bradley 등은 정적 스트레칭과 PNF 스트레칭 모두에서 수직 점프의 높이가 감소되었음을 알아냈다. 실제로 활동의 수행을 막아야 할 상황일 때는, 신중한 고려를 통해 PNF나 혹은 다른 스트레칭 프로토콜의 사용을 하지 않도록 해야 한다. 여러분이 관심을 갖는 스트레칭과 특별한 적용에 대한 최근의 연구를 체크해 본다.

정적 스트레칭이 효과의 진전을 보이지 않을 때, 숙련된 치료사에 의한 PNF 스트레칭을 고려할만 하다. PNF 기법은 손상된 관절이나 근육힘줄단위를 다룰 때 혹은 기능장애가 있는 관절을 다룰 때 특히 유익한 것 같다. 이들 경우에서, ROM의 제한은 신경계와 근골격계, 근막계 등의 복합 문제로 인해 일어날 것이다. 주로 스트레칭 연구들이 건강한 사람을 대상으로 이루어져 왔기 때문에, 스트레칭을 여러 종류의 손상환자나 비정상인에게 적용할 때 처럼, 여러 종류의 스트레칭 기법의 유용성을 우리가 알 수 있도록 많은 연구들이 수행되어야 한다.

PNF 스트레칭의 예 (Examples of PNF Stretches)

PNF 스트레칭은 근육 이완의 장점을 갖는 스트레칭 프로토콜을 설계하기 위해 특수화된 반사의 기본적 지식을 이용한다. 예를 들어, *수축-이완*이라는 PNF 기법은 최대 근수축 이후의 반사성 이완을 이용하는 기법이다. 역신장 반사(inverse stretch reflex)는 힘줄에 위치하는 수용기인 골지힘줄기관에 의한 근육의 반사성 이완이다(위에서 언급되었음). 이들 수용기는 보호기전으로써 근육힘줄단위의 과도한 긴장에 반응하여 근육의 이완을 일으킨다.

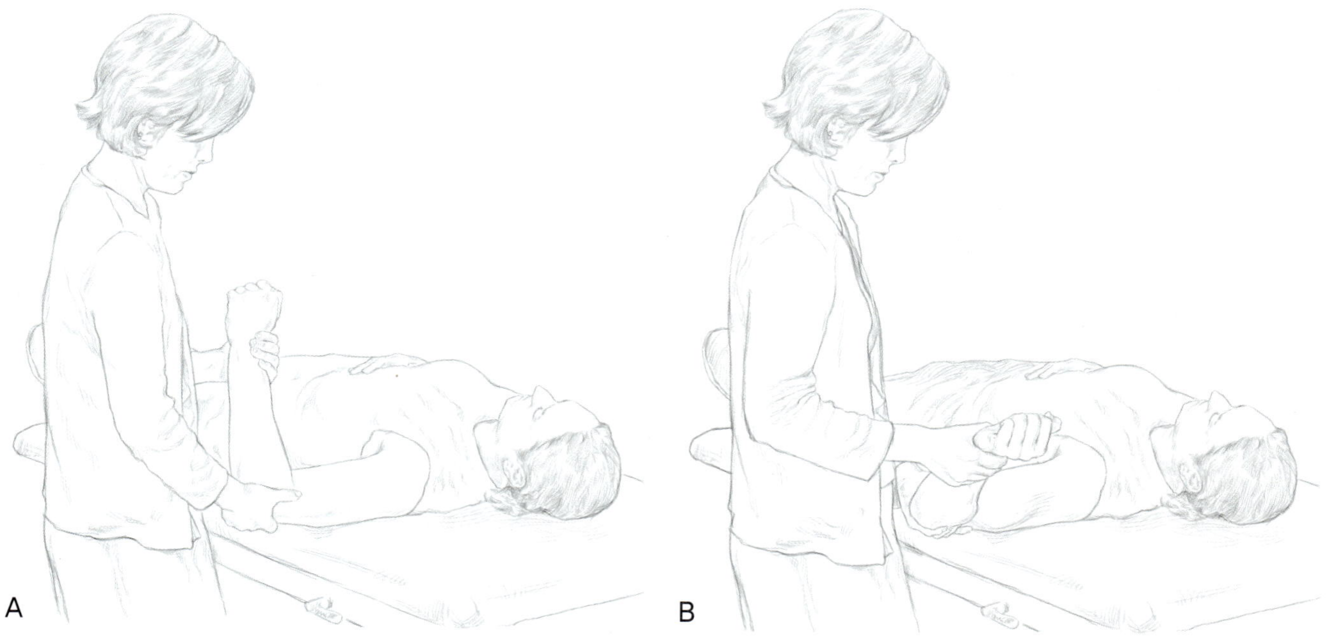

그림 11.15 가쪽돌림근 스트레칭하기. **A.** 저항단계 : 치료사가 저항을 가한다. **B.** 스트레칭 단계 : 치료사가 클라이언트의 팔을 새로운 가쪽돌림 위치로 움직인다.

그러므로 최대 끝범위의 등척성 수축 직후에 수행된 스트레칭은 단독으로 수행된 동일의 스트레칭 보다 근육의 길이를 효율적으로 신장시킬 것이다. 어깨의 가쪽돌림을 증가시키는 수축-이완 스트레칭의 예를 아래에 제시한다. 그림 11.15A는 시작자세를 보여준다.

PNF의 또다른 기법인 *수축-이완-수축* 기법은 서로 다른 두 가지의 반사고리를 이용한다. 하나는 위에서 언급된 역신장반사이고, 다른 하나는 상호신경지배로 불리는 반사고리이다. 상호신경지배는 길항근의 수축에 의해 일어나는 기본적인 반사성 이완이다. 이런 기법에서, 치료사는 클라이언트의 신체분절을 근육의 스트레칭 끝범위까지 움직이고, 그 다음 클라이언트는 이 지점에서 치료사의 저항에 대항해 수축한다. 그리고 3-5초간 수축을 유지한 후, 클라이언트는 주동근을 이완하고, 길항근을 수축한다. 이때 치료사는 신체분절을 새로운 지점으로 움직인다. 주동근의 수동 스트레칭과 다른 점은 길항근의 수축이 동시에 일어나는 것이다. 이런 방법은 이론적으로 표적 근육의 이완을 일으킬 수 있다. Sharmann 등은 이 기법이 *수축-이완* 기법이나 다른 스트레칭 기법 보다 효율적이라고 했다.

수축-이완-수축 기법의 예는 앞의 그림으로 예시될 수 있다. 여기에서 다른 점은 치료사가 스트레칭을 적용하는 동안, 클라이언트가 가쪽돌림근을 수축한다는 것이다(그림 11.15B).

우리가 주로 유연성에 대해 설명하고 있지만, 다른 PNF 기법은 손상이나 질환으로 인한 약증이나 기능 소실을 치료하는 방법으로써 널리 이용되고 있다. 그러나 본 교재는 이들 기법에 대해 어떤 설명도 하지 않는데, 흥미가 있는 독자들은 Voss, Ionta 및 Meyers가 지은 *"Proprioceptive Neuromuscular Facilitation"*을 참고하기 바란다. 독자들에게 친숙한 PNF 스트레칭 교재는 Robert McAtee가 지은 *"Facilitated Stretching"*인데, 이 책은 파트너(치료사)에 의한 스트레칭을 다루고 있다.

하타 요가 (hatha yoga)

Wikipedia에 따르면, 요가는 인도에서 기원한 고대 정신 수양 방법이다. 요가가 인도의 모든 종교와 전 세계에 걸쳐 또다른 정신 수양으로서 영향을 주었지만, 인도 밖에서는 대개 하타 요가의 *아사나스(자세)* 수행과 관련되거나, 하나의 운동 형태로써 수행된다. *"요가"*라는 단어는 일반적인 용어로서 신(divine)과 연결할 수 있는 통로를 의미한다. 우리는 여기에서 하타 요가에 대해 설명할 것인데, 그 이유는 하타 요가가 유연성과 근력을 모두 향상시킬 수 있기 때문이다. *하타 요가*는 유연성, 근력 및 자각을 촉진하는 유익하고 잘 짜여진 운동 프로그램을 클라이언트에게 제공해 줄 것이다.

하타 요가의 장점 (Benefits of Hatha Yoga)

서양에서는 하타 요가를 유연성, 근력, 근지구력, 호흡 및 신체 자각 등을 향상시키는 방법으로 이용하고 있다. 요가는 허리통증 완화와 스트레스 감소, 혈압 감소, 콜레스테롤수치 증가, 당뇨병 위험 감소, 심혈관 질환 감소, 분위기 상승 등의 효과를 가진다. Williams 등은 허리 통증을 가진 환자가 하타 요가를 수행했을 때, 기능 장애의 점수가 올라갔고, 또 통증 약물 투여가 감소되었음을 발견했다. McCaffrey 등은 요가를 수행한 태국의 고혈압환자들에게서 스트레스 점수, 혈압, 그리고 심박동수 등이 감소되었음을 발견했다. Lavey 등은 요가를 수행하는 사람들에게서 정신적 능력이 향상되었음을 발견했고, Bijlani 등은 대조군에 비해 요가를 수행한 사람들에게서, 전체 콜레스테롤수치가 감소되었고, 이중에서 저밀도지질단백(LDL)성 콜레스테롤이 감소하고, 좋은 고밀도 지질단백(HDL)성 콜레스테롤이 증가되었음을 발견했다. 또한 많은 사람들이 정신 수양을 위해 하타 요가를 이용하고 있다.

요가 스트레칭의 예 (Examples of Yoga Stretches)

클라이언트를 평가한 후, 여러분은 전체 프로그램 안에 한 개 이상의 요가 운동을 포함시킬 수 있다. 우리는 여러 근육군을 활성시키고, 안전하고 쉽게 수행될 수 있는 요가 운동들을 포함시켜 왔다. 아래에 제시된 운동*(asanas)*들은 요가지도자인 Tamara Hlava와 공동으로 선택한 운동들이다. 이들 운동에 대한 설명과 범어(Sanskrit names), 그리고 "요가에 대한 몇 가지 생각"이라는 단락도 Hlava가 도움을 주었다. 만약 여러분이 보다 포괄적인 프로그램을 원한다면, 부록 A에 목록된 참고문헌들을 참고하기 바란다.

강아지의 기지개 자세 : 얼굴을 아랫방향으로 향하기(무릎 굽힘을 변형함), ADHO MUKHA SVANASANA (Downward-Facing Dog (Bent Knees Variation), ADHO MUKHA SVANASANA)

양 손을 어깨넓이만큼 벌려 지면바닥을 놓고, 그 다음, 양 발을 뒤쪽으로 이동시킨다. 그리고 호흡을 할 때 척추가 곧게 펴질 수 있도록 양쪽 무릎을 굽힌다(그림 11.16). 숨을 내쉬면서 양쪽 무릎을 천천히 펴고, 등과 어깨를 아래쪽으로 내린다.

강아지의 기지개 자세 : 얼굴을 아랫방향으로 향하기, ADHO MUKHA SVANASANA (Downward-facing Dog, ADHO MUKHA SVANASANA)

손가락을 벌리고 양 손의 너클 부위를 강하게 누른다(중간 손가락이 매트 옆면과 나란하게). 양 발을 엉덩이넓이 만큼 벌린 후, 나란하게 놓는다. 각 발꿈치 쪽으로 체중이 가해지도록 양쪽 발꿈치를 교대로 지면에 닿게 한다. 이때 머리와 목을 이완하고, 양쪽 발을 바라본다.

삼각자세, UTTIHITA TRIKONASANA (Triangle Pose, UTTIHITA TRIKONASANA)

양 발을 약 3피트 정도 벌리고 선 자세를 취한다(그림 11.17). 손바닥을 아래로 향하게 하고, 양 팔을 어깨높이만큼 옆으로 들어올린다. 왼발을 왼쪽으로 90° 돌리고, 그 다음 오른발의 발가락이 약간 왼쪽으로 돌아가도록 오른발도 왼쪽으로 돌린다. 숨을 들이 마시면서 왼손을 더욱 왼쪽으로 가져가고, 그 다음 허리를 왼쪽으로 굽히기 시작한다. 숨을 내쉬면서, 왼손이 왼쪽 정강이쪽으로 내려가도록 계속 왼쪽으로 굽힌다. 그리고 오른 팔을 위로 올려 어깨와 일직선되게 스트레칭하고, 이때 손바닥은 정면을 향한다. 가슴, 엉덩이, 다리 등이 같은 운동면 상에 위치해야 한다. 반대쪽으로도 이런 동작을 취해 본다.

독수리자세(양반다리 변형), GARUDASANA (Eagle Pose (Crossed leg Variation), GARUDASANA)

무릎을 약간 굽힌 상태로 양 발을 엉덩이넓이만큼 벌리고 선다. 그 다음, 오른 다리를 옆으로 벌리고, 양 팔을 어깨높이 만큼 옆으로 들어올린다. 오른 다리를 왼쪽 다리 쪽으로 교차

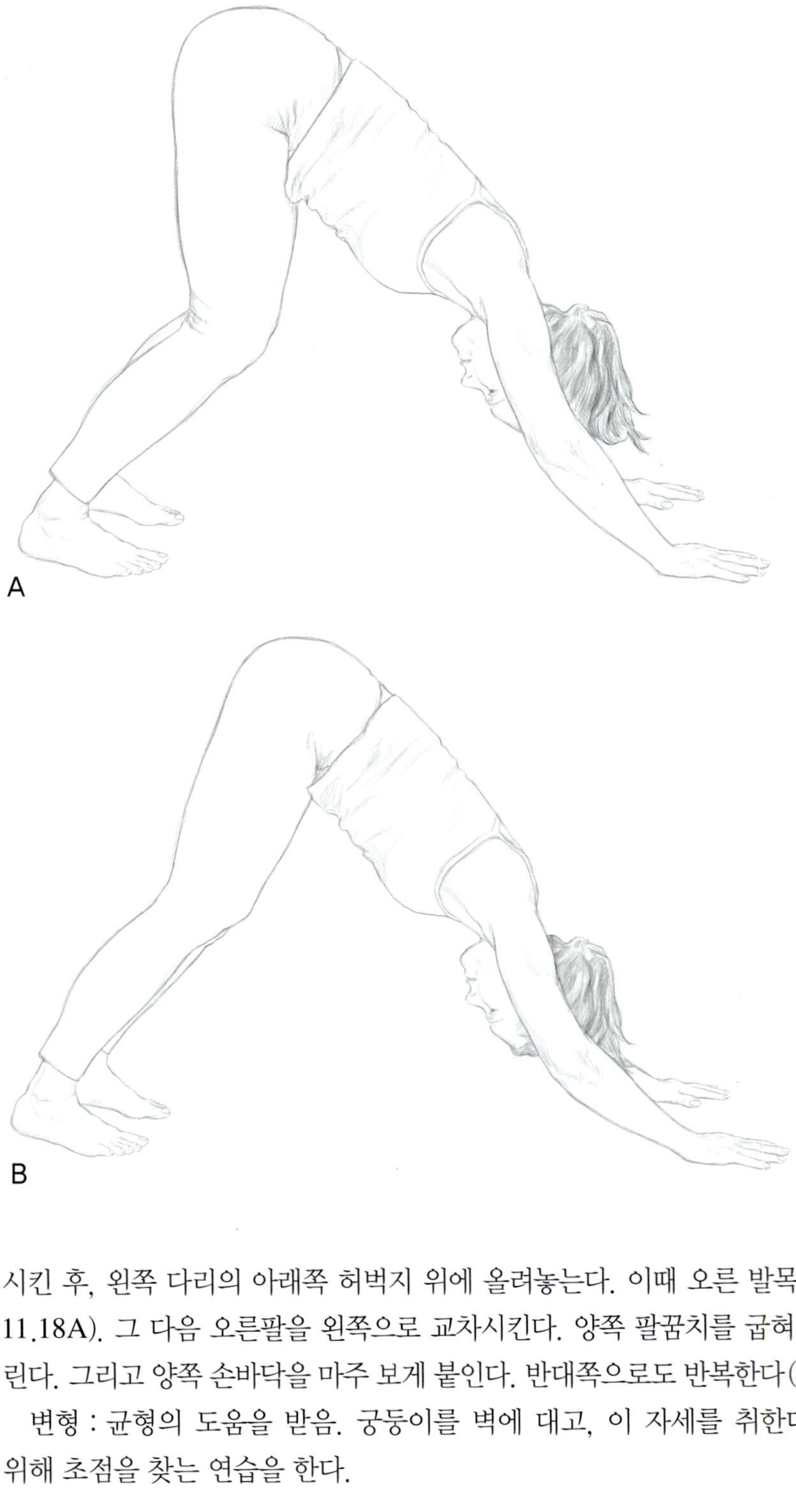

그림 11.16 강아지 자세. **A.** 시작자세(무릎 굽힘의 변형). **B.** 끝자세

시킨 후, 왼쪽 다리의 아래쪽 허벅지 위에 올려놓는다. 이때 오른 발목을 발등굽힘한다(그림 11.18A). 그 다음 오른팔을 왼쪽으로 교차시킨다. 양쪽 팔꿈치를 굽혀, 어깨높이만큼 들어올린다. 그리고 양쪽 손바닥을 마주 보게 붙인다. 반대쪽으로도 반복한다(그림 11.18B).

변형 : 균형의 도움을 받음. 궁둥이를 벽에 대고, 이 자세를 취한다. 균형을 향상시키기 위해 초점을 찾는 연습을 한다.

가부좌 자세(Block 변형), BADDHA KONASANA

폼 블록이나 담요 및 타올 위에 앉는다(그림 11.19). 양쪽 무릎을 굽히고, 양쪽 발바닥을 맞닿게 한다. 어깨를 이완하고 곧은 앉은 자세를 취한다. 이때 양 손으로 종아리 부위를 잡는다. 양쪽 무릎을 천천히 지면 쪽으로 내리면서, 양 발을 사타구니 쪽으로 가져 간다. 그 다음, 양 발을 약 12-20인치 정도 사타구니로부터 떨어지게 한다.

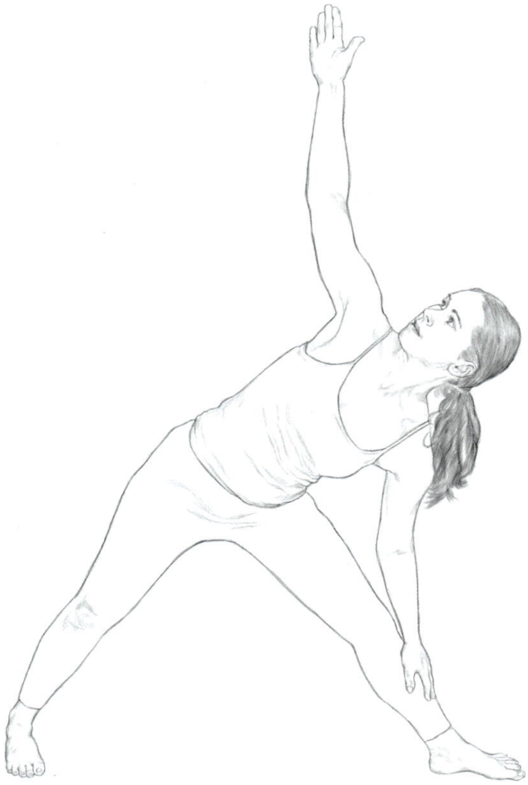

그림 11.17 삼각 자세

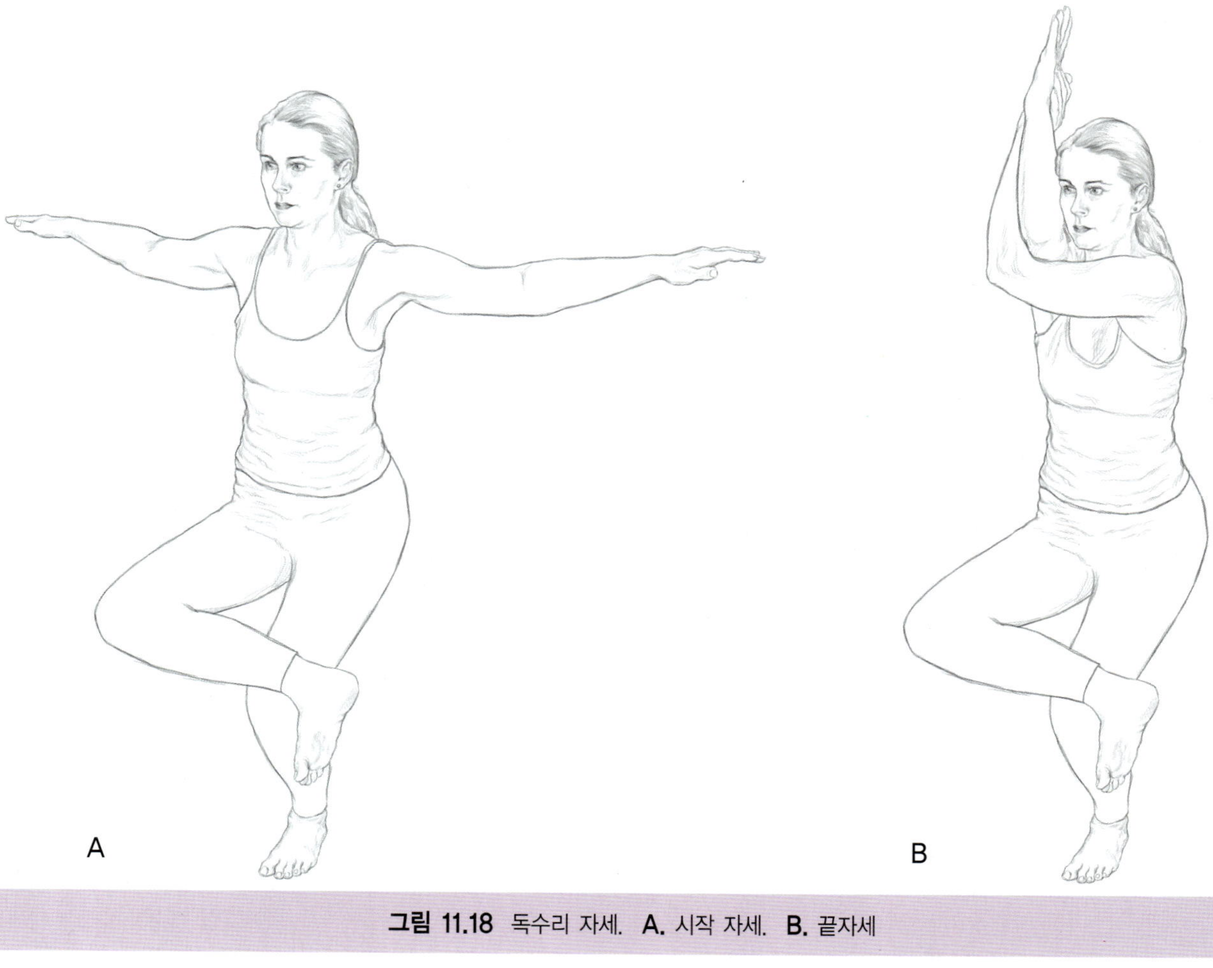

그림 11.18 독수리 자세. **A.** 시작 자세. **B.** 끝자세

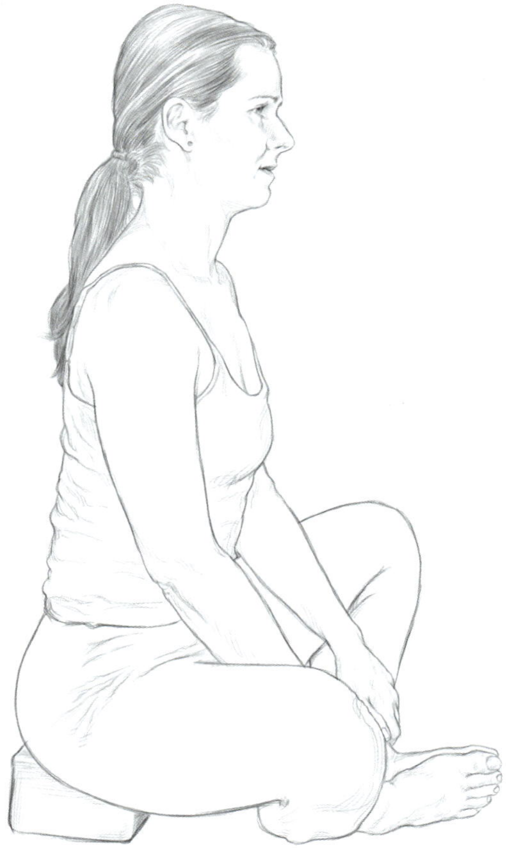

그림 11.19 가부좌 자세

비둘기 자세(Block 변형), KAPOTASANA

다리를 앞으로 쭉 뻗고 앉는다(그림 11.20). 왼쪽 엉덩이 옆에 블록을 놓는다. 왼쪽 엉덩이/궁둥이 밑에 블록을 배치할 수 있도록 왼쪽 다리를 굽히기 시작한다. 왼발을 오른쪽 사타구니 쪽으로 가져 가지만, 닿게 해서는 안 된다. 왼쪽 무릎에 토크(torque)가 발생하지 않도록 하기 위해, 왼발을 발바닥굽힘해야 한다. 오른 다리를 뒤쪽으로 뻗은 후, 오른발이 옆쪽으로 비틀려 있는지를 관찰한다(발바닥굽힘). 상체의 무게를 팔꿈치 쪽으로 이동시키고, 목을 이완시켜 이마가 지면바닥에 닿도록 한다. 반대쪽으로도 반복해 본다.

앉은 자세에서 비틀기(다리를 쭉 편 자세의 변형), MARICHYASANA III

다리를 앞으로 쭉 뻗고 앉는다(그림 11.21). 왼다리를 오른다리의 중간 허벅지 위로 교차시키고, 발바닥을 지면에 닿게 한다. 발로 서는 느낌이 들도록 왼발의 발바닥을 강하게 누른다.

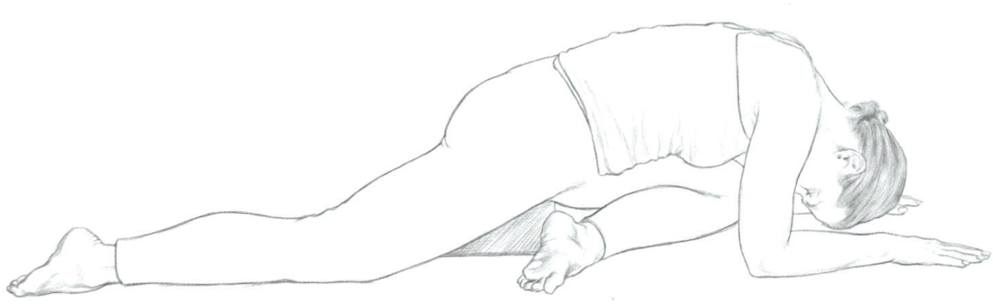

그림 11.20 비둘기 자세

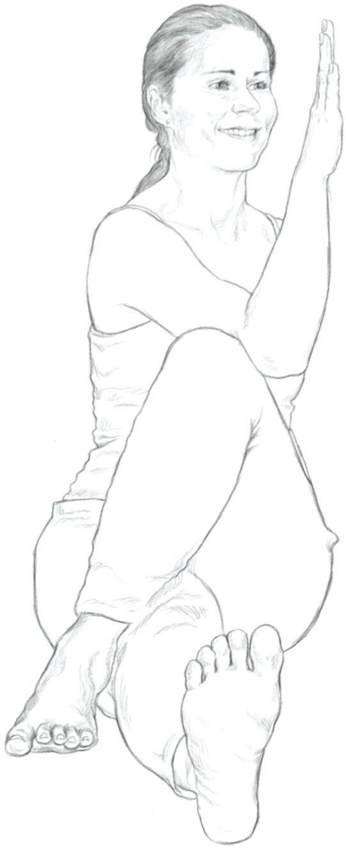

그림 11.21 앉은 자세에서 비틀기

왼팔을 허리 뒤쪽으로 가져가 손바닥으로 집는다. 숨을 들이쉬면서 오른팔을 머리 위로 올리고, 숨을 내쉬면서 오른팔을 왼쪽 가슴쪽으로 교차시킨다. 이때 오른 팔꿈치가 왼쪽 무릎을 벗어나야 한다. 손바닥을 펴서 왼쪽을 향하도록 한다. 그리고 반대쪽으로도 반복한다.

요가에 대한 몇 가지 생각

요가는 범어의 "Yoke"에서 유래되었으며, "함께 한다(to join together)"를 의미를 갖는다. 많은 요가 수행자들은 자신의 안과 밖을 분리하지 않고, 또 자신과 세계 사이에서 좋은 균형을 찾으려고 노력해야 한다.

요가 기법은 계보나 선생님에 따라 다양하다. 몇몇 수행은 치료실에서 이루어지고, 유산소운동과 근력강화운동을 한다. 다른 수행자들은 스트랩과 블록을 이용하기도 하지만, 운동과 호흡을 일치시킨다.

요가를 수행할 때, 호흡을 균등하게 유지하는 것이 매우 중요하다. 여러분은 요가를 수행할 때 움직임과 호흡을 함께 할 수 있도록 노력해야 한다. 그리고 균형을 유지하여 편안하고 안정된 자세가 되도록 노력해야 한다.

요가가 종교는 아니지만, 많은 사람은 장시간 동안 명상을 수행한다. 클라이언트의 목표와 경험에 알맞게 정신 수양이나 이완 수양을 실시한다.

요가에 대한 정보는 많은 곳을 통해 찾아볼 수 있는데, 다음과 같은 곳을 추천하고자 한다 :

- American Yoga Association Beginner's Manual
  http://www.americanyogaassociation.org/content.html
- Light on Yoga, B.K.S. Iyengar
- The Heart of Yoga, T.K.V. Desikachar

노트 (Note)

요가 지도자가 인체에 대해 높은 식견을 가지고 있다면, 손상(근골격계 문제나 기능장애)을 막거나 혹은 손상을 가진 채로 임상 훈련에 임할 필요는 없다. 예를 들어, 어떤 사람들이 위험이나 어려움 없이 취할 수 있는 자세라 하더라도, 등과 목, 어깨 등의 손상을 가진 환자들은 그 자세를 수정하고, 완전히 배제시킬 필요가 있는 것이다. 환자의 생리나 손상 병력에 맞게 요가 운동을 변화시켜야 할 것이다. 새로운 운동을 할 때와 마찬가지로, 요가를 수행하는 클라이언트들도 불확실한 문제가 있으면, 먼저 의사와 상담을 해야 할 것이다. 의사와의 상담은 특히, 허리 통증이나 목 통증을 가진 클라이언트들에게 있어 더욱 그러하다.

요가나 다른 운동에 대한 가이드라인
(Guidelines for Individuals Considering Yoga or Other Movement Arts)

치료사는 종종 여러 종류의 운동을 수행하는 사람들을 만나게 될 것이다. 이들 운동방법의 대부분은 클라이언트의 유연성, 근력, 협응, 전반적인 신체건강과 정신건강을 향상시키는 것이 목적이다. 여러분이 접하게 되는 운동 종류를 모두 언급하는 것이 불가능하기 때문에, 우리는 몇 가지 일반적인 가이드라인을 아래에 제공한다.

- 지도자의 기준을 체크하라. 훈련 수료증이나 이수증을 취득한다. 만약 이수증이 없다면, 이수증을 요구한다. 그 다음, 여러분이 생각하고 있는 교육과정이나 워크샵을 먼저 취득한 친구나 동료들을 체크한다. 그들의 경험과 결과가 어떠한지를 알아본다.
- 운동 방법을 연구하라. 여러분이 생각하고 있는 운동의 종류에 대한 정보를 인터넷으로 찾는다. 또 그들에 대한 특별 교육과정이나 학교들도 인터넷으로 찾아본다.
- 통증을 가이드로 삼아라. 운동의 종류에 관계없이, 만약 손상을 당했다면, 여러분은 그 운동을 중단해야 할 것이다. 여러분의 기법이 수정될 필요가 있을 것이고, 그 운동이 여러분께 부적합할 수 있다. 부적합하다면, 그 운동을 완전히 중단해야 할 것이다.
- 천천히 시작하라. 낮은 강도로 운동을 시작하라는 의미이다. 즉, 초기에는 짧은 운동기간과 적은 운동 빈도로 실시한다.
- 신중하게 시작하라. 운동 전반에 걸쳐, 여러분은 근육이나 관절에서 느끼지는 감각을 인지해야 한다. 목표를 설정하고, 여러분의 결과를 체크한다. 이런 노력으로 여러분이 달성하고자 하는 것을 먼저 생각하고, 그 다음 여러분의 목표가 설정되었는지를 주기적으로 체크한다.

요 약 (Summary)

클라이언트가 신체 자각의 향상과 기본 운동을 수행했던 경험을 연결시켜, 스트레칭과 유연성에 관련된 기본 원리를 이해하게 되면, 심화 스트레칭을 안전하게 수행할 수 있을 것이다. 심화 스트레칭이란 스트레칭 도구를 이용하거나, 다른 대체 방법이나 움직임 방법을 이용하여 다관절을 동시에 스트레칭하는 것이다.

자각과 숙련성이 향상되면, 다관절을 동시에 스트레칭시킬 수 있어, 스포츠나 활동에 유용한 움직임 패턴을 향상시킬 수 있다. 관절 ROM(관절 제한의 원인이 근육힘줄단위가 아닌)을 향상시키기 위해, 관절이나 다른 비근육성 조직에 적용되는 스트레칭도 스트레칭 기술의 향상으로 안전하게 수행될 수 있을 것이다.

또한 숙련성과 자각이 향상되면, 스트랩, 유연성 밴드, 피지오테라피 볼, 혹은 그 밖의 다른 제품 등과 같은, 역학적 도구의 장점을 알게 되어, 스트레칭의 효율성을 향상시킬 수 있다. 스트레칭 프로그램에 스트레칭 도구를 사용하면, 클라이언트에게 흥미, 도전, 동기부여를 제공할 뿐만 아니라, 특별하고 유용한 방법을 제공해 준다.

또한 숙련성과 자각이 향상되면, 정적 스트레칭을 대체할 수 있는 스트레칭 방법을 생각하게 한다. 무수히 많은 대체 스트레칭기법 중, PNF 스트레칭이 폭넓게 수용되고 있으며, 효율적인 것으로 밝혀졌다. 실제로 어떤 사람은 PNF 스트레칭이 가치있는 중재라고 생각할 것이다. 그 사람의 요구와 제한을 이해하면, 요가나 다른 움직임 예술과 같은, 다른 대체 스트레칭 방법도 고려할 수 있을 것이다.

참고문헌 (References)

1. Decicco PV, Fischer MM. The effects of proprioceptive neuromuscular facilitation stretching on shoulder range of motion in overhand athletes. J Sports Med Phys Fitness June 2005;45(2)183–187.
2. Bonnar BP, Deivert RG, Gould TE. The relationship between isometric contraction durations during hold-relax stretching and improvement in hamstring flexibility. J Sports Med Phys Fitness September 2004;44(3)258–261.
3. Cornelius WL, Jensen RL, Odell ME. Effects of PNF stretching on acute arterial blood pressure. Can J Appl Physiol June 1995;20(2)222–229.
4. Chalmers G. Re-examination of the possible role of Golgi tendon organ and muscle spindle reflexes in proprioceptive neuromuscular facilitation muscle stretching. Sports Biomech January 2004;3(1): 159–183.
5. Mitchell UH, Myrer JW, Hopkins JT, et al. Acute stretch perception alteration contributes to success of the PNF "contract-relax" stretch. J Sport Rehabil May 2007;16(2):85–92.
6. Sady SP, Wortman M, Blanke D. Flexibility training: ballistic, static or proprioceptive neuromuscular facilitation? Arch Phys Med Rehabil June 1982;63(6):261–263.
7. Etnyre BR, Abraham LD. Gains in range of ankle dorsiflexion using three popular stretching techniques. Am J Phys Med August 1986;65(4):189–196.
8. Davis DS, Ashby PE, McCale KL, et al. The effectiveness of 3 stretching techniques on hamstring flexibility using consistent stretching parameters. J Strength Cond Res February 2005;19(1):27–32.
9. Bradley PS, Olsen PD, Portas MD. The effect of static, ballistic, and proprioceptive neuromuscular facilitation stretching on vertical jump performance. J Strength Cond Res February 2007;21(1):223–226.
10. Feland JB, Marin HN. Effect of submaximal contraction intensity in contract-relax proprioceptive neuromuscular facilitation stretching. Br J Sports Med August 2004;38(4):E18.
11. Sharman MJ, Cresswell AG, Riek S. Proprioceptive neuromuscular facilitation stretching: mechanisms and clinical implications. Sports Med 2006;36(11):929–939.
12. Voss DE, Ionta MK, Meyers BJ. Proprioceptive Neuromuscular Facilitation. 3rd Ed. Baltimore: Lippincott Williams and Wilkins, 1985:370.
13. McAtee R, Charland J. Facilitated Stretching. 3rd Ed. Human Kinetics Publishers, 2007:193.
14. Williams KA, Petronis J, Smith D, et al. Effect of Iyengar yoga therapy for chronic low back pain.

Pain May 2005;115(1–2):107–117.
15. McCaffrey R, Ruknui P, Hatthakit U, et al. The effects of yoga on hypertensive persons in Thailand. Holist Nurs Pract July–August 2005;19(4):173–180.
16. Lavey R, Sherman T, Mueser KT, et al. The effects of yoga on mood in psychiatric inpatients. Psychiatr Rehabil J Spring 2005;28(4):399–402.
17. Bijlani RL, Vempate RP, Yadav RK, et al. A brief but comprehensive lifestyle education program based on yoga reduces risk factors for cardiovascular disease and diabetes mellitus. J Altern Complement Med April 2005;11(2):267–274.
18. Magnusson P, Simonsen E, Aagaard P, et al. Biomechanical responses to repeated stretches in human hamstring muscle in vivo. Am J Sports Med. 1996;24(5):622–628.
19. Rees SS, Murphy AJ, Watsford ML, McLachlan KA, Coutts AJ. Effects of proprioceptive neuromuscular facilitation stiffness and force-producing characteristics of the ankle in women. J Strength Cond Res. 2007 May;21(2):572–577.

부록 A

추천 자료
Recommended Resources

본 부록은 본 책인 *"Stretching for Functional Flexibility"*의 개발에 사용된 참고문헌 뿐만 아니라, 스트레칭과 그와 관련된 주제에 대한 읽을거리를 제공한다. 추천자료는 인용했던 자료이고, 또 독자들의 지식에 좋은 시금석이 될 수 있는 교재와 웹사이트를 제시하고 있다. 본 교재에 사용된 모든 참고문헌들은 각 장의 참고문헌 목록에 수록되어 있다.

주제별 (Topics)

해부학과 생리학
운동선수 트레이닝
생체역학
심혈관 컨디셔닝
카이로프랙틱
인간공학
운동생리
피트니스
인체생리학
관절역학과 기능
운동학
마사지치료
의학사전
의학
산업보건과 안전
신체검진
물리치료
자세
고유수용성 신경근촉진법
가동범위
스포츠 손상
근력훈련
스트레칭
워크스테이션 디자인
요가

해부학과 생리학 (Anatomy and Physiology)

Agur AM, Dalley AF. Grant's Atlas of Anatomy. 11th Ed. Baltimore: Lippincott Williams & Wilkins, 2004:848.

Ganong WF. Review of Medical Physiology. 15th Ed. Norwalk: Appleton and Lange, 1991:754.

Netter FH. Atlas of Human Anatomy. Summit: CIBA-GEIGY Corporation, 1989;551.

Pratt NE. Clinical Musculoskeletal Anatomy. Philadelphia: J. B. Lippincott Company, 1991:333.

Rohen JW, Yokochi C, Lutjen-Drecoll E. Color Atlas of Anatomy. 5th Ed. Baltimore: Lippincott Williams & Wilkins, 2002:500.

Electronic Media

Primal Pictures. Available at: http://www.primalpictures.com/index.aspx.

운동선수 트레이닝 (Athletic Training)

Electronic Media

Available at: http://www.nata.org/.

생체역학 (Biomechanics)

Nordin M, Frankel VH. Basic Biomechanics of the Musculoskeletal System. 3rd Ed. Baltimore: Lippincott Williams & Wilkins, 2001:496.

Valmassy RL. Clinical Biomechanics of the Lower Extremities. St. Louis: Mosby-Year Book, 1996:510.

카이로프랙틱 (Chiropractic)

American Chiropractic Association. Available at: http://www.amerchiro.org/.

인간공학 (Ergonomics)

Kromer KH, Kromer HB, Kroemer-Elbert KE. Ergonomics: How to Design for Ease and Efficiency. 2nd Ed. Upper Saddle River: Prentice Hall, 2000:720.

Electronic Media

Centers for Disease Control and Prevention. Available at: http://www.cdc.gov/.

National Institute of Cornell University. Cornell University Ergonomics Web. Available at: http://www.ergo.human.cornell.edu/.

National Institute of Occupational Safety and Health. Available at: http://www.cdc.gov/niosh/topics/ergonomics/.

운동생리 (Exercise Physiology)

Lamb DR. Physiology of Exercise: Responses and Adaptations. 2nd Ed. New York: Macmillan Publishing Company, 1984:489.

McArdle WD, Katch FI, Katch VL. Essentials of Exercise Physiology. 2nd Ed. Baltimore: Lippincott Williams & Wilkins: 2000:679.

피트니스 (Fitness)

인체생리학

American College Sports Medicine. Available at: http://www.acsm.org//AM/Template.cfm?Section=Home_Page.

American Council On Exercise. Available at: http://www.acefitness.org/.

National Strength and Conditioning Association. Available at: http://www.nsca-lift.org/.

관절역학과 기능 (Joint mechanics and Function)

Kapandji IA. The Physiology of the Joints; Annotated Diagrams of the Mechanics of the Human Joints, vol 1 Upper Limb. Edinburgh: Churchill Livingstone, 1982:283.

Kapandji IA. The Physiology of the Joints; Annotated Diagrams of the Mechanics of the Human Joints, vol 2 Lower Limb. Edinburgh: Churchill Livingstone, 1987:242.

Kapandji IA. The Physiology of the Joints; Annotated Diagrams of the Mechanics of the Human Joints, vol 3 Trunk and the Vertebral Column. Edinburgh: Churchill Livingstone, 1974:283.

Norkin CC, Levangie PK. Joint Structure and Function. 2nd Ed. Philadelphia: FA Davis Company, 1992:512.

운동학 (Kinesiology)

Lehmkuhl LD, Smith LK. Brunnstrom's Clinical Kinesiology. 4th Ed. Philadelphia: FA Davis Company, 1983: 453.

마사지치료 (Massage Therapy)

Braun MB, Simonson S. Introduction to Massage Therapy. Baltimore: Lippincott Williams & Wilkins, 2005:490.

Clay JH, Pounds DM. Basic Clinical Massage Therapy: Integrating Anatomy and Treatment. Baltimore: Lippincott, Williams & Wilkins, 2003:412.

Electronic Media

American Massage Therapy Association. Available at: http://www.amtamassage.org/.

의학사전 (Medical Dictionary)

Venes D, Thomas CL, Taver CW. Taber's Cyclopedic Medical Dictionary. 19th Ed. Philadelphia: FA Davis and Company, 2001:2439.

의학 (Medicine)

Electronic Media

American Medical Association. Available at: http://www.ama-assn.org/.

근력검사 (Muscle Testing)

Kendall FP, McCreary EK, Provance PG. Muscles, Testing and Function. 4th Ed. Baltimore: Williams and Wilkins, 1993:450.

산업보건과 안전 (Occupational Health and Safety)

Electronic Media

Occupational Health and Safety Administration. Available at: http://www.osha.gov/.

실외 피트니스 (Outdoor Fitness)

Musnick D, Pierce M. Conditioning for Outdoor Fitness. Seattle: The Mountaineers, 1999:318.

신체검진 (Physical Examination)

Hoppenfeld S. Physical Examination of the Spine and Extremities. London: Prentice Hall, 1976:276.

Magee DJ. Orthopedic Physical Assessment. Philadelphia: W. B. Saunders Company, 1992:655.

물리치료 (Physical Therapy)

Evjenth O, Hamberg J. Muscle Stretching in Manual Therapy: A Clinical Manual. 4th Ed. Milan: New Intherlotho Spa, 1998:175.

Hertling D, Kessler RM. Management of Common Musculoskeletal Disorders: Physical Therapy Principles and Methods. 2nd Ed. Philadelphia: J. B. Lippincott Company, 1990:679.

Electronic Media

American Physical Therapy Association. Available at: http://www.apta.com.

자세 (Posture)

Kendall FP, McCreary EK, Provance PG. Muscles, Testing and Function. 4th Ed. Baltimore: Williams and Wilkins, 1993:450.

고유수용성 신경근촉진법 (Proprioceptive Neuromuscular Facilitation)

McAtee RE, Charland J. Facilitated Stretching. 3rd Ed. Champaign: Human Kinetics Publishers, 2007:192.

Voss DE, Ionta MK, Myers BJ. Proprioceptive Neuromuscular Facilitation: Patterns and Techniques. 3rd Ed. Philadelphia: Lippincott Williams & Wilkins, 1985;370.

가동범위 (Range of Motion)

Norkin CC, White DJ. Measurement of Joint Motion: A Guide to Goniometry. 3rd Ed. Philadelphia: FA Davis Company, 1985:404.

스포츠 손상 (Sports Injuries)

Roy S, Irvin R. Sports Medicine: Prevention, Evaluation, Management, and Rehabilitation. Englewood Cliffs: Prentice-Hall, 1983:540.

근력훈련 (Strength Training)

Bompa TO, Cornacchia LJ. Serious Strength Training: Periodization for Building Muscle Power and Mass. Champaign: Human Kinetics Publishing, 1998:301.

스트레칭 (Stretching)

Alter MJ. Science of Flexibility. 2nd Ed. Champaign: Human Kinetics Publishing, 1996:373.

워크스테이션 디자인 (Workstation Design)

Electronic Media

U.S. Department of Labor Occupational Safety & Health Administration. Available at: http://www.osha.gov/SLTC/etools/computerworkstations/components.html

요가 (Yaga)

Austin M. Yoga for Wimps. New York: Sterling Publishing Company, 2000:108.

Iyengar BK. Light on Yoga. Schocken Books, 1995:544.

Christensen A. American Yoga Association Beginner's Manual. Forest City: Fireside Books, 1987:208.

Desikachar TK. The Heart of Yoga: Developing a Personal Practice. Rochester: Inner Traditions International, 1995:272.

Electronic Media

American Yoga Association. Available at http://www.americanyogaassociation.org/.

Index